HISTOIRE

DE

L'IMPRIMERIE.

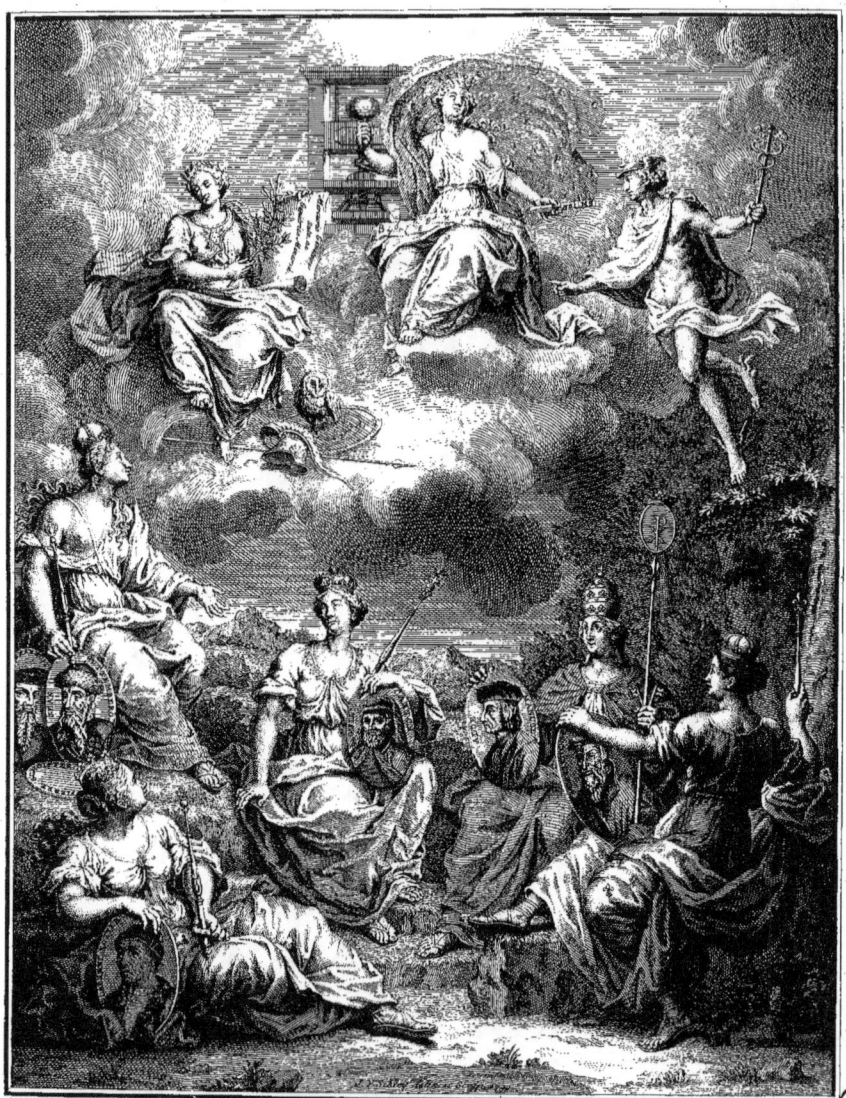

L'IMPRIMERIE, descendant des Cieux, est accordée par Minerve et Mercure à l'Allemagne,
qui la présente à la Hollande, l'Angleterre, l'Italie, & la France; les quatre prémières
Nations chés les quelles ce bel Art fut adopté

HISTOIRE

DE
L'ORIGINE
ET DES
PRÉMIERS PROGRÈS
DE
L'IMPRIMERIE.

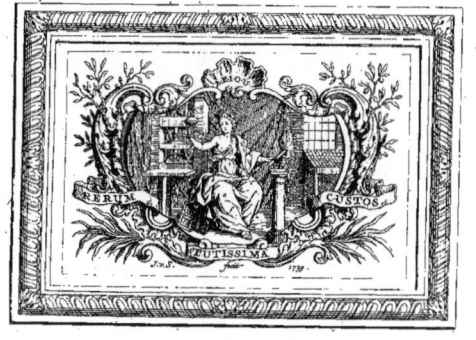
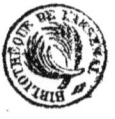

A LA HAYE,

Chés { LA VEUVE LE VIER,
ET PIERRE PAUPIE,

M. DCC. XL.

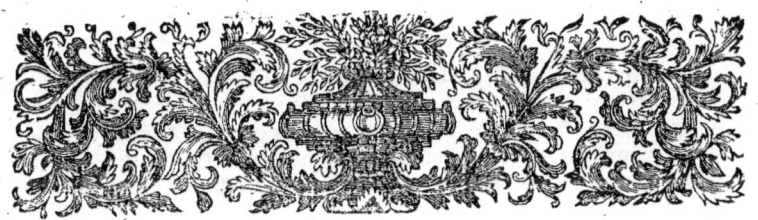

PRÉFACE.

CETTE *Differtation Hiftorique & Critique touchant l'Origine & les prémiers Progrès de l'Imprimerie* faifoit Partie d'un Recueil d'environ foixante autres de pareil Caractere, compofées & retouchées à diverfes fois depuis 1715 jufqu'en 1735 : & je ne l'en ai détachée, qu'à la Sollicitation de quelques Amis, qui ont crû, que le troifieme Jubilé, ou la troifieme Année féculaire, de l'Imprimerie, réveilleroit infailliblement la Curiofité du Public touchant l'Origine de ce bel Art; & que je ne devois nullement négliger une Occafion fi naturelle & fi favorable de publier ce que j'avois recueilli à cet Egard.

JAMAIS Sujet n'a peut-être été traitté par plus de Perfonnes, foit par Occafion, foit de Propos délibéré : &, cependant, jamais Sujet n'a peut-être été fi peu connu; la Diverfité des Opinions, & l'Animofité des Partis qu'elles ont fait naitre, l'aïant jetté dans une Confufion des plus étranges, & y aïant répandu une Obfcurité prefque impénétrable. En effet, après en avoir fait comme un Corps démembré, dont les différentes Parties feroient difperfées de tous Cotez, chacun s'eft fortement attaché à faire valoir quelqu'une de ces Parties au Préjudice des autres, & ne s'eft nullement embaraffé de les réünir toutes, afin d'en tirer les Eclairciffemens néceffaires & convenables, & d'en faire naitre ainfi la Vérité.

ON ne connoiffoit donc encore l'Origine de l'Imprimerie que par Parcelles : chacune d'elles, à la vérité, habilement & induftrieufement traittée; mais, cependant, Parcelle fimple, & infuffifante pour

* 3   en

en procurer une parfaite Connoiſſance. On en ignoroit même diverſes Particularitez tout-à-fait intéreſſantes , ou cachées dans des
Ouvrages obſcurs & peu connus, ou découvertes ſeulement depuis
peu de tems. Et Perſonne n'en avoit encore donné une Narration complette, liée & ſuivie, & qui réünît généralement toutes les
Circonſtances.

C'eſt ce que je me ſuis propoſé de faire dans la Diſſertation
préſente : & je ſouhaite de très bonne-foi, que ce que j'y avance
de nouveau puiſſe donner lieu à d'autres de pouſſer leurs Recherches à cet Egard plus loin que je n'ai pû le faire , ſoit faute de
Bonheur de ma Part à découvrir des Mémoires plus inſtructifs, ſoit
manque de Complaiſance de la Part des autres à me communiquer
ce que j'ai recherché avec tout le Soin poſſible.

Cette Diſſertation eſt diviſée en deux Parties. La I eſt un
Texte ſuivi, ſubdiviſé en une *Introduction*, XVIII *Sections*, & une
Concluſion ; & dans lequel on voit particuliérement *l'Origine & les
prémiers Progrès de l'Imprimerie juſques en* 1500. La II conſiſte
en XXXI *Remarques*, placées au deſſous de ce Texte, & qui en
contiennent les *Preuves*, tirées des Ecrivains les plus propres à
bien établir les Faits dont il s'agit. Quelques-unes d'entre elles
paroitront peut-être d'abord un peu longues : mais, lorſqu'on les
aura lûes, & qu'on voudra bien conſidérer, qu'elles ne contiennent rien que d'eſſenciel & néceſſaire au Sujet, on ſe convaincra facilement, j'eſpere, qu'elles ne pouvoient être plus cour-
tes.

Ce Texte & ces Remarques ſont accompagnés de leurs *Citations marginales*, toujours déſignées par des *Lettrines* (a), (b),
(c), (d), &c., dans le Texte ; & , par des *Chiffres* (1), (2),
(3), (4), &c., dans les Remarques : excepté néanmoins lors qu'un
Auteur cité en cite lui-même quelque autre ; car , alors , on a
ſoigneuſement diſtingué cette Citation citée, par quelque Caractere
différent, comme *, †, ‡, ‡, &c. ; & cela, afin de ne point impu-
ter indirectement à un Auteur ce qu'il n'a ſimplement qu'emprunté d'un autre. Ces *Chiffres* & ces *Lettrines*, qui ſervent de
Renvois aux *Citations marginales*, ſont toujours exactement
placés, ſoit dans le Texte, ſoit dans les Remarques, après un Sens
complet & achevé , & non point au beau Milieu d'une Phraſe ou
d'une Période, ainſi que dans les trois Quarts-&-demi des Livres,

même

même les mieux disposez: rien n'étant si peu naturel, que d'aller chercher en Marge l'Explication d'une Pensée, la Preuve d'un Fait, ou l'Eclaircissement d'une Difficulté, avant que d'avoir achevé de les lire.

CES *Citations* sont toujours éxactement placées au dessous de l'Endroit auquel elles servent de Preuve, soit pour le Texte, soit pour les Remarques; &, autant que cela s'est pû, n'excedent point la Page à laquelle elles se rapportent.

LORSQUE deux ou plusieurs *Citations d'un même Auteur*, ou *d'un même Livre*, se suivent, on s'est contenté de les exprimer par *Idem*, *Ibidem*, *Là-même*, &c.; mais, lorsque ces Citations suivies recommencent une nouvelle Page, ou simplement une nouvelle Colonne, on les a répétées tout entieres, afin de ne point détourner l'Attention des Lecteurs, en les obligeant à retourner sur leurs Pas, pour en avoir l'Explication; rien n'étant plus fatigant & plus insupportable, que ces *Idem*, *Ibidem*, *Ubi suprà*, &c., si fréquens dans la plûpart des Livres, & qui font quelquefois retourner 4 ou 5 Feuillets, & 8 ou 10 Colonnes, pour aller chercher ce qu'ils signifient.

DANS ces *Citations*, le *Titre* de l'Ouvrage cité est toujours en *Caracteres Romains*, & les *Livres*, *Chapitres*, *Sections*, *Paragraphes*, &c., qu'on en indique, sont toujours en *Caracteres Italiques*; & cela, parce que cette Variété de Caracteres détache, pour ainsi dire, les unes d'avec les autres les diverses Parties de la Citation, & les fait beaucoup mieux appercevoir. Par la même Raison, les *Chiffres*, qui indiquent les *Livres*, *Chapitres*, *Sections*, *Paragraphes*, &c., sont toujours en *Chiffres Romains I, II, III, IV*, &c.: mais ceux, qui indiquent simplement les Pages, ne sont qu'en *Chiffres Arabes*, 1, 2, 3, 4, &c.

ENFIN, ces *Citations*, ainsi arrangées & précédées de leurs *Lettrines* ou *Chiffres*, se servent nécessairement de Guides les unes aux autres; & l'on se convaincra sans peine, que cette Disposition est d'un très grand Usage, non-seulement pour les indiquer en peu de Mots, mais même pour les retrouver facilement au besoin.

TOUS ces petits Arrangemens paroitront peut-être assez peu intéressans à beaucoup de Lecteurs: mais, comme ils n'en sont pas moins d'une très grande Utilité pour faciliter la Lecture, & que c'est toujours servir utilement le Public, que de ménager son

*4   Loisir

Loifir & fa Peine, je me flatte, que les Perfonnes attentives &
équitables en jugeront plus favorablement. C'eſt la Méthode, que
j'ai autrefois fuivie dans l'Edition d'un Ouvrage de tout autre Importance que celui-ci, mais dont des Motifs d'Intérêt & de baf-
fe Jaloufie ne me laiſſérent pas la Liberté de rendre Raiſon
alors.

Q U A N T aux *Corps* mêmes des *Citations*, ou aux *Paſſages citez*,
que j'ai preſque toujours exactement rapportez dans la Langue
même des Auteurs qui me les ont fournis, je ne doute nullement,
que leur grand Nombre, leur Variété, & quelquefois leur Lon-
gueur, ne me foient reprochés comme un grand Défaut, & comme
une Bigarrure infupportable de Langage, par les Partifans outrez
de cette nouvelle & prétendue Délicateſſe, fouvent ſi affectée &
ſi recherchée, qu'elle en eſt inintelligible. Mais, outre que le
Stile découfu, fautillant, & quinteſſencié de ces Ecrivains d'Epigrammes en Profe ne convenoit nullement à un Ouvrage de Dif-
cuſſion tel que celui-ci, il eſt bon que ces Meſſieurs fachent, qu'en
Matiere de Faits, on eſt toujours indifpenfablement obligé de les
prouver folidement, non-feulement par les Autoritez les plus in-
conteſtables, mais même dans les Termes les plus clairs & les
moins obfcurs: & c'eſt ce que leur apprendra un fort habile Homme, qui a très folidement réfuté, il y a déjà aſſez long-tems, leur
frivole & peu judicieufe Prétenfion, & dont je copierai d'autant
plus volontiers ici la Réponfe, qu'il fembleroit l'avoir faite exprès
pour moi.

„ Q U E L Q U'U N „, dit-il, „ trouvera peut-être, qu'il y a trop de
„ Paſſages dans ce Livre. Je n'ai point pû faire autrement. Ils fer-
„ vent ordinairement de Preuves aux Faits qu'on y avance. J'ai
„ confidéré, que le Lecteur d'un Livre nouveau en devient le Juge.
„ Les Juges ne doivent rien croire, que ce qu'ils voïent prouvé
„ dans les Procédures: & ils forment leurs Idées plus fortes, où
„ plus foibles, à proportion de la Force des Preuves. Dans un
„ Siécle d'Erudition, comme celui où nous fommes, & qui a
„ l'Abondance des Livres, Perfonne ne doit être crû fur fa fimple
„ Parole. Il faut avoir en Main la Preuve de ce qu'on avance.
„ Les feules *Citations* des Auteurs, mifes en Marge, font quelque-
„ chofe. Mais, à mon Avis, ce n'eſt pas aſſez. Elles laiſſent au
„ Lecteur la Peine d'aller chercher le Paſſage, (ce qui fouvent n'eſt

„ pas

„ pas aifé,) & toujours la Crainte qu'on n'ait pas bien pris le Sens de
„ l'Auteur. Les *Paffages*, mis devant les Yeux, levent toute Difficulté.
„ Celui, qui les lit, en tire lui-même les Conféquences, & y éxerce fa
„ Critique, comme il a Droit de le faire. J'avoue, qu'en cela, com-
„ me en toute autre Chofe, il faut agir avec Jugement, & avec Mo-
„ dération. Je les ai rapportez prefque toujours en leur Langue.
„ Par ce Moïen, on n'aura aucun Soupçon, que j'aïe impofé par une
„ Traduction altérée, ou trop affectée (1). „
  Ce que ce favant & judicieux Auteur ajoute, touchant le But
de fon Ouvrage, & la Droiture de Cœur avec laquelle il l'a compofé, me convient tellement encore, que je ne fais aucune Difficulté
de l'adopter, & que je prie même très inftamment mes Lecteurs de
le regarder comme mon particulier & véritable Sentiment. „ J'ai
„ pris, „ dit-il, „ un grand Soin de rendre cet Ouvrage éxact,
„ & de n'y rien avancer qui ne fût conforme à la Vérité. On y voit
„ plufieurs Livres, & beaucoup d'anciens Imprimez, citez. Je puis
„ affurer, qu'il n'y en a aucun que je n'aïe vû, ou dans *quelque*
„ Bibliotheque, ... ou qui ne foient citez par de bons Auteurs,
„ que j'ai toujours nommez. Quelque Soin que j'aïe pris de ne rien
„ écrire avec Précipitation, & fans y avoir bien penfé, je n'ôfe pas
„ néanmoins me flatter, que je ne me fois point trompé en quelque-
„ chofe; & je ne puis pas auffi avoir tout vû...... Ceux, qui auront
„ de nouvelles Lumieres, les communiqueront au Public, & avertiront
„ des Fautes qu'ils auront remarquées dans cet Ouvrage; le tout,
„ pour l'Avantage de la Vérité. Quand on écrit, on ne doit point
„ avoir d'autre But que de la développer, & de la faire connoitre.
„ Je n'en ai point eu d'autre, en compofant ce Livre. Si peu de
„ chofe que c'eft, je le foumets à la Critique & à la Cenfure des
„ Hommes doctes, dont je refpecte le Jugement, & reçois les
„ Décifions: & je le rapporte à la Gloire du Créateur des Arts &
„ des Sciences, qui eft le Pere des Lumieres (2). „
  Tels ont été mon But & ma Méthode dans la Compofition de
cette *Differtation Hiftorique & Critique:* & je n'en allongerai point
                                                                inu-

---

(1) Chevillier, Origine de l'Imprimerie de Paris, *Préface, pag.* 4.
(2) *Là-même, pages* 4 & 5.

inutilement la *Préface*, par des Réponfes à des Objections qu'on n'a
point encore pû me faire, puifque l'on n'a point encore vû mon Livre.
C'eft le Défaut régnant de la plûpart des *Préfaces*. On s'y donne
le plus fouvent beaucoup de Soins & de Peines à prévenir le Lecteur fur des Difficultez qui ne lui feroient peut-être jamais venues
dans l'Efprit; & l'on ne s'apperçoit pas, qu'on le prévient indifcrète-
ment contre foi-même, & qu'on lui fait perdre un Tems précieux,
en l'entretenant mal-à-propos de Chofes, qu'il ne connoit point encore, qu'il ne peut bien connoitre qu'en lifant attentivement le
Livre qu'on lui préfente, & defquelles il ne fauroit fainement juger
qu'après avoir éxactement & fcrupuleufement éxaminé les Faits qu'on
y rapporte, & les Autoritez qui leur fervent de Preuves.
    C E Défaut eft particuliérement fenfible dans les *Préfaces* des
Piéces de Théatre, des *Poëmes Epiques*, des *Romans*, & même des *Hiftoires*; où il eft d'autant plus defagréable & plus
choquant, qu'il ôte à leurs Lecteurs tout le Plaifir que doivent
naturellement produire en eux l'Enchainement des Faits, l'Attente
& l'Incertitude des Evénemens, & enfin le Dénoûment du Sujet.
Quand on s'eft efforcé de me prouver dans une Préface, qu'il étoit
de l'Ordre, qu'Hector fût tué par Achille, ou Turnus par Enée:
qu'il étoit à propos que le Mifantrope rompît en Vifiere à tout le
Monde, choifît une Maitreffe coquette & médifante, perdît avec
joie fon Procès, & fe bannît enfin lui-même de la Société des
Hommes: qu'il étoit de la Juftice & du bon Exemple, que Télé-
maque, foumis aux fages Confeils de Mentor ou de Minerve, re-
tournât heureufement chés lui; ou que Guzman d'Alfarache fût
enfin conduit aux Galeres par la Suite continuelle de fes Débau-
ches & de fes Friponneries: enfin, qu'il étoit de la bonne & faine
Politique, & même d'une Néceffité indifpenfable, que Henri III,
prêt à fe voir détroner & tondre par des Sujets rebelles, fît af-
faffiner les Guifes Chefs de la Rebellion: je fai déjà d'avance le
Sort de tous ces Perfonnages; je ne m'intéreffe prefque plus à leurs
Avantures, dont on m'a déjà découvert imprudemment la Cataf-
trophe; je ne me fens plus pour eux cette Curiofité vive & pic-
quante, qui fait tout le Plaifir des Lecteurs fenfez; & je ne faurois
m'empêcher de comparer ces *Préfaces babillardes* à ces Raconteurs fatigans & infupportables, qu'on ne rencontre que trop fouvent dans les Spectacles, qui fe tuent de vous raconter d'avance
                                                                tout

tout ce qui va paroitre fur la Scene, & qui vous privent impertinem-
ment ainfi des Plaifirs de la Sufpenfion & de la Surprife, les plus
grands & les plus fenfibles Agrémens du Spectacle.

Mais, ne doit-on donc point répondre aux Objections que peut
naturellement faire naitre un Ouvrage? Ouï, fans doute. Mais, il
faut au moins attendre qu'elles foient faites. Or, comme elles ne
peuvent raifonnablement fe faire, qu'après la Lecture éxacte & la
Connoiffance complete du Livre même, le feul Bon-Sens dicte, ce me
femble, que leur vraie Place devroit être, non dans la *Préface*
de ce Livre, mais à la *Fin*, où par forme de *Récapitulation*, d'*Ad-*
dition, ou de *Conclufion*, on peut très raifonnablement placer
tous les Eclairciffemens néceffaires pour fa parfaite Intelligence:
& c'eft ainfi que je me propofe d'en ufer, s'il me furvient quelque
Doute, *Correction*, ou *Supplément*, avant la Publication de cet
Ouvrage.

Ce 28 Décembre 1738.

AVERTISSEMENS.

I.   DANS la *II Partie* de ce Volume, *contenant diverfes Piéces importantes pour la Confirmation de la I*, les *Citations* précédées de ces Caracteres (*), (†), (‡), (‡), &c., font celles des Auteurs de ces Piéces-mêmes : & celles, qui font précédées de Chiffres (1), (2), (3), (4), &c., font celles que j'ai cru devoir y ajouter.

II.   Conformement à ce que j'ai dit ci-deffus, on trouvera, à la Fin de cette II Partie, diverfes *Additions & Corrections*, non feulement utiles, mais même néceffaires.

III.   Des deux *Tables*, qui fuivent ces *Additions & Corrections*, l'une aidera à trouver d'abord en quel Tems l'Imprimerie s'eft établie dans chaque Ville ; & l'autre fera voir d'un Coup d'Oeil la Difpofition générale de tout l'Ouvrage.

IV.   On voit aifément, par le Papier, les Caracteres, & les Figures, que les Libraires n'ont rien épargné pour en faire une belle Edition : mais, on ne s'appercevroit pas de même, fi l'on n'en étoit averti, que, pour la rendre plus utile, & pour y repréfenter fidélement aux Yeux des Lecteurs les Soufcriptions des prémieres

Impref-

Impreffions, ils n'ont fait aucune Difficulté de faire tailler, frapper, & fondre, d'anciens Caracteres, qui ne font plus d'Ufage, & qui ne peuvent guére fervir qu'à quelque Ouvrage de même Nature que celui-ci.

JE dois encore avertir, que l'un d'eux, favoir Mr. JAQUES LE VIER, jeune Homme d'Intelligence & d'Acquit, & capable de quelque-chofe de plus que fa Profeffion, vû la fimple Routine à laquelle elle eft maintenant réduite, m'a parfaitement bien fecondé dans le Befoin que j'ai eu de lui, tant pour la Copie de cet Ouvrage, que pour la Correction de fon Impreffion; & que, fi le Public le trouve éxactement imprimé, il lui en devra en partie l'Obligation.

V. ENFIN, quelque Soin que j'euffe pris, pour qu'il parût, comme il le devoit, aux Foires de Francfort & de Leipfic de 1739, la Lenteur & la Diffipation des Ouvriers l'a fait trainer jufqu'à la Fin de ce Mois de Mars de la préfente Année 1740 : Retardement facheux, dont je fuis obligé de me plaindre publiquement ici, afin de ne me point trouver en Contradiction avec moi-même ; & mauvais Procédé tout-à-fait propre à confirmer les Plaintes continuelles des Gens de Lettres concernant les Abus de l'Imprimerie.

Ce 31 *Mars* 1740.

HIS-

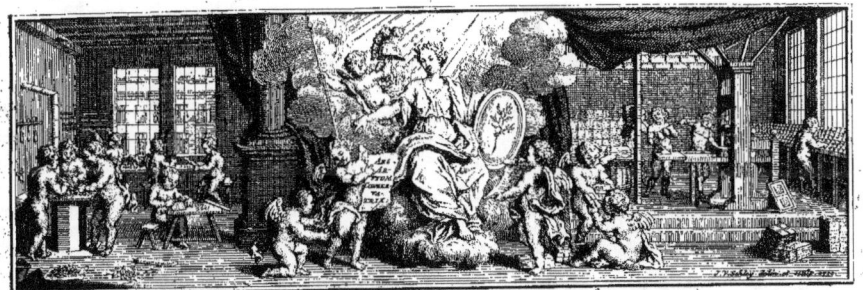

La Fonderie dirigée par MINERVE, de même que l'Imprimerie.

HISTOIRE
DE L'ORIGINE
ET DES
PREMIERS PROGRÈS
DE L'IMPRIMERIE.

'EST avec beaucoup de Raifon, qu'on a regardé
l'IMPRIMERIE comme un riche Préfent du Ciel
(A). En effet, cette merveilleufe & incomparable
Invention peut très bien difputer de Prix avec toutes les autres, tant anciennes que modernes (a):
& fa grande Utilité a été auffi heureufement qu'in-
génieufement exprimée dans ce feul Vers Latin,

Im-

INTRODUC-
TION.
Excellence
& Utilité de
l'Imprime-
rie.

(a) *C'eft ce qu'on a reconnu publiquement touchant les anciennes.*
Una Typographia cum omnibus omnium Veterum Inventis certare
facilè poteft, *dit expreffément* Bodin, Methodi ad facilem Hiftoriarum Cognitionem *pag: 480. Et c'eft ce qu'avoit déjà dit dès l'An*

1502 Conradus Celtès *en ces Termes, dans fes Amores, Libr. III,*
Eleg. *XIII :*
 Qualem ego te memorem , talem quæ inveneris Artem ,
  Italicis Graiis plus memoranda Vitis ?

(A) *On l'a regardée comme un riche Préfent du Ciel.*]
C'eft une Penfée, qui s'eft fort naturellement préfen-
tée à l'Efprit de divers de fes Panégiriftes. Mais , perfonne ne me paroit l'avoir plus élégamment exprimée que

le célébre Henri Etienne, par ces beaux Vers qui font
le Commencement de fon *Artis Typographicæ Querimonia
de illiteratis quibusdam Typographis , propter quos in Contemptum venit ;* Poëme également ingénieux & fenfé.

Illa

A

Imprimit illa Die quantum non scribitur Anno (B).

QUELQUE utile & quelque moderne quelle foit, on ne convient
pourtant guéres mieux de fon Origine, que de celle des Arts les
plus

Illa ego, quæ quondam Cælo ut delapfa colebar :
Illa ego, quæ multis Numinis inftar eram :
Quam Comitem addíderant Mundi Miracula feptem :
Quæ decima Aonidum fum numerata Soror :
Deliciæ Humani Generis vocitata per Orbem :
Quæ vocitabar Amor Deliciæque Deûm.

Près d'un Siécle auparavant, Jérome Bononius avoit
mis à la tête de l'*Orthographia Latina Joannis Tortellii*, imprimée *à Vicence, chés Herman Lichtenftein*, en
1480, *in folio*, ces Vers fuivis de divers autres :

Tingere difpofitis Chartas quicumque Metallis
Cæpit, & infignes edidit Ære Notas,
Mercurio Genitore fatus, Genitrice Minervâ,
Proditus Æthereâ Semine Mentis erat.
Non illum Cereris, non illum Cura Lyæi,
Terrenæ tenuit non Opis ullus Amor.

George Merula eft peut-être le feul qui l'ait traittée de
*Barbarum Inventum, Barbaráque Meditatione excuffa im-
primendarum Litterarum Ratio*. Voïez à cet égard l'Epitre Dédicatoire de fon Edition de *Varron* imprimé avec
les autres *Rei Rufticæ Scriptores*, à *Regia, chés Barthelemi Botton*, en 1482, *in folio* ; ou Mallinkrot, *de Ortu
& Progreffu Artis Typographicæ*, page 20. Auffi s'eft-il
rendu par-là tout-à-fait digne de cet Anathême Littéraire :

Summè admirandam qui non hanc dixerit Artem,
Nec Laudis quicquam, certè, nec Artis habet.

Peut-être a-t-il feulement entendu par-là, que c'étoit
l'Invention d'un *Barbare*, c'eft-à-dire d'un Etranger;
car, c'eft ainfi que Mrs. les Italiens traitent tous ceux
qui n'ont pas le Bonheur de naitre dans leur Païs.

(B.) *Imprimit illa Die quantum non fcribitur Anno.*]
CE Vers eft du célébre Jean-Antoine Campanus, Evêque de Teramo, dont les Ecrits, recueillis avec beaucoup de foin par Michel Fernus, Eccléfiaftique de Milan, furent imprimez, *à Venife, chez Bernard de Verceil,*
& *à Rome, chez Eucharius Silber autrement Franck*, en
1495, *in folio* : Editions, dont cet Editeur fut fi mécontent, qu'il ne put s'empêcher d'en faire des Plaintes publiques, & qu'il prit le parti de mettre à la tête

de l'*Errata* de celle de Rome ce Titre fingulier & extraordinaire : *Vis ex ftulto demens, idemque ex demente
infanus fieri*? *Romæ primus imprime* (1). Une autre
Chofe affez finguliere, c'eft que ce fut un Turc voïa-
geant dans l'Ombrie, qui lui apprit l'Infcription Latine, dont ce Vers fait partie, & que Campanus mettoit
ordinairement aux Editions qu'il corrigeoit pour Ulric
Han, un des prémiers Imprimeurs de Rome (2). La
plus ancienne où elle fe voïe eft celle des *Philippiques
de Ciceron*, vers 1470, *in folio* ; & on la trouvera ci-
deffous Remarque (II). Laurent Valla avoit déjà dit
à peu près la même Chofe, & cent autres l'ont répé-
tée depuis (3).

PEUT-ÊTRE ne regardera-t-on ces Expreffions, que
comme des Saillies Poëtiques, dans lefquelles on porte
prefque toujours les Chofes beaucoup au de-là du Vrai.
Mais, on fe tromperoit fort ; puifque, contre l'Ufage
ordinaire, les Auteurs de celles-ci font demeurez beaucoup au deffous. Auffi, des Ecrivains en Profe, & même Hiftoriens, n'ont-ils fait aucune Difficulté de porter
la Chofe incomparablement plus loin. *Mirum, & vix
credibile dictu*, dit un d'eux, *fed verius vero, tantum
Literarum uno Die Opificem unum formare, quantum vix
Biennio velociffimus queat Librarius* (4). *Tantum una
Die*, dit un fecond, *ab uno Homine Literarum imprimitur, quantum vix toto Anno à pluribus fcribi poffet* (5).
Hac Arte, dit un troifieme ; *tantum unâ Dieculâ notant,
quantum Librarius per Annum vix poffit exarare* (6). *Diei
unius Quadrante*, dit un quatrieme, *plura Typographus,
vel quafi ludendo, abfolverit, quam Calamo, Anno toto, af-
fiduè Bibliographus infiftendo* (7). Préfentement, dit un
cinquieme qui outre certainement la Matiere, *quatre Ouvriers peuvent plus imprimer en un feul Jour, que trois
mille Perfonnes ne fauroient écrire* (8). En effet, on a
obfervé, qu'en huit Heures, on peut imprimer cinq
cens Feuilles des deux Côtez (9) : ou bien, *qu'en un
feul Jour, un Compagnon peut imprimer quinze cens Feuilles, chacune de quatre Pages ; de façon que voilà environ fix
mille Pages, qui ne font la Tâche que d'un feul Bras, en
peu d'Heures, & à fort bon Marché* (10) : & fi, au lieu
de Feuilles de 4 Pages, on en mettoit de 8, de 16, de
24, de 32, de 36, de 64, & même de 128, (car il y en
a de toutes ces Sortes, qui, une fois compofées & impo-
fées, ne content pas beaucoup plus de Tems à imprimer
les unes que les autres,) cette Merveille feroit encore
incom-

(1) Fernus, *cité par* Chevillier, de l'Origine de l'Imprim. de Paris, *pag.* 156. (2) Fernus, *apud* Maittairii Annales Typographicos, *pag.* 54. 55.
(3) Voïez *ci-deffous la Remarque* (BBB), Num. 11. (4) Sabellicus, Hiftoriæ Univerfalis *Enneadis X Libro VI, apud* Mallinkrot de Orig.
Typograph. *pag.* 12. (5) Polyd. Vergil. de Rer. Invent. *Libr. II, Cap. VII, pag.* 114. (6) Jac. Spiegelii Comment. in Stauroftichon. *pag.* 119.
(7) Mentel de Orig. Typograph. *pag.* 24. (8) De Vries, Kronyk der Kronyken, *Tom. IV, pag.* 416. (9) Orlandi, Origine della Stampa, *pag.* 227.
(10) René François, [*c'eft-à-dire,* Etienne Binet,] Effai des Merveilles de Nature &c. *pag.* 295.

INTRODUC-
TION.

plus anciens & les moins néceffaires. Différentes Nations, & plufieurs Villes, qui ne s'accordent nullement entre elles, ni fur le Tems
ni fur le Lieu où cette Invention s'eft faite, non plus que fur fon
Inventeur, s'en difputent très vigoureufement la Gloire. Et fi
fept Villes fameufes de la Grece fe font de même autrefois divifées
avec autant de Chaleur & de Vivacité fur l'Honneur d'avoir donné
la Naiffance à Homere (b), elles ne nous ont pas au moins laiffé
tant de Monumens de leur Animofité & de leurs Difputes (c). En
effet, c'eft quelque-chofe d'affez furprenant, que le Nombre confidérable de Traités Hiftoriques, Critiques, & Polémiques, touchant
ce Point de l'Hiftoire Moderne; & ce ne feroit pas une petite Affaire, que de dreffer un Catalogue éxact & raifonné de tous les Auteurs
qui ont écrit fur ce Sujet, foit fimplement par Occafion, foit de Propos délibéré (d).

principaux
Auteurs qui
en ont
traitté.

APRÈS une Lecture attentive & réfléchie des principaux d'entre
eux, & finguliérement de Tritheme, de la Chronique anonyme de
Cologne, de Jean-Arnaud de Bergelles, de Junius, de Salmuth, de
Naudé, de Mallinkrot, de Boxhorn, de Mentel, de Chevillier, de
Struve, d'Oudin, & de Maittaire, ceux de tous qui ont examiné
cette Affaire avec le plus de Soin, & qui l'ont traittée avec le plus
de Précifion; voici, ce me femble, ce qu'on peut regarder comme
le plus vraifemblable à cet Egard, & comme le plus autorifé, non
feulement par les Témoignages les plus fûrs & les moins fufpects,
mais même par des Monumens réellement éxiftans, & abfolument
inconteftables: &, fans nous arréter à l'Imagination creufe de quelques

Contes ridi-
cules à cet
Egard.

(b) E'πτὰ Πθλεις διεριζουσι περὶ ῥίζαν Ο'μήρυ.
Σμύρνα, Ρόδος, Κολοφῶν, Σαλαμίν, Ιος, Ἄργος, Ἀθῆναι.

Auli Gellii Noctes Atticæ, Librr. III, Cap. XI, pag. 97. Vide &
Allatium de Patriâ Homeri, col. 1724.

(c) Smyrna, Rhodus, Colophon, Salamin, Chius, Argus, Athenæ,
De te vix adeò, cace Poeta, furunt.

Hug. Grotius de Typographiæ Fefto Seculari II. Anno 1640, apud
Paul. Parrem de Miraculo Germaniæ, pag. 31.
(d) On en donnera un Effai dans la derniere Remarque de cette
Differtation.

---

incomparablement plus étonnante. Mais, ce Calcul eft
auffi imparfait, qu'irrégulier: car, outre que ces Ecrivains n'ont nullement déterminé, ni la Hauteur & la
Largeur des Pages de leurs Feuilles, ni la Groffeur ou
la Petiteffe des Caracteres qu'ils fuppofoient y être em-
ploiés, ils n'ont point fait Attention, non feulement
qu'il faut beaucoup plus de Tems pour compofer & cor-
riger une Feuille de petits ou moiens Caracteres, qu'u-
ne de gros, mais encore, qu'outre le Compofiteur & le
Correcteur, il faut toujours deux Imprimeurs à chaque

Preffe; & qu'ainfi, voilà huit Bras, au lieu d'un feul. Ce
qui n'empêche pourtant point, que la Diligence de
l'Imprimerie ne foit extrême en comparaifon de celle de
l'Ecriture; & que Valla, Campanus, Sabellicus, & divers autres, n'aïent été très bien fondez à la regarder
comme une Merveille. Jean-Joachin Becher s'étoit
mis en tête de faire imprimer de tout point une Feuille
auffi vite qu'on la pourroit écrire: & un pareil Projet
n'étoit peut-être pas mal placé dans un Livre intitulé
Stulta Sapientia (11).

(C) L'Ima-

---

(11) Voïez-en la Page 74. Son vrai Titre eft Natrifche Weiſheyt, und Weife Narrheit, feu Propofitiones 100 Politicæ, Phyficæ, Mechani-
cæ, & Mercatoriæ, & il eft imprimé à Francfort, en 1671, in 12°.

4

ques Ecrivains peu judicieux, qui attribuent follement, non feulement l'Invention & la Pratique de l'Imprimerie à Saturne, mais encore fa Connoiffance aux anciens Patriarches, & à Adam même (C);

non

(C) *L'Imagination creufe de quelques Ecrivains peu
judicieux, qui attribuent follement. . . . . l'Imprimerie,
non feulement à Saturne, ... mais encore à Adam même.*] LE prémier, qui fe foit avifé d'attribuer l'Imprimerie à Saturne, eft Pomponius Lætus, qui dit
bonnement dans une de fes Epitres à Auguftin Maphée,
*Præterea multos præcipitat inanis Gloriæ Spes, & Libros
imprimendi Facultas, multis Seculis intermiffa, paulò ante revocata* (12). Et comme il n'y_a point d'Opinion extravagante qui ne trouve fes Partifans & fes
Défenfeurs, Jean Matthieu de Luna n'a pas manqué
d'adopter & d'enrichir celle-là. *Impreffura Literarum,*
dit-il (13), *in Germaniâ poft Chrifti Adventum compar-
ta fuit; nam ante Fidem Chriftianam, Saturnus Literas
Italos imprimere docuit.* Ces deux Auteurs n'avoient
pour Fondement d'une fi finguliere Imagination, que ce
Paffage mal entendu d'un Livre de St. Cyprien : *Saturnus Literas imprimere, & fignare Nummos, in Italiâ primus inftituit* (14). Naudé les en a bernez comme ils
le méritoient (15) : & il n'auroit fans doute pas fait
plus de quartier à Gilbert Coufin, s'il avoit fû que cet
Auteur admettoit auffi, cette folle Penfée. *Saturnus,
Falcis Inventor,* dit-il (16), *Literas etiam in Latium in-
tulit, eafque imprimere docuit, tefte Cypriano Martyre.*

MAIS, en Dépit de Naudé, & de fa Critique, quelques-uns de nos François relevent bien autrement
encore l'Antiquité de l'Imprimerie, puifqu'ils ne fei-
gnent point d'en attribuer l'Invention à Adam même,
qui effectivement ne fauroit avoir rien ignoré. *Il nous
faut arrefter-là*, dit Favyn, *que l'Invention des Lettres,
& du noble* ART DE L'IMPRIMERIE, *vient des Enfans d'Adam; tefmoin ces deux Colomnes . . . . . ., dans
chacune defquelles ils firent graver leurs Inventions: car,
y a-t-il apparence, que notre Pere Adam n'ait eu la parfaite Connoiffance de toutes Chofes, pour fi occultes &
cachées qu'elles euffent pû eftre* (17)? Et le *curieux* Sen-
lecque ne faifoit aucune Difficulté d'adopter cette étrange Imagination (18). Peu-fatisfaits d'une fi noble Origine, quelques Ecrivains ont mieux aimé la rapporter
à Dieu-même, fondez fur ce qu'il grava de fon propre
Doigt les Lettres des deux Tables du Décalogue (19),
& que même il les y perça à jour (20) : & ils pouvoient très bien appuier une Opinion, auffi extraordi-

naire que celle-là, de celle de divers Rabbins, qui
font des Lettres, gravées fur les Pierres précieufes du
Pectoral de leur Grand-Prêtre, une Efpece de Caffe
d'Imprimerie, en affirmant que quelques-unes d'elles
s'élevoient au deffus des autres, comme les Saute-
reaux d'un Clavecin, pour former les Réponfes aux
Confultations de l'*Urim* & *Thummim* (21). Par exemple, difent-ils, lorfque David demanda s'il monteroit
dans certaine Ville de Juda, ces trois Lettres עלה, qui
fignifient *monte*, s'élevérent du Pectoral du Grand-
Prêtre, & lui fervirent de Réponfe (22). D'autres,
plus modeftes, mais non mieux fondez, fe contentent
de dire fimplement, que l'Imprimerie n'a point été
inconnue aux Juifs : & certain Italien s'étoit tellement
mis en tête, qu'elle exiftoit déjà dès le Tems des Pro-
phetes de l'Ancien Teftament, que, quelque-chofe
qu'on pût lui dire pour le defabufer, on ne pût jamais en venir à bout (23). C'eft grand Dommage, que
l'Auteur, qui a remarqué cela, ou du moins qui l'a tiré
du Livre de cet Italien pour nous l'apprendre, ne nous
ait point appris en même tems le Nom de ce Perfonnage, & fur quel Fondement il établiffoit une pareille
Imagination. Morhof n'a point ufé d'une femblable
Réferve, lorfqu'il nous a parlé d'un autre Vifionaire,
grand Calculateur & habile Arithméticien, qui s'imaginoit que l'Imprimerie avoit été préfigurée dans l'A-
pocalipfe XIX, 11, 13, fous l'Embléme du Cheval blanc
de celui dont le Nom étoit LA PAROLE DE DIEU,
& qui s'étoit donné beaucoup de Soins & de Fatigues,
pour expliquer & prouver, par les Nombres Prophéti-
ques des Lettres Latines de ces Paffages, une auffi
plaifante Vifion que celle-là. *Michael Stifelius, cele-
berrimus fui Temporis Arithmeticus*, dit Morhof, *credidit Artem illam* (Typographicam) *præfiguratam in Apo-
calypfi, fub fpecie Equi cui infidebat ille, cui Nomen
erat Verbum Dei; in Libro illo Germanicâ Linguâ edito
fuo Titulo* Eine fehr vunderbahrliche Wörterrchnung
famt einigen Merckzahlen Danielis und der Offenbäh-
rung Johannis, *Regiomonti*, 1553, *operofiffimè Numeros
Propheticos per Litteras Latinas explicans* (24). Mr.
Bayle n'a point fait mehtion de cette Chimere de
STIFELIUS dans l'Article qu'il en a donné dans fon
Dictionnaire.

(D) *Un*

(11) Pomponii Læti Epift. ad Auguft. Maphæum, *citée dans les* Sermones Convivales de mirandis Germaniæ Antiquitatibus *de* Conrad
Peutinger, *imprimez à* Sitrasbourg, *en* 1506, in 4°, *& dans lefquels il eft très bien réfuté.* (13) Matthæus Lunenfis de Rerum Inventoribus,
Cap. XII, cité par Naudé, Addition à l'Hift. de Louïs XI, *pag.* 236. (14) Cyprianus, *in Libro de Idolis, cité par* Naudé, *pag.* 237, *& par*
Mallinkrot de Art. Typograph. *pag.* 2 *&* 9. (15) Addition à l'Hift. de Louïs XI, *pagg.* 236-238. (16) Gilb. Cognatus, Sylvæ Narrationum
Libro III, pag. 244, *apud* Mallinkrot, *pag.* 2. (17) Favyn, Hift. de Navarre, *pag.* 566. (18) Leon, Carme, Portrait de la Sageffe Univerfelle,
pag. 340; *& Académie des Sciences & des Arts, Tom. II, pag.* 235. (19) Georg. Pafchii Inventa Nov-Antiqua, *Cap. VII, pag.*
780. (20) Voïez ci-deffous la Citation (41). (21) R. Mofes Maïmonides *& divers autres, cité par* Calmet, Dict. de la Bible.
Tom. IV, pag. 510; *& Hift. Univ. trad. de l'Anglois, Tom. II. pag.* 188. (22) *Là-même.* (23) Jufti Fontanini Vindiciæ antiquorum Di-
plomatum adverfus Germonium, *pag.* 57, *citées dans le* Giornale de'Letterati d'Italia, Tom. II, pag. 86. (24) Danielis-Georgii Morhofii Polyhiftor Literarius, Philofophicus, & Practicus, Libr. IV, Cap. II, §. VI, pagg. 731, 732.

non plus qu'à la Conjecture plus supportable d'un Ecrivain moderne,
qui croit qu'un Passage des Ecrits de Cicéron pourroit bien avoir donné lieu à la Découverte de ce bel Art (D); nous passerons tout d'un
coup au Récit de sa véritable Origine.

I. VERS l'An 1440 (*e*), JEAN GUTTEMBERG, JEAN GENS-
FLEISCH surnommé GUTTEMBERG, ou JEAN ZUMJUNGEN
DE GUTTEMBERG (*f*), natif de Strasbourg & Bourgeois de
Maïence selon les uns (*g*), ou natif de Maïence & Bourgeois de Stras-
bourg selon les autres (*h*), simple Domestique selon quelques-
uns

(*e*) *C'est l'Epoque la plus généralement reçue de la Découverte de l'Imprimerie. Voïez sur-tout Mallinkrot de Ortu & Progressu Artis Typographicæ, pagg. 8, 10, 13, 14, 71, 72, &c.*

(*f*) *Presque tous les Historiens lui donnent le 1 de ces Noms : on verra la Preuve du 2 dans la Citation (*h*) ; & l'on va bientôt voir la Raison du 3e*

Quant au Nom de Batême, quelques-uns le nomment mal ; ou Tous-saint, comme Wood, Hist. Universit. Oxon. pag. 216 ; ou Pierre, comme Peutinger, cité par Scriverius, Laure-Crans, pag. 55, & Langius, apud Mallinkrot, pag. 15; ou Jaques, comme Maïolus, ibid. pag. 43, 73.

Son Nom de Guttemberg est quelquefois aussi altéré ; comme Guttemberger, par Trithème ; ou Gudemberger, par Serarius ; ou Cuthemberg, par presque tous les Italiens ; ou Turhemberg, par Goethoeven.

(*g*) *Wimpfelingius, apud Mallinkrot, pag. 8.; Bergellanus, apud*

Verderium, *pag.* 655; Naudé, Addition, *pag.* 285; Betuleii Epistola, *pag.* 68; Struvii Introductio, *pag.* 917; & *alii.*

(*h*) *Comme on le prétend dans de fort anciens Vers Latins cités au commencement de la Remarque (G), & comme on le voit confirmé par deux Contrats d'Achat & de Vente du 8. des Kalendes d'Avril 1441, & du 15. des Kalendes de Decembre 1442, dans lesquels il est diversement nommé & qualifié JOHANNES dictus GENSFLEISCH, aliàs nuncupatus GUTENBERG, de Maguncià, Argentinæ commorans, tiré du Livre Salique de l'Eglise de St. Thomas de Strasbourg, folio 293 a, & 302 b, & cité par Mr. Schelhorn, Amœnitates Litterar. Tom IV, pag. 303, 304. Le Pere la Guille, Hist. d'Alsace, pag. 334. confirme la même Chose par les Régîtres publics de Strasbourg, dans lesquels on trouve que Guttemberg, surnommé Gensefleisch, y demeuroit en 1442, 1443, & 1444. Wimpheling semble convenir de cela & donner même la Raison de ces deux Noms, en le nommant* JEAN GENSZ-
FLEISCH

(D) *Un Ecrivain moderne . . . . croit qu'un Passa-ge de Cicéron pourroit bien avoir donné lieu à la Décou-verte de l'Imprimerie.*] QUELQUES Personnes se sont
imaginées entrevoir l'Imprimerie dans ces Vers de
Boëce de Consolatione Philosophiæ, Livre V, Metre IV,
Vers 1-9, & 29, 30.

Quondam Porticus attulit	*Ut quondam, celeri Stylo,*
Obscuros nimium Senes,	*Mos est Æquore Paginæ,*
Qui Sensus & Imagines	*Quæ nullas habet Notas;*
E Corporibus extimis	*Pressas figere Litteras ; . . .*
Credant Mentibus imprimi;	*. . . quæ . . . . modo*
	Impressas patitur Notas :

& même dans ceux-ci de la IV Epître d'Ausone ad-dressée à Théon, Vers 71-75.

. . . *Adsit Interpres tuus,*	*Cadmi nigellas Filias,*
Ænigmatum qui Cognitor	*Melonis albam Filiam,*
	Notasque furvæ Sepiæ
Fuit meorum, quum tibi	*Cnidiosque Nodos prodidit.*

Mais, le Savant, dont il s'agit ici, a crû, non seulement
la voir dans un Passage de Cicéron, mais même que ce
Passage pouvoit bien avoir donné lieu à sa Découverte.
Ce Passage se trouve dans son Traité *de la Nature des Dieux*, en ces Termes : *Hîc ego* (c'est le Stoïcien Bal-bus, qui parle ainsi à l'Epicurien Velléius) *non mirer*

esse quemquam, qui sibi persuadeat Corpora quædam solida & individua Vi & Gravitate ferri; Mundumque effici ornatissimum & pulcherrimum, ex eorum Concursione fortuitò? Hoc qui existimet fieri potuisse, non intelligo cur non idem putet, si innumerabiles unius & viginti Formæ Literarum, vel aureæ, vel quales libet, aliquò conjiciantur, posse ex bis, in Terram excussis, Annales Ennii, ut deinceps legi possint, effici : quod, nescio, an-ne in uno quidem Versu possit tantum valere Fortuna (25). Et l'Ecrivain moderne, qui en a tiré cette Induction, est le fameux Toland, trop connu par beaucoup de moins beaux Endroits dans la République des Lettres. Sa Conjecture se trouve imprimée, en Anglois, dans le Volume de ses Oeuvres Posthumes ; &, en Latin, à la tête du II Volume des Annales Typographici de Mr. Maittaire, sous le Titre de Conjectura verosimilis de primâ Typographiæ Origine. Mais, quoiqu'en dise ce Titre, elle est plus ingénieuse que vraisemblable. Les Inventeurs de l'Imprimerie n'é-toient pas de Caractère à méditer si profondément sur les Ecrits de Cicéron :

*Les Bonnes-Gens ne savoient pas
De Phaëton l'Histoire & piteux Cas,
Ils ne lisoient Métamorphose aucune* (26) ;

&, parmi ce Nombre prodigieux d'Auteurs qui ont parlé d'eux, à peine s'en rencontre-t-il un seul, qui leur ait attribué la moindre Idée de Littérature.

(E) JEAN

---

(25) Cicero de Naturâ Deorum, *Lib. II, Cap. XX.* (26) Voiture, Poësies, *pag.* 100.

SECTION I.

uns (*i*), feulement Orfevre felon quelques-autres (*j*), mais Gentil-homme felon plufieurs (*k*), & véritablement de l'ancienne Famille de *Zumjungen*, qui avoit un Hôtel de ce Nom dans Maïence, & une efpece de Palais nommé *Guttemberg* dans le Voifinage de cette Ville (*l*), imagina l'Imprimerie à Strasbourg, & la perfectionna enfin à Maïence (*m*).

& fa I. Idée, confiftant en Planches de Bois gra-vées en re-lief.

SA prémiere Idée ne fut d'abord que très fimple & fort imparfaite; ne confiftant uniquement qu'en certaines Planches de Bois, fur lefquelles il fe propofoit de graver à rebours & en relief les Lettres, les Mots, & les Périodes, d'un Difcours fuivi: &, felon un Auteur voifin de ce Tems-là, ce fut l'Empreinte de fon Cachet fur laquelle il obferva quelques Lettres en relief, & l'Attention qu'il fit à un Preffoir-à-Vin, qui lui firent naitre cette Idée.

> *Annulus in Digitis*, dit-il, *erat illi Occafio prima*,
>   *Palladium ut Cœlo follicitaret Opus.*
> *Illum tentabat molli committere Ceræ,*
>   *Redderet ut Nomen Littera fcripta fuum.*
> *Refpicit Archetypos, Auri Vefligia luftrans,*
>   *Et fecum tacitus talia Verba refert:*
> *Quàm bellè pandit certas hæc Orbita Voces,*
>   *Monftrat & exactis apta reperta Libris!*
> *Quid, fi nunc juftos, Aeris Ratione reductâ,*
>   *Tentarem Libros cudere mille Modis?*
> *Robora profpexit dehinc Torcularia Bacchi,*
>   *Et dixit*, Præli Forma fit ifta novi (*n*).

Mais, ce pourroit bien n'être-là qu'un fimple Jeu Poëtique, dont cet Auteur auroit trouvé bon d'enrichir fon Ouvrage.

APRÈS,

FLEISCH, & en ajoutant qu'il demeuroit à Maïence dans une Maifon nommée GUTENBERG, c'eft-à-dire bonne Montagne: ce qu'il paroit confirmer encore dans des Vers Latins, que je rapporterai ci-deffous, Remarque (G), Citation (65). Jean-David Kölerus, cité par le même Schelhorn, pag. 301, le nomme auffi GUTTEMBERG furnommé GENSFLEISCH DE SORGENLOCH, mais fans donner aucun Eclairciffement fur cette derniere Dénomination. Peut-être Florian & Lefiner nous en fourniffent-ils un dans leur Chronica der Stat Francfurt, Livre I pag. 308, & Livre II pag. 49, où ils defignent ainfi un Magiftrat de cette Ville: Michel von Sorgenloch, genannt Gensfleifch; c'eft-à-dire, Michel de Sorgenloch, furnommé Gensfleifch. Et, felon Hofmann, au Mot Typographia de fon Lexicon Univerfale, on trouve dans les Cordeliers de Maïence l'Epitaphe de Jean Gensfleifch, Inventeur de l'Imprimerie: on la trouvera ci-deffous Citation (tt). Tritheme, & vingt autres après lui, font de même Guttemberg de Maïence.
(i) Aventinus, apud Mallinkrot, pag. 15.
(j) Sethus Calvifius, in Chronologiâ; Spondanus, in Continuat. Baronii, Mallinkrot, pag. 79; Mentelius, pag. 5, 6, & 101; Maittaire, pag. 8.
(k) Sabellicus & Langius, apud Mallinkrot, pag. 12, & 15; Paf-

quiet, Recherches, pagg. 404, 856; Thévet, Eloges, Tom. VII. pag. 1095; Serarius, pag. 1555 Melchior Adam, pag. 13. Mallinkrot, pag. 79; Maittaire, pag. 8. Ce qu'on peut auffi très légitimement inferer de ce qu'un autre Jean de Guttemberg, & un Pierre de Guttemberg, probablement fes Parens, ont été, l'un, Chanoine de la Cathédrale de Maïence, Doïen du Chapitre de Wurtzbourg, & Prévot de St. Alban & de St. Victor de Maïence, depuis 1485, jufques vers 1538; & l'autre, Chanoine de la Cathédrale & de St. Alban de Maïence, depuis 1517, jufqu'en 1529. Georg. Helwichii Elenchus Nobilitatis Moguntinæ, pag. 244 & 259. Syllabus plenior Prælat. & Canonicor. Moguntinenfis Ecclefiæ, pag. 365. Dans le grand Théatre Hiftorique, Tome IV, col. 132, on le dit defcendu de la noble Famille de Gutremberg en Franconie.
(l) Manufcript. vetus, & Jo. Frider. Fauftus, cité dans la Cronick der Stadt Francfurt, pag. 437. Voïez ci-deffous la Remarque (BBB). Num. CCI. Humbracht, von Rhein-Adel, Tit. XLVII, cité par Luifcius, Tom. V. pag. 259.
(m) Wimphelingius, apud Mallinkrot, pag. 8. Maittaire, pag. 8.
(n) Jo. Am. Bergellani Encomium Calcographiæ, ad Calcem Supplementi Ant. Verderii ad Biblioth. Gefnerianam, pag. 65.

APRÈS beaucoup de Tentatives inutiles, aïant déjà dépensé presque tout son Bien sans avoir pû réduire cette Théorie en Pratique (*o*), & desespérant de pouvoir y réüssir tout seul, il découvrit son Secret à quelques riches Bourgeois de Maïence, qui l'assistérent de leurs Moïens, & avec lesquels il s'associa à cet égard (*p*). Les seuls, qu'on connoisse, sont JEAN MEDINBACH, ou plûtôt MEYDENBACH, dont on ne nous a conservé que le Nom (*q*); & JEAN FUST (*r*), Homme de très-bonne Famille de cette Ville, originaire d'Aschaffenbourg, & Orfevre de Profession (*s*), qui contribua beaucoup à l'Avancement de cette admirable Entreprise (E). Un de

(*o*) Les Journalistes de Trevoux, Oct. 1711, *pag.* 1715, *placent cela à* Strasbourg, & se trompent. Tritheme, *qu'ils abregent*, dit bien Maïence.
(*p*) Cela est bien éloigné de ce que débite fort témérairement le Gallois, *Traité des Bibliotheques, page* 160, *qu'en* 1462 Guttemberg n'avoit point encore fait l'Essai de son Secret; & que même, par une Malice & une Envie indigne d'un Homme raisonnable, il avoit résolu de nous priver d'un si grand Bien. Où avoit-il péché une si merveilleuse Anecdote?
(*q*) Seb. Munsterus, & Melch. Adamus, *apud* Mallinkrot, *pag.* 14, 44. Manuscriptum Moguntiacum, *apud* Nic. Serarium, Histor. Moguntiacæ *pag.* 163. Voïez ci-dessous Citation (OOO).
(*r*) Corn. Loossius, *in Catal. Virorum Illustr. sous* 1444, *le nomme* Pierce; & André Favyn, Hist. de Navarre, *pag.* 565, *Jean-Pierre.* Je ne sai pourquoi Jean Crépin, Etat de l'Eglise, *pag.* 469, *le surnomme* Gutman. De même que Guttemberg, *quelques-uns,* & entre autres Pater, *pag.* 9, *le nomment aussi* Jean Gensfleisch, & prétendent que ce n'est qu'un seul & même Homme. C'est ce que soutient fortement Tent-

zelius, *pag.* 67, 68, *de sa Dissertation Allemande sur l'Origine de l'Imprimerie: fondé sur ce qu'il a remarqué, que tous ceux, qui parlent de* Fust, *ne disent mot de* Gensfleisch; & que ceux, qui parlent de Gensfleisch, ne disent mot de Fust.
(*s*) Naudé, Addition à l'Hist. de Louïs XI, *pag.* 186, *est le seul,* que je sache, qui ait fait de Fust un Libraire. Les autres, comme Beyerlink, *apud* Mallinkrot, *en font un* Orfevre; & George Helwichus, Moguntiæ devidæ *pag.* 188, *remarque que* Jaques Fust, *son Frere, Orfevre à* Maïence comme lui, *en fut Bourguemètre en* 1462: Jacob Faust, Golt-Schmidt, Burger-Meister. Leurs Descendans passérent depuis à Francfort, & y furent admis parmi les Familles Patriciennes. Voïez ci-dessous, la Citation (68), la Rem. (Y), & la Remarq. (BBB), *Num.* CCI. Durrius Amœnit. Litter. Schelhornii Tom. V, *pag.* 71, & Hornius Dissert. Historicar. *pag.* 315, *sont les seuls qui fassent notre* Jean Fust *de* Germersheim dans le Palatinat. Peut-être le confondent-ils avec Pierre Schoiffer, *natif de* Gernsheim dans la même Province, *duquel nous allons bientôt parler.*

(E) JEAN FUST *s'associa avec lui, ... & contribua beaucoup à l'Avancement de cette admirable Entreprise.* D'AUTRES disent précisément tout le Contraire; affirmant de Fust ce qui est dit de Guttemberg, & de Guttemberg ce qui est dit de Fust: & c'est ce que soutiennent particuliérement, Aventin dans ses *Annales Boïci* (27), Salmuth dans sa *Verissima Historia de Typographiæ sive Artis Impressoriæ Inventione* (28), & Authæus dans sa *Warhafftige Historia von Erfindung der Buch-Druckerey-Kunst* (29). Le célèbre Bernard de Mallinkrot, Chanoine de Minden & Doïen de Munster, semble même n'avoir composé sa belle & curieuse Dissertation *de Ortu & Progressu Artis Typographicæ*, que pour donner la Préférence à Fust, & lui accorder totalement l'Honneur de l'Invention (30).
MAIS, Pierre Schoiffer, dont nous allons incontinent parler, Gendre de Fust, & par conséquent intéressé particuliérement à sa Gloire, reconnoît positivement le Contraire: n'aïant fait aucune Difficulté, non seulement d'avoüer de Bouche à Tritheme, que Guttemberg étoit

le prémier Inventeur, & Fust simplement son Aide & son Associé, comme on le verra bientôt dans le Passage autentique & décisif de cet Auteur, mais encore de reconnoitre publiquement cette Vérité lui-même dans certains Vers Latins, qu'il a mis à la fin d'une de ses plus notables Editions, & que je vais raporter incessamment (31).
C'EST ce qu'a reconnu de même Jean Schoeffer son Fils, à la tête de quelques-unes des siennes (32): & c'est le plus injustement du monde que Naudé, Mentel, Bullart, Struve, & Tentzel, l'ont accusé de Mauvaise-Foi à cet Egard, parce qu'il n'a point mis le Nom de Guttemberg dans la Souscription de son Edition du *Breviarium Historiæ Francorum* de Tritheme faite en 1515 (33).
ET c'est, enfin, ce dont convient aussi Jean-Frederic Faust, un de leurs Descendans, dont le Témoignage se peut voir dans la *Chronique de Francfort* par Florian & Lersner (34).
C'ÉTOIT donc le Sentiment universel des Ecrivains les

(27) Aventinus, *ad Ann.* 1450, *pag.* 512. (28) Salmuth, *apud* Guid. Pancirollum de Rebus deperditis Rebusque noviter inventis, Tom. II, *pag.* 312; ou ci-dessous le Commencement de la Citation (69). (29) Authæus, *apud* Florian, Chronica der Stadt Frankfurt, *pag.* 435 & 436. (30) Voïez particuliérement les pages 55 & 73-80 de cette Dissertation. (31) Remarque (G), *Num.* I. (32) Voïez ci-dessous Remarque (K). (33) Naudé, *pag.* 281. Mentel de Orig. Typ. *pag.* 80, 81. Bullart, *pag.* 250. Struvii Introd. Litt. *pag.* 919. Tentzelius, *pag.* 54. (34) *Pag.* 437. Voïez ci-dessous la Remarque (BBB) Num. CCI.

de ſes Domeſtiques (*t*), nommé PIERRE SCHOIFFHER ou SCHOIFFER (*u*), en Latin OPILIO, ce qui ſignifie en François BERGER (*x*), natif de Gernſheim dans le Landgraviat de Darmſtadt (*y*), & Clerc du Dioceſe de Maïence, aïant pénétré quelquechoſe de leur Secret, y fut entiérement admis, & s'appliqua fortement avec eux à le perfectionner.

A-FORCE de travailler, ils le rendirent à la fin praticable; &, quelque imparfait qu'il fût encore, Chevillier n'a point dû ne le regarder ſimplement que comme la *Gravûre des Inſcriptions* rendue plus utile, & comme auſſi peu digne du Titre d'*Art nouvellement inventé*, que l'Introduction de l'Huile dans la Peinture lors de ſon Renouvellement au XV Siécle (*z*). Car, s'il eſt vrai, qu'on a toujours gravé ſur le Bois, la Pierre, & les Métaux: il ne l'eſt pas moins, que, pour graver ſur le Bois, à l'Uſage de l'Imprimerie, il a fallu imaginer, de diſpoſer les Caracteres & les Mots de droite à gauche, comme ceux des Langues Orientales; de ne les pas graver en creux, comme dans les Inſcriptions, mais de les tailler en relief, comme ſur la Monnoie & ſur les Médailles (F); de les colorer d'une
Encre

(*t*) *D'autres, comme* Naudé, *Addition, pag.* 286, *le font ſon Parent:* & *d'autres, comme* Melchior Adam, Vit. Philoſoph. *pag.* 1; & Bullart, Académie des Sciences, *Tom.* II. *pag.* 149; *le font Domeſtique de Gutemberg.*

(*u*) *Je vois ce Mot écrit* Schoeffer *dans preſque tous les Hiſtoriens de l'Imprimerie, Cependant, je le trouve écrit bien diſtinctement* Schoiffher *dans quelques-unes de ſes Editions, & plus ſouvent* Schoiffer *dans beaucoup d'autres. Voïez, ci-deſſous la Section* XI. *de ce Texte. Je me ſervirai donc de ce dernier Nom, lorſque j'aurai à parler de lui.* Catherinot *le nomme toujours* Schoiffher, & *d'autres encore plus mal, comme on le va voir.*

(*x*) *Quelques-uns le nomment mal* Ivo Schoeferus *ou* Scheferus, *comme* Angelus Roccha, Biblioth. Vaticanæ *pag.* 411, & Henr. Pantaleo, *apud* Mallinkrot, *pag.* 32: *ou* Yves Schoffey & Scheffer, *comme* Thevet, Hommes Illuſtres, *Tome* VII, *pag.* 109, 110: *ou* Olipio, *comme* Bayle, *à la fin de la Remarque* (B) *de ſon Article* ZIEGLER. *Le* Journal des Savans, *Mars* 1720, *pag.* 222 - 2243 & *le* Clerc, Bibliotheq. Anc. & Mod. *Tom.* XI, *pagg.* 358, 360; *font deux différens Hommes d'*Opilio & *de* Schoeffer.

(*y*) *Quelques Auteurs, abuſans de ce Mot de* Gernsheym, *donnent mal - à - propos à* Schoiffer *le Nom de* Gernefus *ou de* Gesnecius, *comme* Ramus & Coſſius, *apud* Mallinkrot, *pag.* 74. *D'autres, comme* Gilbert. Cognatus, *apud* Mallinkrot, *pagg.* 71, 74, *le font encore plus mal-à-propos d'*Ausbourg. *Sa Poſtérité a long - tems ſubſiſté à* Maïence, & *ſubſiſte encore à* Bois - le - Duc.

(*z*) Chevillier, Origine de l'Imprimerie de Paris, *pagg.* 6 & 7.

---

les plus voiſins du Tems de l'Invention, comme on le peut voir par leurs Autoritez rapportées par Mallinkrot lui - même, ſinguliérement par celle - ci de Serarius page 162, qu'il n'auroit pas dû négliger, *Primas meritò Joannes Gudenberger tenet;* & c'eſt ce que prouveront bien poſitivement encore ces Vers précis & déciſifs de Bergellanus:

Æternas igitur Grates, tibi, GUTENBERGE,
　Olim perſolvet vivida Poſteritas . . . .
Atque omnis cantabit Io tibi Turba Sororum,
　Ardua Pierii quæ Juga Montis amant.
Prima quidem Laus eſt, niveo quoque digna Lapillo,
　Tradere ſi primus quæ latêre potes.
Eſtque minor Virtus Inventis addere Lucem:
　Eruere at Fontes, hoc Opus Artis erit.
Non tamen eſt FAUSTI *Studium* PETRIQUE *tacendum;*
　Sed dignus gratâ eſt Poſteritate Labor (35).

---

(35) Bergellani Encomium Calcographiæ, *ad Calcem* Supplementi Verderii ad Bibliothecam Geſnerianam, *pag.* 67.

(F) *Lettres en relief. . . . ſur la Monnoie & ſur les Médailles.*] CES Lettres, en relief ſur la Monnoie & ſur les Médailles, & en creux dans leurs Coins & Quarrez, étoient les trois Quarts & demi de l'Imprimerie déjà tout inventez; puiſque les unes étoient les Matrices, & les autres les Caracteres qu'elles produiſent, & qu'il ne s'agiſſoit plus que de les ſéparer les unes des autres, afin d'en compoſer tels Mots qu'on ſouhaiteroit, pour avoir l'Imprimerie complete: & c'eſt quelque - choſe de bien digne de Réfléxion, qu'on n'y ait jamais ſongé, & qu'on ne ſoit parvenu à la Découverte de l'Imprimerie que par une autre Voie, comme on le va voir inceſſamment.

ON peut dire à peu-près la même choſe de l'Inſtrument avec lequel Ageſilas, Roi de Lacédémone, imprima en creux dans ſa Main, & en relief ſur le Foie d'une Victime qu'il y reçut, le Mot NIKH, pour encou-

Encre épaisse & gluante, mais non trop fluïde; d'imposer dessus du Papier ou du Parchemin trempé pour en recevoir l'Empreinte; de les glisser ensuite dans une Presse propre à les y imprimer; en un mot, de faire ensorte, qu'ils pussent être imprimez seuls & nettement sur le Papier ou le Parchemin préparé, & y être lûs dans leur Ordre naturel: & tout cela est certainement quelque-chose de plus qu'une simple Imitation ou Amélioration de la Gravûre des Inscriptions, a nécessairement demandé de la Pénétration & de l'Application, & a sans doute rencontré bien des Difficultez à surmonter.

HEUREUSEMENT, ces divers Associés y réüssirent vers l'An M. CCCC. L. (G): & ils portérent enfin la Chose jusques à achever l'Im-

---

encourager ses Soldats, en leur présageant ainsi la *Victoire* (36): aussi bien que de ces Lettres séparées de Boüis ou d'Ivoire, dont St. Jérome dit qu'on se servoit autrefois pour apprendre à lire aux Enfans, comme en se jouant (37.)

MAIS, on ne sçauroit juger de même, ni de ces Alphabets gravez en creux, dont on se servoit anciennement dans les Ecôles, pour enseigner à écrire aux Enfans, & même aux Aveugles, à force de leur faire passer & repasser un Poinçon dans les divers Sentiers qu'y formoient leurs Lettres (38); ni de cette Tablette de Bois, imaginée pour faire signer des Actes au vieux Justin, Empereur de Constantinople, qui ne savoit pas écrire, & au travers de laquelle les quatre prémieres Lettres de son Nom, JUST, étoient *percées à jour*, comme le fait entendre fort nettement Procope, & non *gravées sur ou dessus*, comme le traduit peu éxactement le Président Cousin (39).

ON auroit peine à croire, que quelqu'un se fût avisé de faire tout un Livre entiérement ainsi *percé à jour*. Cependant, il s'en trouvoit un tel en 1640 dans le Cabinet d'Albert-Henri Prince de Ligne: & comme c'est probablement le seul & unique Volume d'une si extraordinaire Fabrique, j'en donnerai d'autant plus volontiers ici la Description, qu'elle contient quelques Particularitez assez curieuses, & qu'elle ne se trouve que dans un Livre assez peu commun. La voici telle qu'on l'y peut voir.

,, *Liber Passionis Domini Nostri Jesu-Christi, cum Figuris* ,, *& Characteribus ex nullâ Materiâ compositis*: in 8°.

,, Ce Livre est en Velin, fait à la Pointe du Canivet, en sor-

,, te que les Figures & les Caractéres sont percées à jour. ,, L'Empereur Rodolphe, l'ayant veu, fit sçavoir si feu ,, le Prince de Ligne s'en vouloit faire quitte, lui en offrant unze mille Escus d'Or. Aussi une Personne voyant ,, la Bibliotheque du *Vaticant*, ceux, qui (*la*) lui faisoient veoir, advouérent, qu'il n'y avoit chose à l'esgal ,, du Livre qu'ils avoient veu entre les Mains du Prince ,, de Ligne. Je sçai ce que dessus par Tradition (40). ,,

LES Talmudistes débitent, que les Lettres des deux Tables de Moïse étoient ainsi taillées & *percées à jour de part en part*, afin qu'on pût les lire en même tems *des deux Côtez* (41). Mais, c'est supposer, que le Peuple Juif étoit ambidextre des Yeux, si l'on peut s'exprimer ainsi; c'est-à-dire, savoit également lire à l'ordinaire & à rebours; & ce n'est peut-être pas-là la moindre des Rêveries de ces Docteurs.

(G) *Jean Guttemberg, Jean Fust, & Pierre Schoiffer, exercérent l'Imprimerie à Maïence, ... vers l'An M. CCCC. L.*] C'EST ce dont conviennent généralement tous les Auteurs de ce Tems-là, & presque tous ceux qui les ont suivi plus de 100 Ans aprés; en sorte que c'est avec beaucoup de Fondement, que Michel Maïer a dit autrefois à ce Sujet: *Communis omnium Sententia . . . Idem confirmat non unus & alter, sed centies mille; & nemo contradicere potuit unquam, vel hanc Laudem sibi vindicare* (42). On peut voir leurs Témoignages dans la Dissertation de Mallinkrot sur ce Sujet, depuis la Page 7. jusqu'à la 27; & dans la Remarque (BBB) de la présente Dissertation: mais, j'en mettrai particuliérement six ici, tant parce que ce sont les plus anciens, les plus notables, &

---

(36) Plutarch. in Agesilao, Cap. LXIX. (37) *Fiant eis Littera, vel buxea, vel eburnea, & suis Nominibus appellentur: . . . earum inter se crebrò Ordo turbetur, & mediis ultima, primis media, misceantur, ut eas non Sono tantùm, sed & Visu, noverint.* S. Hieronymi Epistolæ, Libr. II, Epist. XV, pag. 143. (38) Quintilien, Instit. Libr. I, Cap. I, & St. Jérome, Epist. XV Libri II, donnent une Idée nette & précise de cette Méthode; & le Jésuite Herm. Hugo, de primâ scribendi Origine pag. 93, l'a réduite à ce peu de Mots: Fiebant Tabellæ è Ligno, ut intra excisos Characterum Sulcos Pueri exercerent Manum, quam Oræ Ligni duriores, ne exerrarent, cohibebant. C'est Erasme, qui remarque, de rectâ Latini Græcique Sermonis Pronunciatione, Tom. I, col. 927, qu'on emploie heureusement cette Méthode pour les Aveugles; & Gilbert Burnet en rapporte un Exemple remarquable dans son Voïage de Suisse, &c. pag. 218. (39) Procopius, Anecdotor. Cap. VI, pag. 23; & Cousin, Hist. de Constantinople, Tom. II, pag. 136. (40) Anton. Sanderi Bibliotheca Belgica Manuscripta, edita Insulis, apud Toussanum le Clercq, 1644, in 4°. Part. II, pag. 1. (41) Calmet, Diction. de la Bible, Tom. IV, pag. 395. Hist. Univers. trad. de l'Anglois, Tom. II, pag. 258. (42) M. Maierus de veris Inventis seu Muneribus Germaniæ, ex Schragio, apud Tentzellium, pag. 85, 86.

B

l'Impreſſion, non ſeulement de quelques ſimples Livrets, tels qu'un *Alphabeth* pour les plus petites Ecôles, & un *Donat*, eſpece de

& les plus circonſtanciés ſur cette Matiere, que parce que Mallinkrot a trop abrégé le troiſieme, & n'a nullement connu le prémier, le quatrieme, & partie du cinquieme.

Le I & le plus ancien de tous, inconnu non ſeulement à Mallinkrot, mais encore à tous les Hiſtoriens de l'Imprimerie, eſt tiré de très méchans Vers Latins à la Louange de ce bel Art, mis à la Fin des *Inſtitutiones Juſtiniani*, imprimées à *Maïence*, *par Pierre Schoiffer*, *le 24 Mai 1468*, *& le 20 Octobre 1472*, *en grand in folio*. Le voici.

SCEMA *Tabernaculi Moiſes*, *Salomon quoque Templi*,
 Haud preter ingenuos perficiunt Dedalos.
Sic Decus Eccleſie majus major Salomone
 Jam renovans renovat Beſelebel & Hyram.
Hos dedit eximios ſculpendi in Arte Magiſtros,
 Cui placet en mactos Arte ſagire Viros.
Quos genuit ambos Urbs Moguntina Johannes (43),
 Librorum inſignes Protbocaragmaticos:
Cum quibus optatum Petrus (44) *venit ad Poliandrum* (45),
 Curſu poſterior, *introeundo prior;*
Quippe quibus preſta ſculpendi Lege ſagitus
 A ſolo dante Lumen & Ingenium.
Natio queque ſuum poterit repetere Caragma
 Secum, *nempe Stilo preminet omnigeno*.
Credere difficile eſt Doctores quàm precioſa
 Pendat Mercede Scripta recorrigere.
Ortboſyntbeticum cujus Syntagma per Orbem
 Fulget, *Franciſcum preſto Magiſtrum habet*.
Me quoque conjunxit illi non vile Tragema,
 Publica ſed Commoda, *& terrigenum Columen*.
O! utinam exſcobere falſis moliantur Ideam,
 Qui Syntagma regunt, *& Protocaragma legunt!*
Aureola indubie premiaret eos Logotbece,
 Quippe Libris Cathedras mille ſuberudiunt (46).

Je n'entreprendrai point de déchiffrer de pareilles Enigmes; & je me contenterai d'obſerver, qu'il eſt clair, qu'il s'y agit des trois Inventeurs de l'Imprimerie, comparez à Béſéléel, Neveu de Moïſe, excel-

lent Architecte & Fondeur de toutes ſortes de Métaux, employé par ſon Oncle à la Conſtruction & à l'Enrichiſſement du Tabernacle; & à Hiram, Roi de Tyr, qui fournit des Matériaux à David pour ſon Palais, & à Salomon pour ſon Temple (47): & que, ſous une Alluſion aſſez obſcure à St. Pierre, qui, quoiqu'arrivé le dernier au Sépulchre de Jéſus-Chriſt, ne laiſſa pourtant pas d'y entrer le prémier (48), on inſinue que Pierre Schoiffer, quoique le dernier admis à la Connoiſſance du Secret de l'Imprimerie, contribua pourtant plus que Jean Guttemberg & que Jean Fuſt à le perfectionner; ce qu'on reconnoitra bientôt n'être nullement mal-fondé.

Le II eſt tiré d'une eſpece de Diſſertation ſur l'Origine de l'Imprimerie, inſérée dans une ancienne Hiſtoire de la Ville de Cologne, qui porte pour Titre *Die Cronica van der Hilliger Stadt van Coellen*,

,, Sancta Colonia diceris hinc, quia Sanguine tincta
,, Sanctorum, Meritis quorum ſtas undique cincta: ,,

& il a été cité partie en Original par Boxhornius, & partie en Latin par Mallinkrot, qui a ainſi traduit le tout. *Ars hæc Typographica*, dit le prémier, *ſummè æſtimanda*, *inventa omnium primum in Germaniæ Urbe Moguntia eſt ad Rhenum*, *circa Annum Domini noſtri* CIƆ. CCCC. XL.; *& ab eo Anno*, *donec ſcriberetur* CIƆ. CCCC. L., *Inventioni ejus*, *eorumque quæ ad illam pertinent*, *Opera impenſa fuit*..... *Quamvis autem*.... *Moguntiæ Ars hæc inventa fuerit*, *eo Modo qui nunc temporis uſurpatur*, *prima tamen ejus Præfiguratio ſeu Simulacbrum ex Donatis Hollandiæ reperta & deſumpta fuit*, *qui ibi ante id Tempus excuſi fuére*, *èque illis Principium prædictæ Artis depromptum eſt*. *Ac poſterior hæc Inventio priori*, *quoad Artificium & Subtilitatem*, *longè præſtantior fuit*, *indieſque ad majorem Excellentiam perducitur* (49).... *Primus Typographiæ Inventor*, dit le ſecond, *Civis fuit Moguntinus*, *Argentinâ oriundus*, *cui Nomen erat Joannes Guttemberg*..... *Initium & Progreſſum ſæpius memorati Artificii ex bonorabilis Magiſtri Ulrici Zel*, *Hannovienſis*, *narrantis Ore cognovi*, *qui etiam nunc hoc* M. CCCC. XCIX. *Anno Coloniæ Typographum agit*, *eoque Autbore Ars hæc Coloniam propagata eſt* (50). *Reperiuntur Scioli aliquot*, *qui dicant dudum ante hæc Tempora Typorum Ope Libros excu-*

(43) Johannes Guttembergius, & Johannes Fuſt. (44) Petrus Schoiffer. (45) Cœmeterium. (46) Tiré de l'*Exemplaire de la Bibliothèque de l'Académie de Leide*, *de 1468*, *où ces merveilleux Vers ſont auſſi ſinguliérement imprimez*, *qu'ils ſont compoſez; chaque hexametre étant ſuivi de ſon pentametre en une ſeule & même Ligne*. *Voiez ci-deſſous la Remarq*. (BBB), *Num. I*. (47) Exod. XXXI, 2-5; XXXV, 30-33. II. Reg. V, 11. I Paral. XIV, v. 111 Reg. V, 8-10. (48) Jean XX. 4-6. (49) Chronic. Colonienſe, *apud Boxhornium*, *in Theatro Hollandiæ*, *pag*. 239; & *in Diſſert. de Typographie*. *Artis Orig. & Inventoribus*, *pagg*. 28, 29. (50) *Je trouve que cet Ulric Zel*, *inconnu à tous les Hiſtoriens de l'Imprimerie*, *publia à Cologne*, *en 1494*, *un Traité intitulé* Gerardi Hardericenſ. Comm. in Logic. Ariſtot, *Mais*, *la plus ancienne Edition*, *qu'on connoiſſe de Cologne*, *eſt celle des* Auctoritates Decretorum, *faite par* Pierre de Olpe, *en 1470*, *in folio*.

excufos effe (51), *qui tamen, & fe, & alios, decipiunt; nullibi enim Terrarum Libri eo Tempore impreffi reperiuntur* (52).

CETTE *Chronique*, écrite en Langage vulgaire plutôt Flamand qu'Allemand (53), eft plus ancienne que ne le difent la plûpart de ceux qui en ont parlé, tels que Mallinkrot, Boxhorn, Mentel, Zeiller, Struve, Maittaire, &c. Ils en mettent tous l'Edition en 1499. Mais, cela n'eft pas tout-à-fait exact: puifque cette Edition n'eft que la quatrieme, & que cette *Chronique* avoit déjà été imprimée trois fois, à Cologne, *chez Jean Koelhoff*, en 1489, en 1490, & en 1494, *in folio* (54): ce qui n'en rend le Témoignage que plus confidérable.

A LA vérité, c'eft un Livre affez rare, & même fi peu commun, que Michel Hertz, & Chriftian-Gotlieb Buderus, Auteurs, l'un d'une *Notitia*, & l'autre d'une *Bibliotheca Scriptorum Rerum Germanicarum*, paroiffent ne l'avoir nullement connu. J'ajouterai donc, qu'il eft de la Façon d'un certain Grammairien de Cologne; & que Gelenius & Werdenhagen, qui ne le regardent que comme une Compilation indigefte de mauvais Lambeaux tout coufus de Fables ridicules, recommandent fort de n'y ajouter aucune Foi, à moins qu'il ne fe trouve appuïé de quelque Autorité plus refpectable (55). Boxhornius a accufé Naudé n'en avoir nié l'Exiftence; mais, cela n'eft pas. Il en a feulement douté, comme ne l'aïant point encore vûe (56): & cela ne paffera jamais pour une Impudence impardonnable, que dans l'Efprit de Gens auffi violemment paffionnez que Boxhornius, & ne rendra jamais excufable cette Apoftrophe infultante de Scriverius,

I, Naudæe, procul, tua Mendacia crefcens:
Non Locus bis Nugis, credule Galle, tuis (57).

LE III eft extrait d'une Chronique manufcrite de Maïence, citée par Serarius en ces Termes: *Hoc autem Urbis noftræ Moguntiaci triumphale perpetuæ Laudis eft Præconium, quod hanc ingeniofam characterizandi Artem, non folers Italorum Indago, non celebris Græcorum Sapientia, non multiformis Gallorum Scientia, neque callidum Barbarorum reperit Ingenium; fed induftriofi nobilis Urbis Moguntiaci Cives, fcilicet* JOANNES GUDENBERG; *qui, cùm omnem Subftantiam fuam propter Artis Difficultatem ferè profudiffet, tandem Auxilio* JOANNIS FUSTH, JOANNIS MEDINBACH (58), *& aliorum Concivium adjutus, Rem perfecit. Poft quem Gudenberg, qui morabatur zum Jungen, qui ufque nunc ejus Nomine nuncupatur,* PETRUS OPILIONIS, *id eft* SCHOEFFER, *ejus Gener* (59), *Artis Imprefforiæ Dilatator extitit, qui etiam fuo Tempore multa impreffit Opera* (60).

LE IV, & le plus confidérable de tous, a été très long-tems caché, & n'eft public que depuis environ 45 Ans. Il eft du célèbre Tritheme, qui, après avoir infinué à-peu-près les mêmes Chofes, tant dans fes *Homélies* & dans fes *Lettres*, que dans fon *Chronicon Spanhemienfe*, s'exprime beaucoup plus pofitivement ici dans fes *Annales Monafterii Hirfaugienfis*, & cela fur le Témoignage même de Pierre Schoiffer, un des trois Inventeurs de l'Imprimerie. *His Temporibus,* dit-il, c'eft-à-dire, depuis 1440 jufqu'en 1450, *in Civitate Moguntinâ Germaniæ prope Rhenum, & non in Italiâ ut quidam falfò fcripferunt* (61), *inventa & excogitata eft Ars illa mirabilis & priùs inaudita imprimendi & characterizandi Libros, per* JOANNEM GUTTENBERGER, *Moguntinum: qui, cùm omnem penè Subftantiam pro Inventione hujus Artis expofuiffet; &, nimiâ Difficultate laborans, jam in ifto, jam in alio, deficeret, jamque propè effet ut defperatus Negotium intermitteret; Confilio tamen & Impenfis* JOANNIS FUST, *æque Civis Moguntini, Rem perfecit incæptam. Imprimis igitur Characteribus Litterarum in Tabulis Ligneis per Ordi-*

(51) *Il venoit déjà de cenfurer Omnibonus Leonicenus, qui fixoit l'Invention de l'Imprimerie à Venife, & l'attribuoit à Nicolas Jenfon; ce qui fera pleinement réfuté ci-deffous, Remarq.* (LL). (52) Chronic. Colonienfe, *apud Mallinkrot de Orig. ac Progreffu Art. Typograph. pag.* 38. Ceux, *qui voudront voir les Termes originaux de ce Paffage, le pourront, au folio ccc. xij de cette Chronique, ou dans Struve, Introd. pag.* 909. (53) Nieder-Teutfcher Sprake, *dit Teutzelius, pag.* 16. 23. Belgico Idiomate, *pag.* 909. (54) *La I de ces Editions eft atteftée par Scriverius, cité par Naudé, pag.* 253; *& par Uffenbach, qui affure,* Amœn. Littet. Schelhornii Tom. IX, *pag.* 982, *l'avoir examinée dans le Prince-Hof de Harlem.* Mr. Maittaire, *qui ne l'a point connu, cite les 3 autres,* Freherus, *pag.* 425, *met mal fa Publication en* 1469. Chevillier, *pag.* 8, *& 280, n'en parle que comme d'un Manufcrit, & fe trompe.* (55) Colonienfe Chronicon, Colonia *Anno* 1499 *impreffum, productum à quodam Archigrammateo Colonienfi.* Martinus Zeillerus de Hiftoricis, Part. II, *pag.* 58. Auctor ifte, *uti anonymus eft, ita recentioris Ævi, præterea damnatus; ideoque ei Fides nulla deberi videtur, nifi alterius Auctoritate fublevetur. Neque ab Werdenhagio in Opere de Rebuspublicis Hanfeaticis laudatur, ut in quo potius Collectanea, quàm vera Hiftoria, multis Fabulis & fimilibus permifta, contineantur.* Ægidius Gelenius de Magnitudine Coloniæ, Libr. I, Sintag. XII, *apud eundem* Martin. Zeillerum de Hiftoricis, Part. I, *pag.* 40. Struvius, Biblioth. Hiftoricæ *pag.* 474, *& Fabricius,* Biblioth. med. & inf. Latinitatis Tom. I, *pag.* 1124, *difent qu'elle finit en* 1496, *& fe trompent: elle va jufqu'en* 1499. (56) Boxhornius, *pag.* 29, 30. Naudé, *pag.* 262. (57) Scriverius, *apud* Mallinkrot, *pag.* 34. (58) *Ou plûtôt* MEYDENBACH. *Voïez ci-deffous Citation* (000). *Je ne vois que* Munfter, *apud* Mallinkrot, *pag.* 15, *& Melchior Adam, pag.* 1, *qui parlens auffi de ce Medinbach.* (59) Melch. Adam, *pag.* 1, *a auffi copié cela. C'eft de Fuft, que Schoiffer étoit Gendre, comme on verra ci-deffous.* (60) Chronicum MS. Moguntiacum, *citatum à* Serario, Rerum Monguntinarum Libro I; *Mallinkrotio; pag.* 47, *fed mutilatim;* Frehero Theatr. Vir. Illuftr. *pag.* 1424; *& à* Oudino de Scriptor. Ecclef. Tom. III, *col.* 1746. (61) Omnibonus Leonicenus, *déja réfuté par l'Anonyme de Cologne,* Voïez *ci-deffus Cit,* (51), *& ci-deffous Cit,* (380).

même d'un Ouvrage auffi confidérable qu'une Compilation de
Gram-

Ordinem *feriptis, Formifque compofitis* (62), . . . *im-*
prefferunt . . . *Et reverâ, ficuti ante* 30 *fermé Annos*
ex Ore PETRI OPILIONIS *de Gernsheim, qui Ge-*
ner erat primi Artis Inventoris, audivi (63), *magnam à*
primo Inventionis fuæ hæc Ars Imprefforia habuit Diffi-
cultatem . . . *Et hæc de Impreffiorâ mirâ Subtilitate*
dicta fufficiant, cujus Inventores primi Cives Moguntini
fuerunt. . . ., Joannes *videlicet* Guttenberger, Joannes Fuft, & Petrus Opilio *Gener ejus* (64). Le refte
de ce Paffage curieux fe trouvera ci-deffous dans les
Remarques fuivantes.

LE V eft pris de deux Ecrits-Hiftoriques de Jaques Wympheling, & d'une Epigramme de fa Façon,
qui confirme le dernier de fes Paffages.

DANS fon *Epitome Rerum Germanicarum,* dédié en
1502 à Thomas Wolphius, imprimé dès lors, & rimprimé diverfes fois depuis, tant féparément que dans
les Collections des Hiftoriens d'Allemagne, voici comment il s'exprime au LXV Chapitre : *Anno Chrifti* 1440,
Friderico III Romanorum Imperatore regente, magnum
quoddam ac penè divinum Beneficium collatum eft univer-
fo Terrarum Orbi à JOANNE GUTENBERGO *Argen-*
tinenfi, novo feribendi Genere reperto. Is enim primus
Artem Impreffioriam, quam Latiniores Excuforiam vocant,
in Urbe Argentinenfi invenit. Inde Moguntiam veniens
eandem feliciter complevit.

DANS fon *Argentinenfium Epifcoporum Catalogus,*
imprimé *Joannis* Grieninger, *Civis Argentinenfis, Formis,*
Anno Natalium Chriftianorum milleffimo fupra quingente-
fimum octavo, Die vero undetrigefima Menfis Augufti,
in 4°, il ajoute, folio lxij : *Sub hoc Roberto nobilis Ars*
Impreffioria inventa fuit à quodam Argentinenfi, licet in-
complete; fed cum is Moguntiam defcenderet ad alios
quofdam, in hac Arte inveftigandâ fimiliter laborantes
Ductu cujufdem JOANNIS GENSZFLEISCH, *ex*
Senio cæci, in Domo Boni Montis Gutenberg, *in quâ*
hodie Collegium eft Jurifarum, ea Ars completa & con-
fummata fuit, in Laudem Germanorum fempiternam.

CEUX, qui regarderoient le Guttemberg du prémier de ces Paffages, & le Genfzfleifch du fecond,
comme une Contradiction de leur Auteur, ne lui ren-
droient nullement Juftice, & fe tromperoient certainement eux-mêmes : car, comme on l'a prouvé ci-deffus
Citation (b), il ne s'agit-là que d'un feul & même

Homme, dont cet Auteur a indifféremment emploïé
les divers Noms; & c'eft ce que prouvera particuliè-
rement encore cette Epigramme de fa Façon, à la
Louange du prémier Inventeur de l'Imprimerie, publiée dès l'Année 1499.

JACOBI WYMPHELINGII *Sletftadiani,*
in fœlicem Artis Impreffioriæ Inventorem
Epigramma.

Fœlix ANSICARE (65), *per te Germania fœlix*
Omnibus in Terris Prænia Laudis habet.
Urbe Moguntinâ, Divino, fulte JOHANNES,
Ingenio, primus imprimis Ere Notas.
Multum Relligio, multum tibi Græca Sophia,
Et multum debet Lingua Latina tibi (66).

SI l'on en peut croire le Médecin Mentel, Wimpheling laiffe la Chofe indécife dans fes *Germanicæ Natio-*
nis & Imperii Gravamina contra Sedem & Curiam Ro-
manam, où il fe contente de dire : *Pro nobiliffimæ ex-*
cellentiffimæque Artis Impreffioriæ, per Noftratium Argen-
tini cujufpiam & Moguntini fagaciffimam ac vigilantiffi-
mam Induftriam, Invento non nihil nobis debere videtur;
hac enim Arte omnes optimæ Fidei & Morum Doctrinæ,
diverfis etiam Linguis confcriptæ, in univerfum Orbem
propagantur (67).

LE VI eft d'autant plus intéreffant, qu'on y décou-
vre mieux le But & la Méchanique de cette nouvelle
Invention, & de quels Moïens & Voies l'on fe fer-
vit, pour la réduire en Pratique. Il eft de Salmuth,
qui, comme je l'aï déja remarqué, attribue cette Invention à Fuft. *Anno Domini* 1440 & *peft,* dit-il,
fuit Moguntiæ ad Rhenum . . . *Civis quidam* . . .
JOHANNES FAUSTUS *Nomine, cujus Familiæ etiam-*
num hodie quidam ex Patriciis Francofurti ad Mœnum
funt fuperftites (68); *pro eo quo Artes liberales &* Vi-
ros doctos profequebatur Studio, cum confiderafet Penuriâ
Librorum, & magnis qui ad eos defcribendos requireban-
tur Sumptibus, multa Ingenia à Studiis abftrahi atque re-
vocari, de Modo ac Ratione cogitare cæpit, quâ minori
Labore ac Sumptu Libri ac boni Auctores divulgari ac
comparari poffent. Poftquàm in eam Rem fedulò intentus
effet;

(61) Struve, Inttod. pag. 917, prête ici à Tritheme ce qu'il n'a point dit. Primùm ex Harlemenfium Inventione, lui fait-il dire. Et l'Auteur des Nouvelles Litter. Tom. X, pag. 7, lui prête de même un Alphabet dont il ne parle point. (63) Tritheme écrivoit cela en 15143 & ainfi
Opilio le lui racontoit en 1484. (64) Joan. Trithemius, 1°. in Secm. & Exhort. ad Monachos, Libro I, Homil. VII, Edition. Argent.
1486: 2°. in Epiftolis ad Jacobum Trithemium, 24 Junii 1506; & ad Jac. Kymolanum, 16 Aug. 1507: 3°. in Chronico Spanhemienfi ad
Ann. 1450: & 4°. in Annalib. Hirfaugienfib. Tom. II, pag. 421 & 422, Edit. Monaft. Sancti Galli, 1690, in folio. (65) C'eft ainfi qu'il
traduit en Latin le Mot Allemand Genfzfleifch. (66) Marfilii de Inghen Oratio continens, Dictiones, Claufulas, & Elegantias, cum Signis
diftinctis; & Epigrammata in divum Marfilium (de Inghem) Inceptorem Plantatoremque Gymnafii Heydelbergenfis, folio ultimo Edit. Anni
1499, in 4°. (67) Wimphelingii Gravamina contra Romanam Curiam, apud Mentelium de Orig. Typographiæ, pag. 48. (68) Voiez ci-
deffous la Rem. (BBB), Num. CCII.

effet, initio hanc Viam Ope Divinâ reperit, ut Tabulas ....
Charaƈteribus eminentibus Ligno incideret, & ad Impref-
fionem formaret, quos etiam Atramento impreffit. Sed quia
Atramentum fluebat, & Charaƈteres confundebat, Re diu
Animo volutatâ, craffam & nigram Materiam adinve-
nit, & Tabulas illas minoribus Prælis fubjicere, Librof-
que hoc Paƈto excudere cæpit. Quod Opus quia incogni-
tum erat, & Tabulæ illæ vili Pretio comparari poterant,
ab omnibus prædicabantur. Unde Fauftus Occafionem ar-
ripuit ... in eam Curam & Cogitationem gnaviter in-
cumbendi, quomodo Artem, quam invenerat, magis ac ma-
gis excolere & elimare poffet (69).

JAQUES MENTEL, Médecin de Paris, a traitté
nettement de Fable toute cette Hiftoire (70): Mallinkrot s'eft contenté de remarquer, qu'elle n'a été
ajoutée au Livre de Salmuth, que dans l'Edition de
1629 (71); & j'ajoute, que, ne citant aucune Autorité, on fent d'abord quelque Répugnance à fe prêter à
fa Dépofition. Mais, Jean-Frédéric Fuft, un des Defcendans de Fuft, avouant de Bonne-Foi, que l'Honneur
de l'Invention eft dû à Guttemberg, dont fon Aïeul
ne fut que l'Affocié (72); & un autre Auteur, fou-
tenant précifement le même Syfteme, & l'appuïant
de l'Autorité d'une ancienne Relation de Fuft lui-
même, confervée longtems avec foin par fes Defcendans à Francfort (73), & qui pourroit très bien être
l'Original du Récit de Salmuth; ce feroit agir auffi
témérairement que Mentel, que d'adopter inconfidé-
rement fon Opinion.

A CES fix Autoritez je joindrai la Defcription que
nous a laiffée Bergellanus des Soins & des Soucis de
Guttenberg avant que de pouvoir parvenir à fon But,
& de la Néceffité où il fe vit réduit de fe donner des
Affociés; parce que, outre qu'elle eft tout-à-fait in-
génieufe, elle confirme puiffamment tout ce qu'on vient
de lire.

NON *referam Simulacbra Jovis, Rbodiumque Coloffum, &c...*
 Sed cedat magno quicquid in Orbe nitet:
Artis namque novæ natum eft Opus, Arte magiftrâ,
 Id quod Divini Numinis inftar erit.
Conflatis docuit Libros quæ cudere Signis,
 Et Præli dociles exprimit aptè Typos. ...
Auƈtorem quærunt, primo qui repperit bujus
 Archetypos Artis, primaque Punƈta tulit.
Decertantque duæ non parvi Nominis Urbes;
 Quælibet Artificem vendicat ipfa fibi (74); ...

Sed te ne fallat mendacis Opinio Vulgi,
 Illius referam quæ fit Origo Rei.
Clarus JOANNES en GUTENBERGIUS bic eft,
 A quo ceu vivo Flumine manat Opus.
Hic eft Aonidum Cuftos fidiffimus, bic eft,
 Qui referat Latices quos Pede fodit Equus.
Quam Veteres nobis Argenti Voce notarunt
 A Puero fertur fuftinuiffe Virum:
Illa fed buic Civis largita eft Munera grata,
 Cui clarum Nomen Mogus babere dedit.
Primitias illic cæpit formare Laboris,
 Aft bic maturum protulit Artis Opus.
Stemmate præftabat, vicit Virtute fed illud:
 Dicitur binc veræ Nobilitatis Eques. ...
Concipit æratos Calamos vulgare per Orbem,
 Atque novas edant Præla futura Notas.
Hinc, nunc follicitum curvo Caput Ungue retraƈtat,
 Nunc varias Grapbio luftrat ubique Vias; ...
At poftquàm, nunc bâc, illàc nunc, Parte moratur,...,
 Et faftiditum fæpe reliquit Opus;
Pænitet & Faƈti, retro Veftigia fleƈtit,
 Adque rudes Fœtus fertque refertque Pedem ...
Sed nova Spes oritur, redit in Præcordia Sanguis....
 Ac iterum Manibus fedulus urget Opus.
Hos colit, bos format, bos digerit Ordine certo;
 Ardet & incæpta perficere Artis Opus:
Neque erat ulla Dies Eoas eveƈta fub Auras,
 Quâ non fit vigili Littera fculpta Manu.
Altera fed Rebus fuccrefcit Cura renatis,
 Inventis uti Mens generofa nequit. ...
Cumque illi ftarent cælata Toreumata magno,
 Et Labor anguftas attenuabat Opes,
Artis nec poterat certos extendere Fines,
 Incæptum ftatuit jamque relinquere Opus.
Confiliis tandem FAUSTI perfuafus amicis,
 Viribus exbauftis qui tulit Auxilium,
Addidit ac Operi Lucem Sumptumque Laboris,
 Fauftus Germanis Munera faufta ferens.
Et levi Ligno fculpunt bi Grammata prima,
 Quæ poterat variis quifque referre Modis.
Materiam bibulæ fupponunt inde Papyri,
 Aptam quam Libris Littore Nilus alit.

Infuper

(69) Henr. Salmuthi de Typographiæ five Artis Imprefforiæ Inventione veriffima Hiftoria, *apud* G. Pancirolum de Rebus deperditis ac
Rebus noviter inventis, *Tom. II, pag.* 311; 312. (70) Mentel de Orig. Typograph. *pag.* 54, 59. (71) Mallinkrot, *pag.* 43. (72) J. Fred.
Fuft, *apud* Florian's Chronyk der Stadt Hagenbuch, *pag.* 437. (73) Jo. Theoph. Hagenbruch, *in* Differtatione folemni habita Gieffæ 1718
fub Præfidio Imm. Webberi, *apud* Georg. Chriftian. Joannis, *in* Præf. ad Joan. Arn. Bergell. Encom. Calcogr. *Tom. III* Rerum Moguntiacar.
pag. 416. (74) Maience & Strasbourg. *On a vû ci-deffus Citations* (g), (h), *qu'on le dit de ces deux Villes.*

B 3

SECTION
II.
Ces Ouvra-
ges, & au-
tres de mê-
me Fabri-
que,

Dictionaire, & intitulée *Catholicon* JOHANNIS JANUENSIS (H).

II. C'EST de cette même forte d'Imprimerie de Caracteres taillés en relief, que font encore fortis le *Donatus* (*aa*), les *Confeſſionalia* (*bb*), le *Bréviaire*, *Pſeautier*, *Manuel*, ou *Horologium Beatæ
Virginis Mariæ*, de la Grand'-Mere de Joſeph Scaliger (*cc*), l'*Ars me-
morandi notabilis per Figuras Evangeliſtarum*, & un autre Livre Latin de *Figures de la Bible*, conſervez dans le Cabinet de Mr. Schelhorn (*dd*), le *Canticum* ou l'*Hiſtoria Beatæ Mariæ Virginis in Figuris* conſervé à Harlem (*ee*), l'*Hiſtoria S. Johannis Evangeliſtæ in
Figuris*

(*aa*) *Petit Livret de Grammaire , que les Hollandois débitent être le
premier Fruit de l'Imprimerie par Tables de Bois. Voiez Scaliger in
Conſut. Fab. Burdonum , pag 108, 109 , &c. Boxhorn. de Typograph.
Invent. pag. 28, 31, &c.*
(*bb*) *Livret inconnu , mais que Mallinkrot , pag. 72, & la Caille ,
pag. 7. métamorphoſent en Confeſſions de St. Auguſtin ; & Orlandi ,
pag. 15, en Conſeſſionale Sti Antonini.*
(*cc*) *Et non de Scaliger lui-même , comme le dit le Clerc , Biblioth.
Anc. & Mod. Tom. XI, pag. 354. Voiez Scalig. Epiſt. CCLXXIII,
pag. 571; la Conſut. Fab. Burd. pag. 109, 110. ; & les Scaligerana ,*

*pag. 128, 206, 207. Parmi les Livres légués à la Bibliotheque de
Leide par Scaliger , il y avoit deux Exemplaires d'un Livre de ſemblable Titre , Duo Exemplaria Horologii Beatæ Mariæ Virginis
impreſſa , comme on le peut voir dans le ſecond Catalogue de cette Bibliotheque , publié par D. Heinſius , à Leide , en 1615, in 4°. page 84;
mais , cela ne ſe voit plus dans les trois ſuivans , de 1640, de 1674, &
de 1716.*
(*dd*) *Voiez ſes Amœnit. Litter. Tom. I, pag. 4, & Tom. IV, pag.
253 &c.*
(*ee*) *Voiez ci-deſſous la Rem. (GG), Num. II, Art. 2.*

*Inſuper aptabant mittit quas Sepia Guttas:
Reddebat preſſas ſculpta Tabella Notas. . . .
Illis ſuccurrit* PETRUS *Cognomine* SCHOEFER,
*Quo vix cælando promptior alter erat . . .
Imparibus Numeris Cæleſtia Numina gaudent:
Hoc Opus exegit ſic quoque ſancta Dryas.
Illo primus tunc erat* GUTENBERGIUS *in Albo,
Alter erat* FAUSTUS, *tertius* OPILIO (75).

C'EST donc inconteſtablement à ces trois ingénieux
Habitans de Maïence, que l'Origine de l'Imprimerie
eſt dûe: tout le Monde en convenoit dans les XV
& XVI Siécles; & ce n'a été que fort avant dans ce
dernier, qu'on s'eſt aviſé de la leur conteſter fortement.
(H) *Ils achevérent l'Impreſſion , non ſeulement de
quelques Livrets , tels qu'un Alphabeth & un Donat,
mais même d'un Ouvrage auſſi conſidérable que le Catholicon Johannis Januenſis.*] SALMUTH nous parle des
deux prémiers en ces Termes: *Hanc Viam , Ope Divinâ , reperit Fauſtus , ut Tabulam Abecedariam Caracte-
ribus eminentibus Ligno incideret , & ad Impreſſionem
formaret. . . . Quia . . . Tabulæ illæ vili Pretio comparari poterant , ab omnibuſque prædicabantur , . . . Occaſionem arripuit. . . Donatum eâdem Ratione integro
Ligno incidendi & excudendi* (76). Et cela ſe trouve
confirmé par Hagenbruch en ces autres: *Johannes Fauſ-*

tius Anno MCCCCXL. *Moguntiæ Libellum* ABC*da-
rium primò , deinde Donatum , impreſſit : & quidem Litteras initio in integris Columnis ligneis efformavit , ſicque impreſſit* (77).
TRITHEME ne nous parle que du dernier; ſoit
que Schoiffer ne lui eut rien dit des deux autres, ſoit
qu'il ne les ait regardez, non plus que lui, que comme de ſimples & foibles Eſſais, peu dignes d'être mis
en ligne de compte. Voici donc ce qu'il s'eſt contenté de nous apprendre du *Catholicon*, en très-peu de
Mots: *Imprimis igitur Characteribus Litterarum , in Tabulis Ligneis per Ordinem ſcriptis , Formiſque compoſitis,
Vocabularium ,* Catholicon *nuncupatum , impreſſerunt* (78).
SANS inſiſter ſur cet *Alphabet* & ſur ce *Donat* non
plus que Schoiffer & Tritheme, voilà une Impreſſion,
& une Impreſſion très conſidérable, de Planches ou
Tables de Bois gravées, bien clairement indiquée,
bien poſitivement attribuée à trois Citoïens de Maïence, bien & dûment atteſtée par un Témoin contemporain irreprochable, & enfin bien expreſſément no-
tifiée & expliquée à ce même Témoin par un de ces
trois Citoïens. Ainſi, même à ce ſimple & foible E-
gard, bien différent pourtant encore de la véritable
& réelle Imprimerie, Maïence peut très légitimement
s'attribuer la Gloire de l'Invention. Mais, ce n'eſt-
là rien encore, en comparaiſon de ce que nous ver-
rons bien-tôt.

(J) Ces

(75) *Arnoldi Bergellani Encomion* Chalcographiæ, *ad Calcem* Supplem. Verderii ad Biblioth. Geſner. *pag.* 65, 66. (76) Salmuth , *pag.* 311.
(77) Hagenbruch , *pag.* 426, *Vid. ſuprà Citat.* (73). (78) Trithemius, *in* Annalibus Hirſaugienſibus, *Tom. II, ad Ann.* 1450, *pag.* 411.
Chevillier , *pag.* 6, 179.

Figuris, l'*Ars moriendi*, & les fameux *Speculum Humanæ Salutis*, & *Spiegel Menschlicher Behoudenisse*, confervez de même à Harlem & dans les Cabinets de quelques Curieux (*éé*), les *Livres Allemands avec Figures* citez par Saubert (*ff*), & apparemment divers autres que nous ne connoiffons point : toutes Impreffions, dont on ignore abfolument les Tems, les Lieux, & les Fabricateurs ; où tout eft néceffairement douteux & incertain ; qu'on ne fauroit donc raifonnablement attribuer à une Nation plûtôt qu'à une autre ; & dont perfonne n'eft par confé-quent en Droit de s'approprier l'Avantage au Préjudice d'autrui (*gg*).

CELLES de l'*Alphabet* & du *Donat* dont nous venons de parler, & fur-tout celle du *Catholicon Johannis Januenfis*, que Tritheme affûre très pofitivement avoir été faite à Maïence, par Guttemberg, Fuft, & Schoif-fer, peu avant M. CCCC. L. (*hh*), font donc tout autrement décifives pour cette Ville ; & ce n'eft pas un Préjugé de peu de Poids en fa Faveur.

III. ON ne fauroit pourtant encore regarder ces prémieres Im-preffions, que comme de foibles Effais, & que comme des Tentati-ves très imparfaites. En effet, n'étant fabriquées qu'à l'aide de Plan-ches de Bois telles que je viens de les décrire, c'étoient bien moins de véritables Impreffions, que de fimples Gravûres, affez femblables à nos Images taillées en Bois, ou mieux encore aux fameux Impri-mez de la Chine & du Japon (*ii*), que les habiles Gens ne trouvent pas même dignes du Nom de Fruits de l'Imprimerie (*jj*), & qu'ils ne regardent que comme l'Effet de fimples Planches gravées (*kk*) (J). Auffi font-elles fujettes aux mêmes Inconvéniens : car, ne pouvant abfolument fervir qu'à une nouvelle Impreffion du même Ouvrage,

&

(*éé*) Ceux du Comte de Pembrock, de Mr. Uffenbach, de Mr. Uilenbronk. Voïez Maittaire, pagg. 17, 18, 21. Biblioth. Uilenbroukiana, Tom. III, pag. 241. Schelhorn. Amœnit. Litter. Tom. IX. pagg. 983, 984.

(*ff*) Sauberti Hift. Biblioth. Norimb. pag. 116 &c. Betuleii, i. e. Burchardi Epiftola de Biblioth. Wolffenbut. pagg. 69, 70, 72.

(*gg*) Orlandi, Orig. della Stampa, pag. 11, *en parlant de ces Im-preffions de Planches de Bois, s'exprime fort plaifamment, & dit préci-fément le Contraire de ce qu'il vouloit dire :* Quefti Libri furono ftampati in Forme di Legno, nelle quali era tra le Figure qualche Carattere amovibile. *Concevez cela, fi vous pouvez.*

(*hh*) Struve, pag. 917, *fait mal-à-propos imprimer ce Catholicon à* Guttemberg *feul, avant fa Société avec Fuft & Schoiffer.* Orlandi, pag. 9, *prétend plus mal-à-propos encore, qu'on n'en compofa que quel-ques Feuilles,* alcuni Fogli del Vocabulario detto Catholicon. *Et* Juncke-rus, *encore plus mal, qu'il eft imprimé avec des Caractéres de Bois féparez. Voïez ci-deffus la Rem. (BBB) Num. CCXLV.*

(*ii*) Voïez à cet Égard Naudé, Addition à l'Hift. de Louis XI, pag. 239 &c. Salmuth in Pancirol. pag. 247. Mallinkrot, pagg. 2, 3, 129. Bullart, Tom. II, pag. 24. Chevillier, pagg. 275-279, &c. Struvius, pagg. 903-905.

(*ii*) Non Typographia, *dit* Scaliger, Confutat. Fabul. Burdon. pag.

109. Cum tantùm Sculptura fit, Typographiæ Appellatione indigna eft. Mentel de Origine Typograph. pag. 26. Imaginum enim imprimendarum Ratio, uti Inventionis [Typographicæ] Nomen non meretur, itâ quoque Sinica Typographia. Kircheri China illuftrata pag. 222. Chevillier *les cite tous trois, pagg. 277 & 285. J'ajoute M.* Maiterus, *qui avoit déjà dit autrefois dans fon Traité de veris Germaniæ Inventis, ut Nigrum & Album à fe invicem diftant, fic Typographica Ars Germanorum à Sinenfium Ima-ginendis, ... in quibus Notæ vel Lineæ aliquid denotantes funt inciffæ, & remanent albæ, cæteris nigris : &* Mallinkrot, *qui a dit depuis, pag. 4* de Orig. Typographiæ, *Proprii Typographia dici non meretur.

(*kk*) Sinenfes, non fecus ac apud nos Imagines, Libros fuos imprimunt. Kircheri China illuftrata, pag. 222. Cavalleves ... in Tabulis infculptos, quales nos effinximus cùm Figuras in Tabulis ligneis, vel Laminis æreis, incidendas curamus. Angelus Roccha, Bibliothecæ Vaticanæ pag. 410. Haud multùm abfimili Ratione ac apud nos Imagines Æri aut Ligno in-fculpuntur. Is. Voffius, Variar. Obfervat. pag. 81. Mais, ces deux derniers confondent enfemble deux Chofes diamétralement oppofées, la Gravûre en Cuivre fe faifant en Creux, & celle en Bois fe faifant en Relief. Richard Simon, Critiq. de la Bibliotheque des Auteurs Ecclef. de du Pin, Tom. I, pag. 359, s'eft auffi imaginé, qu'avant qu'on eut fondu des Caracté-res, les Impreffions fe faifoient fur des Planches de Cuivre.*

(J) *Ces prémieres Impreffions ne font que de foibles Effais ... femblables ... aux Imprimez de la Chine & du Japon, que les habiles Gens ... ne regardent que comme l'Effet de fimples Planches gravées.*] ON a témérairement avancé beaucoup de Chofes très mal fondées touchant l'Imprimerie établie dans ces deux Empi-

& rempliffant inutilement des Magazins entiers, elles devenoient
bientôt à charge par leur grand Nombre; & ne s'imprimant que d'un
Côté

Empires; &, par Occafion, je ferai ici quelques Obfervations, tant touchant fon Antiquité, que touchant fa Pratique.

Divers Auteurs ont avancé, que cette Sorte d'Imprimerie étoit en Ufage à la Chine depuis une très longue Suite de Siécles; les Chinois eux-mêmes la faifant, dit-on, remonter environ 1000 Ans au de-là de notre Ere vulgaire : & Angelo Roccha remarque, que Michel Roger, Jéfuite Miffionnaire à la Chine, lui a affirmé y avoir lû des Livres imprimez quatre cens Ans avant Jéfus-Chrift (79). Ifaac de Larrey admet fans fcrupule cette Epoque, puifqu'il reconnoit que cet Art s'exerçoit à la Chine du Tems de Cyrus & des fept Sages : & ce qu'il y a de bien fingulier, c'eft que, ne s'agiffant que de l'Imprimerie Chinoife, il fait parler fon Anacharfis, d'*Arrangement de Caractéres*, comme s'il s'agiffoit de la nôtre (80). Long-tems avant lui, André Favyn avoit bien autrement relevé cette Antiquité, puifqu'il n'avoit fait aucune Difficulté de la faire remonter jufqu'à Adam lui-même (81). Mais, Philippe Couplet, Jéfuite François, à qui l'on eft redevable de l'Édition des *Ouvrages de Confucius*, faite à *Paris, chés Hortemels, en 1687, in folio*, & qui y a ajouté une *Chronologie Chinoife*, n'y fait remonter l'Ancienneté de l'Imprimerie, que jufqu'à l'An 930 de notre Ere vulgaire (82). Le Pere Nicolas Trigault, autre Jéfuite, la met encore plus bas. *Typographia apud Sinas antiquior aliquantò eft, quàm apud Europœos*, dit-il dans fon *Expeditio Chriftiana Societatis Jefu apud Sinas*, imprimée à *Augfbourg, chés Mangins, en* 1615, *in* 4°, Livre I, Chapitre IV, pag. 41 ; *nam à quinque retro Sæculis certum eft ab iis ufu receptam :* ce qui revient à l'Année 1115. Cela paroit confirmé par Abdalla Abufaïd Beidaveüs, qui, vers l'An 1274, il y a environ 460 Ans, voulant écrire l'Hiftoire de la Chine, avoit foigneufement éxaminé, non feulement leur Ecriture & leurs Livres qu'il louoit fort, mais même leur Imprimerie dont il expliquoit l'Ufage (83). En ce Cas, l'on auroit Tort de conclure, comme l'ont fait quelques-uns, que l'Imprimerie n'éxiftoit point encore à la Chine & au Cathay, parce que Marc Paul Vénitien, qui paffa alors dix-fept Ans dans ces Contrées, n'en dit quoique ce foit. Ce qu'il y a de certain, c'eft que la plûpart des Voïageurs & des Miffionnaires reconnoiffent que l'Imprimerie Chinoife eft antérieure à la nôtre, & que les plus judicieux d'entre

eux fe contentent de lúi accorder quelques Siécles de plus. On peut donc très bien réduire toute cette haute Antiquité à environ fept ou huit Siécles; & l'on peut voir à cet Egard la *Differtatio Hiftorica & Geographica de Cathaia* d'André Muller, Editeur & Commentateur de Marc Paul Vénitien, où, fous le Mot Typographia, col. 63, il rapporte les Sentimens des différens Auteurs qui ont écrit de l'Imprimerie Chinoife; Sentimens, auxquels on peut encore ajouter ce qu'en ont dit depuis Thomas Hyde dans fon *Hiftoria Religionis veterum Perfarum*, les Peres le Comte & du Halde dans leurs *Mémoires & Defcription de la Chine*, & Mr. Beyer dans fon *Mufæum Sinicum*, Tome I, page 80 & fuivantes.

De la Maniere dont la plûpart des Ecrivains parlent de cette Imprimerie Chinoife, à peine peut-on s'en former une jufte Idée.

I. Selon divers d'entre eux, comme Paul Jove, Guy Pancirole, Gonzalès de Mendoza, & vint autres, c'eft la même Chofe que notre Imprimerie. Mais c'eft une très grande Erreur, comme je vais le montrer dans un Moment.

II. Pour l'appuïer, ces mêmes Auteurs débitent, qu'un Marchand Allemand, ou Guttemberg lui-même felon quelques-uns, après l'avoir curieufement & diligemment éxaminée à la Chine, la tranfporta & l'établit en Allemagne. Mais, on peut folidement faire voir, & toute cette Hiftoire-ci en eft une Preuve inconteftable, que notre Imprimerie fut véritablement imaginée en Allemagne par Guttemberg, qui ne s'en éloigna prefque point. Pour prouver, qu'elle ne fauroit venir de la Chine & du Cathay, Thevet foutient, que ces Païs n'ont été découverts par les Portugais, qu'environ 65 Ans après qu'elle eut été pratiquée en Europe en 1442 ; & Naudé, *que ce Païs n'a été fréquenté que long-tems après l'An* 1440 (84). Mais, cette Preuve n'eft d'aucun Poids; car, la Chine & le Cathay étoient connus plufieurs Siécles auparavant, & l'ont toujours été depuis, foit par la Relation de Marc Paul que cite auffi tôt Thevet, foit par celles de divers autres Voïageurs.

III. Selon la plûpart de ces Auteurs, ce n'eft qu'une fimple Gravûre; &, felon les plus intelligens d'entre eux, elle n'eft pas même digne du Nom d'Imprimerie. C'eft ce qu'on peut revoir ci-deffus Citations (*jj*) & (*kk*).

IV. Selon

(79) Ang. Roccha, Biblioth. Vaticanæ *pag.* 410. Theophili Sigefridi Bayeri Mufæum Sinicum, *Tom. I, pag.* 80. (80) Larrey, Hiftoire des fept Sages, *Tom. II, pag.* 315. (81) *Voïez ci-deffus Remarq.* (*C*), *Citation* (17). (82) Couplet, Chronologiæ Sinenfis *pag.* 65. (83) *Voïez le Mufæum Sinicum de Mr. Beyer, Préface, pag.* 2 ; *ou le Journal des Savans, Mars* 1733, *pag.* 348. (84) Thevet, Eloges des Hommes illuftres, *Tom. VII, pag.* 111. *Dans les dernieres Editions on a ridiculement changé ces 65 Ans en cent-trente.* Naudé, Addit. à l'Hift. de Louis XI, *pag.* 242.

Côté du Papier, dont on étoit obligé de coller enfuite les deux Faces blanches l'une contre l'autre afin de cacher ce Défaut, elles caufoient néceffairement, & double Peine, & double Dépenfe, pour ne produire après tout qu'un Ouvrage affez imparfait.

DÉGOU-

IV. Selon les uns, cette Gravûre fe fait fur des Tables de Bois; &, felon les autres, fur des Tables de Pierre.

V. Selon les uns, elle fe fait en Creux; &, felon les autres, en Relief.

VI. Selon les uns, les Caractéres en font noirs, & le Fonds blanc; &, felon les autres, les Caractéres en font blancs, & le Fonds noir.

VII. Mais, felon les plus habiles Miffionaires & Hiftoriens Jéfuites, tels que les Peres Trigault, du Jarric, Magaillans, Semedo, Martini, le Comte, Kirker, du Halde, &c., voici précifément en quoi elle confifte.

Après avoir nettement & diftinctement écrit fon Original fur un Papier très fin & tranfparent, non de droite à gauche à la Maniere Hébraïque & Orientale, ni de gauche à droite à la Maniere Européene & Occidentale, mais de haut en bas à la Maniere de divers Peuples d'Afie (85), on enduit de Colle ce Papier du Côté même des Caractéres, on le renverfe, on l'applique fur une Planche de Bois folide de même Grandeur, & on l'y laiffe fécher. Enfuite, on taille en Relief tous ces Caractéres, abbatant & évuidant comme fuperflu tout le Reftant de la Superficie de ce Bois; & cela fe fait fi facilement & à fi bon Marché, que, pour moins de cinq Sous, on fera graver plus de cent de ces Caractéres. Après cela, on les enduit d'une Encre gluante & non trop fluïde, avec une Broffe un peu ferme; & puis on y impofe un Papier fort mince, fur lequel on paffe & repaffe légérement une autre Broffe féche & molle, pour lui faire prendre fuffifamment l'Empreinte des Caractéres; & cela, fans le Secours d'aucune Preffe, & feulement d'un Côté de ce Papier, trop mince pour pouvoir fouffrir deux Empreintes, qui ne manqueroient pas de fe confondre. On dit, qu'un feul Homme, avec fa Broffe, & fans fe fatiguer, peut ainfi tirer chaque Jour près de dix mille Feuilles; mais, cela paroit fort exagéré: auffi d'autres ne difent-ils qué quinze cens (86).

Lors qu'au lieu de Bois ils fe fervent de Pierre, ils y gravent affez profondément leurs Caractéres en Creux. Enfuite, après en avoir enduit d'Encre épaiffe toute la Superficie, ils y impofent un Papier, fur lequel ils paffent & repaffent légérement une Broffe, comme dans l'autre Maniere: & c'eft alors, que, tout au contraire de l'autre Impreffion, les Caractéres font blancs & le Fonds noir, parce que la feule Superficie de cette Pierre s'imprime fur le Papier.

De tout cela l'on peut aifément juger combien peu de Fonds il y-a à faire fur la prétendue Dépofition de ce Marchand Perfan, à qui l'on faifoit voir l'Imprimerie des Giunti à Venife, & qui affirma qu'elle étoit toute femblable à celles du Tangut & de la Chine (87).

Entre autres Ecrivains peu judicieux à cet Egard, Ifaac Voffius n'a fait aucune Difficulté de préférer cette Efpece d'Imprimere à la nôtre (88). Mais, on n'a regardé cette furprenante Bizarrerie, que comme une Suite de fon étrange Entêtement pour tout ce qui concernoit la Chine, qu'il ne connoiffoit néanmoins que fur le Rapport d'autrui. Le Pere Kirker étoit d'un tout autre Avis; & fon Sentiment étoit certainement plus éxact & plus judicieux (89). Le Pere Trigault, qui avoit paffé plufieurs Années à la Chine, & par conféquent incomparablement plus croïable que Voffius, reconnoit de très bonne-foi, que cette Maniere d'imprimer, peu propre à nos petites Lettres, qui ne fe graveroient que difficilement & peu nettement en Bois, ne convient proprement qu'aux grands & gros Caractéres Chinois (90); & même fimplement pour des Ouvrages de peu d'Etendue, pouvoit-il ajouter. Car, à mon Avis, s'ils entreprenoient de grands & vaftes Recueils, tels que nos *Bibles Polyglottes*, nos *Conciles*, nos *Tractatus Tractatuum*, nos *Baronius* & *Raynaldus*, nos *Bollandus*, nos *Byzantines*, nos *Thefaurus Antiquitatum Græcarum & Romanarum*, & tant d'autres; outre que leurs grands & fpacieux Caractéres les groffiroient prodigieufement, il leur faudroit, non feulement de vaftes Magazins, mais même de petites Villes, pour en conferver les Planches & les

---

(85) Voïez dans Hermannus Hugo de primâ fcribendi Origine, *Cap. VIII. pag.* 83, vint-&-une autres Manieres d'arranger l'Ecriture. (86) Spizelius de Re Litterariâ Sinenfium, *Sectione III. pag.* 39 (87) Ramufio fut Marc Paul Vénitien, cité par Bellefotêt, Cofmographie Univerfelle, *Tom. II. Liv. IV. Chap. XII.* col. 1546; & par Duret, Thréfor de l'Hiftoire des Langues de cet Univers, *pag.* 983. (88) I. Voffius, Obferv. Variat. *pag.* 81. (89) Certum eft Europæam Inventionem (Typographicam) præftare Sinicæ. Kircheri China illuftrata, *pag.* 211. Franc. Savlinien Dalquié, qui a traduit cet Ouvrage en François, a rendu affez peu fidélement ce que dit-là cet Auteur touchant l'Imprimerie. Par éxemple, après avoir obfervé, *page.* 197, que l'Imprimerie avoit été trouvée à la Chine avant qu'on la connût en Europe, il ajoute fort mal-à-propos, que les Chinois n'ont trouvé cette Invention que depuis peu, au lieu que les Européens l'ont inventée depuis long-tems: Contradiction, qui ne fe trouve nullement dans l'Original. Mais, c'eft ainfi que fe font prefque toutes les Traductions de Commande. (90) Hæc excudendi Ratio ad Sinicos Characteres ferè grandiufculos accomodatior eft quam ad noftros: neque enim tenuiffima noftra Elementa Lignea Tabula infculpi commodè poffunt. Trigaultii Expeditio Chriftiana apud Sinas, *pag.* 41.

C

SECTION III.

DÉGOUTEZ donc de ces Imperfections, nos trois Inventeurs portérent plus loin leurs Recherches. A force de réfléchir sur leur nouvelle Invention, ils s'aviférent de divifer les unes d'avec les autres les Lettres de leurs Tables ou Planches (*ll*), & d'en façonner féparément de femblabes, de Plomb, d'Etain, & de Cuivre. Mais, elles demandoient trop de Tems, de Soins, & de Travail, & ne pouvoient que très difficilement fe former de Proportion égale & convenable. Auffi ne voïons-nous pas qu'ils en aïent fait aucun Ufage.

MAIS

(*ll*) *Quia integras Columnas, feu Formas, . . . Ligne incidere nimis moleftum ac laboriofum erat, . . . hoc Compendium excogitavit, ut priores Afferes diffecaret, probos Caracteres retineret, & detritorum* loco alios peculiares formaret. *Salmuthi verif. Typographiæ Hiftoria, pag. 312.* Hagenbruchii Differt. Academica de Typogr. Orig. apud Res Moguntiacas, *Tom. III, pag. 425.*

les Exemplaires. D'un autre côté, s'ils s'aviſoient de vouloir imprimer des Ouvrages femblables à nos petites *Bibles*, à nos petits *Pfeautiers*, à nos petits *Nouveaux Teftaments*, à nos petits *Auteurs Claffiques*, in 12°, in 24°, ou in 32°, ou même à nos *Dictionaires* & à nos *Concordances de la Bible*, de quelque Format que ce foit, ils ne pourroient jamais y réüffir; & c'eſt à quoi Voffius n'a pas fait la moindre Attention.

OUTRE cette Imprimerie par Tables, les Chinois fe fervent auffi quelque-fois, & peut-être à notre Imitation, de Caracteres mobiles, mais fimplement de Bois, & feulement pour leurs Almanacs & autres Ouvrages Périodiques. André Muller en avoit autrefois commencé une pareille à Berlin, dont il fit enfuite Préfent à la Bibliotheque Roïale de cette Ville. Depuis quelques Années, on a entrepris la même Chofe à Paris, fous la Direction d'un jeune Chinois, nommé Arcadius Hoam, & amené en France. Lorfqu'il y mourut, il avoit déjà fait tailler en Bois 5000 Caracteres pour un *Dictionaire Chinois*: & l'on a tellement travaillé depuis aux autres, juſqu'au Nombre, dit-on, de 70000, fous la Conduite de Mrs. Fourmont, que, dès Mars 1733, l'on affuroit que la *Grammaire* & le *Dictionaire univerfel de la Langue Chinoife* feroient bientôt en état de paroitre (91). C'eſt néanmoins ce que nous n'avons point encor vû.

L'IMPRIMERIE du Japon eſt toute femblable à celle de la Chine, de laquelle elle a probablement été imitée.

SELON un Auteur curieux, mais affez peu connu, les Scythes feroient les vrais Inventeurs de l'Imprimerie, & leur Mécanique reviendroit affez à la nôtre, puiſqu'elle confifteroit en certains petits Morceaux de Bois longs & quarrez, fur le Haut de chacun defquels on auroit taillé un Caractere, & lefquels on auroit raffemblez enfuite en Difcours fuivi, pour être imprimez fur du Papier femblable à celui d'Egypte. C'eſt au moins ce qu'il prétend prouver par un ancien Volume de la Bibliotheque du Grand-Duc de Tofcane, dans lequel des Caracteres inconnus font imprimés de haut en bas, felon l'Ufage des Scythes dans l'Arrangement de leur Ecriture (92). Mais, comme divers autres Peuples d'Afie, & finguliérement les Chinois, ont auffi la même Maniere d'écrire; on ne s'eſt point rendu à cette Preuve, & l'on a fort foupçonné, qu'il pourroit bien ne s'agir-là que de quelque ancien Imprimé Chinois (93).

S'IL en faut croire Génébrard (94), les Méxicains auroient eu l'Ufage de l'Imprimerie, auffi bien que les Chinois & les Japonois: &, en ce cas, elle auroit encore été fort différente de la leur & de la nôtre; vû que l'Ecriture de ce Peuple ne confiftoit pas en Caracteres & Lettres dont ils compofaffent des Mots & des Périodes, mais en Images & Peintures qui repréfentoient les Chofes dont ils vouloient parler, en quelque forte femblables aux Hiérogliphes des Egyptiens, (95). Mais, c'eſt ce qu'André Thevet, qui avoit voïagé en Amérique, nie très pofitivement; quoique Mallinkrot le lui faffe comme avouër (96). Auffi les Hiftoriens du Méxique, & particuliérement Antoine de Solis, ne difent-ils rien de femblable en décrivant les Ecrivains, l'Ecriture, & les Ecrits, de ce Païs-là, quoique ce fût le Lieu le plus naturel d'en parler, fi l'Imprimerie avoit été connue à ce Peuple.

(*I*) *Ils*

---

(91) Beyeri Mofæum Sinicum, *Prefat. pag. 49, 77-79.* Journal des Savans, *Mars* 1733, *pag. 364, 365.*   (92) Steph. Zamofii Analecta Lapidum vetuftorum & nonnullarum Daciæ Antiquitatum, *pag. 13 Edit. 1598, in folio. Cet Ouvrage eſt daté de Padoue le 20. Fevrier 1593, & ne contient que 47 Pages.* (93) Jo. Tœfteri Dacia Nov-Antiqua, *Lib. III, Cap. II, apud* Struvium, *pag. 902.* (94) Chronographiæ Libro IV, *pag. 391.* (95) Ant. de Solis, Conquête du Méxique, *Tom. I, pagg. 112 & 13, & 153 & 4.* (96) Thevet, Hommes Illuftres, *Tome VII, pag. 112.* Mallinkrot, de Ortu & Progreffu Typogr. *pag. 3.*

MAIS Schoiffer, Homme adroit, & d'un Efprit fubtil & inventif, aïant profondément médité fur ce Sujet en fon particulier, le tourna & retourna de tant de Façons, qu'enfin il s'avifa de tailler des Poinçons, de frapper des Matrices, de fabriquer & juftifier des Moules, & de fondre ainfi des Lettres mobiles & féparées, dont il pût à fon Gré compofer les Mots, les Lignes, & les Pages entieres, dont il auroit befoin; en un mot, de dreffer tout l'Attirail néceffaire pour former des Caracteres tels que ceux que nous avons toujours vûs depuis: & il fe rendit ainfi l'Inventeur & le Pere de la véritable & réelle Imprimerie (I).

IL

(I) *Ils portérent leurs Recherches plus loin, ... & Schoiffer aïant imaginé les Poinçons, les Matrices, & les Moules, . . . Je rendit ainfi le Pere de la véritable Imprimerie.*] C'est ce que nous apprend encore Tritheme, en ces Termes. *Sed cum iifdem Formis nibil aliud potuerunt imprimere, eò quòd Characteres non fuerunt amovibiles in Tabulis, fed infculpti, ficut diximus; poft hæc, Inventis fuccefferunt fubtiliora, inveneruntque Modum fundendi Formas omnium Latini Alphabeti Litterarum, quas ipfi* MATRICES *nominabant, ex quibus rurfum æneos five ftanneos Characteres fundebant, ad omnem Preffuram fufficientes, quas priùs Manibus fculpebant . . .* PETRUS *autem* OPILIO, *tunc Famulus, poftea Gener, Inventoris primi Johannis Fuft, Homo ingeniofus & prudens, faciliorem Modum fundendi Characteres excogitavit, & Artem, ut nunc eft, complevit* (97).

BERGELLANUS reconnoit la même Chofe, & s'en exprime ainfi.

*Sed quia non poterat propriâ de Claffe Character
Tolli, nec variis Ufibus aptus erat,
Illis fuccurrit* PETRUS *Cognomine* SCHOEFER,
*Quo vix cælando promptior alter erat.
Ille fagax Animi præclara Toreumata finxit,
Quæ fanxit Matris Nomine Pofteritas.
Et primus Vocum fundebat in Aere Figuras,
Innumeris cogi quæ potuêre Modis* (98).

C'est ce que raconte auffi Salmuth en ces Termes. *Integras Columnas feu Formas, ut hodie loquuntur, Ligno incidere nimis moleftum ac laboriofum erat. Qua propter, hoc Compendium excogitavit ut priores Affere diffecaret, probos Characteres retineret, & detritorum loco*

alios peculiares formaret. Atque ità Compofitionem feu Coagmentationem Characterum exorfus eft; tametfi multum Temporis & Laboris in fingulis Characteribus feorfum formandis impendendum videret. In exercendâ hac novâ Arte, Operis quibufdam ufus eft Fauftus, in quibus fuit PETRUS SCHOEFFER, *Gernfheimenfis, qui, cùm Heri fui Inftitutum percepiffet, magno illius Artis Studio incenfus eft: &, quia Ingenio valebat, Animum ad illam amplificandam adjecit, ac fingulari Dei Inftinctu Rationem invenit, quâ Characteres Matrici, ut vocant, inciderentur, & ex eâ funderentur* (99).

D'où l'on peut aifément conclurre, que la principale Gloire de l'Invention de l'Imprimerie eft dûe à Schoiffer: les Poinçons & les Matrices étant, de l'Aveu même de Mallinkrot, ce qu'il y a de plus merveilleux dans ce bel Art. *Certè Matrices, quæ fundendis Typis ferviunt, excogitavit Schæfferus: quod Commentum, uti præcipuum totius Artis Myfterium continet, in tuto demùm, poft multos & varios exantlatos Labores & Expenfas factas, illam collocavit, & ab exultante Fauftò . . . remuneratum eft* (100).

PRESQUE tous ceux, qui ont traitté de l'Origine de l'Imprimerie, & même les plus habiles d'entre eux, tels que Mallinkrot, Chevillier, & Maittaire, prétendent que les prémiers Inventeurs, après s'être avifez de féparer & divifer les Lettres de leurs Tables ou Planches, en emploïérent de femblables, d'abord de Bois, & puis de Plomb, d'Etain, & de Cuivre, ajuftées & polies avec des Inftrumens convenables (101): &, non feulement Mr. Maittaire avance, que ce fut avec de pareils Caracteres de Bois mobiles, que fut imprimé le fameux *Speculum noftræ Salutis* (102); mais même Struve & Werther foutiennent, que ce fut avec de pareils Caracteres de Métal achevés au Couteau, que fut faite par les feuls Fuft & Guttemberg la prémiere

---

(97) Trithemius, Annal. Hirfaugienfium, Tom. II, pag. 422. (98) Bergellanus, pag. 66. (99) Salmuth, pag. 312. Colligerenturà que fingulæ Litteræ, Litteræ digererentur in Voces, Voces in Verfum, Verfufque plures in Paginas, ajoute auffi judicieufement qu'élégamment Bertius, Comment. Rer. Germanicar. pag. 615. (100) Mallinkrot, pag. 80. (101) Mallinkrot, pag. 80. Chevillier, pag. 4. Maittaire, pag. 32. (102) Maittaire, pag. 18 bis, 21, & 32.

C 2

IL découvrit auſſitôt à ſes Maitres cette nouvelle & ingénieuſe Maniere de tailler, frapper, fondre, arranger, & imprimer des Caracte-

miere de toutes les Editions de la Bible (103). Mais, comme on vient de le voir, ni Tritheme, ou plutôt Schoiffer lui-même, un des trois prémiers Imprimeurs, ni Bergellanus, ni Salmuth, ne diſent rien de ſemblable. Des Planches de Bois, qui ne pouvoient ſervir qu'à un ſeul & même Ouvrage, ils paſſent tout d'un coup aux Poinçons, aux Matrices, & aux Caracteres de Fonte: & la Choſe n'eſt guéres concevable autrement pour quiconque connoit la Mécanique & les Inſtrumens de l'Imprimerie.

EN-EFFET, ſans parler de ces Caracteres de Plomb, d'Etain, & de Cuivre, qui étoient à la vérité faiſables à la Main, & dont ils peuvent bien avoir fait quelques-uns pour Eſſai, mais dont la Quantité néceſſaire auroit éxigé un Tems infini; de pareils Caracteres de Bois, ſéparez & mobiles, d'aſſez petit ou moïen Volume pour imprimer des Ouvrages de quelque Etendue, & élevez ſur une Queue auſſi mince & auſſi foible que l'auroit demandé leur Petiteſſe, n'auroient jamais été aſſez forts pour réſiſter à l'Effort violent & ſouvent réïteré de la Preſſe, & n'auroient pas manqué de s'enfler à l'Eau du Netoïage, de ſe courber en ſe ſéchant, & de s'écorner ou ſe caſſer bien vite: ou, s'ils avoient été aſſez gros pour réſiſter à tout cela, ils n'auroient été propres qu'à des Editions faites entierement de gros Caracteres ou de Lettres capitales, comme le font celles des Titres de Livres ou de leurs Affiches. Or, on ne nous montre rien de tel. Auſſi n'eſt-ce pas non plus la Penſée de ceux qui nous parlent ſi poſitivement de Caracteres de Bois, mobiles. Ce qu'ils en ont tous dit eſt donc purement gratuït & mal-fondé.

CE qu'on a débité des Caracteres d'Argent, & ſurtout du Nompareil, emploïés, dit-on, par certains Imprimeurs célèbres, comme Alde Manuce, Robert Etienne, Vaſcoſan, Plantin, Vitré, les Elzeviers, les Directeurs des Imprimeries du Louvre & du Vatican, & quelques autres (104), n'eſt pas mieux fondé, & n'eſt qu'un Conte ridicule, uniquement appuié ſur la Beauté des Editions de ces illuſtres Imprimeurs, qui n'étoit dûe qu'à leur Habileté & au bon Choix de leurs Matériaux. Sans parler de la Dépenſe auſſi exceſſive que ſuperflue, de pareils Caracteres, auſſi bien que de pur Cuivre, ſeroient trop aigres, ſe caſſeroient

fort aiſément, & ne manqueroient pas de couper le Papier.

S'IL en faut croire Louïs Guicciardin, & Conrad Zeltner, Alde Manuce a emploïé de ces Caracteres d'Argent (105). Un bon Moine de Paris donne libéralement de même de ces Caracteres d'Argent à l'Imprimerie Roïale de cette Ville: mais, il eſt tout auſſi peu fondé en cela, qu'en ce qu'il débite avec aſſurance, qu'ils furent emportez à Geneve en 1559 par Robert Eſtienne, grand Corrupteur de Livres, brûlé par Repréſentation en Greve comme Hérétique (106). Tout cela eſt témérairement avancé ſans aucune Preuve, &, de plus, très mal énoncé. Robert Etienne s'étoit retiré à Geneve dès 1551: & s'il y a emporté quelque-choſe de l'Imprimerie Roïale de Paris, ce furent, non pas ſes Caracteres, comme ſe font exprimez fort improprement preſque tous ceux qui ont parlé de cette Affaire, mais ſes Matrices, comme je l'ai clairement fait voir dans les Remarques (C & D) de l'Article de cet illuſtre Imprimeur. Baillet lui prête auſſi, mais ſans alléguer aucune Autorité, des Caracteres d'Argent (107): &, ſelon Hulſemann, il imprima ſa Bible de Paris en 1557 Typis argenteis ſanè elegantiſſimis (108); Particularitez également fauſſes, vû que cette Bible de 1557 n'eſt nullement de Paris, mais de Geneve. On a débité la même Choſe touchant ſa double Bible Latine avec les petites Notes de Vatable, imprimée à Paris, en 1545, in 8° (109), qui eſt fort belle, mais qui n'eſt pourtant pas à beaucoup près auſſi nette, que quantité d'autres Editions de cet Imprimeur. Mallinkrot, qui s'eſt contenté d'attribuer à Plantin de ces Caracteres d'Argent ſur un ſimple On dit, en cite l'Avertiſſement de l'Index Librorum qui in Officina Plantiniana venales exſtant; où, ſelon Baillet, l'on affirme cela en propres Termes; & où l'on ajoute, que nul autre Imprimeur avant Plantin n'avoit jamais eu cette Gloire (110). Mais, ce n'étoit-là qu'une Gloire chimérique, dont le bon Moretus étoit apparemment charmé de ſe repaître; ou qu'un aſſez mauvais Moïen de tirer meilleur Parti des Editions de ſon Beau-Pere, qui n'avoient pourtant nul Beſoin d'une pareille Recommandation. Ce qu'on débite de pareils Caracteres d'Argent, fondus dans le Chateau de Hartenfels près de Torgaw, par Ordre de Frederic-Guillaume, Adminiſ-

---

(103) Struvius, pag. 917. Wèrtlier, pag. 2. Uffenbach l'attribuë de même aux ſeuls Guttemberg & Fauſt. Voïez ci-deſſous Citatt. (114) & (127). (104) Pater de Germaniæ Miraculo opt. maximo, pag. 12, 37. (105) Guicciardini Deſcriptio Belgii, pag 183. Zeltneri Theatr. Corrector. pag. 137. (106) S. Romuald. Ephémérides, Tom. I, pag. 308; & Table, Lettre R. (107) Baillet, Jugem. des Savans, Tom. I, pag. 215. (108) Hulſemanni Prælect. in Form. Concordiæ, pag. 237, apud Jo. Fabricium, Hiſt. S. Biblioth. Tom. I, pag 14. (109) Schmidii Bibliotheca Anonymiana, pag. 181. (110) Baillet, jug. des Savans, Tom. I, pag. 215. Je ne ſai de quelle Edition de cet Index il peut l'être-ſervi: mais, je n'ai trouvé cela, ni dans celle de Jean Moretus, Gendre de Plantin, en 1615, in 8, ni dans celle de Balthaſar Moretus, ſon Petit-Fils, en 1642, in 8, quoique cet Avertiſſement y ſoit.

racteres: & Fuſt fut ſi charmé d'un Alphabet complet que Schoiffer leur en préſenta, que, pour l'en récompenſer, il lui donna ſa Fille en Mariage, & l'aſſocia avec lui (K).

ON

miniſtrateur de l'Electorat de Saxe, grand Amateur de l'Imprimerie (111), ne me paroit pas mieux fondé, ou n'a été qu'une Magnificence paſſagere de Grand-Seigneur, dont on aura bientôt reconnu la Superfluïté. Reiſerus débite quelque-choſe de bien plus magnifique encore. C'eſt que la *Préface des Euclidis Elementa Geometrica*, imprimez à *Veniſe*, chés *Erhard Ratdolt*, en 1482, *in folio*, eſt imprimée en Lettres d'Or, *Aureis Litteris impreſſa* (112). Mais, que veut dire cela? J'ai vû & examiné cette *Préface*, qui n'en eſt certainement pas plus nette. En récompenſe, on y voit quelque-choſe de plus certain & de plus curieux; ſavoir, que cet habile Imprimeur eſt le prémier qui ſe ſoit aviſé d'imprimer les *Lettres griſes*, les *Vignettes*, & les *Figures de Mathématiques*, en même Tems que le reſte de la Feuille où elles entroient, comme on le verra plus particuliérement ci-deſſous Remarque (BBB), Num. CCCIV, Article 3: & cela eſt un peu plus intéreſſant, que les prétendues Lettres d'Or de ſa Préface, moins recevables encore que les Lettres d'Argent des autres Imprimeurs.

Les vrais Caracteres d'Imprimerie ſont d'une Matiere plus douce & moins tranchante, étant principalement de Plomb, mélé de Fer ou de Cuivre fondus à l'aide de l'Antimoine, mais préférablement de Cuivre, ce qui leur a fait donner ſi ſouvent le Nom de *Typi æbni, Litteræ æneæ, Caracteres ænei*, &c: & ceux, qui en ont parlé autrement, ne l'ont fait que parce qu'ils ignoroient, ou ne connoiſſoient pas aſſez, la Pratique de l'Imprimerie.

C'eſt un Défaut aſſez ordinaire à la plûpart de ceux qui ont traitté de ſon Origine & de ſon Hiſtoire: & ce Défaut-là a fait tomber quelques-uns d'entre eux dans des Bévües aſſez riſibles, comme on l'a déjà vû ci-deſſus Citations (8) (9) (10) (11), (gg), (hh), (80), (101-103), & comme on le verra plus particuliérement encore ci-deſſous Citations (122), (124), (142-147), (uuu), (256), (271), (312), (318), Rem. GG, Num. XIII, entre les Citations (693 & 694), Rem. BBB, Num. CCXLI, Art. II., Cit. (954), & Citations (1032 & 1034). Pour éviter de pareils Inconvéniens, on fera bien de lire l'*Hermes Academicus ſeu*

de ſcribendâ Univerſitatis Rerum Hiſtoriâ Libri V de Chriſtophe Mylæus (113); Nicodeme Friſchlin, dans l'élégante Deſcription qu'il a faite de la Mécanique de l'Imprimerie (114); Paul Pater, dans ſa *Diſſertatio de Germaniæ Miraculo optimo maximo Typis Litterarum* (115); la *Science & Pratique de l'Imprimerie*, par Martin-Dominique Fertel, imprimée chés lui, à St. Omer, en 1723, *in 4°*; &, ſur-tout, le *Dictionaire du Commerce* de Jaques Savary, aux Mots FONDERIE & IMPRIMERIE. On trouvera-là des Deſcriptions fort nettes & fort éxactes de la Mécanique de ce bel Art.

(K) *Fuſt fut ſi charmé d'un Alphabet complet de Caracteres de Fonte, que Schoiffer lui préſenta, qu'il lui donna ſa Fille en Mariage, & l'aſſocia avec lui.*] C'EST ce que nous apprend particuliérement Salmuth, en ces Termes. *Petrus Schœffer . . . Ratione inventâ quâ Characteres Matrici, ut vocant, inciderentur & ex eâ funderentur, Alphabetoque hoc Modo inciſo, Characteres inde fuſos Fauſto Hero ſuo oſtendit; quibus ille adeo exhilaratus eſt, ut ei protinus Filiam unicam deſponderet, ac paulò poſt in Uxorem daret* (116). Et cela ſe trouve confirmé, non ſeulement par Aventin (117), mais encore dans du *Breviarium Hiſtoriæ Francorum* de Tritheme, & du *Breviarium Eccleſiæ Mindenſis*, faites à Maïence en 1515 & en 1516. *Joannes Fuſt*, dit-il, . . . *imprimendi Artem . . . perfecit . . . Divinâ favente Gratiâ, . . . Operâ tamen ac multis neceſſariis Adinventionibus Petri Schœffer de Gernſheim, Miniſtri ſuique Filii adoptivi, cui etiam Filiam ſuam Chriſtinam Fuſtin, pro dignâ Laborum multarumque Adinventionum Remuneratione, Nuptui dedit.*

L'AUTEUR de la *Chronique* manuſcrite *de Maïence* emploïée par Serarius le fait Gendre de Guttemberg (118); ce que Bullart tache de concilier avec les Ecrivains précédens, en diſant que, lorſque Schœffer épouſa la Fille de Fuſt, il étoit veuf de celle de Guttemberg (119): mais, cela ne ſuit nullement de leur Récit, & ils ſe trompent l'un & l'autre. Mr. le Clerc fait encor bien pis, en donnant l'Extrait des *Annales Typographici* de Mr. Maittaire; car, n'aïant pas

(111) Dan Frid. Jani de Fatis Dedicationum Librorum Diſſert. Hiſtor. & Litteraria, pag. 43. Mr. Trotz, dans ſes abondantes Notes ſur Hugo de primâ ſcribendi Origine, Cap. XXXIV, nomme ce Prince Frederic Duc de Saxe, dit qu'il apprenoit l'Imprimerie, & ajoute qu'on montre encore aux Curieux ſes Caracteres d'Argent dans le Chateau de Torgaw. (112) Reiſeri Index MSS. & inf. Edit. Biblioth. Auguſtanæ, pag 116. Mr. Fabricius, Biblioth. Lat. med. & inf. Ætatis Tom. I, pag. 897. met cette Edition d'Euclide en 1472, & ſe trompe. (113) Imprimé à Bale, en 1551, in folio, & rimprimé par les Soins de Jean-George Muller, à Iene, en 1624, in 8o. Voiez - en le 11 Livre. (114) Elle ſe trouve dans ſon Julius Redivivus, & a été inſérée par Mentel dans ſa Paræneſis de Orig. Typographiæ, pag. 31-34. (115) Cap. II, pag. 10-15. (116) Salmuth, pag 311, Voiez auſſi Melch. Adam, pag. 1. (117) P Schœffero, Genero ſuo, cui unicam Filiam Chriſtinam deſponderat. Aventinus, apud Mallinkrot, pag. 15. (118) Voiez Mallinkrot, pag. 17; & ci deſſus Citat. (59). L'Auteur des Nouvelles Litteraires Tom. X, pag. 7, attribue fauſſement la même Faute à Tritheme & à Mr. Maittaire. (119) Bullart, Academie des Sciences, Tom. II, pag. 250.

ON veut que ce foit encore Schoiffer qui ait imaginé la Compofition de l'Encre d'Imprimerie, que d'autres attribuent auffi à Fuft (*mm*): mais, il eft bien plus naturel de l'accorder à Guttemberg, qui a dû néceffairement en faire ufage dans fes prémiers Effais, puifque l'Invention des Lettres, fans celle d'une Liqueur convenable pour les imprimer, ne fervoit abfolument de rien.

QUOIQU'IL EN SOIT, dès qu'ils eurent découvert leurs Caracteres de Fonte, ils firent des Paquets de leurs prémiers Inftrumens de Bois, qu'ils ne gardérent que pour les faire voir à leurs Amis par Curiofité: & on les a longtems confervez à Maïence, où peut-être fe confervent-ils encore aujourd'hui (*nn*).

IV. LE prémier Livre, qu'ils imprimérent à l'aide de cette derniere & merveilleufe Invention, & qui eft proprement le prémier Fruit de la véritable & réelle Imprimerie, eft, & felon Tritheme, & felon l'Auteur de la *Chronique* anonime *de Cologne*, une *Bible Latine*, qui leur couta des Sommes immenfes (L). Au Rapport du dernier de ces Auteurs, cette prémière de toutes les Editions étoit d'affez gros Caracteres, tels que ceux dont s'impriment ordinairement les *Miffels*, & fe fit, ou peut-être fe commença feulement, en M. CCCC. L. (M).

A CETTE

(*mm*) Polyd. Vergil. *Libr. II. Cap. VII, pag.* 114. Thevet, Eloges, *Tom. VII, pag.* 109. Salmuth, *pag.* 511.
(*nn*) Salmuth, *pag.* 511. Bergellanus, *qui écrivoit vers le Milieu du*

XVI Siecle ; Serarius *&* Mallinkrot, *qui écrivoient au Commencement & au Milieu du XVII ; &* Pater, *qui écrivit au Comm. du XVIII ; affirment tous quatre les y avoir vûs.* Voïez Mallinktot, *pag.* 65 *&* 66, *&* Pater, *pag.* 10.

---

pas fait attention, qu'*Opilio* n'étoit-là que la Traduction Latine du Mot Allemand *Schœffer*, il en fait mal-à-propos deux différens Hommes, &, qui pis eft, tous deux Gendres de Fuft. Voici la Preuve de cette Bévûe. *Après les trois prémiers Inventeurs de l'Imprimerie,* Jean Guttenberger, Jean Fuft, *&* Pierre Opilion *fon Gendre,* . . . on met, ajoute-t-il, Pierre *Schœffer, qui fut auffi Gendre de Fuft, avec lequel il fut affocié en* 1457 (120). C'eft tout brouiller, n'avoir nullement entendu Tritheme ni Mr. Maittaire, & donner mal-à-propos une très fauffe Idée du Livre de celuici, qui s'eft pourtant parfaitement bien expliqué.

(L) *Une Bible Latine, qui leur couta des Sommes immenfes.*] SCHOIFFER raconta ainfi la Chofe à Tritheme, qui nous l'a confervée. *Et reverà, ... magnam à primo Inventionis fuæ iæc Ars Impreffioria habuit Difficultatem. Impreffuri namque* Bibliam, *priufquàm tertium compleffent in Opere Quaternionem, plus-*

quam 4000. *Florenorum expofuerunt* (121). C'eft ce que ceux, qui ont quelque Idée des Difficultez que rencontrent toujours les prémiers Effais des Arts, n'auront nulle peine à croire. L'Auteur des *Nouvelles Littéraires*, n'entendant point la Chofe, s'eft imaginé, qu'il s'agiffoit-là du *Quart de la Bible*, au lieu d'un Cahier de 4 Feuilles ; & prête cette Bévûe à Tritheme & à Mr. Maittaire, qui n'en étoient nullement capables (122).

(M) *Elle étoit d'affez gros Caracteres, ... & de* M. CCCC. L.] L'AUTEUR de la *Chronique de la Ville de Cologne* eft le feul qui particularife cela. Voici fon Récit traduit en Latin par Mallinkrot. *Ab Anno Domini* 1440, *donec fcriberetur* 1450, *Inventioni [Artis Typographicæ,] eorumque quæ ad illam pertinent, Opera impenfa fuit. Eoque Anno, qui Jubilæus fuit, cæptum fuit Libros imprimere: primufque, qui excuderetur Liber,* Biblia *fuére Latina, impreffaque ea funt Scripturâ gran-*

---

(120) Le Clerc, Biblioth. Anc. & Mod. *Tom. XI, pagg.* 356-360, *où il n'a pas mieux entendu les deux derniers Vers de* Bergellanus *vaporté ci-deffus Citation* (75). L'Auteur des Nouvelles Littéraires, *Tom. X, pag.* 7 & 9, *fait auffi* Schœffer *Gendre de* Guttemberg, *& de* Fuft. (121) Trithemius in Annal. Hirfaug. *Tom. II, pag.* 421. 422. (122) Nouvelles Littéraires, *Tome X. pag.* 7. Wiaerda, van de Vinders der Konften, *pag.* 52, *fait auffi la même Faute, en difant le Tiers de la Bible.*

A **cette** prémiere Edition, deux habiles Critiques en joignent une seconde, dont personne qu'eux ne parle ; savoir, une prémiere Edition en Caractéres mobiles, & sans Date, du *Catholicon* Johannis Januensis (N).

Section IV.

Et

grandiori , quali hodie Missalia solent imprimi (123). Struvius & Werther donnent ces Caractéres pour simplement façonnez au Couteau : Wiaerda les donne comme antérieurs à la Découverte des Poinçons & des Matrices par Schoiffer (124) ; & le Président Cousin prétend , que cette Edition n'est faite qu'avec des Planches de Bois gravées (125) : mais , ils se trompent tous également.

Chevillier remarque avec raison , que , quoiqu'il n'y ait plus aucun Exemplaire de cette Bible , on doit pourtant lui accorder le prémier Rang entre toutes les Bibles (126) ; & même entre tous les Livres imprimez , pouvoit-il ajouter : & l'on peut bien s'imaginer , qu'une pareille Edition est d'une Rareté extrême. Cependant , Mr. d'Uffenbach , Magistrat de Francfort sur le Mein , se flattoit d'en posséder un Exemplaire ; & voici la Notice qu'il nous en a donnée.

Latinorum Bibliorum Editio vetustissima, duobus constans Voluminibus in folio.

Videtur omnium prima, & Moguntiæ ab ipsis Artis Typographicæ Inventoribus Guttembergio scilicet ac Fausto Typis exscripta. Quamvis enim nulla Temporis, Loci, atque Typographorum Mentio fiat, evincit tamen id Typorum insignis, non omni tamen Elegantiâ carens, Ruditas ; & ex ipsâ hac Ruditate suâ clarissimè elucens veneranda Antiquitas, Linearum ac ipsarum Litterarum seu Typorum Inæqualitas, majuscularum ac initialium Litterarum Manu & quidem facta Adpictio, Minio etiam ubivis additæ Interpunctiones, insignis denique Chartæ Crassities, Albedo, ac Nitor, quibus vetustissimi Libri, omniumque primæ Editiones, recentiores nostras omnino antecellunt (127).

Deux habiles Critiques parlent d'une Edition sans Date du Catholicon Johannis Januensis.] Ces deux habiles Critiques sont les Peres Jaques Quetif & Jaques Echard , Dominicains , qui assurent avoir

vû un magnifique Exemplaire de cette Edition rare & inconnue dans la Bibliotheque de l'Abbaïe Roïale de Ste Gennevieve de Paris , l'une des plus considérables & des mieux fournies de cette grande Ville. Altera (128) , disent-ils , ex Arte Typographicâ tum perfectâ , tamen absque Numeris , Signaturis , Reclamationibus , Anno , Loco , Nomine Typothetæ ; absque Litteris etiam initialibus , quæ omnes additæ & pictæ : quam Moguntiæ prodiisse conjiciunt. Exstat ejusce Exemplar Parisiis , in Genovesinâ [Bibliothecâ] folio maximo , Chartâ Regiâ (129).

Excepté Chevillier , qui paroit indiquer cette Edition singuliere en ces Termes, J'en ai vû une très ancienne sans Date (130) , ils sont à la vérité les seuls qui aïent jamais parlé de cette Edition : mais , ils sont si bons Connoisseurs en ce Genre , & ils ont si bien & si judicieusement dressé la Bibliotheque de leur Ordre , que leur Témoignage doit toujours être de très grand Poids , à moins qu'il ne se trouve expressément infirmé , ou détruit , par des Autoritez formelles & positives.

Bien loin de-là : voici de quoi le confirmer. J'ai moi-même une Edition tout-à-fait semblable à celle qu'ils décrivent : & je la crois d'autant plus réellement des trois prémiers Imprimeurs , Guttemberg , Fust , & Schoiffer , que le Caractere , à quelque peu de Grosseur près , en est tout-à-fait semblable à celui de la Bible Latine imprimée par *Fust & Schoiffer en* 1462 ; & que le Papier , sur lequel elle est faite , porte précisément les mêmes Marques que celui sur lequel toutes leurs Editions sont imprimées (131). Cet Exemplaire a autrefois appartenu à la Communauté des Clercs d'Emeric , à laquelle il avoit été légué par Gérard de Bruno , Chanoine de Deventer. Il est parfaitement bien conservé , & relié en Peau , couvert de Peau de Truïe. Il est , de plus , antiqué sur Tranche , & lavé & reglé , non seulement à l'ordinaire autour de chaque Page , mais extraordinairement audessous de cha-

(123) Chronic. Colon. apud Mallinkrot , pag. 37. (124) Struvii Introd. pag. 917. Werther , pag. 2. Wiaerda , pag. 32. (125) Journal des Savans , Mars 1695, pag. 224. (126) Chevillier , pagg. 8 & 75. Molanus , Catalogi Catholicorum S. Script. Interpretum , pag. 7; l'Auteur de la Strydende , overwinnende , en triumpherende Waerheid , impr. à Anvers , en 1615, Cap. I; Lipenii Biblioth. Theol. pag. 153; Beughem , Inc. Typogr. * 5 vso ; & divers autres sans doute ; donnent de même le premier Rang à cette Bible : & il est bien étonnant , que le P. le Long , Biblioth. Sacræ pag. 250 & 251 , l'ait non seulement regardée comme douteuse ou comme un simple Essai , mais même l'ait rejettée comme fausse , & que Mr. Maittaire ne l'ait point admise dans ses Annales. (127) Zach. Conr. ab Uffenbach , Biblioth. Uffenbachianæ Tom. I, pag. 1 & 2. On croit qu'il y en a un autre Exemplaire dans la Bibliotheque du Baron de Crassier à Liege. Voïez , le Theophili Sinceri Sammlung von raren Buchern, I Stuck , pag. 14; & le Catalogus Libror. rarior. de Vogt , pag. 115 & 118, où l'on fait les Caractéres de Bois & mobiles ; & qu'on observe , qu'en Isaïe XXXVII, il y a Ponam Circulum in Auibus tuis , au lieu d'in Natibus. (128) Ils venoient de parler de l'Edition de ce même Livre , faite avec des Planches gravées , & décrite ci-dessus Remarque (H). (129) Quetif & Echard Scriptores Ord. Prædicatorum recensiti , Tom. I, pag. 462. (130) Chevillier, Orig. de l'Impr. de Paris, pag. 15. (131) Voïez ci-dessous la Section XI , Paragraphe Leur Papier & ses Marques.

ET ce font-là les deux prémieres de toutes les Impreſſions du Monde.

ON ne voit à ces Editions, ni le Nom de la Ville où elles ſe font faites, ni celui de leurs Imprimeurs, ni aucune autre Marque qui pût en quelque façon les déſigner ou indiquer leur Demeure, qui étoit la Maiſon ou l'Hôtel de *Zumjungen*, appartenante à Guttemberg, ſurnommée depuis l'IMPRIMERIE, & qui s'appelloit encore ainſi du Tems de Tritheme (O): &, ſoit qu'ils euſſent peur que d'au-

---

chaque Ligne: &, outre que les grandes Lettres qui commencent chacun de ſes Traités & Chapitres ſont enjolivées de Feuillages peints en Vermillon & en Azur, toutes celles du Commencement de chaque Arcle du *Dictionnaire* ſont alternativement des mêmes Couleurs depuis le Commencement juſqu'à la Fin.

(O) *Leur Demeure, ... nommée* Zumjungen ... *s'appelloit encore l'*IMPRIMERIE ... *du Tems de Tritheme.*] C'EST lui-même qui nous apprend cette Particularité dans un Ouvrage, que nous avons déjà ſouvent cité, & achevé ſeulement deux Ans avant ſa Mort. *Habitabant autem primi tres Artis Impreſſoriæ Inventores,* dit-il, JOANNES *videlicet* GUTTENBERGER, JOANNES FUST, *&* PETRUS OPILIO *Gener ejus, Moguntiæ, in Domo* Zumjungen *dictâ* (132), *quâ deinceps uſque in præſens* IMPRESSORIA *nuncupatur* (133).

Dès l'An 1508, on avoit déjà fait de cette Maiſon les Ecoles de Droit, comme cela paroit par le Témoignage de Wimpheling rapporté ci-deſſus Remarque (G) Num. V: & ce fut cette même Année (134), qu'elle fut décorée de l'Inſcription ſuivante à l'Honneur de Guttemberg.

JOANNI GUTENBERGENSI,
MOGUNTINO,

QUI PRIMUS OMNIUM
LITERAS AERE IMPRIMENDAS INVENIT,
HAC ARTE DE ORBE TOTO BENE MERENTI,
YVO WITIGISIS
HOC SAXUM PRO MONUMENTO POSUIT.
M. D. VIII.

CET Yvo Wittigiſis étoit de Hamelburg en Franconie, Docteur en Droit Canon, Garde du Sceau ordinaire, & Chanoine de St. Victor, de Maïence: & la troiſieme Partie de l'*Hiſtoire Romaine extraite de Tite-Live*, & imprimée en Allemand à Maïence, *chez Jean Schœffer*, en 1505, *in folio*, eſt de ſa Façon. Aucun Bibliothécaire, que je ſâche, ne fait mention de cet Auteur.

SON Inſcription pour Guttemberg eſt rapportée par Nicolas Serarius, qui dit qu'elle ſe voïoit encore de ſon Tems ſous la Corniche d'une des Façades intérieures de la Maiſon des Juriſconſultes, ou des Ecoles de Droit, à Maïence (135). Elle ne s'y voit plus aujourd'hui, les Batimens aïant été renouvellez.

DEPUIS, on en a dreſſé une plus équitable, en ce qu'elle rend également Juſtice aux trois célébres Inventeurs de l'Imprimerie. Comme elle ne ſe trouve que dans un Livre aſſez rare, il ne ſera pas hors de propos de la placer ici.

ÆTERNITATI SACRUM.
QUOD TERRÆ TEUTONICÆ ET APOLLINEI
REGNI DECORA
JOHANNES FAUSTUS MOGUNTINUS,
JOHANNES GUTENBERGIUS
ARGENTINAS,

PE-

---

d'autres ne pénétraſſent leur Secret, ſoit qu'ils vouluſſent faire paſſer leurs Impreſſions pour des Manuſcrits, ſoit enfin qu'ils euſſent
d'au-

PETRUS OPILIO SIVE SCHÆFERUS
GERNSHEIMENSIS,
VIRI INSIGNES, MEMORABILES, INCOMPARABILES,
REIPUBLICÆ LITERARIÆ
ILLUSTRANDÆ, PROPAGANDÆ, CONSERVANDÆ NATI,
DIVINITÙSQUE DATI TRIUMVIRI,
SEMPITERNAM AD OMNEM POSTERITATEM
GLORIAM PROMERITI,
ARTEM TYPOGRAPHICAM,
QUA NON ALIA SUB SOLE
MELIOR, UTILIOR, DIGNIOR, HONORATIOR,
PRIMITÙS INVENERINT, PROMOVERINT, AUXERINT,
EXCOLUERINT, PROPAGARINT,
DILATARINT,
ORBEM CHRISTIANUM EATENUS INCONSPECTA
ET INSPERATA LIBRORUM SUPPELLECTILE,
IMO VERIÙS INÆSTIMABILIBUS DIVINIORIS
INVENTI THESAURIS,
MUSARUM ALUMNOS
STUDIISQUE DEDITOS,
SUA AC DISCIPULORUM SUCCESSORUM SUORUM OPERA,
DITAVERINT, BEATOSQUE, SI UTI NORINT, FECERINT:
SENATUS POPULUSQUE
LITERATORUM,
AC TOTA GERMANICI NOMINIS
UNIVERSITAS,
IMMORTALIBUS PROTODÆDALIS,
QUI IPSIMET ARTE, ET LABORIOSA INDUSTRIA SUA,
ÆRE PERENNIUS ET INDEMOLIBILE MONUMENTUM
SIBI EREXERUNT,
IN GRATITUDINIS ET PROMERITÆ LAUDIS
TESTIMONIUM,
DIVIS HOMINIBUSQUE
FAVENTIBUS ET APPLAUDENTIBUS,
ORBE TOTO VOLENTE, ADMIRANTE, OBSTUPESCENTE,
DONEC SPLENDIDIUS DIGNIUSQUE
PUBLICO NOMINE AC SUMPTU ERIGATUR,
HOC QUALECUNQUE MNHMEION
A PRIVATO HOMINE PONI
PERMISERUNT ET APPROBARUNT (136).

(P) Ils

(136) Tiré de Mallinkrot, pag. 126, 127. Elle eſt probablement de lui, puiſqu'on y donne le premier Rang à Fauſt.

D

SECTION V.
Singularité notable touchant ce Secret.

d'autres Raisons d'en agir de cette forte, ils cachoient avec beaucoup de Soin leur nouvelle Invention (P).

V. FUST aïant, dit-on, porté quantité d'Exemplaires de fa *Bible* à Paris, & les aïant d'abord vendus à fort haut Prix, & depuis à beaucoup meilleur Marché, fut accufé de Mauvaife-Foi par fes prémiers Acheteurs; foupçonné de quelque mauvais Artifice, & même de Magie, par ceux qu'étonnoit extraordinairement la furprenante Conformité de fes Exemplaires; pourfuivi vigoureufement par

---

(P) *Its cachoient avec beaucoup de Soin leur nouvelle Invention.*] TRITHEME l'affure en ces Termes, comme le tenant de la Bouche de Schoiffer même. *Et bi tres imprimendi Modum aliquandiu tenuerunt occultum, quoufque per Famulos, fine quorum Minifterio Artem exercere non poterat, divulgatus fuit, in Argentinenfes primò, & paulatim in omnes Nationes.*

O! felix noftris memoranda Impreffio Sæclis!
Inventore nitet utraque Lingua tuo.
Deferat quafi totum quod fundis in Orbem:
Nunc parvo doctus quilibet effe poteft.
Omnes te fummis igitur nunc Laudibus ornent,
Te Duce quando Ars hæc mira reperta fuit (137).

JEAN SCHOEFFER ajoute à cela un Serment, qu'ils faifoient prêter à leurs Ouvriers, de ne point divulguer leur Secret. *Retinuerunt*, dit-il, *hanc Artem in Secreto, omnibus Minifris ac Familiaribus eorum, ne illam, quoquo Modo manifeftarent, Jurejurando adfrictis* (138). Mais, fon Pere n'avoit rien dit de pareil à Tritheme. Auffi Bergellanus & Mallinkrot fe font-ils contentez de dire en deux Mots:

Abdita Tecta petunt, agitur Res Teftibus abfque,
Ne fieret Populo fordida Præda levi (139);

Artis bujus Arcana nec dum in propatulum producta aliis communicaverant, fed tunc in Penetralibus & fecretò, remotis Arbitris, exercebant (140): fans parler en aucune façon de ce Serment.

MAIS, vingt autres, moins circonfpects, ne l'en

ont pas moins admis (141), & y ont même ajouté des Circonftances tout-à-fait ridicules. Par éxemple, ce que débitent de très bonne-foi Pantaleon (142), Thevet (143), Melchior Adam (144), Hoffman (145), & probablement encore divers autres, que, pour conferver ce Secret, les Ouvriers apportoient & remportoient leurs Caracteres dans des Sacs fermez, eft une Puérilité, que d'auffi habiles Gens que Mallinkrot & Maittaire ne devoient point adopter (146). Et fi l'on a trouvé avec raifon fi abfurde, que Junius eut fait emporter, par un feul Homme, en cachette, à Amfterdam, tout l'Attirail de l'Imprimerie de Cofter (147); il ne l'eft guéres moins, &, peut-être même l'eft-il encore plus, de faire emporter, tous les jours quatre fois, dans des Sacs, les Caracteres de toute une Imprimerie. C'étoit juftement le vrai Moïen de divulguer le Secret qu'on vouloit cacher: & tout le Monde conviendra facilement, qu'une bonne Clef, & de l'Exactitude à païer généreufement fes Ouvriers, y étoient incomparablement plus propres.

UN Auteur Anglois a bien dit, mais moins condamnablement, que ces Caracteres, que l'on renfermoit ainfi dans des Sacs, & qu'on tenoit auffi fort cachés, étoient des Caracteres de Bois, qu'on tranfportoit de Maifon en Maifon, & à l'aide defquels on y imprimoit, au Gré des Gens, de fimples Noms, des Epitaphes, des Chanfons, & autres petits Papiers de pareille Efpece (148). Mais, c'eft ce dont il ne donne abfolument aucune Preuve : & fi cela s'eft jamais pratiqué, ce n'a probablement été qu'après l'Imprimerie bien établie; & par des Compagnons Imprimeurs courant le Païs; car, autrement, c'étoit encore un vrai Moïen de divulguer & de répandre ce qu'on vouloit tenir caché.

(Q) *Fuft*

(137) Trithemius, in Annalibus Hirfaugienf. Tom. II, pag. 421. Ces Vers font de Sebaldus Schregerus: & notez, que tous ceux, qui ils ont emploies, en ont mal-à-propos imprimé les trois hexametres de fuite, & puis les trois pentametres de même, comme Schedel. Tritheme, Chevillier, Orlandi, & autres; & que Philippe de Bergame, l'Auteur de l'Hift. de Antiq. Eccl. Britann., Mallinkrot, & C. Mathias, font les feuls qui les aïent bien difpofez. (138.) Jo. Schoeffer, in Infcript. ad Calcem Trithemiani Breviarii, Edit. 1515. (139) Bergellanus, pag. 66. (140) Mallinkrot, pag. 76. Walkius, pag, 181, n'en dit pas davantage; voïez la Cit. (149): non plus que Schelhorn, voïez ci-deffous la Citat. (453). (141) Voïez entre autres M. Adam, pag. 1, Durrius apud Schelhorn. Tom. IV, pag. 71. (142) Pantaleon de illuftr. Germ. Viris, Part. II, pag. 397, apud Mallinkrot, pag. 22. (143) Thevet, Hommes illuftres, Tom. VII, pag. 110. (144) Melch. Adami Vir. ill. Philofophor. pag. 1, (145) Hoffmanni Lex. Univ. Tom. IV, pag. 548. (146) Mallinkrot, pag. 22 &c. Maittaire, pag. 4 &c. (147) Naudé, pag. 257, 258. Mallinkrot, pag. 54; Chevillier, pag. 22. Maittaire, pag. 7. Oudin, col. 2743. (148) Bagford of the Invention of Printing, in Philofophical Tranfactions, Num. 288, pag. 2398.

par Ordre de la Cour ; & enfin obligé de fe retirer au plus vîte à Maïence, & de-là à Strasbourg, où il enfeigna fon Art à Jean Mentel (Q).

VI. COM-

(Q) *Fuſt , aïant porté des Exemplaires de ſa Bible à Paris, ... fut obligé de ſe retirer au plus vîte à Maïence, & de-là à Strasbourg, où il enſeigna l'Art de l'Imprimerie à Jean Mentel.*] Voici ce que Walkius ſe contente de raconter à cet Egard, & qu'il aſſure tenir de Henri Schore, Prévôt dé Suburg. *Præter illa quæ recitata ſunt de Typographiâ, dit-il (149), ex Henrici Schori Belgæ, Præpoſiti Suburgenſis, Ore accepi, Fauſtum quemdam, qui & ipſe antequam in Vulgus Artificium emanaret, atque in occulto adbuc teneretur, non ſegniter Moguntiæ laborabat, cùm Bibliorum Sacrorum à ſe impreſſis aliquot Voluminibus inſtructus eſſet, Pariſios cum ſuis Exemplaribus, ac novo boc Fœtu, contendiſſe, Quæſtum illîc ut faceret. Ac poſtquam priore Tempore unicum Bibliorum Exemplar, quod totum Membranâ conſtabat, & impigri ac ſolertis alicujus Scribæ ſeu Bibliographi Manus aſſiduo Labore poſt longum tandem Tempus abſolutum reddiderat, quadringentis aut quingentis Coronatis veniſſet (150): Fauſtum ſexaginta, magis tolerabili Pretio, ſua ſingula, Coronatis vendidiſſe (151). Ac primò non mediocris Animos Hominum Admiratio ſubibat, qui factum eſſet, ut ſingula itâ ſibi exactè Exemplaria reſponderent, ut in tanto Litterarum Numero, Orationis longiſſimâ Serie, ac Diſtinctionis Immutatione, ne unicum Iota per totum Librum, aut minimus Apex, variaret, qui in alio Codice non compareret ; ſed per omnia certiſſimè ſibi & Paginæ, certo item ac debito ſuo Loco conſtarent, nec bujus Rei Rationem capere potuerint. Cunctantibus porrò Spectatoribus, atque Emptionem protrabentibus, ſuorum quamdam Exemplariorum quinquaginta Fauſtus Coronatis ceſſit, . . . tandem quadraginta proſtituit, ac vendibilia fecit, & multò minoris etiam permiſit. Cum verò, qui primò mercati erant, ſequentibus ſe multò viliori Pretio, tandem etiam minimi, venditos à Fauſto Libros percepiſſent, atque imprimis de boc ſcribendi ſeu exarandi Literas mirabili Modo, ac Rei artificioſo Compendio quodam, certiores fierent, . . . à Fauſto falſos ac deceptos ſe clamabant. Itaque Libros ſuos quidam Venditori referentes Pecuniæ Reſtitutionem urgebant (quandoquidem pluris* quàm dimidiâ, quin tribus aut etiam quatuor juſti Pretii Partibus, circumventos ſe perſenſiſſent) . . . *repetundorumque Nummorum ſatagebant, & Artifici moleſti erant : ut cum Moguntiam Pariſiis reverſus Fauſtus eſſet, adeò Homo & illîc urgeretur ut qua ſe ſalvaret Argentinam Moguntiâ tranſire neceſſum babuerit.*

Cela a été copié par Befoldus dans ſa *Diſſertatio de Typographiâ*, par Naudé dans ſon *Addition à l'Hiſtoire de Louïs XI* (152), par Hoffmann dans ſon *Lexicon Hiſtoricum* (153), par Struve (154), par Pater dans ſon *Germaniæ Miraculum optimum maximum* (155) où il l'attribue mal-à-propos à Trithême, & par quantité d'autres. Mais , s'il y a réellement quelquechoſe de vrai dans le Voïage de Fuſt à Paris, comme cela étoit très naturel & très poſſible, il n'y a rien de plus faux que ſa prétendue Retraite de Maïence à Strasbourg pour ſe mettre en Sûreté, puiſqu'il ne ceſſa point d'imprimer tranquillement juſqu'à ſa Mort dans la prémière de ces deux Villes (156). Je ne prétens pourtant pas nier, que Fuſt n'ait pû paſſer à Strasbourg, & y enſeigner l'Imprimerie à Jean Mentel, ainſi que l'affirme Naudé (157): mais, à mon Avis, ce ne feroit que plus tard, vû le grand Secret qu'il obſervoit alors. Un autre d'entre ces Auteurs avance de ſon chef, qu'il fut même accuſé de Magie, mais dans la ſuite déchargé par Arrêt du Parlement de Paris (158): Circonſtance peu vraiſemblable, rejettée avec beaucoup de Raiſon par Chevillier, par Maittaire, & par le Long (159), mais trop légérement adoptée par divers Ecrivains moins circonſpects & plus crédules (160) ; un deſquels ajoute auſſi de ſon chef, que Fuſt ne ſe retira qu'après avoir prouvé ſon Innocence par la Découverte de ſon Secret (161). Walkius , leur unique Garant, ne dit rien de ſemblable ; &, comme l'a très bien exprimé Naudé, il ne s'agiſſoit en tout cela, que d'une ſimple Prétention de Survente (162).

Un Profeſſeur de l'Académie d'Altorff, qui paroit n'avoir connu l'Origine de l'Imprimerie, que par le Narré mal-fondé d'Adrien Junius répété & brodé par Emanuel de Meteren, a fait une eſpece de Diſſertation

(149) Jo. Walkius, in Decad. Fabular. Gener. Hum. *Fab. IX,* pag. 181 Edit. Argent. 1609, in 4°. (150) *L'Auteur des* Nouvelles Litteraires, Tom. X, pag. 10, *n'entendant pas bien cela, fait dire à* Walkius, *que* Fuſt *avoit vendu* 500 Ecus *une Bible manuſcrite ſur Parchemin.* (151) Chevillier , pag. 16, *eſtime ces* Coronati *à un Ecu ou trois Livres de France : mais , les* Journaliſtes de Trevoux , Oct. 1712, pag. 1731, *les appellent des* Couronnes, Monnoie de ce Tems-là, *qu'ils évaluent à ſept Francs trois Sols de France ; ce qui porteroit ces Manuſcrits à* 3575 Livres, (152) Pag. 290. 291. (153) Tom. II, pag. 658. (154) Introduct. pag. 924. (155) Pages 47 & 74. (156) *C'eſt ce que prouve inconteſtablement la* Liſte *de ſes* Editions ; *que l'on trouvera ci-deſſous , Section* XI. (157) Pag. 291 ; & *après lui la* Caille , pag. 12, 18. (158) La Caille , pag. 12. (159) Chevillier , pag. 16. Maittaire , pag. 12. Le Long Biblioth. S. Tom. I, pag. 251. (160) Brice , Deſcript. de Paris, Tom. II, pag. 425. Anonym. and Bagford, of Printing, *in* Philoſophical Tranſactions of the Royal Society of England , Num. 288 & 310. Fabricii Biblioth. Gr. Libr. IV, pag. 198, *qui impute mal-à-propos à* Setarius & *à* Chevillier *d'avoir dit la même Choſe.* Oudin de Script. Eccleſ. Tom. III, col. 2748. Orlandi , Orig. della Stampa, pag. 310. Maichel de Bibliothecis Pariſ. pagg. 79, 85. Journal des Savans, Fevr. 1725, pag. 215. Dict. des Arts & des Sciences, Tom. I, pag. 594. (161) Orlandi , pag. 10. (162) Naudé, Addition à Louïs XI, pag. 291.

SECTION
V I.
La Diſſen-
ſion ſe met
entre les
Aſſociés, &
Guttem-
berg quitte
la Société.

VI. COMME, pour parvenir au Point d'achever les Editions d'auſſi gros Ouvrages que cette *Bible*, & ce *Catholicon*, la Dépenſe n'avoit pû être que très conſidérable (*oo*), ces Inventeurs ſe trouvérent bientôt épuiſés, & la Diſſenſion ne tarda pas à ſe mettre entre eux. Guttemberg refuſant de faire quelques Païemens, ſur ce qu'il prétendoit que Fuſt avoit détourné leurs Deniers communs à des Uſages étrangers, celui-ci, pris à Serment, le fit condamner à le ſatisfaire. Guttemberg en fut ſi picqué, qu'il rompit & abbandonna la Société: & cette Séparation ſe fit à la fin de l'Année 1455 (R).

VII. Gut-

(*oo*). Voïez ci-deſſus, Remarque (L), Citation (121);

tion touchant cette prétendue Sorcellerie de Jean Fuſt. Il y prétend, comme je l'ai fait voir plus au long dans la Remarque (A) de l'Article (*Jean*) FAUSTE le Magicien, que les Moines, enragés de ce que Fuſt avoit inventé l'Imprimerie, & pour ſe venger du Tort qu'il leur avoit cauſé par-là en les privant du Gain qu'ils faiſoient en copiant les Livres, ſont ceux qui ont imaginé & répandu cette Calomnie contre lui. Mais, malheureuſement pour ce Profeſſeur, non ſeulement cela n'eſt nullement fondé, mais même ſe trouve poſitivement réfuté par les Monumens de ce Tems-là: les Chanoines de St. Victor près de Maïence, les Bénédictins de l'Abbaïe de Soubiac, & les Religieux de l'Abbaïe de St. Ulric & de Ste. Afre à Augsbourg, étant préciſément les prémiers qui aïent pratiqué l'Imprimerie immédiatement après Guttemberg, Fuſt, & Schoiffer, & aïant été bientôt imitez en cela par divers de leurs Confrères en différens Païs (163). Ce ne fut qu'après que les prémiers Proteſtans ſe furent aviſés d'élever l'Imprimerie juſqu'aux Nues, & de la louër comme un excellent Don du Ciel qui avoit heureuſement diſpoſé les Eſprits à la Réformation, que les Moines s'aviſérent de leur côté de la condamner de toutes leurs Forces, & de la décrier comme un Art pernicieux & infernal.

(R) *La Diſſenſion ſe mit entre* Guttemberg *&* Fuſt, ... *& ils ſe ſéparérent en* 1455.] C'EST ce que Bergellanus nous a décrit élégamment en ces Vers:

Hic, dum cernebant raras procedere Merces,
   Sanxerunt Dexteris Fœdera pacta ſuis:
Quæ Deus, aut Fortuna, dabit, communia ſunto,
   Æqualiſque noſtrum ſitque Laboris Onus.

Fœdera ſed Lucri rarò Concordia nutrit:
   Indiga ſunt Pacis, Diſſidioque patent.
Sic, poſtquàm Autores Quæſtûs cœpit habendi,
   Ad Lites vertunt Pectora capta leves.
In Partes abeunt, ſinceraque Pacta reſolvunt,
   Et Promiſſa cadunt, irrita ſitque Fides;
Cuilibet ut propriis ſerviret Pergula Prælis (164),
   Et ſibi multijugas quiſque pararet Opes.
Non tulit injuſtas Mens Guttembergica Rixas,
   Teſtatur Superos Fœdera rupta Deos.
Cauſa Fori tandem pavidi defertur ad Ora,
   Scribitur ac illis Dica nefanda Fori.
Tempore ſed longo Res eſt tractata dicaci
   Lite, hodie pendent Judicis inque Sinu (165).

MAIS, il n'étoit pas bien inſtruit de la Déciſion de l'Affaire, comme il paroit par ce Récit également curieux & intéreſſant de Salmuth. *Cum animadvertiſet* Gutembergius, dit-il (166), *inſignem hanc Artem Typographicam, non ſolum omnium Ore paſſim celebrari, ſed etiam admodum lucroſam eſſe, Familiaritatem cùm* Fauſto *contraxit, & quia opulentus erat Pecuniam ei ad Sumptus neceſſarios obtulit; quod* Fauſto *minimè ingratum fuit . . . Quapropter cum* Guttembergio *convenit* Fauſtus *& pactus eſt, ut quicquid in illud Opus impenderetur communi utriuſque Lucro vel Damno cederet. Quoniam verò* Fauſtus *plus inſumſeret quàm* Guttembergius *Neceſſitatem poſtulaſſe arbitrabatur, hic dimidiam ſuam Partem exſolvere detractavit* (167). *Quâ ex Re cùm Lis orta eſſet, alter alterum* Moguntiæ *in* Jus *vocavit; ubi, Partibus auditis, pronuntiatum fuit, Si*
   Johan-

(163) Voïez ci-deſſous la Remarque (BBB), Num. CCCXLI. (164) Selon Struvius, pag. 922, ce Vers prouve que ces Imprimeurs s'étabilrent chacun une Imprimerie; mais, cela ne s'accorde, ni avec les Monumens, ni avec l'Hiſtoire; & inſinue ſeulement, que c'étoit leur Deſſein. (165) Bergellanus, pag. 67. (166) Salmuthi veriſſima Artis Impreſſoriæ Hiſtoria, apud Pancirolum de Rebus deperditis ac Rebus novitet invenit, Tom, II, pag. 312, 313. Jo. Pt. Fauſtus, apud Florians Chron. Francfurt, pag. 435. (167) Pater, de Mirac. Germaniæ opt. max. pag 74, dit que leur Différend vint de ce que Fuſt tira plus d'Exemplaires qu'il n'étoit convenu, & s'en appropria le Produit; ce qui eſt encore aujourd'hui ajouté-t'il, une des grandes Malverſations de la Librairie: mais, nul autre n'a jamais rien dit de ſemblable; & l'Acte, qu'on va lire, conſirme clairement la Dépoſition de Salmuth.

VII. GUTTEMBERG, extraordinairement mécontent de fes Affociés, fe retira à Strasbourg, où il avoit autrefois conçu la prémiere Idée de l'Imprimerie, & où ce bel Art ne devoit plus être un Sé-
cret, vû l'Eclat de fon Procès avec eux, & l'Aveu public qu'ils firent de cet Art très peu de tems après. Il y forma un nouvel Etabliffement avec quelques-uns de fes anciens Ouvriers (*pp*); s'y af-
fo-

SECTION
VII.
Il fe reti-
re à Stras-
bourg, &

(*pp*) *Moguntiâ Argentinam fe contulit Guttembergius, quò aliquot ex Operis fecum attraxit.* Salmuth, *pag.* 313. Mallinkrot, *pag.* 81, 82. *Poft Lites exortas Guttembergius . . . Argentinam fe contulit, & Artem Typographicam ibi exercuit.* Hagenbruch, *apud* Rer. Mogunc.

Tom. III, pag. 426. Mallinkrot *ajoute pag.* 131. Illud Artificium . . : illîc longo Tempore exercuit; *mais, il fe trompe: on va voir, qu'il paffa bientôt à Harlem.* Naudé, Addit. *pag.* 285, & la Caille, *pag.* 8, ont donc grand Tort de dire, qu'il demeura à Maïnce le refte de fes Jours.

Johannes Fauftus interpofito Juramento affirmare poffet, omnem Pecuniam, quam mutuam fumpfiffet, in
commune Opus erogatam, non autem in proprios ipfius Ufus converfam fuiffe, Guttembergium ad folven-
dum obligatum effe. *Cui Sententiæ Fauftus paruit,
ficut ex Achetypo Inftrumenti, quòd etiamnum fupereft,
& Anno 1455, 6 Novembris, à Johanne-Ulrico Helmaf-
pergero, Notario, de eâ Re confeftum fuit, liquidò de-
monftrari poteft.*
JACQUES MENTEL, Médecin de Paris, traite fort
témérairement tout cela de Fauffeté controuvée par
Salmuth (168) ; &, tout rempli de Mauvaife-Foi,
comme on le verra ci-deffous Remarque (BB), il ne
fe fait aucun Scrupule de l'attribuer injurieufement
aux autres. Mais, outre que Salmuth n'eft pas le
feul qui ait parlé de ce Procès, on a publié depuis
peu cet Acte, dans lequel il paroit très clairement,
qu'il s'agiffoit d'une Somme d'un peu plus de 2000
Florins, que Jean Fuft redemandoit à Guttemberg :
&, afin de prévenir d'ores-en-avant de pareilles Chi-
canes, j'en ajouterai ici le Précis. ,, A LA GLOIRE
,, DE DIEU, AMEN. Soit notoire à tous ceux qui
,, verront ou entendront lire cet Inftrument public,
,, qu'en l'Année de N. S. Jéfus-Chrift 1455, Indiction
,, troifieme, le Jeudi 6. Jour de Novembre, la pré-
,, miere Année du Pontificat de Notre très Saint Pere
,, le Pape Calixte III, a comparu ici à Mayence,
,, dans le grand Parloir des Religieux déchauffés, en-
,, tre onze Heures & Midi, par devant moi Notaire,
,, & les Témoins fouffignés, honorable & difcrete
,, Perfonne JACQUES FUST, Bourgeois de Mayen-
,, ce, qui, au Nom de fon Frere JEAN FUST, pa-
,, reillement préfent, a dit & déclaré manifeftement,
,, que ce même Jour, à l'Heure préfente, & dans
,, ce même Parloir des Religieux déchauffés, JEAN
,, GUTTEMBERG devoit voir & entendre préter à
,, JEAN FUST un Serment conforme à la Sentence
,, prononcée entre eux deux. Et . . ., cette Sen-
,, tence lue en préfence d'honorable Perfonne Henry

,, Gunter Curé de St. Chriftophe de Mayence, de
,, Henry Keffer, & de Bechtoff de Hanaw Serviteur
,, & Valet dudit Guttenberg ; JEAN FUST, pofant
,, la Main fur les Sts. Evangiles, a juré entre les
,, Mains de moi Notaire public, conformément à la
,, Sentence prononcée, & à un Billet qu'il m'a re-
,, mis, & a fait le Serment fuivant de mot à mot:
,, MOI, JEAN FUST, ai emprunté 1550 Florins,
,, que j'ai remis à JEAN GUTTENBERG, qui ont
,, été employés à notre commun Travail, & dont j'ai
,, payé la Rente & l'Intérêt annuel, dont je dois encore
,, partie. Comptant donc, pour chaque cent Florins em-
,, pruntez, comme eft dit ci-deffus, fix Florins par
,, An, je lui en demande le Rembourfement & l'Intérêt,
,, conformément à la Sentence prononcée; ce que je prou-
,, verai en Droit être légitime, en conféquence de ma
,, Prétention fur ledit JEAN GUTTENBERG. De
,, tout ce que deffus, (paffé & fait en l'Année, In-
,, diction, Jour, Heure, Année Papale, & Lieu, ci-
,, deffus marqués, en préfence d'honorables Perfon-
,, nes, PIERRE KRAUSS, JEAN KIST, JEAN
,, KNOST, JEAN YSENECK, JACQUES FUST,
,, Bourgeois de Mayence, & de PIERRE GERNS-
,, HEIM & JEAN BONNE, Clercs de l'Archevêché
,, & Ville de Mayence;) JEAN FUST m'a demandé,
,, à moi Notaire public, un Inftrument valable & au-
,, thentique, pour lui fervir en tant & auffi fouvent
,, que de befoin feroit. Et moi, Ulric Helmafperger,
,, Clerc de l'Evéché de Bamberg, Ecrivain public par
,, Autorité Impériale, & Notaire juré du faint Siége
,, de Mayence, attefte d'avoir été préfent avec les
,, fufdits Témoins, & d'avoir entendu tous les Points
,, & Articles ci-deffus énoncés. En foi de quoi j'ai
,, figné de ma propre Main cet Inftrument écrit par
,, un autre, & y ai appofé mon Cachet, comme y étant
,, appellé & requis.
,, ULRIC HELMASPERGER,
,, Notaire (169).
RIEN

---

(168) Mentel de Orig. Typogr. *pag.* 54, 59. (169) *Tiré des* Selecta Juris & Hiftoriarum Anecdota, ab Henr. Chrift. Senckenberg col-
lecta, *pagg.* 269-277, *où cet Acte fe trouve en Allemand.*

D 3

SECTION
VII.

foçiant probablement avec quelque riche Bourgeois de cette Ville, du Secours duquel il avoit fans doute befoin à Strasbourg, comme il avoit eu befoin de celui de Fuft à Maïence. Mais, n'y trouvant pas apparemment tout l'Encouragement qu'il y avoit efpéré, il paffa de-là à Harlem en Hollande, où il établit en 1459 une nouvelle Imprimerie (*qq*); s'y affociant peut-être avec quelque riche Bourgeois de cette Ville, comme il avoit fait à Strasbourg & à Maïence.

puis à
Harlem,

SECTION
VIII.
d'où l'Im-
primerie
paffe en An-
gleterre.

VIII. LE Bruit de l'Etabliffement de l'Imprimerie à Harlem aïant paffé en Angleterre, Thomas Bourchier, Chancelier de l'Univerfité d'Oxford, & LXIV Archevêque de Cantorbery, conçut auffitôt le Deffein d'y attirer une Profeffion fi utile & fi néceffaire. Pour cet effet, il envoia en Hollande Robert Tournour, Valet de la Garde-Robbe de Henri VI, & Guillaume Caxton, alors Commerçant, mais depuis célébre Imprimeur; lefquels, après avoir corrompu un Ouvrier de Guttemberg nommé Frédéric de Corfelles, tranfportérent ainfi par fon Moïen l'Imprimerie en Angleterre, & l'établirent quel-

---

(*qq*) *Artem Typographicam* ... *Harlemi* ... *Anno* 1459 ... *Joannes Cuthenbergus* ... *exercebat.* MSS. Lambethanum, *apud* Atkins &

Wood. *Voïez ci - deffous la Remarque* (S). Natalis Comes, Hift. Univerfæ Libr. XXIV, *avoit autrefois dit la même Chofe.*

RIEN n'eft donc plus certain, que le Procès entre Fuft & Guttemberg; & en voici les Suites. *Cum igitur, pourfuit Salmuth, Guttenbergius ad Sumptus refundendos damnatus fuiffet, & ex eo Simultates inter ipfum & Fauftum magis exarfiffent, ille autem interea Artem vidiffet & didiciffet, fiquidem inter tot Operas, quæ ad eam exercendam requiruntur, fieri non poterat ut ea diutiùs occultaretur; quod etiam Deus, procul dubio, noluit.*

COMME on voit, il finit ce Narré par une Réfléxion pieufe; obfervant, que Dieu ne voulut pas, fans doute, que ce bel Art reftât plus long-tems caché. Cela pourroit paffer, fi ce n'étoit une Contradiction formelle à ce qu'il venoit de dire en propres Termes, que l'Imprimerie étoit déjà admirée de tout le Monde, *omnium Ore paffim celebrari.* Mais, quant à ce qu'il ajoute auffitôt, que la Prife & la Perte de la Liberté de Maïence en 1462 ne contribua pas peu à la faire connoître & à le répandre : (*Poft illud Diffidium, alii quoque, qui apud Fauftum Artem didicerant, eum deferuerunt, & in alia Loca fe receperunt, cum præfertim Anno 1462 Moguntia capta & priftinâ fuâ Libertate privata fuiffet; quo factum eft, ut hæc Ars præclara omnibus innotefceret, & publici Ufûs fieret :*) cela ne fauroit paffer de même, quoi qu'adopté par Mallinkrot (170). Pour contribuer à le *répandre,* je

n'en difconviendrois pas, fi George Helwich, qui a fait un Détail très circonftancié des Suites funeftes de cette Prife dans fa *Moguntia Devicta*, & fi George-Chretien Joannis, qui a donné cet Ouvrage avec fes Remarques, difoient quoique ce foit de cette prétendue Défertion des Ouvriers de Fuft (171) : mais, pour contribuer à le *faire connoître,* cela ne fe peut; puifqu'il ne pouvoit plus être ignoré alors, comme on le verra dans un inftant.

JEAN-DAVID Kölerus, Profeffeur & Bibliothécaire de l'Académie d'Altorff, avoit promis de prouver par un Traité fait exprès, non feulement que Guttemberg étoit le prémier Inventeur de l'Imprimerie, ce qu'on lui accordera certainement fans aucune Difficulté; mais même, que tout ce que Trithéme a dit de fon Procès avec Fauft eft abfolument faux, & s'eft paffé tout différemment (172), ce qu'on verroit fort volontiers. Mais, en attendant, il eft bon d'avertir ici, que ce n'eft point Trithéme, mais Bergellanus, & Salmuth, qui ont parlé de ce Procès, ainfi qu'on le verra, & qu'il eft affez étonnant qu'un Ecrivain, qui fe propofe de nous dévoiler de nouveaux Myfteres touchant ces Inventeurs de l'Imprimerie, connoiffe fi peu ce qu'en a dit leur principal Hiftorien.

(S) *Tho-*

---

(170) Mallinkrot, *pag.* 81. (171) Helwichii Moguntia Devicta, cum Notis G. Chrift. Joannis, *inter Scriptores* Rerum Moguntiacarum, *Tom. II, pag.* 185-190. (172) Kölerus, *apud* Schelhornii Amœnit. Liter. *Tom. IV, pag.* 301.

quelque tems après à Oxford (S). Et, selon toutes les apparences, cette Infidélité réelle de Corselles pourroit bien avoir donné lieu aux prétendues Perfidies de Gensfleisch à Strasbourg, & de Fust à Harlem, si souvent & si vivement rebattues depuis (rr).

IX. GUTTEMBERG ne se fixa point dans la derniere de ces Villes; car, on sait, qu'il retourna à Maïence, qu'il y étoit au Service de l'Electeur Adolphe de Nassau, (inter Aulicos Adolphi Electoris,) en Janvier 1465, & qu'il y mourut avant le 24 de Fevrier 1468 (ss).

SELON quelques-uns, l'on voit, dans l'Eglise des Franciscains, son Epitaphe, en ces Termes, sous son Nom particulier de Jean Gensfleisch.

In

(rr) Voïez ci-dessous les Sections XIII & XIIII, & les Remarques (AA), (DD), & (EE).

(ss) G. Christiani Joannis Præfatio in Encomion Calcographiæ J. A. Bergellani, inter Res Moguntiacas, Tom. III, pag. 413, 414.

(S) *Thomas Bourchier. . . . fit passer l'Imprimerie en Angleterre, & l'établit à Oxford.*] C'EST ce qu'on avoit appris d'Antoine de Wood, lorsqu'il avoit publié son *Historia & Antiquitates Universitatis Oxoniensis*, imprimée à Oxford, dans le Théatre de Sheldon, en 1674, in folio. *Artem Typographicam ....*, y disoit-il, *vel Moguntiaci vel Harlemi invenit Tossanus quidam, Joannes Cuthembergus aliter appellatus, Anno 1459* (173), *cujus immensam expendens Utilitatem Thomas Bourchier, Archiepiscopus Cantuariensis,* [qui Cancellarius utique noster (174),] *nihil antiquius habuit quàm ut Anglis communicandam procuraret; atque ejus proinde Suasionibus impulsus Henricus VI, Robertum Tournour (is Regi tunc temporis à Vestimentis sive Robis erat,) Marcis mille, quarum trecentas contulerat Archiepiscopus, instructum, Harlemiam, ubi scilicet prædictus Cuthenbergus Artem hanc novam exercebat, amandavit. Ille autem Gulielmum Caxtonum, Civem Londinensem, & cum Batavis Commercium habentem, sibi in Socium Periculi ac Laboris asciuit. Tournourus itaque, dissimulato quis esset, cum Caxtono Nomen suum ac Mercaturam palàm profitente, primò Amstelodamum, dein Lugdunum contendit, neque enim Harlemiam proficisci ausus est, istud Oppidum illud, Quæstui suo metuens, Advenas perplures, in Arte illâ explorandâ deprehensos, Carceri mancipasset. Absumptâ tandem maximâ dictâ Pecuniæ, Regi per Litteras significavit Tournourus, se demandatum Negotium penè confecisse: &, acceptis post paulò Marcis quingentis, Artificem quendam inferiorem, Fredericum Corsellis nuncupatum, Nummis vero sollicitatum, induxit, ut Personam nocte intempestâ indutus clàm aufugeret, &, conscensâ Nave eam in Rem paratâ, Londinum trajiceret. Cæterum, minus commodum videbatur Artem Excusoriam Londini exercere, sed potius Oxoniam deduci placuit, id hortante Archiepiscopo; unde Artifex iste transfuga Oxoniam transmissus est, custodiente illum Vigilum Manu satis validâ, ne antequam Promissa præstaret, furtim sese ex Angliâ subtraheret* (175).

MAIS, comme cet Auteur n'indiquoit en aucune façon d'où il avoit tiré des Particularitez si singulieres, Mr. Maittaire, aïant fait quelques Perquisitions à cet égard, découvrit enfin, qu'il les avoit puisées dans un Ouvrage, intitulé *The Original and Growth of Printing, collected out of History and the Records of this Kingdom: wherein is also demonstrated, that Printing appertaineth to the Prerogative Royal, and is a Flower of the Crown of England:* imprimé à Londres, *by Ordre and Apointement of Secretary Morice,* en 1664, in 4°; & composé par Richard Atkins, qui avoit tiré lui-même ces Pièces d'un Manuscrit authentique de la Bibliotheque des Archevêques de Cantorbery à Lambeth (176). Il y remarque, & Wood avoit aussi copié cela, que les Livres de Droit furent particuliérement exceptez de la Permission, ce qui paroit bien singulier; & qu'*Oxford* imprima dix Ans avant toutes les Villes de l'Europe, excepté Maïence & Harlem: mais, la Liste d'Editions du XV Siecle inférée ci-dessous Section XII, fera clairement voir, qu'au moins *Soubiac, Strasbourg, Augsbourg,* & *Rome,* l'ont devancé dans cette Carriere.

(T) *Psal-*

---

(173) Chevillier, pag. 24, & Maittaire, pag. 26, 27 & 30, ont fait voir la Fausseté de cette Date, que le précédent Exposé réfute d'ailleurs suffisamment. (174) Il n'est point parlé de cette Dignité de Chancelier de l'Université d'Oxford dans la Vie de Bourchier pages 292-296 des Antiquitates Ecclesiæ Britannicæ de Parker: mais, en récompense, on l'y qualifie de Cardinalis Tit. S. Syriaci in Thermis. (175) Ant. à Wood Hist. & Antiq. Universf. Oxoniensis; Tom. I, pag. 226. (176) Orlandi, qui a etranglé tout ce Récit de Wood & d'Atkins, en faisant passer, pag. 10, Corselles de Strasbourg à Oxford, sans y être sollicité par personne; & qui multiplie ce Manuscrit & le place à Oxford, page 82; ne craint point d'ajouter, qu'il est de peu de Poids, & ne mérite aucune Attention.

HISTOIRE

In fœlicem Artis Impreſſorie Inventorem.
D. O. M. S.
JOANNI GENSZFLEISCH,
Artis Impreſſorie Repertori,
De omni Natione & Linguâ optimè merito,
In Nominis ſui Memoriam immortalem
Adam Gelthus poſuit.
Oſſa ejus in Eccleſiâ D. Franciſci Moguntinâ fœliciter cubant (tt).

SELON quelques autres, on la voit à Heidelberg, dans le College de la Sapience, en ces autres Termes, ſous ſon Nom de Guttemberg.

HANS GUTTEMBERG iſt mein Nom,
Die erſt Truckrey bracht ich nach Rom.
Bitt vor mein Seel gibt dir Gott Lohn (uu).

C'eſt-à-dire à-peu-près,

Je, qui repoſe ici, JEAN GUTTEMBERG me nomme.
J'ai porté le prémier l'Imprimerie à Rome.
Priez qu'à Dieu mon Ame à jamais Gloire donne.

ET, ſelon d'autres encore, au lieu du Nom de *Hans Guttem-*
berg, cette même Epitaphe porte le Nom de Hans von Lauden-
bach (vv). Mais, on m'a aſſuré, que cela ne ſe voit plus à Heidelberg, le Batiment aïant été changé.
QUOIQU'IL EN SOIT, outre qu'il eſt très certain, que, ni
l'un, ni l'autre, n'a porté le prémier l'Imprimerie à Rome, il n'eſt
pas poſſible de concilier de pareilles Contrariétez: &, dans cette
Impoſſibilité, le plus à-propos, ce ſemble, eſt de s'en tenir à la
prémière de ces Epitaphes.
ON a ſon Portrait, inſéré prémiérement par André Thevet parmi ceux de ſes *Hommes Illuſtres.* Mais, malheureuſement, Pierre
Op-

(tt) Marſilii de Inghen Oratio, & in eum Epigrammata, *folio*
ult. Edit. 1499. Schraglus, & Tentzelius, pagg. 67 & 68, ont auſſi tranſ-
crit cette Epitaphe. Hoffmann *l'a ſimplement indiqué,* Tom. IV,
pag. 549. *Touchant ce Nom de* Genſzfleiſch, *voiez ci-deſſus la Cita-*
tion (b). *Il y avoit un* Jean Genſzfleiſch, *Juge Civil de Maience*
en 1485; *voiez ci-deſſous la Remarque* (BBB) *Num.* CCII: &, *peu*

après, un Magiſtrat de Francfort, nommé Michel de Sorgenloch *ſur-*
nommé Genſzfleiſch; *voiez ci-deſſus la Citation* (b).
(uu) Hoffmanni Lexicon Hiſtor. Voce GUTTEMBERGIUS,
Tom. II, *pag.* 659.
(vv) Gottfrieds Hiſtoriſche Kronyck, Tom. I, col. 1356. *Voiez*
ci-deſſous la Remarque (BBB), Num. CLXXVI.

Opméer, Auteur aussi ancien, & tout autrement exact & estimé que Thévet, fait de ce même Portrait celui de Jean Fust. Ainsi, l'on ne sauroit plus à quoi s'en tenir, si Mallinkrot n'avoit copié Thévet, & donné un autre Portrait de Fust, sans dire néanmoins d'où ils venoient, ni l'un, ni l'autre.

X. PENDANT tous ces divers Mouvemens de Guttemberg, ses anciens Associés Fust & Schoiffer continuérent d'imprimer à Maïence divers Ouvrages importans : &, ne doutant nullement qu'il ne découvrît leur commun Secret à d'autres, ils ne firent plus aucune Difficulté de le découvrir publiquement eux-mêmes à la Fin de leurs Impressions. La prémiere, qu'ils donnérent de cette Sorte ; ou, du moins, la prémiere qu'on connoisse bien certainement avec cet Aveu public ; est leur *Psalmorum Codex*, qu'ils publiérent en Août 1457, dix-huit Mois après leur Rupture avec Guttemberg, & à la Fin duquel on lit cette Inscription ou Souscription tout-à-fait remarquable :

Præsens Psalmorum Codex, venustate capitaliū decoratus, rubricationibusq̃ sufficienter distinctus. Adinventione artificiosa imprimendi ac characterizandi, absque calami exaratione sic effigiatus. Et ad eusebiam dei industrie est osummatus. Per joannem fust civem moguntinum & petrum schoiffer de gernsʒheim. Anno Domini Millesimo ccccclvij. In vigilia assumpcōnis (T).

C'EST

(T) *Psalmorum Codex* . . . . . *Anno* M ccccclvij. *in vigilia assumpcōnis.*] C'EST donc à tort, que Jean Schoiffer, Fils de Pierre, & Petit-Fils de Jean Fust (177), Henri Salmuth (178), Naudé (179), Mallinkrot (180), & divers autres, ont avancé, que l'Art étoit resté secret jusqu'à la Prise de Maïence en 1462, & que quelques-uns d'eux font à ce Sujet des Réflexions fort recherchées. *Retinuerunt autem, hanc Artem in secreto,* dit le prémier, . . . *quæ tandem, Anno Domini* M. CCCC. LXII. *per eosdem Familiares in diversas Terrarum Provincias divulgata, haud parvum sumpsit Incrementum* (181). Mais, toutes les belles Moralitez débitées à cet Egard font autant de Moralitez perdues ; puisque cette Inscription du Pseautier, & celles de quelques autres Livres que je rapporterai dans la suite, prouvent manifestement & incontestablement le Contraire. Qu'on n'objecte point

que c'étoit le Fils, & le Petit-Fils, des Inventeurs, qui avançoit cela, & qu'il ne le pouvoit point ignorer. Car, en mille & mille Occasions, les Etrangers font mieux instruits de l'Histoire d'une Famille, que ses divers Membres ; & c'en est ici une Preuve. J'en ai donné depuis assez peu de Tems un autre Exemple bien remarquable, en la Personne d'un Fils, & d'un Fils Homme de Lettres, qui ne connoissoit pas la Qualité de son Pere, & qui la contestoit à des Gens mieux informez que lui. (182).

CETTE Inscription prouve clairement encore, que le prémier Livre imprimé n'est point le *Durandi Rationale Divinorum Officiorum* de 1459, comme le disent Mentel (183), le P. Jacob (184), & le P. Labbe (185), qui ne pouvoient pas mieux dire de leur Tems ; Casimir Oudin, qui s'est corrigé depuis (186) ; Hoffmann (187), Furetiere (188), & Burchard (189) : ni

(177) *Et non son Neveu, comme dit mal Naudé, pag.* 182, *qui traduit mal-là Nepotem.* (178) *Comme on vient de voir à la fin de la Remarque précédente.* (179) *Addit. à l'Hist. de Louis* XI, *pag.* 196, 197. (180) *Pag.* 81, 82, (181) *Jo. Schoefferus, in Subscriptione Editionis sua Breviarii Trithemii de Origine Francorum, Mog.* 1515, *in folio.* (182) *Voiez le Journal Litteraire, Tom* XV, *pag.* 439, 440. (183) *Mentelii brevis Excursus, pag.* 6. (184) *Traité des Biblioth. pag.* 512. (185) *Bibliothecæ Manuscriptorum pag.* 337. (186) *Supplement. ad Bellarminum, pag.* 506, *& dans son grand Ouvrage, Tom. I I I, col.* 1742 *& suiv.* (187) *Lexici Histor. Tom. IV, pag.* 548. (188) *Au Mot Imprimerie.* (189) *Betuleii, i. e. Burchardi, Epist. de Bibliotb. Wolfenbutt. pag.* 64, 75.

E

C'EST un petit *in folio*, ou un grand *in quarto*, dont on ne connoit abfolument que deux Exemplaires, l'un dans la Bibliotheque de l'Académie de Freyberg en Mifnie, & l'autre dans la Bibliotheque Impériale de Vienne en Autriche (*ww*).

NAUDÉ, qui ne connoiffoit nullement cette Edition, & qui ne favoit quoique ce foit, ni de la Diffenfion, ni de la Séparation, de ces Imprimeurs, a donc conclu trop précipitamment, que Fuft, devenu plus hardi par le bon Succès de fes prémiers Effais, n'avoit plus fait de Difficulté de mettre fon Nom au *Durandi Rationale Divinorum Officiorum*, & à fes autres Editions (*xx*). Car, outre que le Nom de Schoiffer s'y voit auffi bien que celui de Fuft, c'eft reculer mal-à-propos cet Aveu de plus de deux Ans; ce *Rationale* n'aïant été publié qu'en Octobre 1459.

XI. ON ne connoit aucune des Editions que Guttemberg peut avoir faites à Strasbourg & à Harlem: & toutes celles, qu'il a faites à Maïence avec fes Affociés Fuft & Schoiffer, auffi bien que celles que ceux-ci ont faites en leur particulier, fe réduifent aux XIIII fuivantes, dont il eft d'autant plus à propos de rapporter éxactement ici les Titres, l'Indication, & les Particularitez les plus remarquables, que ce font les XIIII prémieres Editions du Monde.

LIS-

(*ww*) Jo. Andr. Mullerus, *in* Theatro Freyberg. Chronico, *pag.* 129, 130, *Edit.* Freyb. 1613, *in* 4°, *apud* Tentzelium, *pag.* 48. & Imman. Mullerum, *pag.* 6. Sam. Mollerus, *in* Program. de Biblioth. Freyberg. 1726, *apud* Aug. Beyerum, Mem. Hift. Crit. *pag.* 110. Lambecius de Biblioth. Vindobonenfi, *Libr. II, pag.* 989 *Edit. Vind.* 1665. Georg. Frid. Magnus, *in* Differtatione de antiq. S. Script. Verfionibus Germanicis Aug. Vind. excufis, *edita Aug. Vind.* Anno 1690. *in* 4°. Chevillier de l'Orig. de l'Imprimerie de Paris, *pag.* 13. Leibnits, *apud*

le Long, Biblioth. Sacræ *pag.* 174. Maittaire Annal. Typograph. *pag.* 35. Le Clerc, Biblioth. Anc. & Mod. *Tom. XI, pag.* 355, *dit qu'en* M. cccc. lvij. on vit plufieurs Livres imprimez. *Il fe trompe fort: &, jufqu'à prefent même, on n'en connoit encore aucun autre que ce Pfeautier.* (*xx*) *Nomen fuum minimè appofuit Fauftus, donec Tentamentis factus audacior, Durandi Rationale, & alia, venalia expofuit. Naudæi Sententia infcripta Exemplari Paftoralis Gregorii Magni, extanti in Biblioth. Regia Parifienfi.*

---

ni le *Catholicon* de 1460, comme le dit Mentel (190): ni le *Dietberi Scriptum publicum*, comme le difent Lehmann & Hoffmann (191): ni la *Biblia Sacra* de 1462, comme le difent Naudé (192), Pierre de S. Romuald (193), & le Gallois (194): ni les *Ciceronis Officia* de 1465 & 1466, comme l'a dit autrefois Ramus (195), & après lui Zwingerus (196), Duret (197), Pafquier (198), & divers autres: ni les *Lactantii Inftitutiones*, & l'*Auguftinus de Civitate Dei*, de 1465 (de 1467, devoit-on dire pour le dernier),

comme le difent Raphaël de Volterre (199) & André Fulvius (200): toutes Editions réelles & bien connues. Car, je ne prétens point parler ici des *Tractatus Dialectici Petri Hifpani*, de l'*Alexandri Galli Doctrinale*, des *Confeffionalia*, &c: toutes Editions inconnues, pour ne pas dire chimériques, attribuées fans Fondement & fans Preuve à Jean Fuft, ou que du moins Perfonne ne s'eft jamais vanté d'avoir vûes, quoique beaucoup de Gens en aïent parlé.

(U) *Le*

---

(190) de Orig. Typ. *pag.* 60, 67. (191) *Voïez, ci-deffous la Citat.* (aaa). (192) *Pag.* 289. (193) Threfor Chronolog. *Tem. II, pag.* 324. (194) Traité des Biblioth. *pag.* 160. (195) Voïez Naudé, *pag.* 289, 292. Chevillier, *pag.* 18. (196) *apud* Mallinkrot, *pag.* 16. (197) Threfor des Langues, *pag.* 982. (198) Recherches, *pag.* 494, & 856. (199) Anthropolog. *Libr.* XXXIII. (200) Antiquit. Urbis, *pag.* 514.

LISTE DES LIVRES IMPRIMEZ

PAR JEAN GUTTEMBERG, JEAN FUST, ET PIERRE SCHOIFFER.

LE Nom de ces Imprimeurs ne fe voit point au cinq prémieres de ces Editions, faites avant 1455; parce que, tant qu'ils vécurent bien enfemble, & qu'ils tinrent unanimement leur Secret fort caché, il étoit de leur Intérêt de n'en mettre abfolument aucun : & l'on ne voit aux neuf fuivantes, faites depuis Août 1457 jufqu'en Fevrier 1466, que les feuls Noms de *Fuft*, & de *Schoiffer*, parce que *Guttemberg* n'étoit plus alors leur Affocié. Mentel en imagine une autre Raifon. Il prétend, que c'eft parce qu'il étoit trop pauvre, auffi bien que *Gensfleifch* (yy). Mais, on ne fait que trop que cet Auteur, extraordinairement entêté de fon prétendu Inventeur de Strasbourg, ne fe fait aucun Scrupule d'empoifonner tout ce qui concerne ceux de Maïence.

OUTRE leurs prémiers Effais, & leur unique Edition connue,
de l'Imprimerie par Tables de Bois, favoir,

I. La *Tabula A-* attribuez par Salmuth, par Authæus, & par
   becedaria, Hagenbruch, au feul Fuft; & dont il a été
II. Le *Donatus*, parlé ci-deffus, Remarque (H):
III. Le *Catholicon* JOHANNIS JANUENSIS, in folio, attribué à
    tous les trois par Tritheme, & dont il a été parlé ci-deffus,
    Section II, & Remarque (H):

OUTRE leurs deux prémieres Editions connues de Caracteres
de Fonte mobiles, favoir,

IV. La *Biblia Latina*, en 2 gros Volumes in folio, attribuée à tous
    les trois par Tritheme, & dont il a été parlé ci-deffus,
    Section IV, & Remarques (L & M):
V. Le *Catholicon* JOHANNIS JANUENSIS, in folio, attribué à
    tous les trois, & dont il a été parlé ci-deffus, Section IV,
    & Remarque (N):

LES

(yy) *Cur in eorum Librorum, qui Moguntiæ excufi funt primùm, Subfcriptionibus, Guttembergii illius, aut Gensfleifch, Nomina non exprimuntur, fed ut plurimùm Faufti ac Scæfferi. Ratio eft nimirum, quòd illi pauperrimi erant, hi divites.* Mentel de Origine Typographiæ, *pag.* 57. Struvius, Introd. *pag.* 911. *a mal-a-propos adopté cette mauvaife Raifon.*

E 2

LES autres Editions de Fuft & de Schoiffer feuls font,

VI. Le *Pfalmorum Codex* de M. CCCC. LVII, in quarto ou in folio, dont on vient de voir la Soufcription ci-deffus Section X.

VII. Le DURANDI *Rationale Divinorum Officiorum*, in folio, à la Fin duquel fe lit cette Soufcription, en autant de Lignes, de Mots, & de Lettres :

> Prefens racõnalis dinorf codex officiorf venuftate capitaliũ decoratus. rubricationibufq₃ diftinctus. Artificiofa adinventione imprimendi ac caracterizandi : abfque calami exaratione fic effigiatus. Et ad eufebiam dei induftrie eft ɔfũmatus Per Johannē fuft civē Magũtinu₃ Et petrum Gernf₃heym Clericum diocef₃ eiusdem. Anno Domini millefimo quadringentefimo quinquagefimo nono. Sexto die Octobris.

VIII. Les CLEMENTIS *V. P. M. Conftitutiones*, in folio, à la Fin desquelles fe lit cette Soufcription :

> Prefens Clementis Pape quinti Conftitutionum Codex, una cum Apparatu Dn. Joh. An. fuis rubricationibus fufficienter diftinctus , artificiofa adinventione imprimendi & characterizandi , abfque ulla calami exaratione fic effigiatus , & ad eufebiam dei induftrie eft confummatus. Per Johannem Fuft Civem Moguntinum & Petrum Schoiffher de Gernf₃heym clericum dieces. eiufdem. Anno Dn. MCCCC. fexagefimo. xxv. die menf. Junj (zz).

IX. Le *Catholicon* JOHANNIS JANUENSIS, in folio, feconde Edition, faite de Caracteres mobiles; ou troifieme , en comptant celle de Planches de Bois; avec cette Infcription à la Fin :

> Altiffimi prefidio cujus nutu infantium Lingue fiunt diferte, quique nimio fepe parvulis revelat quod fapientibus celat, hic Liber egregius Catholicon Dominice Incarnationis Annis M. cccc. lx. alma in urbe Moguntina nacionis inclyte Germanice (quam Dei Clementia tam alto ingenii lumine donoque gratuito , ceteris terrarum naci-

onibus

(ℨ) Imm. Mülleri Incunab. Typographiæ Lipfienfis, *pag. 6.* Schelhornii Amœnit. Literatdæ , *Tom. VII, pag. 81, & 286.*

onibus preferre illuftrareque dignatus eft)· non calami fty-
li aut penne fuffragio, fed mira patronarum formarumque
concordia proportione ac modulo impreffus atque confectus eft (U).

X. DIE-

(U) *Le* Catholicon Johannis Januenfis, *imprimé à*
Maïence en M. cccc. lx.] LE Médecin Mentel regarde
cette Edition comme la prémiere de toutes celles de
Fuft & de *Schoiffer*, auxquels il affocie *Guttemberg* &
Gensfleifch (201). Mais, outre que ces deux derniers
n'étoient qu'un feul & même Homme, j'ai clairement
prouvé ci-deffus Remarque (R), que Guttemberg s'é-
toit féparé des deux prémiers dès 1455. Leur Nom
ne fe voit point, à la vérité, dans cette Soufcription.
Mais, outre qu'il n'y avoit point alors d'autre Imprimerie à Maïence, la Marque du Papier, & la Conformité des Caraêteres, font fuffifamment voir, que ce
Volume n'eft forti que de leurs Preffes.

CETTE Edition datée du *Catholicon*, & les deux
précédentes fans Date, notées ci-deffus Num. III &
V, ont été toutes trois très bien connues aux Peres
Quetif & Echard, qui les décrivent fort éxactement,
& les donnent bien pofitivement pour trois Editions
réellement diftinêtes (202): & je ne comprens pas ce
qui peut avoir porté Mr. Fabricius à contredire expreffément ce Témoignage, & à ne regarder ces trois
Editions que comme une feule. *Pro unâ Editione*, dit-
il, *habeo tres illas Moguntinas, quas laudat* Jacobus
Quetif, *Bibliothecæ Scriptorum Dominicanorum Tom.*
I, pag. 462. Neque diverfam ab Anno 1460 puto quam
Joannes Trithemius *in Chronico Hirfaugienfi ad An-*
num 1450 memorat (203). Mais, il fe trompe certainement. Car, I, après ce Témoignage fi clair & fi
décifif de Trithème auquel Mr. Fabricius lui-même
nous renvoie, on ne fauroit raifonnablement nier,
que la première de ces Editions n'ait été faite avec
des Caraêteres immobiles, taillés dans des Tables de
Bois. II. Quiconque verra la feconde reconnoitra
d'abord, & affirmera fans héfiter, qu'elle a été faite
avec des Caraêteres de Fonte féparez & mobiles: &
fi quelqu'un en doutoit tant foit peu, il feroit le plus
aifé du monde de l'en convaincre par certains Déran-
gemens & Renverfemens de Caraêteres, particuliers à
l'Imprimerie; par exemple ceux-ci, que je me fuis
contenté d'obferver dans la Lettre *A* de ce Dictic-
naire. Au Mot *Abbatiffa*, il y a *Ft dicitur*, pour *Et*
dicitur. Au Mot *Abfcondo*, il y a *abfc onfus* ainfi di-
vifé. Sous *Abfolutus*, il y a *difcretina*, pour *difcretia*.
Sous *Abforptus*, le Mot *eor um* eft ainfi féparé. Au
Mot *Achiui*, il y a par deux fois *Achini*. Sous *Acro-*
ceraunia, il y a trois fois *Cerannia*: Faute avouée par
l'Editeur même, qui renvoie à *Ceraunia*, où ce Mot

eft toûjours bien. Dans l'Article *Alleluia*, on remarque, que ce Mot eft compofé *d'Allelu* & de *la*: or,
il bien clair, que ce dernier Mot devoit être *ia*. Dans
celui *d'Alpha*, on lit *Ego fu alpha & o principinm &*
finis; où l'on remarquera, que ces Imprimeurs n'a-
voient point encore de Caraêteres Grecs. Dans celui
d'Antixpus, il y a *qbraginta* pour *qdraginta*, *opbendit*
pour *ophendit*, *qno* pour *quo*. Dans celui *d'Antropo-*
morphite, il y a *ah* pour *ab*. Dans celui *d'Apocalipfis*,
il y a *eraut*, pour *erant*. Enfin, dans celui *d'Apoftolus*,
il y a *lncam* pour *lucam*. III. La Reffemblance, déjà
notée ci-deffus Remarque (N), de fon Papier & de
fon Caraêtere avec ceux des Editions poftérieures de
Fuft & de Schoiffer, ne permet pas de douter que
celle-ci ne foit de leur Fabrique. IV. Comme elle
eft fans aucune Indication de Ville ni d'Imprimeur,
& fans Date, il eft fort vraifemblable, qu'elle a été
faite par Guttemberg, Fuft, & Schoiffer, lorfque,
d'accord enfemble, & tenant encore foigneufement
leur Art très caché, ils ne mettoient aucune Adreffe
à leurs Livres; c'eft-à-dire, avant leur Diffenfion
& Séparation en 1455: & cela eft d'autant plus probable, qu'on n'y voit abfolument qu'une feule & unique Marque de Ponêtuation, favoir le Point rond,
même dans l'Endroit du Livre où cette Ponêtuation
eft divifée en *Coma* ou Point avec Virgule audeffus,
Colum ou Point fans Virgule, & *Periodus* ou Point
avec Virgule audeffous; au lieu que, dans la *Bible*
de 1462, on voit par-tout le Point, les deux Points,
& le Point interrogant, mais fans aucune Virgule. De
même, au lieu de Point, tous les *i* y ont des Accens,
comme dans ce Mot *Maitfier*: mais, dans la *Bible*,
ils ont quelquefois des Points, comme on le va voir
dans les Soufcriptions fuivantes. V. On ne fauroit
nier, que la troifieme ne porte *le Nom de Maïence*,
& *la Date de 1460*; & c'eft auffi ce dont tout le Monde convient. VI. Enfin, Mr. Maittaire remarque,
que cette troifieme finit par une Table; *Tabula Rubri-*
carum; & cette Table ne fe trouve nullement dans
la feconde. Il eft donc bien certain, qu'il s'agit-là
de plus d'une Edition de cet Ouvrage. Je ne vou-
drois pourtant pas abfolument nier, que la troifieme
ne fût la même chofe que la feconde. Car, il fe pourroit très bien faire, que Fuft & Schoiffer, dégagés
d'avec Guttemberg, euffent fait ajouter, aux Exemplaires de cette Edition dont ils fe trouvoient chargés,
une *Table, le Nom de Maïence,* & *la Date de 1460*, de même
qu'ils

(201) Mentel de Origine Typograph. *pag. 60.*   (201) Quetif & Echard, Script. Ord. Prædic. recenfiti, *Tom. I, pag. 461.*   (203) J. A.
Fabricii Biblioth. Lat. mediæ & infimæ Ætatis, *Tom. I, pag. 437.*

E 3

X. DIETHERI, *Electoris & Archiepiscopi Moguntini, Scriptum publicum in Causâ suâ adversus Adolphum Comitem Nassovium.*

CHRITOPHE LEHMANN parle de cet Ecrit, comme imprimé par le prémier Imprimeur de Maïence, & comme envoïé au Sénat de Spire le Mardi après le Dimanche *Lætare* de l'Année 1462, & le regarde, mais sans fondement, comme le prémier des Livres imprimez. Il remarque, que cet Electeur s'y plaint amérement, *se ideò à Pápá Diris devotum esse, quòd Imperii Germanici Jura Pontificiæ Aulæ subjicere noluerit; simulque, quantùm Damni omnibus Temporibus Pontificum excommunicandi Vassalos Subditosque Juramentó, quo Imperatoribus obstricti erant, solvendi Licentia in Imperio dederit (aaa).*

CE n'étoit apparemment que quelque Brochure, dont il seroit bien difficile de découvrir aujourd'hui quelque Exemplaire, & par conséquent de déterminer la Forme.

XI. La *Biblia Latina*, seconde Edition, en 2. Volumes in folio, à la Fin desquels se lit cette Souscription:

Pñs

(aaa) *Scriptum publicum à primo Typographo Moguntino impressum.* Christoph. Lehmanni Chronicon Spirense, *pag.* 937, *apud* Hoffmann i Lexicon, *Tom. IV, pag.* 549. col. 2.

---

qu'ils mirent peu après deux diverses Dates à ceux de leurs *Ciceronis Officia*, dont nous allons bientôt parler. Mais, c'est ce qu'on ne sauroit vérifier que par un Examen sérieux & attentif de l'Arrangement des Caractéres, & même de la Marque du Papier, de ces deux Editions; &, malheureusement, les Occasions de ces sortes d'Examens ne sont nullement communes.

CET Ouvrage a été intitulé *Catholicon*, c'est-à-dire *Universel*, parce que c'est tout ensemble, 1°. une *Grammaire*, divisée en *Orthographie*, *Etymologie*, *Syntaxe*, & *Prosodie*; 2°. une espece de *Rhétorique*; &, 3°. un *Dictionaire*, qui occupe lui seul les trois Quarts & demi du Volume; & tout cela, assez médiocrement traitté, & beaucoup moins de la Composition que de la Compilation de son Editeur, comme il le reconnoit lui-même de bonne-foi: *ex multis & diversis Doctorum Texturis elaboratum & contextum.*

DE l'Epithete de *philocalus*, que se donne ce Compilateur, *Pro me peccatore philocalo ad Deum Preces porrigere velitis*, on a fait assez plaisamment un Amplificateur de cet Ouvrage, nommé *Philocalus* (204); Auteur tout-à-fait semblable à *Micrologus*, *Hermaphroditus*, *Simposius*, *Paralipomenus*, *Decalogus*, *Alcoranus*, à *Cabbala*, *Mantissa*, *Pandecta*, *Novella*, *Kalenda*,

Centona, & à quantité d'autres de pareille Espece.

C'ÉTOIT un Dominicain du XIII Siecle, nommé *Johannes Januensis*, parce qu'il étoit de Genes, mais que Caseneuve trouvoit bon d'appeller *Jean de la Porte.* On l'a quelquefois confondu avec *Jacobus Januensis*, autre Dominicain de Genes & du même Tems: Erreur, dans laquelle on ne seroit point tombé, si l'on avoit consulté ce *Catholicon*; vû que l'Auteur y dit nettement, tant au commencement & ailleurs, que sous le Mot *Janua*, qu'il se nommoit *Johannes Januensis de Balbis*, qu'il y donne le Catalogue de ses autres Ouvrages, & qu'il y marque avoir achevé celui-ci en 1286: toutes Particularitez absolument étrangeres à *Jacobus Januensis* surnommé *de Voragine.* Pour être bien instruit de l'Histoire de notre *Johannes Januensis*, il faut lire les Articles qu'en ont donné, Mr. Bayle dans son *Dictionaire Historique & Critique* sous le Mot BALBUS, & les Peres Quetif & Echard dans leurs *Scriptores Ordinis Prædicatorum recensiti*, Tome I, page 462. Le prémier n'a connu, ni cette Edition de son *Catholicon*, ni même celle de 1460 si renommée chés tous les Bibliographes; & les seconds se font contentez de dire de la seconde, qu'elle se trouvoit à la Bibliotheque de Ste Gennevieve à Paris.

(X) *Le*

---

(204) Biblioth. Uffenbachiana, *Tom. II, in Incunab. Typograph. pag.* 11 & 12.

Pñs hoc Opuſculũ Artificioſa adínvẽtione
impmendí ſeu caraƈteríʒandí. abſqʒ calamí
exaracõn. in cívitate Moguntñ ſic effigiatũ.
⁊ ad cuſebiam dei induſtrie per Joheʒ fuſt ciuẽ
& Petrũ Schoiffher de gernſʒheym clericũ di-
oteß (bbb) eiuſdem eſt conſũmatuʒ. Anno dñi. M.
cccc. lxij. In vígilia aſſumpcóís vírg. marie (X).

DANS d'autres Exemplaires , d'ailleurs tout ſemblables , cette
Souſcription ſe trouve ainſi , mais avec la même Faute *Dioteſis*, &
de plus celle de *Virgims* pour *Virginis*.

Pñs

(bbb) *Cette Faute*, Dioteſis pour Dioceſis, *y eſt ainſi*, & *tout le reſte figuré de même*.

(X) *La Biblia Latina , imprimée par Fuſt & Schoif-
fber en* M. cccc. lxij.] Tous ceux , qui ont parlé
de cette Edition , excepté Tentzelius , le Pere le
Long , Pater , & le Pere Orlandi , qui paroiſſent avoir
entrevû la Difficulté (205) , ont dit & répété ſans
Réfléxion , que ce fut pour avoir porté de ſes Exemplaires à Paris , & les y avoir vendus pour manuſcrits ,
que Jean Fuſt fut inquiété & pourſuivi par le Parlement , non ſeulement comme Fauſſaire , mais même
comme Magicien (206). Mais , cela n'eſt nullement
vraiſemblable : & ſi jamais il y a eu quelque Fondement à cette Hiſtoriette , il eſt bien plus naturel de
croire , que ce fut pour des Exemplaires de l'Edition
de M. cccc. L. , comme je l'ai remarqué ci - deſſus
Section V.
EN - EFFET , dans les Exemplaires de cette Edition
on ne voïoit aucun Nom d'Imprimeur , aucun Avertiſſement , ni aucune autre Indication , qui découvrît
que c'étoit le Fruit d'une nouvelle Invention : &, de
plus , ces prémieres Impreſſions reſſembloient ſi fort
aux Manuſcrits , qu'il étoit très aiſé d'en impoſer , &
aſſez difficile de n'y être pas trompé (207) : mais , il
ne pouvoit nullement en être de même des Exemplaires de celle de 1462 , à la Fin deſquels les Imprimeurs ,
non ſeulement ſe nommoient comme les Fabricateurs
de ces Ouvrages , mais même avertiſſoient le Public
par une Inſcription expreſſe , qu'ils ne les avoient fabriqués ainſi , qu'à l'Aide d'un Art nouvellement inventé (208).
D'AILLEURS , aïant déja fait publiquement cette
Déclaration pluſieurs Années auparavant , tant à la
Fin du *Pſalmorum Codex* de 1457 , qu'à la Fin du *Ra-*

tionale Divinorum Officiorum de 1459 , des *Clementinæ
Conſtitutiones* de 1460 , & du *Catholicon Johannis Januenſis* de la même Année , dont il eſt à croire qu'ils
ne furent guéres moins ſoigneux d'envoïer des Exemplaires à Paris que de leur *Bible* ; il n'étoit preſque
pas poſſible qu'on y ignorât encore alors , je ne dis
pas comment ſe faiſoient ces ſortes d'Ouvrages , mais
ſimplement qu'on avoit un Secret tout particulier
pour les faire. Et quand bien même on l'y auroit
abſolument ignoré , ſi , ſous ce Prétexte , on en avoit
voulu inquiéter les Ouvriers , n'avoient - ils pas dans
ces Déclarations publiques de quoi ſe juſtifier pleinement des Accuſations qu'on auroit pû leur intenter ?
Mais , on ne ſauroit dire la même choſe des Exemplaires de l'Edition de 1450 , qui ne leur auroient
pas fourni les mêmes Moïens de Juſtification. Il y a
donc toute Apparence , ſi ces Pourſuites - là ſe ſont
jamais faites , que ce fut bien plutôt pour l'Edition
de 1450 , que pour celle de 1462.
SELON le Gallois (209) , *il eſt certain* , *qu'on ne
voit rien d'imprimé avant cette Bible* ; & ſon *Inſcription
fait voir* , ajoute - t - il , *qu'elle a été achevée d'imprimer
ſur la Fin de l'Année* 1462. Mais , il eſt incomparablement plus *certain* , qu'il n'avoit point vû cette Inſcription , ou qu'il ne l'avoit nullement éxaminée. Ce qu'il
ajoute , que *c'eſt le Chef - d'Oeuvre de Fauſt* , pourroit
être mieux fondé : car , c'eſt effeƈtivement une très
belle Edition , quoique peu correƈte en divers Endroits , comme je l'ai remarqué dans un très bel Exemplaire , que j'ai eu pendant quelque tems entre les
mains , & qui avoit autrefois appartenu aux Croiſés
ou Trinitaires de Cologne.

(Y) *Fuſt*

(205) Tentzelii Erfindung der Buch - Druckerye - Kunſt , *pag.* 28. 29. Le Long , Biblioth. Sacr. *Tom. I, pag.* 151. Pater de Miraculo
Germaniæ , *pag.* 74. Orlandi , Origine della Stampa , *pag.* 112. (206) *Voieʒ ci - deſſus la Seƈtion V.* & *la Rem.* (Q). (207) *Voieʒ en
des Preuves ci - deſſous, Rem.* (GG) *Num. V,* & *Citations* (337-339). (208) Catheriment , Art d'imprimer , *pag.* 2 , *diſoit bonnement de
ces ſortes d'Inſcriptions* , que les Imprimeurs y *cachoient* leur Secret à la Fin de leurs Imprimez. (209) Traité des Bibliotheq. *pag.* 160, 161.

Pn̄s hoc opuſculuȝ finítū ac cōpletū. & ad
euſebiaȝ deí induſtrie ín cíuítate Maguntñ
per Johannē fuſt cíuē. & Petrū ſchoíffher de
gernſȝheym clericū díoteſ-̄ eíuſdeȝ eſt conſū-
matū. Anno íncarnacóís dñíce. M. cccc. lxíj.
In vígília aſſumpcōnís gl'oſe vírgíms marie.

DANS d'autres Exemplaires encore, il y a *Opus*, au lieu d'*Opuſculum*. On ignore la Raiſon de ces Variétez.
   XII. *Bibliorum Germanicorum Editio Moguntina*, in folio, à la Fin
de laquelle on lit cette courte Souſcription:

      Johan. Fuſt Moguntinus Civis A. MCCCCLXII. effecit.

ON ne connoit cette Edition, que depuis un An. Mr. Jean-Albert
Bengelius eſt le prémier qui en ait fait uſage; & cela, dans la belle Edi-
tion qu'il vient de nous donner du Nouveau Teſtament Grec, intitulée
Novum Teſtamentum Græcum, ità adornatum, ut TEXTUS *probatarum
Editionum,* MARGO *variarum Lectionum in ſuas Claſſes diſtributarum
Locorumque parallelorum Delectum,* APPARATUS *ſubjunctus Criſeos
Sacræ, Millianæ præſertim, Compendium, Limam, Supplementum, ac
Fructum, contineat, inſerviente* JOANNE-ALBERTO BENGELIO,
& imprimée *à Tubingue, pour Jean-George Cotta, en* 1734*, in* 4°.
   C'EST particuliérement dans cet *Apparatus Criticus*, qu'il nous
apprend, que cette Edition rare & inconnue ſe trouve dans la Bibliotheque du Conſiſtoire de Wirtemberg, & qu'il s'en eſt utilement
ſervi: qu'il la regarde comme conforme à la *Bible Latine* imprimée
de même à *Maïence, par Fuſt, en* 1462: qu'à la Fin du dernier Chapitre des *Actes des Apôtres*, on lit cette Addition; *Wann dier iſt
Jheſus Criſtus der Sun Gotz durch den alle die Welt anfecht ze wer-
den geurteylt*; c'eſt-à-dire, *Parce que celui-ci eſt Jeſus-Chriſt, le Fils
de Dieu, par lequel tout le Monde redoute d'être jugé:* que les fameux
Verſets 7 & 8 du V Chapitre de la I Epitre de St. Jean, touchant
les Témoins du Ciel & de la Terre, y ſont tranſpoſez: & enfin,
qu'il s'y trouve une Diverſité de Leçon touchant la Bête, dans le
16 Verſet du XVII Chapitre de l'*Apocalipſe* (*ccc*).
   C'EST tout ce que je peux dire de cette Edition, dont tous les
Hiſtoriens de l'Imprimerie, non plus que les Bibliographes, ne font
abſolument aucune Mention.
                                   XIII.

(ccc) Jo. Alb. Bengelius, *in* Apparatu Critico *ſubjuncto Editioni ſua* Novi Teſtamenti Græci, *pagg.* 641, 758, 783, & 838.

XIII. Le BONIFACII VIII *Sextus Decretalium Liber*, in folio, à la Fin duquel se lit cette Souscription:

Sexti Decretalium Opus preclarum, alma in urbe Maguntina inclyte nacionis germanice, quam dei clementia tam alti ingenii lumine donoq5 gratuito ceteris terrarum
nacionibus preferre illustrareq5 dignitatus est, non atramento, plumali canna neque aerea, sed artificiosa quadam adinventione imprimendi seu caracterizandi, sic effigiatum &
ad eusebiam dei industrie est consumatum per Johannem
Fust civem & Petrum Schoiffher de Gernsheym, Anno dñi
M. cccc. lxv. die vero xvij. mensis Decembris (*ddd*).

XIIII. Les CICERONIS *Officia & Paradoxa*, petit in folio ou grand in quarto, à la Fin duquel se lit cette Souscription:

Presens Marci tulii clarissimũ opus Jo-
hañes fust Mogũtinus ciuis. nõ atramẽ-
to. plumali cãna neque aerea. sed arte quadam perpulcra. Petri manu pueri mei feliciter effeci finitum. Anno M. cccc. lxv.

laquelle Souscription fut renouvellée l'Année suivante, avec ces nouveaux Mots, & cette nouvelle Date,

manu Petri de
gernshem pueri mei feliciter effeci finitum.
Anno M. cccc. lxvj. quarta die Februarii:

tant les Imprimeurs & les Libraires ont commencé de bonne-heure à mettre à profit le Préjugé vulgaire pour la Nouveauté (*eee*).

A CES Editions datées, & accompagnées des Noms de Fust & de Schoiffer, j'en ajouterai quelques autres, destituées de ces Noms, & sans Date, mais reconnues pour être indubitablement de leur Im-pression, tant par la Ressemblance de leur Caractere avec celui des précédentes, que par les Marques du Papier sur lequel elles se trou-vent imprimées.

I. *Liber*

(*ddd*) *Cette Edition se trouve, aussi bien que le Psalmorum Codex de* 1457, *dans la Bibliotheque Académique de Freyberg en Misnie.* Tentzelii Discours von Erfindung der Buch-Drucker-Kunst, pag. 49. *Voïez aussi* Heindreich, Pandect. Brandeburg. pag. 648. Uffenba-chii Incunabula Typogr. Catal. Tome IV, pag. 139.
(*eee*) *Les deux prémiers Imprimeurs de Rome pratiquèrent peu de* tems après la même Chose dans leurs Editions de Lactance & des Epi-tres de St. Jérome de 1468 & de 1470, qui, à ces Dates près, ne sont chacune qu'une seule & même Edition. Voïez les Lettres de R. Si-mon, Tom. I, pag. 274; Tom. II, pag. 153, 254. Fabricius, Biblioth. Lat. Tom. III, pag. 895, affirme la même Chose de leur S. Augustinus de Civitate Dei de 1468 & de 1470.

F

I. *Liber Regule Pastoralis Sti.* GREGORII *Pape ad Johannem Archiepiscopum Ravennensem:* in quarto.

CE Volume se trouve dans la Bibliotheque du Roi de France; & Naudé l'a reconnu, à la Marque du Papier, pour être de l'Impression de Fust & de Schoiffer: ajoutant, que c'étoit un de leurs *Essais*, antérieur à l'An 1459, auquel, vû son Imperfection, ils n'avoient point voulu mettre, ni leurs Noms, ni la Date de sa Fabrique; ce que, devenus plus hardis, ils ne firent plus difficulté de mettre au *Durandi Rationale Divinorum Officiorum* de 1459 (*ééé*). Mais, Chevillier a très judicieusement observé, & les Editions précédemment indiquées prouvent suffisamment, que ces Imprimeurs ne faisoient plus d'*Essais* en 1459, & que cette Date n'étoit qu'une Conjecture peu certaine de cet Auteur (*fff*). Ce qu'il y a de très probable, c'est que c'est une de leurs plus anciennes Editions.

II. *Magistri* MATHEI DE CRACOVIA *Dialogus Rationis & Conscientie an expediat vel debeat quis raro vel frequenter celebrare vel communicare.* Item: *Magistri* HENRICI DE HASSIA *Expositio super Orationem Dominicam, super* Ave Maria, *& Speculum Anime:* in quarto.

J'AI cette Edition, que les Marques du Papier prouvent être de l'Impression de Fust & de Schoiffer; & que la Ponctuation par le Point unique, quoique l'Ouvrage soit tout rempli de Questions & d'Interrogations, prouve être des plus anciennes, & au moins antérieure à la *Bible* de 1462, où l'on voit le Point, les deux Points, & le Point interrogant.

III. VINCENTII BELUACENSIS, *Fratris Ordinis Predicatorum, Speculum Hystoriale:* in folio, en 4 Parties ou Tomes, dont chacun contient VIII Livres, & en 2 gros Volumes de très grande Forme.

J'AI aussi cette Edition, qui est toute semblable à la précédente, & ornée de Lettres peintes en Azur & Vermillon à la Tête de chaque Livre, de simples Lettres des mêmes Couleurs à la Tête de chaque Chapitre, & de simples pareils Traits au Commencement de chaque Période.

IV. *Liber Sermonum Sancti* LEONIS *primi Pape, Doctoris floridissimi ac eloquentissimi, incipit feliciter:* in folio.

J'AI encore cette Edition, qui est de même Caractere, & de même

---

(*ééé*) Naudæus, *initio Pastoralis S. Gregorii in Bibliothecâ Regiâ Parisiensi asservati, apud* Maittaire, Annal. Typograph. *pag.* 22.   (*fff*) Chevillier, Origine de l'Imprimerie de Paris, *pag.* 10.

même Papier, que les précédentes, mais dont la Ponctuation est
toute semblable à celle de la *Bible* de 1462.

V. *AUGUSTINI de vere Vite Cognitione Libellus:* in quarto.

CE Volume se trouve dans la Bibliotheque de Mr. Raymond
Krafft, Bourguemaitre d'Ulm: & Mr. Schelhorn, qui y a remarqué
les Armes de Fust & de Schoiffer, ajoute, qu'il est du même Caractere que leurs *Officia Ciceronis* (ggg).

TOUTES ces Éditions sont d'une très grande Simplicité. On
n'y voit, non seulement, ni Chiffres de Pages, ni Signatures, qui
ne furent imaginées que longtems après le parfait Etablissement de
l'Imprimerie; mais même, ni Titre général, ni Titre courant au
dessus des Pages, ni Epitre Dédicatoire, ni Avertissement, ni Préface, ni Lettres Capitales, toutes celles qu'on y voit étant faites à
la Main avec de l'Azur & du Carmin: & leur Ponctuation ne consiste,
dans les unes que dans le seul & unique Point, & dans les autres
que dans le Point, les deux Points, & le Point interrogant, comme
je viens de le remarquer.

*Grande Sim-
plicité de
ces Edi-
tions:*

CES Impressions sont toutes d'un Caractere passablement beau,
& si semblable à l'Ecriture de ce Tems-là, qu'il étoit fort aisé de
s'y tromper (hhh). C'est une espece de *Demi-Gothique*, que les
prémiers Eleves de Fust & de Schoiffer portérent dans la plûpart
des Endroits où ils établirent l'Imprimerie, mais auquel on substi-
tua bientôt deux autres especes de Caracteres; savoir, en 1469, ce
beau *Romain*, emploïé prémiérement par Jean & Vendelin de Spi-
ré, & par les autres habiles Imprimeurs de Venise, ce qui lui a fait
donner le Nom de *Vénitien*, & qui, après une longue Interruption
dans Venise même, est enfin devenu le dominant dans toute l'Europe; &, en 1471, le *Gothique*, introduit par les prémiers Imprimeurs de Strasbourg, lequel se répandit bien-tôt au long & au large,
& n'a que trop long-tems deshonoré les plus belles & les meilleures Imprimeries. Trente Ans après, Alde Manuce inventa l'*Italique* ou le *Cursif*, qui a été assez en vogue dans le XVI Siécle, mais
qu'on abandonna bientôt parceque sa Maigreur faisoit mal aux Yeux,
& dont on ne se sert presque plus aujourd'hui, que dans les Citations de médiocre Etendue; car, pour peu qu'elles soient longues,
on préfere le *Romain* précédé à chaque Ligne de *Guillemets*, ou de
doubles Virgules ainsi nommées du Nom de celui qui s'en est le
prémier servi.

*leurs Carac-
teres; &*

TOUTES

(ggg) Schelhornii Amœnit. Liter. Tom. III, pag. 122.   181. Naudé, Addit. pag. 290, 317. Chevillier, pag. 105, Voïez en
(hhh) Walkius, in Decade Fabul. Gen. Hum. Fabul. IX, pag.   des Preuves, ci-dessous Rem. (GG) Num. V, & Citat. (337-339).

SECTION
XI.
leur Papier,
& ses Mar-
ques.

TOUTES ces Impreſſions ſont faites ſur de bon Papier, généralement un peu bis, mais d'une Epaiſſeur & d'une Force extraordinaire: & comme les Marques de ce Papier peuvent très bien ſervir,
de même que les Caractéres, à faire reconnoître les Editions de ces
Imprimeurs, ſoit qu'elles ſoient d'elles-mêmes ſans Indications, ſoit
que ces Indications en aïent été arrachées, je noterai ici celles de
ces Marques qui me ſont connues: ſavoir, 1°, un Croiſſant les Poin-
tes en bas, ſurmonté d'une Ligne au haut de laquelle eſt une Etoile; 2°, une eſpece d'Oiſeau, vû de côté, & dont on ne diſtingue
bien que l'Aile & le Col recourbé; 3°, une Tour, avec ſa Porte, ſes
Creneaux, & ſon Toit s'élevant en Cône & finiſſant par une Eſpece
de Fleur-de-Lis; 4°, une Roſe, quelquefois avec une Croix, &
quelquefois avec une Couronne, dans le Centre; 5°, deux Clefs
adoſſées; 6°, l'Ecu de France ſurmonté d'une Couronne ouverte de
Fleurs de Lis; 7°, une Main ouverte, vûe par le Dedans, & dont
le Doit du milieu eſt ſurmonté d'une Croix; 8°, un Veau debout,
vû de côté; & 9°, la Tête du même Animal vûe de Face, & du milieu des Cornes de laquelle s'éleve une Ligne finiſſant par une Etoile
ou par un Trefle. Les trois prémieres de ces Marques ſe voïent
dans l'Edition ſans Date du *Catholicon Johannis Januenſis*, indiquée
ci-deſſus Num. V. & Remarque (N): la 4ᵉ. dans la *Prima Secunde
S. Thome* de 1471, & dans le *Codex Juſtiniani* de 1475: la 5. & la 9ᵉ.
dans le *Matheus de Cracovia*, & dans le *Henricus de Haſſia*, ſans
Date: la 8ᵉ. & la 9ᵉ. dans la *Bible* de 1462: la 9ᵉ. dans les *Ciceronis
Officia* de 1465 & 1466, dans le *Jeronimianus ſeu Jeronimi Epiſtole*
de 1470, dans les *Clementis V Conſtitutiones*, dans la *Prima Secunde
S. Thome* de 1471, dans le *S. Thome Queſtiones de Animá* de 1472,
dans le *Decretum Gratiani* de 1472, dans l'*Herbarius* Allemand de
1483, dans le *Sti. Gregorii Paſtorale* & les *Sermones S. Leonis Pape*
ſans Date, & dans le *Vincentii Belluacenſis Speculum Hyſtoriale*, auſſi
ſans Date: &, enfin, la 1ᵉ, la 2ᵉ, & la 9ᵉ, ſe trouvent réünies dans
ce même *Decretum Gratiani* de 1472; la 6ᵉ, la 7ᵉ, & la 9ᵉ, dans l'*Herbarius* de 1483; & la 1ᵉ, la 2ᵉ, la 3ᵉ, la 4ᵉ, & la 9ᵉ, dans le *Vincentii
Speculum Hyſtoriale* ſans Date. Naudé a bien connu la derniere de
ces Marques, & l'a donnée dans ces trois Vers Latins pour un Indice ſûr & certain des Impreſſions de Fuſt & de Schoiffer:

> *Hic duo, ſi neſcis, teneris impreſſa Papyris,*
> *Artificum Signo, VITULINÆ CORNUA FRONTIS*
> *Grandia* Calcographi *referunt Miracula* Fauſti (*iii*).

Mᴿ.

(*iii*) Naudé , *au Commencement du* Paſtorale Gregorii Magni *de la Bibliotheque du Roi de France , & dans ſes* Epigrammata , Libr. LI, pag. 52.

Mr. Maittaire dit qu'il n'a pû reconnoitre cette Marque dans le Papier d'aucune des Éditions de ces Imprimeurs (*jjj*): mais, apparemment, il n'y a pas affez bien regardé.

A LA Fin de la plûpart de ces Éditions, & juftement audeffous des Soufcriptions que je viens de tranfcrire, on voit les Armes ou les Marques de ces Imprimeurs, confiftant en deux *Ecus*, fufpendus à un Tronçon d'Arbre pofé en travers, échancrez en dedans, arrondis par le Bas, & renfermant ainfi les Piéces fuivantes.

Pour Fuft, deux *Batons* paffez en Sautoir, finiffant en Crochets par chaque Bout, & alaifés: pour Schoiffer, un *Chevron*, finiffant en Crochets par les deux Bouts & alaifé, & accompagné de trois Etoiles, deux en Chef, & une en Pointe; & ces *Batons*, ce *Chevron*, & ces *Etoiles*, font d'Argent en Champ de *Gueules*.

LES Auteurs des *Acta Litteraria Suecia*, publiés à Upfal, pendant les Années 1720-1723, en 2. Volumes in 4°, remarquent, que le célébre Jean Scheffer, qui s'eft fi honorablement diftingué par fes Ecrits dans le dernier Siécle, defcendoit de notre Pierre Schoiffer; & que fa Famille, dont les Membres fe décorent du Titre de Chevalier, portent encore aujourd'hui les mêmes Armes (*kkk*).

MR. Fabricius prend les *Batons* du prémier de ces Ecus pour une *Croix de St. André*, & le *Chevron* du fecond pour un *Lambda Grec*: Roth-Scholtz ne fait mal-à-propos de ces *Batons* & de ce *Chevron*, que de fimples Traits fans aucune Largeur (*lll*); & le bon Pere Orlandi en fait de même à l'égard du *Chevron*, dans fa *Notizia*

(*jjj*) Maittaire Annales Typograph. *pag.* 23.

(*kkk*) Acta Litter. Suecix, *Ann.* 1722, *pag.* 322. Stumpff, Eydgnofchafft Chronick *folio* 23, varie un peu ces *Armes* en y mettant *trois* Rofes, aulieu de trois Etoiles.

(*lll*) Fabricii Biblioth. Lat. med. & inf. Ætatis, *Tom. III, pag.* 240. Frid. Roth-Scholtzii Thefaurus Infignium Bibliopolarum ac Typographorum, *Tab. I, pag.* 61. Ce Thefaurus eft précédé d'une Introductio in Notitiam Infignium Typographicorum,

dreffée par Jean-Conrad Spoerl, que les Journaliftes de Leipfic, 1731. *pag.* 341, croient mal-à-propos être le prémier qui ait recueilli ou décrit ces Marques ou Enfeignes, comme le font affez voir les autres Exemples rapportez dans le Journal Hiftorique de la Republiq. des Lettres, 1732, *pages* 473-476. Ces Mrs. admirent qu'aucun des favans Hiftoriens de l'Imprimerie n'ait pas penfé plûtôt à un pareil Ouvrage: & d'autres admireront peut-être, qu'on s'en fait jamais avifé.

tizia delle Marche de gli antichi e moderni Impreſſori , laquelle il commence par attribuer mal-à-propos ces deux Armes, ou Marques, au ſeul Fuſt, ſans parler de Schoiffer (*mmm*).

LES mêmes Armes ſe trouvent auſſi à diverſes Editions ſans Date, comme à l'*Auguſtinus de vere Vite Cognitione* dont je viens incontinent de parler. Mais, cela ne prouve nullement, que Fuſt & Schoiffer aïent eu tous deux part à cette Edition : car, Schoiffer a très ſouvent mis ces deux Armes aux Editions qu'il a faites tout ſeul enſuite ; comme au *Jeronimianus ſeu Jeronimi Epiſtole* de 1470, aux *Clementis V. Conſtitutiones* de 1471, à la *Prima Secunde Sti. Thome* de 1471, au *Decretum Gratiani* de 1472, aux *Decretales* de 1473, à l'*Expoſitio Card. de Turrecremata ſuper Pſalterio* de 1474, au *Codex Juſtiniani* de 1475, aux *Sti Bernardi Sermones* de 1475, à l'*Herbarius* de 1484, au *Pſalmorum Codex* rouge & noir & noté de 1490, & à beaucoup d'autres ſans-doute.

Mort de Fuſt, & ſa Poſtérité.

ON ne voit plus le Nom de FUST ſur aucune Edition après celle des *Offices de Cicéron* achevée le 4 de Février 1466 : & la prémiere, avec le Nom de Schoiffer ſeul, eſt du 8 d'Octobre 1467. Il eſt donc fort apparent, que Fuſt mourut peu auparavant, en 1466, ou 1467 (Y).

APRÈS

(*mmm*) Pages 118 & 119 *de ſon Origine della Stampa. La II Partie de cette* Notice de Marques des Imprimeurs & Libraires *eſt très mal batie. Outre que les Noms y ſont miſérablement & inintelligiblement eſtropiés , l' Auteur y prend fort ſouvent Martve pour Renard. Par exemple , pag.* 237. *des* deux Cicognes en l'Air *des* Cramoiſy *, dont la jeune porte & donne à manger à la vieille , & que les Enfans même*

ſavent être un excellent Emblême de la Piété & de la Charité , ce Bon-Homme fait une Bataille de Grües en l'Air ; ſans faire la moindre Attention à la Deviſe Honora Patrem tuum & Matrem tuam ut longævus fis ſuper Terram *, ni aux quatre Exemples de Charité Grecs & Romains ajoutez, aux quatre Coins de cette Enſeigne. Il repete la même Choſe page* 242.

(Y) *Fuſt mourut . . . . en 1466, ou 1467.*] A MOINS qu'on ne veuille dire, que ce ſoit lui qui ait imprimé ſeul le *Chryſoſtomus in Matthæum* en 1468, & le *Vincentii Bellovacenſis Speculum Hiſtoriale, Morale, Naturale , ac Doctrinale,* en 1474 ; & donné, conjointement avec Pierre Schoiffer & Conrad Henlif, un Exemplaire de l'*Epiſtolare Sti. Hieronimi* à l'Abbaïe de St. Victor de Paris en 1471 (210). Mais, comme Schoiffer & Henlif y ſont nommés avant lui, & que Schoiffer a imprimé ſeul divers Livres dans ces mêmes Années, j'aimerois beaucoup mieux dire, qu'il s'agit-là d'un Fils du vieux Fuſt, comme le prétend Mentel (211), ou du moins de quelque autre de ſes Parens. Quoiqu'il en ſoit, on ne trouve plus après cela le Nom de Fuſt ſur aucune autre Edition.

COMME je l'ai inſinué ci-deſſus (212), on voit

ſon Portrait à la tête de la *Diſſertatio de Ortu & Progreſſu Artis Typographicæ* de Mallinkrot.

SES Deſcendans , reçûs parmi les Familles Patriciennes de Francfort vers la Fin du XVI Siecle, y ont ſouvent occupé les prémiers Emplois de la Magiſtrature , s'y ſont perpétuez juſqu'en 1704 (213) , & peut-être y ſubſiſtent-ils encore aujourd'hui. Deux d'entre eux ſe ſont particuliérement rendus illuſtres par leurs Ecrits Hiſtoriques & Politiques ; & l'on ne ſera pas fâché d'en trouver ici les Titres.

I. JEAN-FREDERIC FAUST d'Aſchaffenbourg, reçû Conſeiller en 1601, & mort en 1619, a compoſé les ſuivans :

1. *Faſti Limburgenſes , ſeu Fragmenta Chronici Urbis & Dominorum Limburgenſium ad Lobnam , è MSS.* JOHANNIS-

---

(110) Mentel de Orig. Typ. *pag.* 79. (111) Idem, ibidem. *Il conclut de-là trop légérement , que ces trois avoient imprimé enſemble le* St. Jerome *de 1470 : car , il eſt bien ſûr que le Nom ſeul de Schoiffer y eſt.* (212) *A la Fin de la* IX Section. (213) Voiez, dans *la* Chronica der Stat Francfurt , *pagg.* 269-294 *les Liſtes des* Bourguemeſtres, Syndics, & Conſeillers , *de cette Ville.*

APRÈS la Mort de Fuſt, SCHOIFFER continua d'imprimer ſeul, non ſeulement juſqu'en 1479, comme l'a remarqué Mr. Maittaire, mais même juſqu'en 1492, probablement ſon Année mortuaire, quantité de bons Ouvrages, dont je me contenterai de noter ici le prémier :

CLEMENTIS *Quinti Opus Conſtitutionum clariſſimum*, in folio, à la Fin duquel on lit :

> Alma in Urbe Maguntina inclite Nacionis Germanice, quam Dei Clementia tam alti Ingenii Lumine Donoque gratuito ceteris Terrarum Nacionibus preferre illuſtrareque dignatus eſt, artificioſa quadam Adinventione imprimendi ſeu caracterizandi ſic effigiatum & ad Euſebiam Dei induſtrie eſt conſummatum, per Petrum Schoiffer de Gernſhem. Anno Dominice Incarnacionis M. CCCC. LXVII. octava Die Menſis Octobris.

& les deux derniers :

Pſalmorum Codex, cum Prophetarum Canticis, Muſicis Notis illuſtratus; in folio, à la Fin duquel on lit :

> Preſens Pſalmorum Codex, Venuſtate Capitalium decoratus, Rubricationibusque ac Notis ſufficienter diſtinctus; Adinventione artificioſa imprimendi ac caracterizandi, abſque ullâ Calami Exaratione in nobili Civitate Moguntinâ, hujus Artis Inventrice Elimatriceque primâ, ſic effigiatus, & ad Laudem Dei, ac Honorem Sancti Benedicti, per Petrum Schöffer de Gernſsheim, eſt conſummatus. Anno Domini M. CCCC. XC. ultima Die Menſis Auguſti.

C'EST

HANNIS-FRIDERICI FAUSTI *ab Aſchaffenburg.* Heidelbergæ, 1619, in folio.

2. HANS, REGKMANS *Lubékiſch Cronica, è MSS.* JOHANNIS FRIDERICI FAUSTEN *von Aſchaffenburg.* Heidelberg, 1619, in folio.

3. WEYGAND GERSTENBERGER *Franckenbergiſche Chronick und Zeit-Buch, ex MSS.* JOHANNIS-FRIDERICI FAUSTEN *von Aſchaffenburg.* Heidelberg, 1619, in folio.

4. *Der Stadt Franckfurt Herkunſst und Aufnehmen; item Keyſerlichen Wahl, und Crönungs Chronica: durch* JOHANNEM-FRIDERICUM FAUSTUM *ab Aſchaffenburg.* Francofurti, 1660 & 1664, in 12°.

Comme ce dernier Ecrit eſt fort poſtérieur aux autres, je n'oſerois affirmer qu'il ſoit du même *Jean-*

Frederic Fauſt. Quoiqu'il en ſoit, dans un de ces Ouvrages, il reconnoît de bonne-foi, que Jean Zumjungen de Guttenberg eſt le véritable Inventeur de l'Imprimerie; & que Jean Fauſt, ſon Ayeul, ne fut que ſon Aſſocié (214).

II. MAXIMILIEN FAUST d'Aſchaffenbourg, fait Syndic de la République de Francfort le 30 Sept. 1626, & mort le 5 Juin 1651, a donné les ſuivans.

I. MAXIMILIANI FAUSTI *ab Aſchaffenburg Tractatus de Ærarii Conſervatione.* Francofurti, 1640, in 4°.

2. MAXIMILIANI FAUSTI *ab Aſchaffenburg Conſilia pro Ærario Civili, Eccleſiaſtico, & Militari, publico atque privato.* Francofurti, Schleichius, 1641, in fol.

C'EST entre les Mains de ce dernier qu'étoient les Papiers & Documens de cette Famille (215).

(Z) Les

(214) *Voïez, ci-deſſous la Remarque* (BBB), *Num. CCII.* (215) *Florians Cronick der Stadt Francfurt, Pag. 438.*

C'est la plus ancienne Impreſſion où j'aïe vû le Plein-Chant noté; & c'eſt ce qui m'a particuliérement porté à la placer ici. Du reſte, elle eſt toute ſemblable à celle de M. CCCC. LVII., indiquée ci-deſſus Section X.

Cronik der Saſſen, in folio, à la Fin de laquelle on lit:

> Düſſe Kroneke von Keyſeren unde anderen Furſten unde Steden der Saſſen, mit oren Wapen, hefft geprent Peter Schöffer van Gernßheim, in der eddelen Stat Mentz, die eyn Anefangk is der Prentery, in deme Iaere na Criſti Gebordt duſent vier hundert lxxxxij. uppe den feſten Dach des Merczen.

MR. Menken, *Bibliothecæ Menkenianæ* pag. 281, parle d'une Edition de Magdebourg en la même Année 1492; & c'eſt probablement une Erreur. Quoiqu'il en ſoit, Jean Mollerus traitte l'Auteur de cette *Chronique* de *Fabulator omnium ineptiſſimus*, dans ſon *Introductio ſeu Iſagoge ad Hiſtoriam Cherſoneſi Cimbricæ*, Partie I, page 55, & Partie II, page 361, où il ſe mocque de l'Etymologie du Mot *Saxons*, tirée des *Sacken* ou grands Couteaux de ces Peuples: & les Auteurs de l'*Hiſtoire de la Papeſſe Jeanne*, Tome I, page 195, la diſtinguent d'une autre *Chronique pleine de Peintures, & d'Armes blaſonées*, imprimée de même, à *Maïence*, en 1492, *in folio*; mais, il eſt très clair, qu'il ne s'agit-là que d'un ſeul & même Ouvrage.

UN très habile Homme fait vivre notre Schoiffer juſqu'en 1532 (*nnn*): mais, il ſe trompe certainement, en le confondant avec un de ſes Fils (Z).

QUANT

(*nnn*) *Argentorati* 1532, *apud Petrum Opilionem vel Schöfferum, primotum Artis Typographicæ Statorum Socium & Adminiſtrum.* Jac.

Frid. Reimmanni Catalogus *propr.* Libror. Theologicor. *pag.* 867, 868.

(Z) *Les Fils de Schoiffer.*] ON en connoit trois, qui ont tous éxercé ſa Profeſſion.

I. LE prémier ſe nommoit JEAN (216). Il fut ſon Succeſſeur dans ſon Imprimerie, & il y imprima depüis 1503 juſqu'en 1533 quantité de beaux & bons Ouvrages, dont il y a un Catalogue éxact & curieux dans le II Volume des *Annales Typographiques* de M. Maittaire, où l'on ne voit pourtant pas les ſix ſuivans:

Miſſale Maguntinenſe denuo exactiſſimâ Curâ recogni-

tum, & à prioribus quibuſdam Mendis operoſè ac ſolerter emaculatum, ſub Præſulatu Reverendiſſ. Dom. Domini Jacobi Archi-Epiſcopi Maguntinenſis: *per* JOHANNEM SCHEFFER, *in Urbe Maguntinâ, hujus Artis Impreſſoriæ Inventrice Elimatriceque primâ, feliciter conſummatum & impreſſum; Kalendis Septembris, Anno Domini milleſimo quingenteſimo ſeptimo, in folio.*

Reformacion der Stat Franckenfort am Meine des Heilgen Romiſchen Richs Cammer: *gedruckt und vollendet durch* JOHANNEM SCHÆFFER, *Burger zu Mäyntz,*

(216) Orlandi, Origine della Stampa, *pag.* 14, *le fait mal* Petit-Fils de Pierre.

QUANT à JEAN MEYDENBACH, Affocié, comme les précédens, de Guttemberg (*ooo*), on ne voit fon Nom à aucun Livre ; mais, on trouve celui de *Jaques Meydenbach*, fon Fils ou fon Parent,

(*ooo*) *Voïez ci-deffus Citation (q)*.

Mäyntz, *nach der Geburt Chrifti taufend fünfft hundert und in dem neunden Iabre, an den beiligen Abend der Uffart unfers Herrn Jefu Chrifti*. C'eft un *in folio* de 52 Feuilles, au Revers du Titre defquelles fe voïent les Armes de Francfort entre les Serres de l'Aigle Impériale.

Breviarium fecundum Ritum inclytæ & infignis Eccléfiæ Moguntinæ, &c : *impreffum Moguntiæ, Impenfis & Operâ honefti & providi Viri* JOHANNIS SCHEFFER, *Civis Moguntini, cujus Avus primus Artis Impreffioria fuit Inventor & Auctor, Anno falutiferæ Incarnationis Domini millefimo quingentefimo nono, in Vigiliâ Nativitatis Mariæ*, in 8°. 2 Volum.

Miffale Maguntinenfe, revifum, caftigatum, diligentiffimèque emendatum, fub Præfulatu Reverendiffimi Dom. Domini Urielis, Archiepifcopi Maguntini: *per* JOHANNEM SCHEFFER, *in Urbe Maguntinâ, hujus Artis Impreffioriæ Inventrice Elimatriceque primâ, feliciter confummatum & impreffum Kalend. Januar. Anno Domini millefimo quingentefimo decimo tertio*; in folio.

Hortulus Animæ: *noviter jam ac diligenter impreffus Maguntiæ, per* JOANNEM SCHÖEFFER, *finit, poft Feftum Nativitatis Mariæ Virginis, Anno Domini* M. D. XVI. *in* 8°. *cum Figuris æri infculptis*.

APPIANI ALEXANDRINI Hiftoriæ Romanæ, P. Candido Decembrio Interprete: *impreffæ Moguntiâ, in Ædibus* JOANNIS SCHÆFFER, *à cujus Avo Chalcographia olim in Urbe Moguntiacâ primùm inventa exercitaque eft, Anno* M. D. XXIX. *Idibus Augufti*. in 4°.

COMME on voit, il s'y difoit quelquefois Fils, & Petit-Fils, des Inventeurs de ce bel Art (217) : fans oublier néanmoins Guttemberg, comme on le peut voir particuliérement à la Tête de fes Editions de *Tite Live* de 1505, de 1518 & 1519, de 1523, & de 1533, la feconde en Latin, & les trois autres en Allemand ; Editions, dont il fera plus particuliérement parlé ci-deffous, Remarque (BBB), Num. XXIV.

A L'IMITATION de fon Pere, il mettoit fouvent fes Armes à la Fin de fes Editions (218) : mais, il y avoit fait quelque Changement, & les avoit rendu parlantes. Car, au lieu de la troifieme *Etoile* en Pointe, il mettoit une *Rofe*: dans le Champ, il plaçoit des *Bergers* avec leur *Chien* & des *Moutons*, pour expri-

mer apparemment fon Nom *Scheffer*, qui fignifie *Berger* ; & ce Nom, avec fon Prénom *Jean*, fe voïoient ainfi I. S. ou entrelaffés de cette Maniere ⚭, dans ce Champ même, ou bien au deffus dans un petit Cartouche féparé.

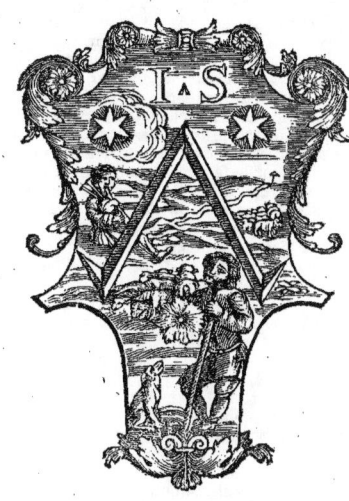

II. LE fecond fe nommoit PIERRE. Aventin le place à Maïence: *Moguntiaci* PETRUS SCHOEFFERIUS, *Nepos ex Filiâ* (Faufti) *Autoris hujus Inventi*, dit-il (219). En effet, il y a imprimé l'*Ortulus Animæ, zu Teutfch genannt der Seelen Gärtlein, mit fampt dem Rofen-Krantz von U. L. Frawen, und S. Brigitten Gebett*, comme le prouve cette Soufcription, *zu Mentz, durch* PETER SCHOEFFERN, *1518, in* 8° (220): petit Livret tout fuperftitieux, dont j'ai donné le Précis & l'Hiftoire dans la Remarque (C) de l'Article GRUNINGER. Mais, il n'y refta pas ; car, je trouve qu'il

(217) *Voïez particuliérement à cet Egard la Soufcription qu'il a mife à la Fin du Trithemii Breviarium Hiftoriæ Francorum, en* 1515, *& du Breviarium Ecclefiæ Mindenfis, en* 1516. *Elle fe trouve ci-deffus Remarque* (BBB), Num XXXI. (218) *Voïez ci-deffus le Paragraphe du Texte, après la Citation* (jjj). (219) *Aventini Annales Boici ad Annum* 1450, *pag.* 512 *Edit. Francof. apud Lud. Reg.* 1627, *in folio*. (220) *Bibliotheca Roftgardiana, pag.* 230. *Bibliotheca Danefchioldiana, pag.* 234.

G

SECTION XI.

rent, à un Ouvrage confidérable, imprimé fous le Titre fuivant, *Hortus Sanitatis*, id eft *Liber de Herbis, Animalibus, Avibus, Pifcibus, &c., cum eorum Figuris in Ligno incifis*; & avec la Souscription fuivante :

Expli-

qu'il a imprimé depuis à Worms, & à Strasbourg, les quatre Ouvrages fuivans :

Alle Propheten, nach Hebræifcher Sprache verdeufchet durch LUDOVICUM HETZERUM und JOHANNEM DENCKIUM, Mennoniten. *Worms, by* PETER SCHÖFFER, 1527, *in folio* (221).

Biblia Germanica : *gedruckt in Worms, bey* PETER SCHÖFFERN, 1529, *in folio*; Verfion attribuée par divers Auteurs aux mêmes Mennonites, ce qui eft nié par d'autres (222). Outre les *Epitres* canoniques de *St. Paul*, on y en trouve une apocriphe *aux Laodiciens*, comme le remarquérent les Editeurs d'une *Bible Flamande*, imprimée in *'s Gravenhage, by* Albrecht *Heyndrikfz.*, en M. D. XCVI., *in* 4°., à la Fin de l'Apocalypfe de laquelle fe trouve auffi cette Epitre précédée de ce Titre : *De Epiftel Pauli tot den Laodicenfen, de welke ghevonden is in de alderoudfte Bybel, die te Worms ghedruckt is.* Elle ne contient que 15. Verfets, dont le dernier recommande aux Laodiciens de la faire lire aux Coloffiens, & de lire de même celle qui leur avoit été adreffée.

Tredecim Articuli Judæorum, & JOSEPHI BEN GORION Compendium Hiftoriæ Judæorum, cum Verfione Latinâ & Annotationibus SEBASTIANI MUNSTERI. *Wormatiæ, apud* PETRUM SCHÖFFERUM, 1529, *in* 8° (223).

JACOBI ZIEGLERI Syria, Palæftina, Arabia, &c. cum Tabulis Geographicis. *Argentorati, apud* PETRUM OPILIONEM *feu* SCHOEFFERUM, 1532, *in folio* (224).

DE Strasbourg, il paffa à Venife, où il imprima :

Novi Teftamenti Vulgata quidem Editio, fed ad vetuftiffimorum utriufque Exemplariorum Fidem diligentiffimè emendata, cum Scholiis ISIDORI CLARII: *edita Venetiis, per* PETRUM SCHOIFFER, 1541, *in* 8°. 2 *voll.* (225).

Bibliorum Sacrorum Vulgata Editio Veteris & Novi Teftamenti, quorum alterum ad Hebraicam, alterum ad Græcam, Veritatem, emendatum eft quàm emendatiffimè, ut nova Editio non facilè defideretur, & vetus tamen hîc agnofcatur; adjectis ex eruditis Scriptoribus Scholiis ab ISIDORO CLARIO Brixiano. *Venetiis, apud* PETRUM SCHOIFFER *Moguntinum,* 1542, *in folio* (226).

IL fut mis par les Inquifiteurs au Nombre des Imprimeurs de Livres Hérétiques : & il fe trouve comme tel dans les deux Liftes intitulées *Biblia probibita,* & *Typographi è quorum Officinis diverforum Hæreticorum Opera prodiére*, qui ne fe voient que dans le *Catalogus Librorum probibitorum*, imprimé *à Rome chés Bladus*, & *à Avignon par Ordre du St. Office*, en 1559, *in* 8°; & rimprimé tout auffitôt, avec les Notes de Pierre-Paul Verger, *à Phortzeim, chés . . . . . ,* & *à Konigsberg, chés Jean Daubmann*, en 1560, *in* 8°. *Biblia Ifidori Clarii*, & *Petrus Schöffer*, s'y trouvent très diftinctement énoncés.

III. LE troifieme fe nommoit YVES, & je ne connois que le feul Naudé qui en ait fait mention (227). Il a imprimé à Maïence, de même que fes deux Freres; & les cinq uniques de fes Editions, qui me foient connues, font celles-ci :

VITALIS DE FURNO de confervandâ Sanitate, tuendâque profperâ Valetudine; ac totius Corporis Humani falutarium Remediorum Curationumque Liber. *Moguntiæ, apud Ivonem Schöffer*, 1531, *in folio.*

AYMARI RIVALLII, Allobrogis, Hiftoriæ Juris Civilis, feu in Leges XII Tabularum Commentariorum Libri V; & Hiftoriæ Juris Pontificii Liber I. *Moguntiæ, apud Ivonem Schöffer*, 1533, & *iterum* 1539, *in* 8°.

NICOLAI BERTRUTII Methodi cognofcendorum tàm particularium quàm univerforum Morborum : JOHANNIS DE STO. AMANDO de idoneo Auxiliorum Ufu Libellus: & CHRISTOPHORI HEYL artificialis Medicatio, conftans Paraphrafi in Galeni Librum de Artis Medicæ Conftitutione. *Moguntiæ, apud Ivonem Schöffer*, 1534, *in* 4°.

Catechifticum-Examen Chriftiani Pueri, ad Pedes Catholici Præfulis, Auctore GEORGIO WICELIO. *Moguntiæ, ex Officinâ Ivonis Schöffer,* Anno M. D. XLI. C'eft un *in Octavo* de quatre Feuilles, à la Fin duquel on voit les Armes des Schoiffers telles que les avoit réformées fon Frere aîné, & cette petite Infcription en Caractéres Italiques : *Moguntiæ, ex Officinâ Typographicâ Iuonis Schöffer. Anno ab Orbe redempto* M. D. XLI. *Menfe Februario.*

Aurea Bulla. *Moguntiæ, apud Ivonem Schöffer,* Anno 1548, *in folio.*

CETTE Edition de la *Bulle d'Or* a cela de particulier,

---

(221) Le Long, Biblioth. Sacræ Tom. I, pag. 405. Schelhornii Amœnit. Litterariæ, Tom. III. pag. 132; Vogt Catal. Libr. rar. pag. 482. Biblioth. Cyprianica, pag. 40, où l'on fait mal de ce Hetzerus un Calvinifte. (222) Vogt Catal. Libror. rar. pag. 105, & le Long Biblioth. Sacræ Tom. I, pag. 405. (223) Wolfii Biblioth. Hebr. Tom. IV. pag. 1018. (224) Biblioth. Bulteliiana, pag. 506. Reimmanni Catalog. propr. Librorum Theologicor. pag. 867, 868. (225) Le Long, Biblioth. Sacræ Tom. I, pag. 176. (226) Index Librorum prohibitor. & expurgandor. Ant. de Sotomayor, pag. 127. Biblioth. Marckiana Anni 1717, pag. 31. (227) Naudé, Mafcurat, pag. 135.

Explicit Hortus Sanitatis. . . . *Quem quidem Librum, omni Diligêtia collettum &
elaboratum, intelligibili Caractere, propriis Impenfis* JACOBUS MEYDENBACH,
*Civis Moguntinus, luculêtiffime impreffit, fûmãq3 adhibuit Diligentiam Operãq3 maxi-
mã, ut fingule Herbe, ac finguli Flores, fuos naturales Colores, ac Animalia ipfa,
Volu-*

lier, qu'elle eft divifée en XXV Titres ou Chapitres, au lieu que les autres le font en XXVI ou en
XXX. C'eft-Henri-Gonthier Thulemarius, qui nous
l'indique à la page 71 de fa *Differtatio de Bullâ aureâ,
argenteâ, plumbed, & cereâ, ac præfertim de Bullâ aureâ
Caroli IV,* imprimée à *Heildelberg,* en 1682, *in* 4°; & à
Leipfic & Francfort, chés Chriftophe Olffen, en 1687, *in* 4°.
Il prétend, que cette Impreffion de la *Bulle d'Or*
eft la feconde, la prémière fe trouvant à la Fin des
Conciles imprimez en 1530. Mais, il fe trompe, y en
aïant eu au moins fept plus anciennes: deux Latines,
à *Nuremberg, chés Antoine Coburger,* en 1474 & 1477,
in folio, avec cés Vers au Commencement,

*Omnipotens eterne Deus, Spes unica Mundi,
Qui Celi Fabricator ades, qui Conditor Orbis, &c:*

& cinq Allemandes; une fans Date, indiquée ainfi dans
le Catalogue de *Spizelius,* page 214, *Caroli IV. Guldene Bulle, alter Druck das zu erft in den Druck gekomen, in folio;* une faite par Ordre exprés de l'Empereur Frédéric III, à *Venife,* non par *Jean,* mais
par *Nicolas Jenfon,* en 1476, *in folio;* une à *Augsbourg,*
par *Jean Bämler,* auffi en 1476, *in folio;* une, conjointement avec la *Réformation de Frédéric III,* à *Strasbourg, par Jean Prüffz,* en 1485, *in folio,* avec Figures;
& une à *Spire, par Pierre Trachen,* en 1527, *in folio* (228).

ON fait, mais fans pouvoir le prouver par aucun

Détail, qu'une Branche de cette Famille a continué
d'éxercer la même Profeffion à Maïence jufques vers
l'An 1670 (229): mais, on prouve très bien, qu'une
autre de fes Branches la continue encore aujourd'hui
dans les Païs-Bas. En effet,

JEAN-JANSZ SCHEFFER, c'eft-à-dire *Jean
Fils de Jean Scheffer,* & très vraifemblablement du pré-
mier des trois Freres dont nous venons de parler, quitta
Maïence, pour aller s'établir à Bois-le-Duc en Bra-
bant. Il y fixa fa Demeure dans la Rue de la grande
Eglife, à l'Enfeigne du Miffel, & fes Defcendans y
ont toujours demeuré depuis. Il y imprima divers
Ouvrages dont on ne connoit aucun, y mourut enfin, & fut enterré dans l'Eglife Cathédrale de St.
Jean, où cette Famille a encore aujourd'hui fa Sepul-
ture, vis-à-vis de laquelle il y avoit autrefois une
Epitaphe portative, qui lui fut rendue lorfque les
Etats-Généraux accordérent cette Eglife aux Réfor-
mez en 1629. Cette Epitaphe fe conferve encore à
préfent dans cette Famille, & confifte en une efpece
de Tableau fermant à double Porte, fur une defquelles Jean Scheffer eft peint à genoux, habillé à la Maniere de fon Tems, & aïant auprés de foi fes Armes
parlantes, favoir trois Moutons d'Argent en Champ
de Sinople, au Chef d'Argent à deux Houlettes en
Sautoir de Gueules ferrées d'Azur, & au deffous cette Epitaphe en Hollandois:

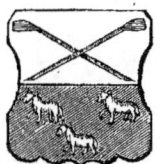

JEAN SCHEFFER, IMPRIMEUR, *mort le* 12 *Mars* 1565; & ANNE,
Fille de JEAN BOTTELMANS, *fa Femme, morte le* 14 *Mars* 1587: &c.

JEAN SCHEFFER, Fils du précédent, & Imprimeur comme lui. Entre
autres Placats & Ordonnances de Philippe II Roi d'Efpagne, dont il étoit l'Imprimeur en cette Ville, il y imprima la fameufe *Profcription de Guillaume I Prince d'Orange;* au bas du Titre de laquelle on lit, *Gedruckt door Ordonantie ende
expres Beveel der Concklyk Majefteit, in 't Jaar* M. D. LXXX. *tot Tfhertoghen-
boffche, by my* JAN SCHEFFER; & à la Fin de laquelle on voit un Privilege,
datté de Namur le 21 Avril 1580, & figné *de Grimaldi,* par lequel ce Prince lui confere la Charge de fon
Imprimeur en cette Ville. Il y mourut le 23 Juin 1614, fut enterré à St. Jean avec ELIZABETH VAN DE
HOEK fa Femme, & leurs Noms fe voïent fur l'Epitaphe portative.

WALBURGH SCHEFFER,
Femme d'ANTOINE DE
LOUW, morte le 25 No-
vembre 1603. Son Nom eft
fur l'Epitaphe portative.

ANTOI-

(228) Spicileg. Vet. Sec. XV Editionum, hifce Annis. (229) Voïez ci-deffous le III JEAN SCHEFFER.

SECTION XI. *Volucres, Pifces deniq3, & alia, in hoc preclariffimo Ope defcripta, fuas ficuti eas Natura producit, haberēt Effigies & Figuras. Hoc modo Lectitanti prodeffe, ac intuentem*
oblec-

ANTOINE SCHEFFER, Fils du précédent, Imprimeur, époufa le 25 Fevrier 1612, SOPHIE VAN SOMEREN (230). Ils firent peindre fur une Vitre confervée jufqu'à ces derniers Tems, & caffée depuis peu, l'Infcription fuivante, partie en Latin, partie en Hollandois :

    GÉRARD SCHEFFER meurt . . . . Le Refte eft effacé fur l'Epitaphe portative.

Typographia, An°. 1440 inventa
à JOANNE GUTTENBERGIO *Argentinenfi*,
à JOANNE FAUSTO & PETRO SCHOEFFERO
Moguntiæ perfecta eft. SABELL. & CARIO.
ANTONI JANSZ SCHEFFER, *en* SOPHIA NICOL. V. SOMEREN.

Ils moururent l'un & l'autre de Pefte en 16 . . , & l'on fut obligé de bruler leurs Papiers.

JEAN SCHEFFERS, Fils du précédent, Imprimeur; né le 20 Aout 1617; marié en 1637 avec LEVINA DE ROY, & le 10 Mai 1643 avec MARIE DE GULIKKER, dont il eut quatre Enfans (231). Vers l'An 1670, un de fes Parens de Maïence, qui fe difoit le dernier des *Scheffers* de cette Ville, vint lui en demander un pour y continuer la Famille : mais, fa Femme ne voulut point y confentir.

JEAN SCHEFFERS, Fils du précédent, Imprimeur, né le 6 Mai 1644, & marié le 26 Mai 1675 avec HELENE DE WYS, de la quelle il eut, entre autres Enfans :	SOPHIE, née le 17 Dec. 1646, mariée à ANTOINE VAN EIL.	JACOB, né le 26 Sept. 1649, & marié le 12 Mai 1675 avec JAQUELINE BUNDERS, de laquelle il eut MARIANNE, née le 26 Mars 1676.	IGNACE, né le 16 Janv.1656 (232).	

PIERRE SCHEFFERS, Fils du précédent, Imprimeur , né le 9 Février 1684, eft actuellement vivant, & demeure dans la même Rue de la grande Eglife, à l'Enfeigne du Miffel. Le 11 Novembre 1711, il époufa LUCIE-HENRIETTE CUYPER, de laquelle il lui refte deux Fils & une Fille : favoir,	ANTOINE, né le 2 Janv. 1677, Provifeur de l'Abbaïe de Poftel de l'Ordre de Prémontré, dans la Mairie de Bois-le-Duc.	MARIE, née le 9 Mars 1682, & mariée le 4 Avril 1701 à PIERRE VAN DER BORGT, Médecin à Bois-le-Duc.	ANGELINE, née le 27 Fevrier 1680, & mariée à Corneille VERVORST.	JACOB, né le 21 Octobre 1687, & mort Diacre de l'Ordre des Freres Mineurs.	JEANNE-MARIE, née le 31 Octobre 1692, & mariée à GUILLAUME VERVORST.

JEAN, né le 31 Juin 1715;   MARIE-DINA, née le 13 Mai 1719;   & JACOB, né le 2 Juin 1720.

IL conferve, dans fa Famille, l'Epitaphe portative citée ci-deffus plufieurs fois, & il porte en Bague un ancien Cachet de Famille , où font les Amoiries des Scheffers, telles qu'on les voit dans les anciennes Editions du prémier Schoiffer; excepté, qu'au lieu de l'Etoile en Pointe, il y a une Rofe d'Or, & qu'elles font timbrées d'un Cafque en tiers aïant pour Cimier une Chevre iffante d'Argent. C'eft de lui que je tiens toutes ces Particularitez depuis *Jean-Janfz Scheffer* : & cela, par l'Entremife obligeante de Monfieur Jé-

rémie 's Gravezande, Echevin de Bois-le-Duc ; excepté, néanmoins, ce que j'ai cité de van Baelen.

TOUS ces Scheffers de Bois-le-Duc fe font fervis dans leurs Impreffions d'une Vignette repréfentant leurs Armes , femblable à celle du prémier *Jean Schæffer* de Maïence.

COMME on l'a pû remarquer, cette Famille a diverfement écrit fon Nom, *Schoiffer*, *Scboiffer*, *Scbæffer*, *Scbæffer*, *Scbäffer*, *Scheffer*, & *Scheffers*; & c'eft le dernier de ces Mots dont elle fe fert actuellément.

(AA) *Jean*

---

(130) Marys van Baelen , Befchryvinge van Dordregt, *in* Genealogie der Familie van van Someren, *Signat. A* 3. (231) *Là-mêm.* (232) *Là-même pour tous les quatre.*

oblectare, Impressor JACOBUS *voluit. Impressum est autem hoc ipm in inclita Civi-*
tate Moguntina, que ab Antiquis Aurea Moguntia *dicta, ac à Magis, id est Sapien-*
tibus, ut fertur, primitus fundata: in qua nobilissima Civitate & Ars ac Scientia hec
subtilissima caracterisandi seu imprimendi fuit primũ inventa. Impressum est inquam sub
Archipresulatu Reverendissimi & Bĩgnissimi Principis & Dñi Domini Bertoldi Archie-
piscopi Mogũtĩñ ac Principis Electoris, cujus felicissimo Auspicio graditur, recipitur, &
auctorisatur. Anno Salutis millesimo quadringentesimo nonagesimo primo, Die vero Jovis
vicesima tercia Mensis Junii.

C'EST un grand *in folio* de Caractères Gotiques, & tout rempli
de Figures enluminées.

L'ANNÉE suivante, il fut imprimé de même, mais traduit en
Allemand, sous ce Titre, *De ghenochlike Gharde der Suntheit,* &
avec cette Souscription:

Hyr endighet sik dat Boek der Krude, der eddelen Stene, unde der
Watere der Mynschen, ghenomet De ghenochlike Gharde der Suntheit: ... *unde ghedruket is dorch dat Beueel Steffani Arndes, Inwan-*
ner der Keiserlicken Stat Lubeck, na der Borth unses Heren M. CCCC. XCII.
des Got, mit alleme Hemmelschen Heere ghelauet unde gheeret sy nu
unde tö ewighen Tiden.

MR. Seelenius donne une Notice curieuse de cette Edition, dans
ses *Selecta Litteraria*, pages 650--654; & paroit regarder l'Imprimeur
Etienne Arndes, si-non comme l'Auteur, du moins comme l'Insti-
gateur, de cet Ouvrage, qu'il avoit, dit-il, fait extraire des meilleurs Auteurs par un Médecin, qui avoit parcouru une Partie de l'Europe, de l'Asie, & de l'Afrique, pour le perfectionner: s'en rapportant néanmoins là-dessus aux *Fils des Médecins*. Mais, ces Mrs., &
entre autres Linnæus, *Bibliotheca Botanica* page 10, attribuent cet
Hortus Sanitatis à Jean Cuba, & ne le regardent, non plus que sa
Traduction, que comme de fort pitoïables Ouvrages. Selon eux,
cette Traduction avoit déjà été imprimée. En effet, j'en trouve
deux plus anciennes Editions, faites *à Augsbourg, chés Hans Schons-*
perger, grand Imprimeur de Livres de Figures, *en 1486, & 1488,*
in folio; mais, comme cela ne paroit pas s'accorder avec le Détail de
la Préface de l'Edition de Lubeck, peut-être s'agit-il-là d'une autre Traduction, ou de quelque autre Ouvrage. Quoiqu'il en soit, ce Jean Cuba
étoit un Médecin de Francfort sur le Mein, dont je ne vois aucune
Mention, non seulement dans la *Bibliotheca Scriptorum Historiæ Na-*
turalis de Jean-Jaques Scheuchzer, mais même dans les *Bibliothecæ*
Scriptorum Medicorum de vander Linden, de Mercklin, & de Manget;
ce qui est d'autant plus étonnant, que Paschalis Gallus & Schenckius
ne l'avoient point oublié dans les leurs, non plus que Gesner & Ca-
merarius dans leurs *Catalogi Scriptorum Rei Herbariæ & Rusticæ.*

G 3

APRÈS

Après toutes les Souſcriptions qu'on vient de lire avec les Noms de Fuſt & de Schoiffer, il n'eſt pas concevable comment Mentel a ôſé avancer, que Fuſt étoit trop modeſte, pour s'attribuer l'Invention de l'Imprimerie, & la fixer à Maïence; & que Schoiffer, tout vain & téméraire qu'il étoit, n'ôſa le faire qu'après ſa Mort (*ppp*). Mais, comme on le verra ci-deſſous, Section XIII, & Remarque (BB), cet Homme-là n'avoit point de Pudeur, & ne ſe faiſoit Scrupule de rien.

Section
XII.
Diſperſion
de l'Impri-
merie dans
les princi-
pales Villes
de l'Europe.

XII. La Séparation de Guttemberg d'avec Fuſt & Schoiffer devoit naturellement produire, non ſeulement la Manifeſtation de leur Secret, mais encore la Diſperſion de leur Art dans les principales Villes de l'Europe; auſſi cela ne manqua-t-il pas d'arriver bien-tôt après: & ce qu'il y a de bien remarquable, & de bien avantageux à Maïence, c'eſt que cette Diſperſion ne s'eſt preſque faite que par des Allemands (*qqq*). Afin de faire connoitre poſitivement, & ſans m'engager dans une Enumération plus abondante qu'utile, l'Epoque de cet Etabliſſement en chacune de ces Villes, je me contenterai de noter éxactement ici la prémiere des Editions produites par chacune d'elles, & d'y ajouter, autant que je le pourrai, le Nom de ſon Imprimeur, ſa Date, & ſon Format.

LISTE DES PREMIERES EDITIONS DE CHACUNE DES VILLES OÙ L'IMPRIMERIE S'EST ETABLIE PENDANT LES XXXVI DERNIERES ANNÉES DU XV SIECLE.

Après les *Officia & Paradoxa* Ciceronis, la XIV & derniere Edition de *Maïence, par Fuſt & Schoiffer*, en 1465, indiquée ci-deſſus Section XI, Num. XIV, on vit paroitre les ſuivantes.

I. Lactantii Divinarum Inſtitutionum Libri VII, de Irâ Dei Liber, & de Opificio Hominis Liber : *ſub Anno Dñi M. CCCC. LXV., Pontificatûs Pauli Papæ II. Anno ejus ſecundo, Indictione XIII. Die verò antepenultima Menſis Octobris. In venerabili Monaſterio Sublacenſi.* L'Abbaïe de
Maittaire & alii. Soubiac, . . . M. CCCC. LXV. *in folio.*

Le Pere D. Bernard de Montfaucon a dit 1461, dans ſon *Diarium Italicum* pages 256 & 349; mais, il s'eſt corrigé depuis lui-même : voïez ci-deſſous la Citation (865).

II. Bi-

(*ppp*) *In Fauſto tanta Audentia non fuit, ut Operibus excuſis, quibus præfuit, adſcribi voluerit, non dicam Moguntiam Artis Impreſſoriæ Inventricem ac Elimatricem priorem fuiſſe, ſed nequidem Typographiæ Authorem ſe eſſe: quod, eo ſatis functo, balbutiit Schæfferus ejus aliàs Puer ſeu Famulus; . . . Homo leviſſimus; nam, eo ſuper-* ſtite, hoc uſque Audacia numquam proceſſit. Mentelli Paræneſis de Orig. Typographiæ, pag 78, 79, ac etiam 50.

(*qqq*) *C'eſt ce que prouve bien la Liſte ſuivante, & encore mieux* les Annales Typographici de Mr. Maittaire;

II. Biblia Germanica : *Explicit Liber
iſte Anno Domini milleſimo quadringenteſimo
ſexageſimo ſexto, formatus Arte Impreſſoriâ
per venerabilem Virum Johannem Mentell,
in Argentina.* . . . . STRASBOURG, JEAN MENTELL,
M. CCCC. LXVI, *in folio.*

Spicilegium veterum Seculi XV Editionum, *ex* Bengelii Appar. ad N. T. Græc. *pag.* 758, 838.
Voïez ci-deſſous, touchant ce *Spicilegium*, la Remarque (XX), Num. XX.

III. Biblia Latina : *Auguſtæ Vindelico-
rum, per Johannem Bämler, Anno 1466.*
Cruſius, Gaſſarus, *&*
Melch. Adam., *apud* Maittaire. . . . AUGSBOURG, JEAN BAMLER,
M. CCCC. LXVI, *in folio.*

QUELQUES Auteurs introduiſent ſous cette Année l'Imprimerie à *Udine*, & ſe trompent.
Voïez ci-deſſous l'Année M. CCCC. XCVIII.

IV. CICERONIS Epiſtolæ Familia-
res :
*Hoc Conradus Opus Sweynheim Ordine miro
Arnoldusque ſimul Pannartz una Aede colendi
Gente Theutonica Romæ expediere ſodales.*
In Domo Petri de Maximo M. CCCC. LXVII. ROME, CONRAD SWEYNHEIM & ARNOLD
Naudé, Chevillier, Maittaire, &c. PANNARTZ, M. CCCC. LXVII. *in folio.*

ON a débité, qu'ils y furent précédez par *Ulric Han* ; mais, cela ſera réfuté ci-deſſous Remar-
que (II). Nous avons une *Lettre* écrite en leur Nom, par Jean Evêque d'Alérie, au Pape Sixte
IV, dans laquelle, après avoir affirmé qu'ils ont apporté les prémiers l'Imprimerie à Rome ſous
Paul II ſon Prédéceſſeur, ils font le *Catalogue* de leur Editions & du Nombre des Exemplaires
de chacune d'elles, ſe montant déjà à 12475, & implorent enfin la Protection de ce Souverain
Pontife. Cette Lettre, datée du 20 Mars 1472, a été miſe à la Tête du dernier Volume de leur
Edition de la *Gloſe de Nicolas de Lyra ſur la Bible*, imprimée *en 1471 & 1472, en 5 Volumes in
folio.* Boxhornius l'a depuis inſérée toute entiere dans ſa *Diſſertatio de Inventione Typographiæ*,
pag. 47-49. Mr. Maittaire l'a miſe auſſi dans les *Annales Typographici*, pag. 49, 50, mais ſimplement
par Parcelles. Et Mr. Fabricius, *Bibliotheca Latinæ* Tom. III, pag. 894; & *Orlandi Origine della
Stampa*, page 68; ont fait la même Choſe, ne l'aïant tirée que de lui. D'abord, ils ne mettoient
point leurs Noms à leurs Impreſſions, comme, par éxemple, aux *Lactantii Inſtitutiones* de 1465,
& au *S. Auguſtinus de Civitate Dei* de 1467, qu'Hottinger *Bibliothecarii* page 245, Mr. Maittaire
Ann. Typogr. Tome I, pag. 42, 277, & pluſieurs autres habiles Gens, ne laiſſent pourtant pas de regarder comme leurs prémieres Editions. Angelo Roccha, *Bibliothecæ Vaticanæ* page 411, dit qu'on a prétendu, qu'ils avoient commencé par les *Confeſſions de St. Auguſtin.* Mais, outre qu'ils ne parlent
point de cette Edition dans leur *Catalogue*, ils y affirment au contraire en propres Termes, qu'ils
commencérent par un *Donatus pro Puerulis* : *ut inde Principium dicendi ſumamus*, diſent-ils, *unde
imprimendi Initium ſumpſimus.* Ils ajoutent, qu'ils en avoient imprimé 300 Exemplaires : &, ſelon
toutes les Apparences, ce fut un de ceux-là, que le jeune Alde Manuce montra à Angelo Roccha ;
vû que, comme on la vû ci-deſſus Citations (76) & (77), le *Donatus* de Fuſt n'étoit qu'en Planches de Bois, & que celui d'Accurſius étoit ſelon ſon propre Aveu de Caractères de Fonte, *Typis
plumbeis.* Voïez ci-deſſous la Citation (482).

QUELQUES Auteurs placent ſous cette Année M. CCCC. LXVII. l'Introduction de l'Imprimerie
à TOURS, & par conſéquent en FRANCE. Mais, ils ſe trompent, ne ſe fondant que ſur le Mot
editus pris pour *impreſſus.* Voïez ci-deſſous la Remarque (AAA), Num. I, Art. 10.

V. S. JE-

V. S. JERONYMI Expofitio in Sym-
bolo Apoftolorum : *Oxoniæ impreſſa, &*
finita Anno Domini M. C C C C. LXVIII.
X V I j *Die Decembris.* . . . . OXFORD . . . . M. CCCC. LXVIII. *in Oct.*
 Wood, Maittaire, *& alii.*
    CETTE Forme *in Octavo*, le Caractere Gothique de ce Volume, les Signatures qu'on dit s'y
trouver, & la Conformité de Forme, de Signatures, & de Caractere, avec l'*Egidius de Peccato*
originali, imprimé pareillement à *Oxford*, *en* 1479, me laiſſent encore quelque Scrupule touchant
l'Autenticité de cette Edition, que je croirois aiſément de dix Ans plus nouvelle.

    VI. Biblia Latina: *Reutlingæ*, *per Jo-*
hannem de Averbach. . . . . REUTLINGEN, JE. DE AVERBACH,
  . Chevillier, Maittaire, *& alii.*   M. CCCC. LXVIII. *in folio.*

    VII. CICERONIS Epiſtolæ Fami-
liares :
Primus in Adriaca Formis impreſſit aënis
Urbe Libros Spira genitus de Stirpe Johannes.
In reliquis ſit quanta, vides, Spes, Lector, habenda;
Quom Labor hic primus Calami ſuperaverit Artem.
        M. CCCC. LXVIIII.   VENISE, JEAN DE SPIRE,
    Chevillier, Maittaire, *& alii.*   M. CCCC. LXIX, *in folio.*
    ON cite le *Decor Puellarum* comme imprimé *à Veniſe*, *par Nicolas Jenſon*, dès 1461, in 8°;
mais, cela eſt fort incertain, pour ne rien dire de pis. Voïez ci-deſſous la Rermarque (AAA),
Num. I, Art. 4, touchant Jenſon; & la Rem. (LL), touchant lui & Jean de Spire.
    LE Pere Ménétrier introduit ſous cette Année l'Imprimerie à CORTA en Eſpagne; mais, cela
n'a nulle Vraiſemblance. Voïez ci-deſſous la Remarque (AAA), Num. V, Art. 12.

    VIII. Auctoritates Decretorum: *im-*
preſſe Colonie Agrippine per me Petrum de
Olpe, *ſub Anno à Nativitate Domini mille-*
ſimo quadringenteſimo ſeptuageſimo, finite &
complete ipſo Die Lune xxij *Menſis Junii.*
Finiunt feliciter. DEO GRATIAS. . COLOGNE, PIERRE DE OLPE,
    Spicilegium vet. Sec. xv. Edit.   M. CCCC. LXX. *in folio.*
    LA *Chronique de Cologne*, folio cccxcij, dit que ce fut la ſeconde Ville où l'Imprimerie paſſa;
& Mallinkrot accorde, page 82, que ce fut *Ulric Zell* qui l'y porta le prémier. Mais, les Monumens ne s'accordent nullement à cela. On ne voit des Editions de Zell qu'en 1494. Voïez
ci-deſſus la Citation (50). On a bien une Edition du *Donatus*, datée effectivement de *Cologne*
en 1457; mais, c'eſt une Erreur de Chiffres. Voïez la Remarque (AAA). Num. II, Art. 13.
    L'EDITION des *Enee Sylvii Epiſtole*, datée de *Cologne*, *en* 1458, n'eſt non plus que le Fruit
d'une fauſſe Date. Voïez ci-deſſous la Remarque (AAA), Num. II, Art. 14.

    IX. TERENTII Comœdiæ: *Hoc Opus*,
quam diligentiſſime recognitum, *Johannes*
Legnanus imprimi curavit Mediolani, *Opera*
& Impendio ſuo, *per Antonium Zarotum*,
M. CCCC. LXX. xiij *Martii.*   MILAN, ANT. ZAROT, M. CCCC. LXX. *in folio.*
        Maittaire.
    ON a attribué à Milan, mais à faux, les *Hiſtoriæ Auguſtæ Scriptores*, en 1455 & 1465. Voïez
ci-deſſous la Remarq. (AAA), Num. V. Art. 3.
                                                              X. LEO-

X. LEONARDI Aretini Hiſtoria Bel-
li Italici adverſus Gothos : *Emilianus de
Orſinis Fulginas , & Johannes Neumeiſter
Theutonicus , ejuſque Socii , impreſſerunt in
Domo ejuſdem Emiliani Fulginei , Anno mil-
leſimo quadringenteſimo ſeptuageſimo.* . .
Maittaire.

FOLIGNI, EMIL. DE ORFINIS, & JO.
NEUMEISTER, M. CCCC. LXX. *in folio.*

XI. GASPARINI Pergamenſis Epiſtolæ :
*Ut Sol Lumen , ſic Doctrinam fundis in Orbem ,
Muſarum Nutrix Regia Pariſius.
Hinc prope divinam , Tu , quam Germania novit
Artem ſcribendi , ſuſcipe promerita.
Primos ecce Libros quos hæc Induſtria finxit
Francorum in Terris , Ædibus atque tuis.
Michael , Udalricus , Martinuſque , Magiſtri ,
Hos impreſſerunt ; at facient alios.*
Chevillier, Maittaire, & alii.

PARIS, ULRIC GERING, MARTIN
CRANTZ, & MICHEL FRIBURGER,
M. CCCC. LXX. *in folio.*

DE ces trois Imprimeurs , Naudé, *Addition à l'Hiſtoire de Louis XI*, page 210, n'en fait que
deux, les nommant mal *Martin & Michel Ulriques.* Quelques Auteurs ont avancé, que ces Imprimeurs avoient commencé dès 1464 par l'Impreſſion d'une *Bible.* Voïez ci-deſſous la Remarque
(AAA) Num. I, Art. 8. Mais, Mr. *Chevillier* a très bien prouvé, dans une excellente Differtation, qu'ils n'ont établi l'Imprimerie à Paris , & cela dans le Collège de Sorbonne, qu'en 1470.
Voïez ci-deſſous la Rem. (BBB) Num. CCXXVIII & CCCVI. Moreri, qui brouille & ren-
verſe ordinairement tout, ne s'eſt point écarté ici de cette mauvaiſe Méthode, en aſſurant, qu'on
y imprimoit long-tems auparavant, *non pas avec des Lettres ſéparées , mais avec des Planches gravées.*
Voïez ſon Article GUTTEMBERG. Cela ne s'eſt dit que de l'Allemagne & de Harlem. Voïez
ci-deſſous la Fin de la Remarque (GG).

XII. Biblia Latina : *Placentiæ*, 1470. PLAISANCE,.... M. CCCC. LXX. *in quarto.*
Spic. vet. Edit. *ex Biblioth. Colb. pag.* 290.
LE Pere le Long ne parle point de cette Edition. Il avoit néanmoins viſité cette Bibliotheque.

XIII. Mámotrectus , ſive Primicerius :
*Arte imprimendi ſeu caracterizandi , per me
Heliam Helije , aliàs de Llouffen , Canoni-
cum Eccleſie Ville Veronenſis in Pago Ergo-
vie ſite , abſque Calami Exaratione , Vigiliâ
Sancti Martini Epiſcopi , ſub Anno milleſimo
quadringenteſimo ſeptuageſimo. Deo Laus &
Gloria per infinita Secula Seculorum. Amen.*
Maittaire.

ERGAW, HELIE HELIJE,
M. CCCC. LXX. *in folio.*

CE même Ouvrage a été imprimé à *Maïence*, par *Pierre Schoiffer* , la même *Année* 1470, *in folio* ;
& quantité d'autres fois depuis, ſous les différens Titres de *Mámotractus , Mammetrectus , Mam-
motreptus , & plus éxactement Mammotrepton*, comme qui diroit Μαμμόθρεπτ⍹· , ſelon Mr. Fabricius. Sixte de Sienne, *Bibliothecæ Sanctæ* Libr. IV, pag. 343 & 344, rend ainſi raiſon de ce Titre :
*Vir ſimplex & devotus . . . de ſuâ exiguâ Facultate obtulit in Templum Domini quod habebat , hoc eſt
Dictionarium Vocabulorum totius Bibliæ, Latinarum Vocum Prolationem , Accentum , & Significa-
tionem , craſſâ & rudi Minervâ , explicans : quod , quia rudibus Clericis , & adhuc in Linguâ Latinâ
infantibus , veluti Mammam ſugendam & infantibus Manibus tractandam , inſtar piæ Nutricis , exhi-
buerat ,*

H

buerat, Mammotreptum *inscripsit, tacito ob Humilitatem suo ipsius Nomine.* Ce dévot & pieux
Auteur étoit né à Reggio en Lombardie, se nommoit *Marchesini,* & étoit Religieux de l'Ordre
de St. François. Wadding, *Scriptor. Ord. Minorum* pages 247 & 248, semble multiplier son Ouvrage, & le diviser en trois. Outre cela, il lui attribue un *Tractatus de Purgatorio & Vitiis,*
& des *Sermones de Sanctis,* conservez en manuscrit, le prémier à Assise, & les seconds à Rome.
Selon Sixte de Sienne & Possevin, suivis en cela par Casimir Oudin, il ne vivoit qu'en 1450;
mais, selon Wadding & Mr. du Cange, que j'aimerois mieux suivre, il vivoit vers l'An 1300.

XIV. RAYNERII DE PISIS Pan-
theologia, sive Summa Theologiæ: *No-
rimberge, Ant. Koburger,* 1470, *in folio,
unico Volumine.* Dans les Éditions sui-
vantes de 1473 &c. il y en a trois. . . NUREMBERG, ANT. KOBURGER,
    Spic. vet. Edit. *ex* Oudino, *col.* 2754.   M. CCCC. LXX. *in folio.*

  O u, si Oudin étoit suspect, à cause du Nombre prodigieux des Fautes grossieres dont l'Edition
de son Ouvrage se trouve chargée, voici une autre Impression de Nuremberg, de la même Année, mais sans Nom d'Imprimeur.

  FRANCISCI DE RETZA Comesto-
rium Viciorum: *Hic Codex egregius Co-
mestorii Viciorum, Sacre Theologie Pro-
fessoris eximii Francisci de Retza, Ordinis
Predicatorum, finit feliciter Nuremberge,
Anno Dñi* M. CCCC. LXX. *Patronarum
Formarumq3 Concordia & Proportione impressus;* in folio fort grand & fort épais.
              Spic. vet. Edit.

  O n a prétendu, que Regiomontanus avoit imaginé l'Imprimerie en cette Ville; mais, on verra ci-dessous Remarque (OO) à quoi l'on peut s'en tenir à cet Egard.

XV. La Batrachomiomachia d'OME-
RO, tradotta in terza Rima, da GIOR-
GIO SOMMARIVA, Cavalier Verone-
se: *in Verona,* 1470, 15 Gennaio. . . . . VERONE, . . . M. CCCC. LXX. *in quarte.*
  Spic. vet. Edit. *ex* Giorn. de' Letterati d'Italia,
  Tom. VIII, pag. 45; & Maffei, Traduttori Ital. pag. 64.
  LA Souscription du VALTURIUS *de Re Militari,* imprimé à Vérone, par *Jean de Vérone, en*
1472, *in folio,* & dans laquelle cet Imprimeur semble dire qu'il est le prémier qui ait imprimé
dans cette Ville, pourroit faire naitre ici quelque Difficulté; si ces Mots, *hunc* de Re Militari
Librum . . . suâ in Patriâ primus impressit, ne pouvoient pas aussi bien signifier, que c'est la
prémiere Edition de cet Auteur faite à Vérone; & si les Garants de l'Edition de la *Batrachomio-
machie* n'étoient pas deux très habiles Gens, dont il seroit très imprudent de récuser légérement le Témoignage.

  D o M Nicolas Antonio place sous cette Année M. CCCC. LXX. l'Introduction de l'Imprimerie à
PALENCIA; mais, c'est probablement un Abus. Voïez ci-dessous la Remarque (AAA),
Num. I, Art. 12.

XVI. ANTONII DE BURGOS Li-
ber super Decretalium III. de Emptio-
ne & Venditione: *Papiæ,* 1471 . . . . . . PAVIE, ... , M. CCCC. LXXI. *in quarte.*
  Spic. vet. Edit. *ex* Heindreich Pandect. Brand.
  pag. 798.

                                               XVII.

XVII. Ovidii Nasonis de Ve-
tulâ Libri III. *Lubecæ*, 1471. . . . . . Lubec, ... M. CCCC. LXXI. *in* . . .
Spic. vet. Edit. *ex* Hallevordio, Fabricio, &
Seelenio.

Les derniers de ces Auteurs, l'un dans sa *Bibliotheca Latina*, Tome I, page 276, & Tome II,
page 383 ; & l'autre dans ses *Selecta Litteraria*, page 556 ; prouvent bien, que c'est l'Ouvrage
d'un Moine ignorant & superstitieux du XI ou XII Siécle, rimprimé sur l'Edition faite *à Cologne*,
en 1470, in folio. On ne s'imagineroit jamais, qu'un si pitoïable Ouvrage eut fait passer Ovide
pour un vrai Prophete ; & cela, dans l'Esprit d'un des plus honnêtes Hommes du Monde, en un
mot d'un Martir. Jean Hus, qui le croïoit effectivement d'Ovide, s'imaginoit bonnement, que ce
Poëte galant & libertin y avoit réellement prévu & prédit toutes les Vertus & les Prérogatives
de la Ste Vierge, préfigurée néanmoins par la Vierge du Zodiaque. Cependant, rien n'est plus vrai.
Voïez, parmi ses Oeuvres, sa *Replica contra Prædicatorem Plænensem*, Tome I, pages 33 & 184.

Oudin s'est imaginé sur un Malentendu, que cette Ville s'attribuoit l'Invention de l'Imprimerie, comme on le verra ci-dessous Remarque (SS) ; & Jean Gaspar Ebert a donné, dans
son *Cabinet des gelebrt Frauenzimmers*, c'est-à-dire *Cabinet des Femmes savantes*, les *Revelationes
Celestes Sanctæ Brigitte de Suecia*, comme imprimées en cette Ville en 1452 ; mais, c'est une Erreur : cette Edition n'a été faite *à Lubeck*, *par Barthelemi Gothan*, qu'en 1492, *in folio*.

XVIII. Oppiani Αλιευτικῶν, sive
de Naturâ & Venatione Piscium Libri
V, Latinè, Interprete Laurentio
Lippio : *Collæ*, *per Bonum Gallum*,
Anno 1471. . . . .   Colle, Bonus Gallus,
   M. CCCC. LXXI. *in quarto*.
Spic. vet. Edit. *ex* Lindenio renovato, *pag.*
857, & Mangeti Biblioth. Med. *Tom. II*,
Part. I, pag. 425.

Mr. Maittaire, & quelques autres, n'admettent que l'Edition de l'Année 1478, en laquelle
fut aussi imprimé dans la même Ville le Dioscorides *Latiné versus*, avec cette Souscription :

*Explic̄. Dyascorides, quē Petrus Padua-
nensis legendo correxit, & exponendo q̄ utilio-
ra sūt ĩ luceȝ deduxit. Impressus Colle, p̄ Ma-
gistrum Johēm Allemannum de Medemblick,
Anno xp̄i millesimo cccc. lxxviij. Mense Julii.*

C'est un *in folio*, d'un Caractere fort singulier, & disposé en double Colonne, tant
pour le Texte, que pour le Commentaire.

Spic. vet. Edit.

XIX. Trismegistus, Latinè,
Interprete Marsilio Ficino : *Tar-
visii, per Gerardum de Lisa, Anno* 1471,
Die xviij. *Decemb.* . . . .   Trevise, Gerard de Lisa,
   Maittaire.   M. CCCC. LXXI. *in quarto*.
Beaucoup de Gens ont débité, que l'*Hypnerotomachia di Poliphilo* avoit été imprimée en cette
Ville dès 1467 ; mais, c'étoit Erreur de la Part des uns, & Filouterie de la Part des autres.
Voïez ci-dessous la Remarque (AAA), Num. III, Art. 3.

XX. Bartholi de Saxo ferrato Lec-
tura in II Codicis Justiniani Partem ;
Neapoli, per Sixtum Riessinger, 1471. . . Naples, Sixte Riessinger,
   Maittaire.   M. CCCC. LXXI. *in folio*.

H 2   XXI. Ovi-

XXI. OVIDII Opera omnia: *Bono-*
nie, per Balthesarem Azoguidum, 1471. . . BOULOGNE, BALTH. AZOGUIDO,
Voïez ci-desfous la Remarque (KK).   M. CCCC. LXXI. *in folio.*

ON cite une Edition de la *Cosmographia Ptolemæi,* comme faite en cette Ville, en 1462; mais, il y a-là du Malentendu. Voïez ci-desfous la Rem. (AAA), Num. II. Art. 15.

XXII. MARTIALIS Epigrammata:
Hic terminatur totum Opus Martialis Vale-
rii, quod continetur in quatuordecim Libris
partialibus ; impressum Ferrariæ , Die se-
cundâ Julii M. [CCCC.] LXXI. . . .   FERRARE, . . . M. CCCC. LXXI. *in quarto.*
          Maittaire.

Mr. Maittaire croit que cette Edition pourroit être *d'Andræas Gallus,* n'y aïant point eu de plus ancien Imprimeur à Ferrare.

XXIII. VIRGILII Opera , cum
Commentariis Servii, &c: *Florentiæ* vij.
Idus Novembres M. CCCC. LXXI. *Bernar-*
dus Cenninus , Aurifiex. . præstantissimus ;
Dominicus ejus F. expressis ante Calibe Ca-
racteribus , & deinde fusis Litteris ; Volumen
hoc impresserunt: Petrus Cenninus , Bernardi
ejusdem Filius , quantâ potuit Curâ & Dili-
gentiâ emendavit, &c. . . . . . .   FLORENCE, B. D. & P. CENNINI,
          Maittaire.   M. CCCC. LXXI. *in folio.*

PEUT-ÊTRE le *Pongie Lingua* y fut-il aussi imprimé la même Année, mais sans Date, par *Nicolas,* probablement *Nicolas de Laurent de Breslaw,* qui y imprima beaucoup ensuite ; car, le P. Echart, *Scriptor. Prædic. recensf.* Tom. I, pag. 878, après avoir indiqué une pareille Edition, qu'il apelle *la prémiere & la plus ancienne,* place celle de *Rome en* 1472.
BEUGHEM, la Caille, & Orlandi, placent ici l'Introduction de l'Imprimerie à RATISBONNE; mais, c'est une Erreur: ils ont pris le Lieu de la Naisfance de l'Imprimeur *Christophe Baldarfer,* pour le Lieu de celle de ses Impressions dont ils parlent. Voïez ci-desfous M. CCCC. XCV.

XXIV. HENRICI Ariminensis Trac-
tatus de IV Virtutibus Cardinalibus , ad
Cives Venetos, cum Indice Alphabetico
THOMÆ DORNIBERG: *Spiræ,* 1472. SPIRE, ..., M. CCCC. LXXII. *in folio.*
Spic. vet. Edit. *ex* Schelhornii
Amœnit. Litt. *Tom. III, pag.* 102.

CETTE Edition est probablement de *Pierre Drach,* Bourguemêtre de Spire, le seul Imprimeur connu de cette Ville pendant tout le XV Siécle. Du Pin, Ecrivain fort inéxact en matiere d'Histoire Littéraire, & fur-tout en fait d'Editions, lui prête, sous cette même Année, le fâmeux *Omeliarius,* attribué par les uns à Alcuin, & par les autres à Charlemagne & à Paul Diacre d'Aquilée ; mais, il ne se trompe pas moins en cela, qu'en ce qu'il nomme ce Diacre *Winfride,* au lieu de *Warnefride.* Voïez sa *Bibliotheque des Auteurs Ecclesiastiques,* VIII Siécle, pages 402 & 403. Ce ne fut que dix Ans après, que cet Ouvrage fut imprimé, sous ce Titre:

Opus

Opus preclarum omnium Omeliarum &
Poſtillarū venerabilium ac egregiorum Doc-
torſ, Gregorii, Auguſtini, Hieronimi, Am-
broſii, Bede, Henrici, Leonis, Maximi, Jo-
hañis Epi, atque Origenis, integraliter ſup
Evãgelia Dñicalia de Tpe & de Sanctis, per
totī's Anni Curriculū, cū quibuſdam eorumdē
ſparſim interpoſitis Sermonibus hinc inde ſuis
Locis collectis & coaptatis Tpibus, in Parte
Hyemalem ac Eſtivalē diviſum, incipit fe-
liciter. Incipit Prologus Karoli Magni in
Omeliarium per totum Annū.;

& avec cette Souſcription,

Omeliarſ Opus egregiū: plurimorf Sãctorf
aliorfue famoſiſſimorf Doctorf ſuper Evan-
geliis de Tpe & Sanctis, quibuſdam eorūdem
annexis Sermonib9, Factore Petro Drach
iuniore, in inclita Spirenſium Urbe impreſ-
ſum, Anno Incarnacōnis Dominice Milleſimo
quadringenteſimo octoageſimo ſecundo, in Vi-
gilia Nativitatis. glorioſiſſime Marie Virgi-
nis, ad Euſebiam Cunctipotētis Dei feliciter
eſt conſummatum.

C'ᴇꜱᴛ un *in folio*, de Caracteres Gotiques. Il fut rimprimé *à Bâle, par Nicolas Keſler, en*
1493, in folio; à Bâle, cbés Jean Froben, en 1516, *in folio; à Lion, en* 1520, *in folio; & à Colo-*
gne, cbés Maternus Cbolinus, en 1557 & 1569, *in folio.* Selon Oudin, toutes ces Editions ſont fort
altérées, & ont été de plus en plus augmentées & corrompues. Il pouvoit ajouter, qu'on n'en
a pas même epargné l'Inſcription : car, il y a beaucoup d'Apparence, que le *Liber Deſtorationum*
five Excerptionum ex Patrum, Auguſtini, Hieronimi, Ambroſii, Gregorii, Hilarii, Chriſoſtomi,
Maximi, Origenis, Remigii, Caſſiodori, Bede, Alcuini; aliorumque Doctrinâ, ſuper Evangelia, imprimé à Bâle, *en* 1494, *in folio*, & que quelques-uns attribuent à Werner, Abbé de St. Blaiſe
dans la Forêt noire, n'eſt autre choſe que l'*Omeliarius* de Paul Diacre ſous un autre Titre. Quoiqu'il en ſoit, ce Titre même eſt défiguré, comme le remarque Mr. Maittaire, par la Repréſentation
d'une eſpece de Gérion ou de Vieillard à trois Têtes, avec cette Inſcription, ꜱᴀɴᴄᴛᴀ Tʀɪɴɪ-
ᴛᴀꜱ. Oudin, *Commentarii de Scriptoribus Eccleſiaſticis* Tome I, colonne 1924 & ſuivantes, cen-
ſure fort vivement Cave d'avoir adopté bien des Fables touchant Paul Diacre : & Mr. Seelenius,
Selectorum Litterariorum page 252 & ſuivantes, nous a donné une Diſſertation fort curieuſe touchant
la prémière Edition de ſon *Omeliarius* devenue extraordinairement rare.

XXV. Vocabularius Latino-Teutoni-
cus : *Preſens hoc Opuſculum, non Styli aut*
Penne Suffragio, ſed novâ artificioſaque In-
vēntione quâdam, ad Euſebiam Dei, induſtriè
in Eltwil eſt conſummatum, ſub Anno Do-
mini ᴍ. ᴄᴄᴄᴄ. ʟxxɪɪ. *ipſo Die Gregorii*
Pape & Confeſſoris. . . . . . . ᴇʟᴛᴡɪʟʟ, ... , ᴍ. ᴄᴄᴄᴄ. ʟxxɪɪ. *in folio.*

Après cette Date ſe liſent ees Vers:

Sit benedictus Homo-Deus de Virgine natus !
Nota ignota qui volt Teutonica Verba,
Legat Opus preſens, & retinere valebit
Maxima de Minimis. Ex Partibus accipe Totum,
Invenies quod, ſi ſtudioſus eris; &c.

Spic. vet. Edit.

H 3

XXVI. Bᴀʟᴅɪ

XXVI. BALDI Jurisconsulti Opera:
Parmæ, 1472. . . . . : . . . . PARME, ..., M. CCCC. LXXII. *in fol.*
　　　　　Maittaire.

XXVII. PETRARCHÆ Rerum Vulgarium Fragmenta : *Paduæ, per Bar. de Valde Patavum, & Martinum de Septem-Arboribus Prutenum.* M. CCCC. LXXII. *Die vj Novembris.* . . . . PADOUE, BAR. DE VALDE, & MARTIN DE
　　　　　Maittaire. SEPTEM ARBORIBUS, M. CCCC. LXXII. *in fol.*

XXVIII. DANTIS Capitula, Italicè: *Magifter Georgius, & Magifter Paulus, Teutonici, hoc Opus Mantuæ impresserunt, adjuvante Colombino Veronenfi*, 1472. MANTOUE, GEORGIUS, & PAULUS,
　　　　　Maittaire. M. CCCC. LXXII. *in folio.*

XXIX. STI. AUGUSTINI, Ypponenfis Epifcopi, de Confenfu Evangelistarum Libri IV: *Liber Beati Augustini, Ypponenfis Epifcopi, de Confenfu Evangelistarum, explicit feliciter in Civitate Laugingen. Impreffus Anno à Partu Virginis falutifero millefimo quadringentéfimo tertio, Pridie Idus Aprilis.* . . . . . . LAUGUINGEN, ..., M.CCCC.LXXIII. *in fol.*
　　　Spic. vet. Edit. *Voïez auffi les* Amœnit. Litter.
　　　Schelhorn. *Tom. III, pag.* 130.

XXX. JACOBI DE VORAGINE de Gulden Legende in Duytfch vertaalt: *ter Goude, by Geraart de Leew, in 't Yaer* 1473. . . . . TERGOU, GERARD DE LEEW,
　　　Spic. vet. Edit. *ex* Cat. Adr. Paw, *pag.* 67 ; M. CCCC. LXXIII. *in folio.*
　　　　& Cat. W. van Ruym, *pag.* 119.

PEU après, les Religieux du Monaftere d'Emaüs, dans le Territoire de Stein, près de cette Ville, y établirent une Imprimerie, dont on a vû fortir diverfes Editions affez confidérables, & entre autres les *Sermones* JACOBI DE VORAGINE, en 1476, qui eft peut-être la prémiere. Voïez ci-deffous la Remarque (BBB), Num. cccxiv.

XXXI. PETRI COMESTORIS Hiftoria Scholaftica utriufque Teftamenti: *impreffa in Trajecto inferiore, per Magiftros Nicolaum Ketzlaer, & Gherardum de Leempt, Anno Domini* M. CCCC. LXXIII. . UTRECHT, NIC. KETZLAER, & GER. DE
　　　Spic. vet. Edit. *ex* Scriverii Laure-Crans, *pag.* LEEMPT, M. CCCC. LXXIII. *in folio.*
　　　88 ; Voffio de Hift. Lat. *pag.* 733 ; *&* Teiffier
　　　Catal. Catalogor. *Tom. II, pag.* 278.

XXXII. Gefta

XXXII. Gesta Romanorum ad Moralitates dilucidè reducta: *Lovanii , Johan. de Westphaliâ , Anno* M. CCCC. LXXIII. . . **LOUVAIN , JEAN DE WESTPHALIE ,** M. CCCC. LXXIII. *in folio.*
Spic. vet. Edit. *ex* Cat. Will. van Ruym, pag. 155 ; *&* Cat. de M. de Cangé , *pag.* 203.

RHAPSODIE superstitieuse , telle que cent autres de ce Temps - là , & qui méritoit beaucoup mieux le Titre de *Thesaurus Ineptiarum* , que celui d'*Apparatus* ou *Cornucopia Homeliarum* , que Mr. Schelhorn croit qu'on devoit lui donner. Les Extraits , qu'il en donne dans ses *Amœnitates Historiæ Ecclesiasticæ & Litterariæ* , Tome I , pages 796——807 , en font d'assez bonnes Preuves. On en peut voir divers autres Lambeaux dans les *Lectiones memorabiles & reconditæ* de Wolfius , qui pouvoit à coup sûr ramasser quelque - chose de plus *mémorable* & de plus *recherché.* Cela étoit autrefois fort en Vogue; & il y en a eu plusieurs autres Editions , tant en Latin qu'en Flamand , dans le XV Siécle.

XXXIII. Tabulare Fratrum Ordinis Deifere Virginis Marie de Carmelo: *ex Alosto Flandrie , Octobris* xxviij. *Theodorico Mertens Ipressore peractum.*
Speculum Conversionis Peccatoris , Magistri DIONYSII DE LEUWIS , aliàs RIKEL , Ordinis Cartusiensis : *Alosti in Flandria. Anno* 1473.
ENEE SILVII Historia de duobus Amantibus: *Explicit Opusculū Enee Silvii de duob9 Amãtib9 ĩpssu3 Alosti , Anno Dñi M°. quadringentesimo septuagesimo* 3°. . **ALOST , THEODORICUS MERTENS ,** M. CCCC. LXXIII. *in quarto.*
Spic. vet. Edit.

CES trois Opuscules , imprimez sur même Papier & de mêmes Caractéres , sans Chiffres , Reclames , ni Signatures , & certainement par le même Imprimeur , se trouvoient ensemble dans un même Volume in quarto de Reliure de ce Tems - là.

XXXIV. Liber de Phisionomia , Lapidarius ARISTOTELIS , & alia quædam: *impressa Mersburgi , Anno* M. CCCC. LXXIII. **MERSBOURG , . . . ,** M. CCCC. LXXIII. *in quarto.*
Spic. vet. Edit. *ex* Biblioth. Daneschioldiana , *pag.* 139; *&* Bunemanni Catal. vet. Edit. *pag.* 15.

XXXV. JOANNIS BOCCATII Liber de illustribus Feminis , Germanicè versus ab HEINRICO STEINHOWEL von Wylander Wirm , Doctor Ertzny : *impressus Ulmæ ,* 1473. . . . . . . **ULM , ...** M. CCCC. LXXIII. *in quarto.*
Spic. vet. Edit. *ex* Eliæ Frickii Catalogo Script. German. pag. xljv.

XXXVI. Historia Hungarica , Ladislao , Præposito Ecclesiæ Budensis , ac Regis Matthiæ Corvini Cancellario , dedicata à Typographo. *Budæ , Typis Andreæ Hess , Anno* 1473. . . . . **BUDE , ANDRE HESS , M. CCCC. LXXIII.** *in fol.*
Spic. vet. Edit. *ex* Lambecii Itinere Cellense , *pag.* 84. Czwittingerus ne parle point de cette Edition.

XXXVII. Ni-

XXXVII. NICOLAI BONETI feu
BONETII, Ord. Minorum, Commentarii in Libros ARISTOTELIS, ac præcipuè Metaphyſicos: *impreſſi Barcinone*,
Anno 1473. . . . .   BARCELONE, ... M.CCCC.LXXIII. *in quarto.*
    Spic. vet. Edit. *ex* Hallevordii Biblioth. Cur. *pag.*
    285; Heindreich Pand. Brand. *pag.* 643 ; &
    Mongitor. Biblioth. Siculæ *Tom. II, pag.* 87,
    où il le confond avec l'Imprimeur de Veniſe
    Bonetus Locatellus.

Mʀ. Maittaire n'admet que l'Edition de 1493, celle-ci lui paroiſſant fuſpecte. Mais, je ne vois
pas pourquoi ; vû qu'il eſt certain, par le Témoignage de Dom Nic. Antonio, *Biblioth. Hiſpan. vet.*
Tom. II, page 200, que, deux Ans après, le VALESCI *Tarentini Opus de Epidemiâ & Peſte*,
traduit en Catalan par JEAN VILLAR, fut imprimé à *Barcelone*, *en* 1475, *in* . . . Quoiqu'il en
foit, ce Moine, & quelques autres de ſon Ordre, avoient une Opinion bien extraordinaire, puiſqu'ils s'imaginoient que ces Paroles de Jeſus-Chriſt en Croix, *Mulier, ecce Filius tuus*, avoient
réellement & de fait opéré une Tranſſubſtantiation de la Perſonne de St. Jean en celle de Jéſus-Chriſt,
ſans s'inquiéter de l'Atteinte qu'une pareille Imagination pouvoit porter à ſa Mort & à ſa Réfur-
rection, & par conſéquent à la Rédemption du Genre Humain.

XXXVIII. Breviarium Romanum :
Taurini, per Johannem Fabri & Johanninum
de Petro, 1474. . . . .   TURIN, JEAN FABRI, & JEANNIN DE
         Maittaire.   PIERRE, M. CCCC. LXXIV. *in folio.*

XXXIX. LACTANTII Opera: *edita*
Roſtochii Anno M. CCCC. LXXIV. . . . ROSTOCH, . . ., M. CCCC. LXXIV. *in fol.*
    Spic. vet. Edit. *ex* Biblioth. Mallinkrot. *pag.* 68.

XL. Breviarium, Pſalteriumque Mo-
guntinenſe: *Hocce Volumen Breviarii Pſal-*
teriique Moguntinenſis, Artis Impreſſorie
Induſtria perfectum, & féliciter conſumma-
tum, in Domo Fratrum Communis Vitæ
Vallis Ste. Marie, ejuſdem Diœceſeos, in
Rhingavia. Anno Domini M. CCCC. LXXIV.
Sabbatho poſt Miſerere. . . . . . .   DOMUS FRATRUM COMM. VITÆ VALLIS
        Spic. vet. Edit.   S. MARIÆ, ... M. CCCC. LXXIV. *in quarto.*

XLI. The Game and Playe of the
Cheſſe, tranſlated out of French by
WILLIAM CAXTON: *imprinted by*
thim, and fynyſhed of the laſt Day of March,
the Yer of our Lord God a thouſand foure
honderd and lxxiiij. . . . . . .   WESTMINSTER, WILL. CAXTON,
    Spic. vet. Edit. *ex* Ind. vet. Ed: J. Mori, *pag.* 382,   M. CCCC. LXXIV. *in folio.*
    Maittaire, & Middleton.

C'ʀsᴛ la Traduction Angloiſe d'une ancienne Traduction Françoiſe de l'Original Latin d'un
Livre de Morale & de Politique, formé ſur les Regles du Jeu des Echecs ; Livre autrefois extrêmement en Vogue dans les XIV & XV Siécles ; intitulé *De Moribus Hominum*, *Officiiſque Prin-*
cipum

cipum ac Popularium, *Argumento sumpto ex Ludo Schaccorum*, composé par un Dominicain de Picardie, nommé JACQUES DE CESSOLIS ou CESSULIS, & dont on a fort altéré le Nom & la Patrie; imprimé *à Milan, en 1479, in folio*, & non en 1497, comme le disent Beughem, Orlandi, & Oudin; traduit en Allemand, en François, en Anglois comme on vient de le voir, & en Hollandois dont on a diverses Editions du XV Siécle.

BEYSPIEL der Weissheit der alten Weisen, von Ambegin der Welt von Geschlecht zu Geschlecht: *gedruckt zu Ulm, by Leonhart Hol*, 1483, *in folio, mit Figuren*; est un pareil Livre de Morale & de Politique, traduit en *Allemand* d'un ancien Ouvrage, fort renommé dans tout l'Orient, & qu'on dit avoir été composé en *Indien* il y a plus de 2000 Ans, & depuis traduit en *Persan*, en *Syriaque*, en *Arabe*, encore en *Persan*, en *Turc*, en *Grec*, en *Hébreu*, deux fois en *Latin*, deux fois en *Italien*, en *Espagnol*, & en *François*, sous le Titre de *Livre de Lumieres ou de la Conduite des Rois*, par le prétendu DAVID SAHID *d'Ispahan*, c'est-à-dire par le célèbre GILBERT GAULMIN, Homme très savant dans les Langues Orientales. Cette Version, imprimée *à Paris, chés Simeon Piget, en 1644, in 8°*, & fort estimée de son Tems, a été depuis retouchée pour le Langage, & par conséquent gâtée, & de plus tronquée, sous le Titre de *Fables de Pilpay Philosophe Indien*, imprimées *à Paris, chés de Laulne, en 1698*, *in 12°*. Mr. Galand, convaincu de cette Corruption, vouloit en donner une nouvelle Traduction, meilleure & complete.

Spic. vet. Edit. *ex* Schelhorn. Amœn. Litter. Tom. *III, pag.* 135; & Fabricii Biblioth. Græcâ Tom. *VI, pag. 460* & *suiv. où l'on peut voir fort au long l'Histoire de ce merveilleux Ouvrage*, & *celle de ses différentes Traductions*.

XLII. JOANNIS-ANTONII DE PLACENTIA Tractatus de Appellationibus, *Congiarius* nuncupatus: *Comi, per Ambrosium* & *Dionysium de Paravicino*, 1474. . . . . COME, AMBR. & DENIS DE PARAVICINO, M. CCCC. LXXIV. *in folio.*

Spic. vet. Edit. *ex* Biblioth. Petav. *pag.* 17.

XLIII. THEODORICI VON BOCKSDORFF, Bischop zu Nüenburg, Concordantiæ über der Sachsen-Spiegel: *Explicit der Sachsen-Spiegel, den der ehrwürdige in Gott Vater und Herr Theodoricus von Bocksdorff, Bischof zu Nüenburg, seel gecorrigéret hat. Gedruckt zu Basel, durch Bernhart Rietzel*, (ou plutôt *Richel*,) *in dem LXXIV. Iahr.* BÂLE, BERNARD RICHEL, M. CCCC. LXXIV. *in folio.*

Spic. vet. Edit. *ex* Jo. Schamelii Numburgo Litterato, *pag.* 10.

ON a autrefois attribué ce *Sachsen-Spiegel*, ou *Speculum Saxonicum*, à *Charlemagne*: mais, on fait qu'il est d'*Ekko de Repkaw*, qui le composa vers le Tiers du XIII Siécle, d'abord en Latin, & puis en Rime Saxone. C'est le Droit Féodal d'une Partie de l'Allemagne, auquel quelques Commentateurs ajoutérent ensuite leurs *Gloses*. Environ 150 Ans après, le Pape Gregoire XI le condamna au Feu, comme rempli d'Impertinences & d'Hérésies; mais, cela n'en empécha point l'Usage, ni que différens Auteurs, & entre autres l'Evêque de Naumbourg, ne l'aient accompagné depuis de leurs Eclaircissemens & Remarques. C'en est ici la prémiere Edition, qui a été suivie de quantité d'autres, même dans le XV Siécle. La derniere, & la meilleure, est celle que Schilterus fit imprimer *à Strasbourg, en 1697, in 4°*.

LES Abbréviateurs de Gesner ont parlé d'une Edition d'*Abenragel de Judiciis Astrorum*, faite *à Bâle en 1471*, dont il seroit à souhaiter qu'on eut de meilleures Preuves: & l'on a fait grand Bruit du *Reformatorium Vitæ Morumque Clericorum*, prétendu imprimé en cette Ville en 1444; mais, c'est une Erreur, dont on verra la Réfutation ci-dessous Remarque (RR).

I   XLIV. Le

XLIV. Le Livre de Baudoin Conte de Flandres, & Ferrant Fils au Roy de Portugal, qui après fut Conte de Flandres, contenant aulcunes Chronycques du Roy Philippes de France & de ses quatre Fils, & aussi du Roy S[t]. Louys, & de son Fils Jehan Tristan, qu'ils firent encontre les Sarrazins: *impresse à Lyon sur le Rhosne, en l'An m. cccc. lxxjv.* LYON, ... , M. CCCC. LXXIV. *in folio.*

Spic. vet. Edit. *ex* Catal. de la Princ. de Condé, *pag.* 31; *&* Biblioth. des Romans, *pag.* 222.

XLV. Poeticum Certamen de Laudibus B. Mariæ Virginis Deiparæ, variis Linguis: *Valentiæ, Anno* 1474. : . . . VALENCE, ... , M. CCCC. LXXIV. *in* 4[o].

Spic. vet. Edit. *ex* Nic. Antonii Biblioth. Hisp. vet. Tom. *II, pag.* 200.

XLVI. Supplementum Summæ quæ *Pisanella* vocatur: *Januæ, per Matthiam Moravum de Olmuntz, & Michaelem de Monacho, x. Cal. Julii millesimo quadringintesimo LIJ. quarto.* . . . . . . GENES, MAT. DE MORAVIE, & M. DE MONACO, M. CCCC. LXXIV. *in folio.*

Maittaire.

XLVII. HOMERI Ilias, per LAURENTIUM VALLENSEM in Latinum Sermonem traducta: *Brixiæ Henricus Coloniensis, & Statius Gallicus, feliciter impressère viij. Kal. Dec.* 1474. . . . . BRESSE, HENRI DE COLOGNE, & STATIUS FRANÇOIS, M. CCCC. LXXIV. *in folio.*

Maittaire.

XLVIII. JACOBI DE CLUSA Tractatus de Apparitionibus Animarum post Exitum à Corporibus, & de earumdem Receptaculis: *impressus in Oppido Burchdorff, Anno* 1475. . . . . . . BURCHDORFF, ... , M. CCCC. LXXV. *in folio.*

Spic. vet. Edit. *ex* Petreii Biblioth. Carthus. *pag.* 149; *&* Du Pin Biblioth. des Aut. Ecclef. *XV Siècle, pag.* 338, *où il dit mal* Bâle.

XLIX. PELBARTI DE THEMESWAR Pomerium Sermonum pro toto Anni Curriculo: *Haganoæ,* 1475. . . . . HAGUENAU, ... , M. CCCC. LXXV. *in folio.*

Spic. vet. Edit. *ex* Wadding. de Script. Ord. Minor. *pag.* 274; *&* Czwitting. Hungar. Litter. *pag.* 302.

L. PETRI

L. PETRI NIGRI Tractatus contra perfidos Judæos de Conditionibus veri Messiæ, ex Textibus Hebraicis: *Explicit Tractatus ad Judæorum Perfidiam extirpandam, confectus per Fratrem Petrum Nigri &c., qui ipso corrigente impressus est per discretum ac industriosum Virum Conradum Fijner de Gerhussen, in Eslingen Imperiali Villa, ac completus Anno ab Incarnatione Domini millesimo* CCCC. LXXV. *Die sexta Junii.* . . . . ESLINGEN, CONRAD FIINER, M. CCCC. LXXV. *in folio.*

STERN des Mesciach, wieder die Juden, von Bruder Peter Schwartz, *imprimé dans la même Ville d'Eslingen, par le même Conrad Feyner, en* 1477, *in* 4°, est le même Livre traduit en Allemand. Mr. Wolfius, *Biblioth. Hebrææ* Tome II, page 1037, semble néanmoins le regarder comme un autre Ouvrage, & quelques autres Auteurs en font de même, comme Wharton *Append. ad Cave,* page 124, & Fabricius, *Syllabi Scriptor. de Verit. Relig. Christ.* page 575. Les Peres Quetif & Eschard, *Scriptorum Ord. Prædicator. recensitorum* Tome I, pages 855 & 861, font mal-à-propos de Niger deux différens Auteurs; & aïant mal lû *Inden* pour *Juden,* font encore plus mal de son Livre un Traité contre les *Indiens.* La Caille, enfin, *Histoire de l'Imprimerie* page 32, en nomme ridiculement l'Auteur *Frere Pierre Bruder,* ignorant aparement, que *Frere,* & *Bruder,* font précisément la même Chose. L'Edition de 1475 est d'autant plus considérable, que c'est la prémiere Impression où l'on ait vû des Caracteres Hébreux: &, selon Mr. Schelhorn, *Amœnitatum Litterariorum* Tome XIII, page 206, le prémier Essai de *Grammaire Hébraïque,* qu'on ait imprimé, se trouve joint à cet Ouvrage. Voïez ci-dessous la Rem. (BBB), Num. CCCXLIII.
Spic. vet. Edit. *ad Ann.* 1475 & 1477.

LI. ALBERTI VON YBE, Buch von Ehestand, &c: *gedruckt zu Blaubürren, von Conrado Mantz,* M. CCCC. lxxv. . . BLAUBÜRREN, CONRAD MANTZ, M. CCCC. LXXV. *in* 8°.

Spic. vet. Edit. *ex* Theoph. Sinceri Nachrichten von rar. Buchern, *pag.* 221.

LII. APPIANI ALEXANDRINI de Bellis Civilibus Romanorum Historiæ, è Græco Latinè versæ à PETRO CANDIDO DECEMBRIO: *Diligentis ac ingeniosi Calcographi Peregrini Pasquali exactissimâ tum Operâ, tum Curâ, hæc Candidi ex Appiani Historico & Sophista Traductio, Scadiani, Camillo Boiardo Comite, impressa est, Anno à Natali Christi* M. CCCC. LCXV (LXXV) *iiij Iduum Januarii.* . . . . SCANDIAN, PEREGRINO PASQUALI, M. CCCC. LXXV. *in folio.*

Spic. vet. Edit.

I 2

LIII. PAN-

LIII. PANTALIONIS Vitæ Sanctorum : DEO GRATIAS. *Per clariſſi-*
mum Medicum & Philoſophum Dominum
Magiſtrum Pantalionem, perque Johannem
Fabri Gallicum, egregium Artificem, de Vi-
tis Sanctorum Patrum Volumina in Caſella-
rum Oppido feliciter impreſſa ſunt. Anno Do-
mini M. CCCC. LXXV. *Herois Calidoney Luce*
penultimâ Menſis Auguſtini. Amen. . . . CASHEL, JEAN FABRI,

Spic. vet. Edit.   M. CCCC. LXXV. *in folio.*

JE m'imagine, que *Caſellarum Oppidum* doit déſigner ici *Caſhel*, Archévéché d'Irlande, & autrefois Capitale de toute la Monomie ſa Partie Méridionale. Quoiqu'il en ſoit, voilà, non ſeulement
une Edition abſolument inconnue à tous ceux qui ont fait quelque Recherche de celles du XV Siècle, mais encore un Auteur parfaitement inconnu à tous les Bibliographes tant généraux que particuliers, même aux Hiſtoriens des Ecrivains de l'*Hiſtoire Eccléſiaſtique*, & particuliérement à ceux
des Auteurs ou Compilateurs de *Vies des Saints*, tels que Molanus, Heſſelius, & Baillet. Il n'eſt
pas plus connu à Teiſſier, dont le But particulier étoit d'indiquer tous les Ecrivains de *Vies*, auſſi
bien que ceux qui en avoient fait quelques Recueils.

LIV. Hiſtoria de Beatæ Mariæ Virginis Aſſumptione : *edita Daventriæ, An-*
no 1475. . . . , ... DEVENTER, ... , M. CCCC. LXXV. *in* 4°.

Spic. vet Edit. *ex* Oudino, *col.* 2758.

LV. PHALARIDIS Epiſtolæ : *in Sancto*
Urſio Vicentie Diſtrictu Johannes de Rheno
impreſſit. Anno Domini M. CCCC. LXXV.
FINIS. . . . . SANT-URSIO, JO. DE RHENO,

Spic. vet. Edit.   M. CCCC. LXXV. *in* 4.

LVI. CLAUDII PTOLEMÆI Coſ-
mographiæ Libri VIII, Interprete JA-
COBO ANGELO Florentino, Emenda-
toribuſque ANGELO VADIO, & BAR-
NABA PICARDO, Vicentino : *En tibi,*
Lector, Coſmographia Ptolemæi, ab Her-
manno Levilapide Colonienſi accuratiſſimè
impreſſa, Benedicto Triviſano & Angelo
Michaele Præſidibus. M. CCCC. LXXV.
IDI. SEPT. . . . . VICENCE, HERM. LICHTENSTEIN,

Spic. vet. Edit.   M. CCCC. LXXV. *in folio.*

LVII. AR-

LVII. Arnoldi Geilhoven, seu de Roterodamis, Gnotofolitos, five Speculum Confcientiarum :

In medium prodeo Gnotofolitos (*) *ego ,*
Tam benè limatus, tantoque Labore politus ,
Ut nufquam fimilis ufque modo fuerit.
Hoc Bruxella *mihi pretendit Culmen Honoris ,*
Me Famâ celebri , feque perenne , beans ;
Virginis à Partu dum fluxiſſent fimul Anni
Mille quadringinti feptuagintaque fex. . . Bruxelles , ... , M. CCCC. LXXVI. *in folio.*

Spic. vet. Edit.

(*) Γνῶθι σεαυτον , felon Oudin , col. 2298 , qui croit que le Copifte ou l'Imprimeur ont ainfi, eftropié ces Mots.

LVIII. Boccace du Déchiet des nobles Hommes & cleres Femmes : *Bruges , Colard Manfion,* 1476. . . . .
Maittaire & *alii.*

BRUGES, COLARD MANSION, M. CCCC. LXXVI. *in folio.*

LIX. Biblia Belgica : *Defe jegenwoerdige he mit horen Boecken, ende elc Boeck mit alle fijn Capitelen , by enen notabelen Meefter wel overgefelt wt den Latine in Duytfche, ende wel naefterlic gecorrigeert, ende wel gefpelt : was gemaect te Delf in Hollant , metter Hulpen Gots , ende by ons Jacob Jacobsfoen ende Mauricius Yemantszoen van Middelborch , ter Eeren Gods , en-de tot Stichticheit ende Leeringhe der Kerften ghelovighen Menfchen. Ende wort voleynt int Iaar der Incarnatien ons Heren duyffent vier hondert zeven ende 't zeventich , den thienden Dach der Maent Januario.* . . .
Spic. vet. Edit.

DELFT, J. JACOBSSON, & M. YMANTSSON, M. CCCC. LXXVII. *in folio.* 2. *Voll.*

Quelques Bibliographes, & entre autres le Pere le Long, parlent d'une autre Edition de la même Ville, & de la même Année, *in* 4°: mais, elle ne differe que dans la Grandeur du Papier; & c'eft ce que j'ai vérifié de mes propres Yeux.

LX. Rabbi Levi Ben Gerschom Commentarii in Librum Job, Hebraicè : *Pifauri , R. Abraham ben Chaiim, Anno Judaico 237, at Chriftiano* 1477, *abfoluti Die 6 Menfis Sivan feu Maii.* . . .
Spic. vet. Edit. *ex* Bartoloccio *apud* Reland. *pag.* 105; le Long Biblioth. Sacr. *pag.* 827; & Wolfii Biblioth. Hebr. *Tom. I, pag.* 727.

PESARO, ABRAHAM B. CHAIIM, M. CCCC. LXXVII. *in* 4°.

I 3

LXI. Sti. Au-

LXI. S^{ti}. Augustini Sermones de Informatione Regularis Vitæ: *impreſſi Mutinæ, per me Baldaſerem de Struciis, Impreſſorem, Mutinæ, Anno Nativitatis Domini noſtri Yheſu Chriſti milleſimo* CCCC. LXXVII. *Die xxij Menſis April. &c.* . . . .

Maittaire.

MODENE, BALTH. DE STRUCIIS, M. CCCC. LXXVII. *in* 4°.

LXII. Joannis Nasonis Conſuetudines felicis Urbis Panormi: *Panormi, apud Andream de Wormacia.* 1477. .

Spic. vet. Edit. *ex* Mongit. Biblioth. Sicul. Tom. *I, pag.* 355.

PALERME, ANDRÉ DE WORMS, M. CCCC. LXXVII. *in* 4°.

LXIII. Rabbi Jacob ben Ascher IV Ordinum Libri *Arba Turim*, tertius *Even Haëſer*, & quartus *Choſchen miſch pat*, dicti: *Abſolutum eſt hoc Opus ſanctiſſimum Die ſecundo* (Hebdomadis) *vigeſimo octavo Menſis Tammuz, qui eſt Menſis quartus, Anno* 5238 (Judæorum, at 1478 Chriſtianorum,) *ſecundum Numerum, curatè definitum, in Pheibia de Sacco,* (*i. e.* Piobe de Sacco, *Latinè* Plebiſacium,) *in Ædibus R. Meſchullam, Cognomine Koſi, qui benedictus ſit nunc & perpetuò.* . . . .

Spic. vet. Edit. *ex* Wolfii Biblioth. Hebr. Tom. *III, pagg.* 444, 445; *& Tom. IV, pagg.* 447, 450, 452, *& præcipuè* 864. Il aſſure que les deux prémiers *Ordres* ont été imprimez de même.

PIOBE DE SACCO, R. KOSI, M. CCCC. LXXVIII. *in folio.*

LXIV. Le Livre de Sapience, traduit du Latin de Guy de Roye, Archevêque de Sens, par un Religieux de Cluny, pour les ſimples Preſtres, qui n'entendent, ni le Latin, ni les Eſcritures: *imprimé à Geneve, le* 9. *Jour d'Octobre* 1478. . . . .

Spic. vet. Edit. *ex* Bibliotheq. Germaniq. Tom. *XXI, pag.* 101; *& XXIII, pag.* 90. Voïez ci-deſſous la Citation (936).

GENEVE, ..., M. CCCC. LXXVIII. *in folio.*

LXV. Nicolai von Wyle verſchiedene Schrifften ſo Theils aus dem Lateiniſchen vertiret, Theils eigenhåndig aufgeſetzet ſind: *Stug.* 1478. . . .

Spic. vet. Edit. *ex* Catal. Diecmanni, *pag.* 29.

STUTGARD, ..., M. CCCC. LXXVIII. *in folio.*

LXVI. Leo-

LXVI. LEONARDI ARETINI O-
pufculum de Calphurnia & Gurgulione:
*in Monafterio Sorten, Anno M°. qdringen-
tefimo feptuagefimo octavo.* . . . . . SORTEN Monafterium,
          Maittaire.   M. CCCC. LXXVIII. *in folio.*

LXVI*. Difcorfo della Magnitudine
di Dio, in Rime: *in Cufenza,* 1478. . . . COSENCE, ... , M. CCCC. LXXVIII. *in* 4°.
Spic. vet. Edit. *ex* Labbe, *pag.* 356.

LXVII. BOETII de Confolatione
Philofophie Libri V: *Pinarolii, per Jacobum de Rubeis, Gallicum,* M. CCCC. LXX.
nono, Octavo Kal. Novemb. . . . . . PIGNEROL, JAQUES DES ROUGES,
         Maittaire.   M. CCCC. LXXIX. *in folio.*

LE P. le Long *Biblioth. Sacr.* pag. 354, & après lui Mr. Maittaire pag. 110, parlent d'une
Bible Italienne comme imprimée à *Pignerol, par J. de Rubeis,* en 1475, & citent comme Garant
la Caille, pag. 21. Mais, outre que la Caille n'indique nullement *Pignerol,* l'Imprimeur *Jaques de
Rubeis* demeuroit encore alors à *Venife,* où il imprima divers Ouvrages jufqu'en 1479 qu'il fe
retira à *Pignerol.* D'ailleurs, les habiles Italiens, comme Mrs. Maffei *Traduttori Italiani,* pag. 22,
& Fontanini *dell' Eloquenza Italiana,* pag. 132, ne reconnoiffent point cette Edition. Orlandi &
Haym, qui la citent pag. 165 & 286, ne le font que d'après les *Annales Typographiques.*

LXVIII. ENGELBERTI CULTI-
FICIS Epiftola Declaratoria Privilegio-
rum Fratrum Ordinum Mendicantium contra Curatos Parochiales; & Epiftola de
Simoniâ vitandâ in Receptione Novicio-
rum: *impreffe Noviomagi, per Johannem
de Weftphalia, Die* 9. *Julii.* . . . . NIMEGUE, J. DE WESTPHALIE,
Spic. vet. Edit. *ex* Biblioth. Teller. *pag.* 181;   M. CCCC. LXXIX. *in quarto.*
  & Script. Ord. Præd. *Tom. I, pag.* 875.

LXIX. BAPTISTÆ SALII Summa Baptiftiniana Cafuum Confcientiæ:
*Stampata in Nove, per Nicolao Ghirarden-
go,* 1479, &c. . . . . NOVI, NIC. GHIRARDENGO,
Spic. vet. Edit. *ex* Soprani Scrittori di Ligu-   M. CCCC. LXXIX. *in quarto.*
  ria, *pag.* 55.

LXX. HUGONIS DE S. CHARO
Sermones de Tempore & de Sanctis:
Zwollis, 1479. . . . . ZWOLL, ... , M. CCCC. LXXIX. *in quarto.*
Spic. vet. Edit. *ex* Cave, *pag.* 632; Oleario,
  pag. 349; & Script. Ord. Præd. *Tom. I,*
  pag. 201.

ON a une Edition de la *Leven Jefu Chrifti,* imprimée à *Zwoll, par Peter Os van Breda,* avec
la Date bien-diftincte de MCCCClxix, *in folio.* Mais, outre qu'on n'a aucune autre Edition de ce
Peter Os avant 1484, toutes les autres Circonftances de cette Edition prouvent que cette Date eft
fautive. Voïez ci-deffous la Remarque (AAA), Num. II, Art. 17.
                                 LXXI. Rabbi

LXXI. Rabbi Mosis Maimoni-
dis More Nevochim, five Doctor Per-
plexorum: *Thessalonicæ*, 1479. . . .   Salonichi, ... , M. CCCC. LXXIX. *in folio.*
<small>Spic. vet. Edit. *ex* Ungero & Wolf. Biblioth.
Hebr. *Tom. III*, *pag.* 780.</small>

LXXII. Breviarium Historiale, ex-
cerptum à Gallo quodam ex Landul-
pho de Columnà, Anno 1428: *Li-*
ber iste Pictavii, *in Ædibus Canonici Ec-*
clesiæ B. Hilarii, *Typis editus est*, *Anno*
CIƆ. CCCC. LXXIX. . . . . . .   Poictiers, ... , M. CCCC. LXXIX. *in quarto.*
<small>Spic. vet. Edit. *ex* Vossio de Historicis Latinis,
pagg. 551, 552.</small>

LXXIII. Joannis Mesue Ope-
ra Medica: *Antuerpiæ*, 1479. . . .   Anvers, ... , M. CCCC. LXXIX. *in folio.*
<small>Maittaire.</small>

LXXIV. Vertroftinge der Menfchen:
Lewis, 1479. . . . .   Leeuwe, ... , M. CCCC. LXXIX. *in quarto.*
<small>Maittaire, *ex* Frans Koerten Catalogo.</small>

<small>Peut-être ne s'agit-il-là, que de quelque Ouvrage de *Denis Rickel*, ou *le Chartreux*, qui
étoit de cette petite Ville, dont on aura fait le Lieu de l'Impreffion. Voïez ci-deffus le Num. XXXIII.</small>

LXXV. Johannis de Turre-
cremata, Cardinalis, Expofitio brevis & utilis fuper toto Pfalterio: *Burgi*,
1480. . . . .   Burgos, ... , M. CCCC. LXXX. *in folio.*
<small>Spic. vet. Edit. *ex* D. Nic. Anton. Biblioth.
Hifp. vet. *Tom. II*, *pag.* 189; & Fabricii Biblioth. Lat. med. & inf. Æt. *Tom. IV. pag.* 475.</small>

LXXVI. Hermanni de Petra
Sermones L. in Orationem Dominicam:
Aldenardæ, *per Joannem Cæfarem*, 1480.   Oudenarde, Jean l'Empereur,
<small>Spic. vet. Edit. *ex* Swertii & Valer. Andreæ Bi-</small>   M. CCCC. LXXX. *in folio.*
<small>blioth. Belg. *pag.* 343, & 383; & Petreii
Biblioth. Carthuf. *pag.* 143.</small>

LXXVII. El Peregrinage de la Vida
Humana, compuefto por Fray Guillel-
mo de Gralleville, Abad de Senlis,
traduzido en volgar Caftellano, por Fray
Vincentio Mazuello: *en Tolofa*, *por*
Henrique Aleman, 1480. . . . .   Toulouse, Henri Aleman,
<small>Spic. vet. Edit. *ex* Thoma Tamaio, *apud* D.</small>   M. CCCC. LXXX. *in folio.*
<small>Nic. Anton. Biblioth. Hifp. vet. *Tom. II*,
pág. 204.</small>

C'est une Traduction Espagnole du *Pélerinage de la Vie Humaine*, Roman Spirituel, composé en Vers par GUILLAUME DE GUILLEVILLE, *Prieur de l'Abbaïe de Chalis*; si-non imprimé à *Paris* vers le même Tems, *in 4°*, comme le dit la *Bibliotheque des Romans*, page 158 ; certainement, du moins, mais traduit de Vers en Prose par JEAN GALLOPÈS, *à Lion, chés Matthieu Husz*, en 1499, *in* .., comme on le voit dans la *Bibliotheca Cistercienfis* de Vifch, page 135. L'Original, reproduit sous le Titre de *Roman des trois Pélerinages*, mais retouché & fort altéré sans doute, a été imprimé à *Paris, chés Ant. Verard*, en 1511, *in folio*. On en peut voir un Lambeau dans la *Bibliotheque Françoise* de du Verdier, page 477.

LXXVIII. JODOCI GALLI Opufculum *Nofce te ipfum* inscriptum : *Heidelbergæ*, 1480. . . . . HEIDELBERG, ... , M. CCCC. LXXX. *in* . . .

Spic. vet. Edit. *ex* Reiferi Biblioth. Auguft. *pag.* 109 ; *&* Hallevord. Biblioth. Cur. *pag.* 210.

LXXIX. Cronica de Santo ISIDORO *Menore*, con alcune Addizioni cavate del Tefto & Iftorie de la Bibia, & del Libro de PAULO OROSIO, & de le Paffioni de li Santi : *editum fuit Opus in Civitate Friuli, Anno* M. CD. LXXX. . . . . CITTA DI FRIULI, . . . , M. CCCC. LXXX. *in* 8°.

Spic. vet. Edit. *ex* D. Nic. Anton. Biblioth. Hifpanicâ vet. *Tom.* I, *pag.* 255, qui remarque, que cette Edition altere fort le Texte d'Ifidore, & que l'Ouvrage eft continué jufqu'en 1250.

LXXX. HORATII Epiftolarum Libri II : *impreffum Cadomum, per Magiftrum Jacobum Durandas & Egidium Quijoue, Anno Domini millefimo quadringentefimo octogefimo, Menfe Junio, Die verò fextâ ejusdem Menfis.* . . . . CAEN, J. DURANDAS, & G. QUIJOUE, M. CCCC. LXXX. *in quarto*.

Maittaire.

LXXXI. LAURENTII GUILIELMI DE SAONA, Ord. Min., Rhetorica nova, compofita in Univerfitate Cantabrigienfi Anno 1478 : *impreffa apud Villam Sancti Albani, Anno Domini* 1480. . ST. ALBAN, ... , M. CCCC. LXXX. *in quarto*.

Spic. vet. Edit. *ex* Hyde Biblioth. Bodl. *Part. II, pag.* 137 ; Indice vet. Edit. Jo. Mori, *pag.* 391 ; *&c.*

WOOD, *Hiftoriæ Univerfitatis Oxonienfis* page 228, place cette Edition *à Paris* ; & les Auteurs des *Catalogi MSS. Angliæ*, Tom. I, page 58, la placent *à Cambridge*. Comme il n'eft guéres vraifemblable, qu'on ait fait trois différentes Editions de ce Livre dans la même Année, il y a lieu de croire, que ce n'en eft qu'une feule, touchant laquelle on fe fera expliqué diverfement, peutêtre par Jaloufie Académique. Quoiqu'il en foit, le Soprani, Oldoïni, & Wadding, ne parlent nullement de cette Edition, quoiqu'ils n'aïent point oublié l'Ouvrage, ni fon Auteur, qu'ils font de Savonne, qu'ils furnomment *de Traverfanis*, & qu'ils affirment avoir enfeigné à Paris, & en Angleterre.

K   LXXXII. Les

LXXXII. Les Expofitions des Epiftres & Evangiles Dominicales : *Troyes*,
1480. . . . .   TROYES, ... , M. CCCC. LXXX. *in folio*,
         Maittaire.

    LA Caille, *Hiftoire de l'Imprimerie*, page 51 ; & Orlandi, *Origine della Stampa*, page 192 ; pla-
cent ici une Édition du *Spiegel der Saffen*, faite à *Quilambourg*, Ville d'Hollande, cette Année 1480,
in folio. Mais, c'eft une Chimere, uniquement fondée fur ce que ce Livre a effectivement été
imprimé cette Année à Cologne, en Flamand *Ceulen*, que la Caille a pris pour une Abréviation
de *Culenbourg*, & dont il a forgé *Quilambourg*, qu'Orlandi avoue bonnement n'avoir pu déterrer.

LXXXIII. VALLENSIS, feu VA-
LENCIUS, fuper Pfalterium : *Londini*
1481. . . . .   LONDRES, ... , M. CCCC. LXXXI. *in* . . .
    Spic. vet. Edit. *ex* Biblioth. Bodl. *Parte II*,
        pag. 218.

LXXXIV. Glofa fup. Apocalipfim
d' Statu Eccl'ie, ab Anno Salutis pñti fc3
M. cccc. lxxxj. ufque ad Finem Mundi.
Et de pclaro ᚱ gl'ofiffiõ Triũpho Xpia-
norf ĩ Turcos ᚱ Maumetanos , quorf
Secta ᚱ Imperiũ brevit' incipiet deficẽ , ex
Fũdamẽtis Johañis in Apocalipfi , ᚱ ex
Senfu lĩali eiufdẽ aptiffimo ; cũ Cõ-
fonãtiã ex Judiciis Aftrorf: *ex Genua*,
*M. cccc. lxxx. Die xxxj. Martij in Sab-
bato fcõ cõpletum. Impreffum Lipczk, Anno fequente, fcilic3. M. cccc. lxxxj. in Pro-
fefto Michaelis.* . . . .   LEIPSIC, ... , M. CCCC. LXXXI. *in quarto.*
       Spic. vet. Edit.

    CES Prédictions font du fameux Annius de Viterbe, mais n'ont pas fait à beaucoup près au-
tant de Bruit dans la République des Lettres, que fes prétendues *Antiquitez Chaldaïques, Baby-
lonienes*, &c.
    A-PROPOS de cet Ouvrage, la Caille & Orlandi placent vers ce Tems-ci l'Imprimerie à GEN-
ZANO, petite Place de la Campagne de Rome : mais, c'eft une Erreur fondée fur une Suite de
Bévues ; & fa Généalogie, fi, je puis m'exprimer de cette forte, eft trop finguliere, pour n'être
point obfervée ici. Saubert, *Hiftoriæ Biblioth. Norimberg.* page 138 , avoit bien noté le Lieu de
cette Impreffion ; *Genuæ.* Beughem, *Incunabul. Typograph.* page 14 , en fit *Gentiæ*. La Caille, *Hift.
de l'Imprimerie* page 50 , traduifit ce Mot imaginaire par *Genzano*. Orlandi, *Origine della Stampa*, page 192 , adopta fans le moindre Scrupule cette Traduction. Et, par ce Moïen, voilà *Genzano* érigé en Lieu célèbre par l'Imprimerie, quoi qu'on y connoiffe fans doute incomparablement moins les Caracteres & la Preffe, que les Preffoirs & les Tonneaux.

LXXXV. NICOLAI DE CLEMEN-
GIS de Lapfu & Reparatione Juftitiæ
Tractatus ad Philippum Burgundiæ Du-
cem : *Viennæ*, 1481. . . . . . .   VIENNE, ... , M. CCCC. LXXXI. *in quarto.*
    Spic. vet. Edit. *ex* Wharton App. ad Cave,
     pag. 79 ; & Olearii Biblioth. Ecclef. *Part. II*,
     pag. 18.

PENDANT

PENDANT tout le XV Siécle, on ne connoit point d'autres Editions de cette Ville, que celles de deux autres Opuscules du même Clemengis, l'un intitulé *Disputatio habita per scriptum super Materiâ Concilii generalis cum quodam Scholastico Parisiensi*, & l'autre *Responsio quòd Vacantiæ ac minuta Servitia nullo Jure sint debita*, tous deux imprimez à *Vienne*, en 1482, in 4°; & celle du Traité d'Apulée, intitulé *Epitoma Divinum de Mundo, seu Cosmographia, Ductu Conradi Celtis editum*, & imprimé à *Vienne* avec cette Souscription singuliere : *Impressum Vienne, 1497, per Joannem de Hiberna Arce, haud procul Ripis Rhenanis, & Urbe Inventrice & Parente Impressoriæ Artis Mogunciaco, feliciter.* in folio.

Spic. vet. Edit. *ex* Wharton, Oleario, & Schelhornii Amœnitatibus Hist. Eccl. & Litter. *Tom. I, pag.* 808.

LXXXVI. Missale secundum Usum Ecclesiæ Herbipolensis, Reverendissimi istius Ecclesiæ Antistitis Auctoritate editum : *impressum Herbiboli, per Jorium (Georgium) Ryser, Anno Domini* M. CCCC. LXXXI. . . . .

VÛRTSBOURG, G. RYSER, M. CCCC. LXXXI. *in folio.*

Spic. vet. Edit. *ex* Philosophical Transactions, *Num.* 310. Voïez ci-dessous, la Rem. (BBB), *Num.* CCXLI, Art. II.

LXXXVII. Rabbi JACOB BEN ASCHER Arba Turim, seu IV Ordines: I, *Orach Chajim*, i. e. *Semita Vitæ*; II, *Jore Dea*, i. e. *Docebit Scientiam*; III, *Even Haëser*, i. e. *Lapis Auxilii*; & IV, *Choschen mischpat*, i. e. *Pectorale Judicii*; Corpus Rituum Legumque Judaicarum: *Soncini, Anno Judaico* 241, *at Christiano* 1481. . . . .

SONCINO, ... , M. CCCC. LXXXI. *in* . . .

Spic. vet. Edit. *ex* Wolfii Biblioth. Hebr. *Tom. I, pag.* 582; *Tom. III, pag.* 446; & *Tom. IV, pag.* 447.

LXXXVIII. Fasciculus Temporum: *Nunc non sine magno Labore ad pristinum Statum reducta* (Chronicà,) *cum quibusdam Additionibus, per humilem Fratrem Henricum Wirczburg de Vach, Monachum in Prioratu Rubei Montis, Ordinis Cluniacensis, sub Ludovico Gruerie Comite magnifico, Anno Domini* M. CCCC. LXXXI. *Et Anno precedenti fuerunt Aquarum Inundationes, &c.* . . . .

MONT-ROUGE, Prieuré du Comté de Gruïere, M. CCCC. LXXXI. *in folio.*

Spic. vet. Edit.

K 2

LXXXIX. JOAN-

LXXXIX. JOANNIS BOCCACII Genealogiæ Deorum ; & de Sylvis, Montibus, &c: *Regii, Laurentius & Bartholomæus Bottoni Fratres*, M. CCCC. LXXXI. *Pridie Nonas Octobris.* . . . . . .   REGIO, BOTTONI Fratres, M. CCCC. LXXXI. *in folio 2 Voll.*
Spic. vet. Edit.

XC. Quatriregio del Decurfu della Vita Humana de Meffer FEDERICO, Vefcovo della Citta de Foligni. Dividefe in quatro Libri, il I del Regno de Dio Cupido, il II del Regno de Sathan, il III del Regno delli Vitii, & il IV del Regno de Dea Minerva de Virtù: *Finifce el Libro detto* Quatriregio del Decurfu della Vita Humana, ... *impreffo à Perufcia, per Maeftro Stephano Arns Almanno, nel* M. CCCC. LXXXI. . . . .   PEROUSE, EST. ARNS, M. CCCC. LXXXI. *in folio.*
Spic. vet. Edit.

CE STEPHANO ARNS eft probablement le STEPHANUS ARNOLDI, qui fe retira à Lubec en 1484, & le STEPHANUS ARNDES, qui imprima beaucoup enfuite en cette Ville.

XCI. MARII PHILELPHI Novum Epiftolarium, five Ars fcribendi Epiftolas: *Urbini* 1481. . . . . . .   URBIN, ... , M. CCCC. LXXXI. *in quarto.*
Spic. vet. Edit. *ex Biblioth. Dalman. pag. 295.*

XCII. Fratris HERMANNI Dialogus : *Lignis*, 1481. . . . . . .   LIGNITS, ... , M. CCCC. LXXXI. *in* . . . .
Maittaire *ex Sauberto &* la Caille. Voïez ci-deffous la Rem. (AAA), Num. I, Art. 14.

XCIII. ESOPI Fabulæ, Latino Carmine : *Monteregali, per Dominicum de Nivaldis, Anno* M. CCCC. LXXXI. *octavâ Madii.*   MONDOVI, DOM. DE NIVALDIS, M. CCCC. LXXXI. *in folio.*
Maittaire.

XCIV. Miffale Divinum, fecundum facerrimum Ordinem Be. Benedicti: *in Montis Monachorum Loco, per Johannem Senfenfchmidt, Anno à Partu Virginis falutifero* M. CCCC. LXXXI. *Die xxj Julii, &c.* . . . .   MONT DES MOINES près de Bamberg, J. SENSENSCHMIDT, M. CCCC. LXXXI. *in folio.*
Maittaire.

CE Senfenfchmidt étoit un des Imprimeurs de Nuremberg,

XCV. Re-

XCV. Recollectorium ex Geſtis Romanorum: *Haſſeleti*, 1481. . . . . HASSELT , ..., M. CCCC. LXXXI. *in folio.*
Spic. vet. Edit. *ex* Beughemii Incunab. Typograph. *pag.* 192.

XCVI. JOHANNIS DE TURRECREMATA Expoſitio brevis & utilis super toto Pſalterio: *Cæſarauguſtæ*, 1482. SARRAGOSSE, ..., M. CCCC. LXXXII. *in fol.*
Spic. vet. Edit. *ex* D. Nic. Anton. Biblioth. Hiſp. vet. *Tom. II*, *pag.* 189.

XCVII. Pandectarum Juris Pars prior: *Koburgi*, 1482, *Caractere Gothico.* . . . KOBURG , ..., M. CCCC. LXXXII. *in folio.*
Spic. vet. Edit. *ex* Bibliothec. Mallinkrot. *pag.* 74.

XCVIII. Suma de Geographia, por MARTIN FERNANDEZ DENCISO: *en Sevilla*, 1482. . . . . SEVILLE, ..., M. CCCC. LXXXII. *in folio.*
Spic. vet. Edit. *ex* Biblioth. Barber. *Tom. I*, *pag.* 338.

XCIX. FRANCISCI DE ACCOLTIS Conſilia: *Piſæ*, 1482. . . . . PISE, ..., M. CCCC. LXXXII. *in folio.*
Maittaire.

C. LUTREUS de Animâ: *Erfurti*, 1482. . . . . ERFORT, ..., M. CCCC. LXXXII. *in* . . ..
Maittaire, *ex* Sauberto & la Caille. Voïez ci-deſſous la Rem. (AAA), Num. I., Art. 15.

CI. Vite di PLUTARCHO, traducte de Latino in Volgare per BAPTISTA ALEXANDRO JACOVELLO: *ſtampate in Aquileia, per Maeſtro Adam de Rotwil, Alamano, Stampatore excellente*, M. CCCC. LXXXII. *xvj de Septemb.* . . . . . AQUILÉE, ADAM DE ROTWIL, M. CCCC. LXXXII. *in folio.*
Maittaire, *ex* la Caille.

CII. GUILLERMI Pariſienſis Epiſcopi Rhetorica Divina: *Explicit Rhetorica Divina Doctoris uncti & ungentis Magiſtri Guillermi Pariſienſis de ſacra & ſanctificativa Oratione aliqualiter abbreviata. Impreſſa Gandavi, per me Arnoldum Ceſaris, Anno Dñi M. cccc. lxxxiij. xj°. Kal. Sep.* . . . GAND, ARN. L'EMPEREUR, M. CCCC. LXXXIII. *in* 4°.
Spic. vet. Edit.

K 3 CIII. De

CIII. De Spiegel onſer (*Menſlicher*)
Behoudeniſſe: *Vulnaackt in der goede Stede
van Culenburch*, by *Johan Weldenaer*, in
het *Yaer ons Heeren* M. CCCC. LXXXIII.
de Saterdagh poſt Matthei Apoſtoli (Feſ-
tum). . . . . CULENBOURG, J. WELDENAER,
   Spic. vet. Edit. *ex* Philoſ. Tranſact. *Num.* 310,   M. CCCC. LXXXIII. *in* 4°.
     pag. 2398; &*.* Iſaac le Long Boek-Zaal
     der Nederduytſche Bibels, *pag.* 405.

   C'EST une des Editions de Fonte des fameux *Speculum Humanæ Salutis*, & *Spiegel onſer Behoudeniſſe*, qu'on prétend être les prémiers Fruits de l'Imprimerie inventée à Harlem par le Moïen
de Planches de Bois gravées.

CIIII. HENRICI DE HASSIA Re-
gulæ ad noſcendum Diſcrimen inter Pec-
catum mortale & veniale; & ANTONI-
NI Opus de Eruditione Confeſſariorum:
Memmingæ, 1483. . . . . MEMMINGEN, ..., M.CCCC.LXXXIII. *in* 4°.
   Spic. vet. Edit. *ex* Geſnero & *ej.* Abbrevia-
     toribus, *ac* Petreio, Poſſevino, Labbeo, &
     Olcario.

CV. Officium Miſſæ : *Magdeburgi*,
1483. . . . . MAGDEBOURG, . . ., M. CCCC. LXXXIII. *in* 4°.
   Spic. vet. Edit. *ex* Cat. Francof. *pag.* 199.

CVI. Dyalogus Creaturarum mora-
liſatus: *impreſſus Stockholmiæ*, à *Johanne
Snell*, *Artis Impreſſoriæ Magiſtro*, *Anno*
M. CCCC. LXXXIII. . . . . . . STOCKHOLM, J. SNELL,
   Spic. vet. Edit. *ex* Er. Benzel. Not. in Diarium   M. CCCC. LXXXIII. *in* 4°.
     Vadſtenenſe ; Jo. Alnandri Hiſtoriola Art.
     Typogr. in Suecia, *Cap. I. Paragr. III*; &
     Act. Litt. Sueciæ, *Ann.* 1722, *pag.* 321, 322.

CVII. Nomocanon Juticum, dat is
Jutiſche Low-Book, tribus Libris, è
Danico Holſaticè verſum: *editum in Hol-
ſatiâ*, *Anno* 1483. . . . . En quelque Ville de HOLSTEIN,
   Spic. vet. Edit. *ex* Molleri Iſag. in Hiſt. Cherſ.   M. CCCC. LXXXIII. *in* . . . .
     Cimbr. *pag.* 265.

CVIII. Couſtume du Pays & Duché de Normandie, avec les Déclarations ou Commentaires: *imprimée*, *proba-
blement*, à *Rouën*, en 1483. . . . . ROUEN, ..., M. CCCC. LXXXIII. *in folio.*
   Spic. vet. Edit. *ex* Biblioth. Teller. *pag.* 216.

CIX. Le

CIX. Le Livre de Baudoin Comte de Flandres, & de Ferrant Fils au Roy de Portugal : *Chambery, Anthoine Neyret*, 1484. . . . .
  Spic. vet. Edit. *ex Catal. Com. de Hoym,* pag. 282.

CHAMBERY., ANT. NEYRET, M. CCCC. LXXXIV. *in folio.*

CX. La Buse de Cour : *Vienne, par Pierre Schenck,* 1484. . . . . . .
  La Caille, *pag. 44, & ex eo alii.*

VIENNE en Dauphiné, P. SCHENCK, M. CCCC. LXXXIV. *in folio.*

LE Titre de ce Livre doit être *L'Abusé de Court ou en Court, qui se complainct à l'Acteur du Tems perdu qu'il a fait toute sa Vie; & l'Acteur luy donne Enseignement, & à toutes Personnes.* On en a une Edition faite à *Lyon, chés Jean Lambany, sans Date, in 4°.*

CXI. Coustumes du Duché de Bretagne. L'An de Grace 1484, le 26 Jour de Mars devant Pasques, regnant très haut & très excellent Prince François, par la Grace de Dieu, Duc de Bretagne, &c. a esté parachevé d'imprimer ce present Volume de Coustumes, correctées & meurement visitées par M. Nicolas Dalier, M. Guillaume Racine, & Thomas du Tertre, Avocats; avec les Constitutions, Establissemens, & Ordonnances, faites en Parlement de Bretagne ès Temps passez & jusques à ce Jour, pareillement visitées & correctées par Jacques Bouchart Greffier du Parlement, & par M. Alain Bouchart : *imprimées à Rennes, chés Pierre Belleesculée, & Josses,* 1484. . . . .
  Spic. vet. Edit.

RENNES, P. BELLEESCULEÉ, M. CCCC. LXXXIV. *in* 12°.

CXII. Der Sondaren Troost, of een geestelijk ende geinstrueert Procès tusschen Belial een Duyvel der Hellen als Christus ter eenre Sijde, ende Moyses Verwerder ter ander Sijde, met Figuren: *Dit Boeck is voleyndt tot Haerlem in Hollandt, Anno M. cccc. lxxxiiij. op ten xv. Dach in Februario. P. H.* Au dessus de cette Souscription, une Aigle soutient les Armes de Haerlem. . . .
  Spic. vet. Edit.

HAERLEM, P. H.., M.CCCC.LXXXIV. *in fol.*

C'EST la Traduction Flamande du Procès de Belial contre J. Christ, Livre autrefois fort en Usage avant la Réformation; intitulé en Latin JACOBI DE THERAMO *Consolatio Peccatorum,* seu

seu *Proceſſus Luciferi Principis Demoniorum*, *nec non totius Infernalis Congregationis*, *quorum Procurator Belial*, *contra Jheſum*, *Creatorem*, *Redemptorem*, *ac Salvatorem noſtrum*, *cujus Procurator Moyſes*, *de Spolio Animarum que in Lymbo erant cum deſcendit ad Inferna*, . . . , *coram Judice Salomone* ; imprimé à *Augsbourg* , chés *Jean Schûſler* , dès 1472 , *in folio*, & quantité d'autres fois dans le XV Siécle ; traduit en Allemand , en François , en Italien , en Eſpagnol , &c ; & imprimé plus d'une fois en toutes ces Langues. On a un pareil *Procès de Satban contre la Vierge Marie* , intitulé B A R T H O L I à S A X O F E R R A T O *Proceſſus Sathanæ contra D. Virginem* , *coram Judice Jheſu* , imprimé de même dès le XV Siécle , *par Barthelemy Guldibeck* , *en* 1475 , *in folio*. Deux Juriſconſultes célébres , J A Q U E S A Y E R E R de Nuremberg , & U L R I C T E N G L E R de Hochſtett , ont autrefois pris la Peine d'accompagner ces Ouvrages de longs & abondans Commentaires ; & cela a été ſouventes-fois imprimé.

O n amuſoit autrefois le Peuple par ces ſortes de Fictions , prétendues pieuſes , farcies des Dogmes les plus abſurdes ainſi que des Superſtitions les plus groſſieres , & où l'Ecriture étoit ridiculement traveſtie en Farce ; & cela , afin de l'empécher par-là de recourrir à la Source qu'on avoit tout l'Intérêt du Monde de ne lui point laiſſer connoître : & l'on a remarqué , il y a quelques Années , dans le *Journal Litteraire* , Tome XIII , pages 352 & 353 , que ce fut préciſément dans la même Vûe , que les Jéſuites firent mettre , par leur Pere Berruyer , *l'Hiſtoire du Peuple de Dieu* , non ſeulement en Stile élegant & fleuri , mais même en Ordonnance romaneſque & galante.

O n place ſous cette Année M. CCCC. LXXXIV. l'Introduction de l'Imprimerie à B E R L I N : mais , c'eſt un Abus ; le Livre qu'on indique aiant été imprimé à *Harlêm*. Voïez ci-deſſous la Rem. (AAA) Num. V , Art. 13.

C X I I I. Couſtumes du Duché de Bretagne , &c. comme ci-deſſus Art. CXI : *imprimées à Lodeac* , *chés Rolin Fouquet* , *& Jean Cres* , 1485. . . . .   L O D E A C , R. F O U Q U E T , & J E A N
        Spic. vet. Edit.   C R E S , M. CCCC. LXXXV. *in* 8°.

C X I I I I. Medecinas preſervativas y curativas de la Peſtilencia que ſignifica el Eclipſe del Sol del Año , M. CCCC. LXXXV. , por D I E G O D E T O R R E S : *emprentas en Salamanca* , M. CD. LXXXV. . . .   S A L A M A N Q U E , . . . , M. CCCC. LXXXV. *in* 4°.
Spic. vet. Edit. *ex* D. Nic. Anton. Biblioth. Hiſp. vet. *Tom. II* , *pag.* 212.

C X V. J O A N N I S D E S A C R O B O S C O Spheræ Mundi Compendium , & G E O R G I U S P U R B A C H I U S de Motu Planetarum : *Aræ Erhardi* , 1485. . . . .   A R A E R H A R D I , . . . , M. CCCC. LXXXV. *in* 4°.
Spic. vet. Edit. *ex* Biblioth. Oizelii , *pag.* 23.

Beughem , la Caille , & autres , placent ici l'Introduction de l'Imprimerie à C R E M O N E ; mais , c'eſt une Erreur. Voïez ci-deſſous la Rem. (AAA) , Num. V , Art. 14.

C X V I. Statuta Provincialia & Diœceſana Monaſterienſia : *Monaſterii Weſtphalorum* , 1486. . . . .   M U N S T E R , ... , M. CCCC. LXXXVI. *in* 4°.
Spic. vet. Edit. *ex* Bibloth. Mallinkrot. *pag.* 96. *& 157.*

C X V I I. Rabbi

CXVII. Rabbi JOSEPHI ALBO-
NIS *Sepher Ikkarim*, five Liber Funda-
mentorum feu Articulorum Judaïcæ Fidei, Hebraicè: *Arimini, per Soncinatem*,
M. CCCC. LXXXVI. . . . . RIMINI, l'Imprimeur de Soncino,
    Spic. vet. Edit. *ex* Labbe Biblioth. MSS. *pag.*   M. CCCC. LXXXVI. *in* 4°.
    345; Wolfii Biblioth. Hebr. *Tom. I, pag.*
    504; & Arifii Cremon. Litter. *pag.* 341,
    qui dit mal Liber Marim.

CXVIII. TINCTORIS Commentarius fuper PETRI HISPANI Trac-
tatus Logicales: *Tubingæ*, M.CCCC.LXXXVI. TUBINGUE, ... , M. CCCC. LXXXVI. *in* . . .
    Spic. vet. Edit. *ex* Jœnich. Notit. Biblioth.
    Thorun. *pag.* 15.

CXIX. Somme Rurale, autrement
Somme le Roy, ou Pratique du Droit
Civil & Canonique, par JEAN BOU-
THILLIER: *Abbeville, probablement Jean
du Pré*, & *Pierre Gerard*, M. CCCC. LXXXVI. ABBEVILLE, J. DU PRÉ & P. GERARD,
    Spic. vet. Edit. *ex* La Croix du Maine, Bi-   M. CCCC. LXXXVI. *in folio*.
    blioth. Françoife, *pag.* 210; & Labbe Bi-
    blioth. MSS. *pag.* 339.
    LA CROIX DU MAINE, & du Verdier, font cet Auteur François: mais, Valere André,
Biblioth. Belg. pag. 464, le dit de Mortaigne entre Valenciennes & Tournai; ajoutant, qu'il étoit
Confeiller au Parlement de Paris fous Charles V. & VI. En ce Cas, la Croix du Maine dit mal
qu'il *commença à efcrire le dit Livre le* 13 *Jour de Juing* 1460. Peut-être a-t-il voulu dire 1360.
Quoi qu'il en foit, le *Teftament*, ou l'*Abrégé de la Vie*, de Bouthillier, ou le Bouteiller, fe
trouve à la Fin de fon Ouvrage: & ce Teftament eft du 16 de Septembre 1402.
    LE GALLOIS, *Traité des Bibliotheques de l'Europe*, page 164; & fon Plagiaire, *Idée générale
des Etudes*, page 143; mettent en cette Ville, & fous l'Année 1483, l'Edition de la *Cité de Dieu
de St. Auguftin*. Mais, outre qu'ils auroient dû noter, que ce n'en étoit qu'une ancienne Traduction par Raoul de Prefle, ils fe trompent certainement; car, cette Edition n'a été faite *à Abbeville, chés Jean du Pré* & *Pierre Gérard, qu'en* 1486, en 2 Volumes *in folio*.

CXX. Hiftoria Preliorum Alexandri
Magni, Macedonum Regis: *Meffanæ*,
1486. . . . . MESSINE, ... , M. CCCC. LXXXVI. *in folio*.
    Spic. vet. Edit. *ex* Oudino de Script. Eccl. *Tom.*
    III, col. 2760.

CXXI. PETRI XIMENÈS Confu-
tatorium Errorum contra Claves Ecclefiæ nuper editorum: *impreffum Toleti*,
Anno 1486. . . . . TOLEDE, ... , M. CCCC. LXXXVI. *in* 4°.
    Maittaire.
    PEUT-ÊTRE cette Edition eft-elle du même Imprimeur Allemand, qui imprima dans la fuite,
en cette Ville, deux Ouvrages confidérables, devenus aujourd'hui extraordinairement rares; fçavoir, le *Miffale mixtum*, & le *Breviarium mixtum, fecundùm Regulam B. Ifidori, Mozarabes dictum*.
Ces deux Ouvrages, revûs & corrigés par Alfonfe Ortiz, Chanoine de la Cathédrale de Tolede, &
                 L   publiés

publiés par Ordre du Cardinal Ximenès, ont été imprimez aux Dépens de Melchior Gorricius de Novarre, à Tolede, par Pierre Hagembach, le prémier en 1500, & le second en 1502, in folio. Le Pere le Long, Bibliothecæ Sacræ Tome I, page 362, dit tout le Contraire, & se trompe.

CXXII. El Valerio de las Hiftorias Efcolafticas y de Efpaña; con Copilacion de las Batallas Campales; por DIEGO RODRIGUÈS DE ALMELA, Capellano de la Reyna Ifabel: en Murcia, por Juan de la Roca, M. CD. LXXXVII. .   MURCIE, J. DE LA ROCA, M. CCCC. LXXXVII. in folio.

    Spic. vet. Edit. ex D. Nic. Ant. Biblioth. Hifp. vet. Tom. II, pag. 213.

CXXIII. Tractatus feu Liber de Peftilentiâ: Bifuntiæ, 1487. . . . . .   BESANÇON,...., M. CCCC. LXXXVII. in 4°.

    Spic. vet. Edit. ex Biblioth. Hohend. pag. 27.

CXXIV. Viginti Præcepta Elegantiarum Grammaticalium: Bufcoducis, 1487.   BOIS-LE-DUC,.., M.CCCC.LXXXVII. in 4°.

    Spic. vet. Edit. ex Biblioth. Bodl. pag. 300.

CXXV. MATTHÆI LUDECI, Card. & Ecclefiæ Havelbergenfis Epifcopi, Miffale, h. e. Cantica, Precationes, & Lectiones Sacræ, quæ ad Officium Miffæ cantari folent; II Partibus, de Tempore, & de Sanctis: Wittebergæ, 1488.   WITTEMBERG,.., M.CCCC.LXXXVIII, in fol.

    Spic. vet. Edit. ex Lipen. Biblioth. Theol. Tom. II, pagg. 306, 307.

CXXVI. Saffen-Spiegel, meid der Glofen, gecorrigeeret dorch THEODORICUM VAN BOCKSTORPE, Bifchop tot Nüenborch: gedruket to Stendal, by Joachim Weftphael, 1488. . . . .   STENDAL, JO. WESTPHAEL, M. CCCC. LXXXVIII. in folio.

    Spic. vet. Edit. ex Biblioth. Danefchiold. pag. 17.

CXXVII. JOHANNIS DE THUROCZ Chronicon Rerum Hungaricarum, ab Ortu Gentis & Rege Attila, ad Corvinum Anno 1464: in inclitâ Terræ Moravie Civitate Brunenfi lucubratiffimè impreffa finit felicius, Anno Salutis M. CCCC. lxxxviij. Die xx Martii. . . .   BRINN,...., M. CCCC. LXXXVIII. in folio.

    Spic. vet. Edit. Czvittingerus ne parle point de cette Edition.

CXXVIII. Mikre

CXXVIII. *Mikre Dardeki*, feu Lectio Parvulorum, hoc eft Lexicon Hebraïcum, fecundum Litterarum Seriem difpofitum: *Conftantinopoli*, 1488. . . . CONSTANTINOPLE, . . . , M.CCCC.LXXXVIII.
Spic. vet. Edit. *ex* Wolfii Biblioth. Hebr. *Tom.* *in folio.*
H, pag. 1367.,

CXXIX. Il Teftamento di GIORGIO SOMMARIVA, Cavalier Veronefe, in Verfo : *Gradifca*, 1488. . . . GRADISCH, ..., M. CCCC. LXXXVIII. *in* . .
Spic. vet. Edit. *ex* Giorn. de' Letter. d'Ital.
Tom. VIII. pag. 45.

CXXX. El Cavallero Conde Partinuples : *en Tarrazona*, 1488. . . . TARRAGONE, . . , M. CCCC. LXXXVIII. *in* 8°.
Spic. vet. Edit. *ex* Biblioth. des Romans, *pag.* 19.

CXXXI. Dialogo de Sto. GREGORIO Papa: *impreffo per Maeftro Jufto,*
M. CCCC. octanto octo, xxiiij de Marzo, in
Gaieta. . . . . GAÏETE, M°. JUSTO, M. CCCC. LXXXVIII.
Maittaire. *in folio.*

CXXXII. Obfequiale, five Benedictionale, Eiftetenfe: *Eiftetæ, per Michaelem Reyfer*, 1488. . . . . . . E I S T E T, M. R E Y S E R,
Maittaire, *ex* Saubérto & la Caille. M. CCCC. LXXXVIII. *in* . . .

CXXXIII. VEGETII Epitoma Rei
Militaris: *Pefcie, iiij Nonas Aprilis* M. CCCC.
LXXXVIII. *Sigifmundo Rot de Bitfche Operis Architecto.* . . . . PISCIA, SIG. ROT, M.CCCC.LXXXVIII. *in fol.*
Maittaire.

CXXXIV. SERVII HONORATI
Libelli duo, de ultimarum Syllabarum
Natura , & de centum Metrorum Generibus: *Viterbii*, M. CCCC. LXXXVIII. *Januarii xij.* . . . . VITERBE, ..., M. CCCC. LXXXVIII. *in* 8°.
Maittaire.

CXXXV. Les Lunettes des Princes,
compofées par JEHAN MESCHINOT:
Nantes, Eftiene Larcher, 1488. . . . N A N T E S, E S T. L A R C H E R,
Maittaire. M. CCCC. LXXXVIII. *in* 4°.

CXXXVI. Biblia Bohemica: *impreffa in Bohemiâ, Anno* 1489, *feu* 18°. *Ula-
diflai Bohemiæ Regis.* . . . . . .　　EN BOHEME, . . . , M. CCCC. LXXXIX. *in fol.*

Spic. vet. Edit. *ex* Err. Benzel. Act. Litt. Sue-
ciæ, *Ann.* 1722, *pag.* 324.

LE Pere le Long n'a point connu cette Edition, & commence par une de *Venife, chés Pierre
Lichtenftein,* en 1566, *in folio.*

CXXXVII. Rabbi MOSCHIS NACH-
MANIDIS Commentarius in Legem: *Ulyf-
fiponè,* in *Ædibus R. Arba, Anno Judai-
co* 249, *Chriftiano verò* 1489, *Menfe Af.*　LISBONE, R. ARBA, M. CCCC. LXXXIX. *in fol.*

Spic. vet. Edit. *ex* Wolfii Biblioth. Hebr.
Tom. IV, pag. 921. Dans le Tom. III, *pag.*
796, il l'avoit dit de 1490, & in 4°.

CXXXVIII. PETRI DE CASTRO-
BEL Commentarii in Symbolum Athana-
fianum: *Pampilone,* 1489. . . . .　　PAMPELUNE, . . . , M. CCCC. LXXXIX. *in* . . .

Spic. vet. Edit. *ex* Wadding. Script. Ord. Minor. *pag.* 278.

CXXXIX. THOMÆ À KEMPIS
de Imitatione Chrifti Opufculum: *In-
golftadii,* 1489.　　　　　　　　INGOLSTAD, . . . , M. CCCC. LXXXIX. *in* . . .

Spic. vet. Edit. *ex* Du Pin, Biblioth. Ecclef.
XV Siecle, pag. 572; *& Gerfonianis, pag.*
lxvij. Schelhornii Amœnit. Litt. *Tom. VIII,
pag.* 425.

CXL. Breviarium Capuanum: *editum
Capuæ, Anno* 1489. . . . . . .　　CAPOUE, . . . , M. CCCC. LXXXIX. *in* 8°.

Spic. vet. Edit. *ex* Fabricii Biblioth. Lat. med.
Ætat. *Tom. I, pag.* 751.

CXLI. ISAACI Liber de Religione,
converfus à BERNARDO DE BOIL,
Eremita in Monteferrato: *editus in Monafterio Sti. Cucufatis Vallis Aretanæ, An-
no* M. CD. LXXXIX. . . . .　　Le Monaftere de Sr. CUCUFAT dans
　　　　　　　　　　　　　　　　　la Vallée d'Arete, ... ,
Spic. vet. Edit. *ex* D. Nic. Anton. Biblioth.　　M. CCCC. LXXXIX. *in* 4°.
Hifp. vet. *Tom. II. pag.* 214.

CXLII. PETRI DE CASTROBEL
Commentarii in varios Philofophorum
Libros: *Ilardæ,* 1489. . . . . .　　LERIDA, . . . , M. CCCC. LXXXIX. *in* . . .

Spic. vet. Edit. *ex* Wadding Script. Ord. Minor. *pag.* 278.

CXLIII. AU-

CXLIII. Aureus Libellus de duobus Amantibus, ex BOCCATIO: *Conſtantiæ*, 1489. . . . . CONSTANCE, ou COUTANCE,
Maittaire. M. CCCC. LXXXIX. *in* 4°.

CXLIV. ARNALDI BADETI Tractatus de Mirabilibus Mundi, ejuſque Compoſitione: *Avenione*, 1489. . . . AVIGNON, ... , M. CCCC. LXXXIX. *in* 4°.
Spic. vet. Edit. *ex* Spach. Nomencl. Philoſ. *pag. 619.*

CXLV. PETRI PHILOMUSI Veneti Clauſulæ, Locutiones, Epitheta, &c., Ciceronis, expoſita: *Senis*, *Sigiſmundus Rot*, 1489. . . . . SIENNE, SIG. ROT, M. CCCC. LXXXIX. *in* 4°.
Spic. vet. Edit. *ex* Geſneri Abbrev. *pag.* 680; & Cat. J. van Ruym, *pag. 197.*

CXLVI. Articuli Paſſionis Chriſti, cum Theorematibus & Documentis: *Jordanis*, 1490. . . . . JORDANIS, ... , M. CCCC. XC. *in* 4°.
Spic. vet. Edit. *ex* Biblioth. Colbert. *pag. 784.*

CXLVII. Conſtitutiones pro bonâ Ordinis Ciſtercienſis Gubernatione latæ, & à Pontificibus approbatæ, Juſſu Capituli generalis editæ: *Divione*, *per Petrum Metlinger Alamannum*, 1490. . . . DIJON, P. METLINGER, M.CCCC.XC. *in* 4°.
Spic. vet. Edit. *ex* de Viſch Biblioth. Ciſterc. *pag.* 61. Lud. Jacob Biblioth. Cabilon. *pag.* 147; & Biblioth. Teller. *pag. 181.*

CXLVIII. Le vieux Miſſel de Cluny: *imprimé à Cluny même, en* 1490. . CLUNY, ... , M. CCCC. XC. *in* . . .
Spic. vet. Edit. *ex* Hiſtoire Litteraire de Lyon, *Tom. II, pag.* 767, *où l'on affirme que cette Edition eſt dans la Bibliotheque du College des Jéſuites de cette Ville.*

CXLIX. Los Evangelios, deſde Aviento, haſta la Dominica in Paſſione, traduzidos en Lengua Caſtellana, por Fray JUAN LOPEZ de la Orden de San Domingo: *en Zamora*, 1490. . . . . ZAMORA, ... , M. CCCC. XC. *in folio.*
Spic. vet. Edit. *ex* Th. Tamajo de Vargas, *apud* D. Nic. Anton. Biblioth. Hiſp. vet. *Tom. II, pag.* 206.

L 3 CL. Sta-

CL. Statuta Synodalia, Synodo pu-
blicâ, per Reverendiffimum in Chrifto
Patrem & Dominum , Dominum Hein-
rieum Epifcopum Bambergenfem , in
Ecclefia Bambergenfi celebrata, lecta,
& publicata, Anno M. CCCC. XCI. Menfis Maii xijª: *Anno Domini* M. CCCC. XCI.
Kal. Junii impreffa , peut-être par *Jean
Pfeyl*, qui y imprima le *Breviarium Romanum* , & le *Liber Miffalis fecundum Ordinem Ecclefie Babebergenfis* , *Anno Incarnationis Dñice* M. CCCC. XCIX. *quarto* ℣°.
Kl'as Junii. in folio. . . . . . . BAMBERG,....., M. CCCC. XCI. *in* 8°.

Spic. vet. Edit.

CLI. Litteræ Confraternitatis Vadf-
tenenfium: *Vadfteni*, 1491. . . . . VADSTEIN,....., M. CCCC. XCI. *in* ...
    Spic. vet. Edit. *ex* Alnandri Hiftoriola Typogr.   Monaftere de Suede, où il y avoit
    Suec. *Cap. I*, § *III*; *apud* Acta Erud. Lipf.   une Imprimerie qui fut confumée
    Suppl. Tom. VIII, pag. 507.   par le Feu dès 1495.

CLII. Statuta Synodalia Ecclefiæ Lin-
gonenfis, fub Joanne d'Amboife ejus E-
pifcopo, Anno 1491: *Lingonibus*, 1491. LANGRES,....., M. CCCC. XCI. *in* 4°.
    Spic. vet. Edit. *ex* Biblioth. Teller. *pag.* 165;
    & le Long Biblioth. de la France , *pag.* 100.

CLIII. Laudes B. Mariæ Virginis:
*Hamburgi, per Johannem & Thomam Bro-
chardum*, 1491. . . . . HAMBOURG, J. & T. BROCHARD,
    Spic. vet. Edit. *ex* Hallevord. Biblioth. Cur.   M. CCCC. XCI. *in folio.*
    pag. 230; & Oudin de Script. Ecclef. *Tom.
    III, col.* 2760.

CLIV. PETRARCHA de Remediis
utriufque Fortunæ: *Accipe tandem, candi-
diffime Lector , Divinum Francifci Petrarchæ
Opus, Nicolai Lugari Induftriâ follerti ni-
tidiffimum, Bernardini de Mifiniis Papien-
fis, ac Cæfaris Parmenfis, Sociorum, dili-
genti Operâ impreffum Cremonæ, Anno Incarnationis Dñicæ* 1492, *Die* 17 *Menfis
Novembris.* . . . . CREMONE, B. DE MISINTIS , & Soc.
    Spic. vet. Edit.   M. CCCC. XCII. *in folio.*

CLV. JOHAN-

CLV. JOHANNIS HEBERLING, Gammundiensis, Lectio declarativa super Epidemiæ Morbo: *Dolæ*, 1492. . DOLE, ..., M. CCCC. XCII. *in* 4°.

Spic. vet. Edit. *ex* van der Linden, Merckli-no, & Mangeto, de Scriptis Medicorum, *pagg.* 365, 601, & 615.

CLVI. THOMAS DE KEMPIS de Imitatione Christi, & JOHANNES GERSON de Meditatione Cordis: *Tractatulus Venerabilis Magistri Johannis* GERSON, *de Meditatione Cordis, Luneborch impressus, per me Johannem Luce, Anno Dñi M. CCCC. xciij. xxj Die Mensis Maij, finit feliciter.* . . . . LUNEBOURG, J. LUCE,

Spic. vet. Edit.   M. CCCC. XCIII. *in* 4°.

CLVII. Regule emendate correcteque Hafnye de figuratis Constructionibus Grammaticis, ex diversis Passibus Sacre Scripture ac Poetarum: *impresse Hafnye, per Gothofridum de Ghemen, Anno* 1493. . . . . COPENHAGUE, GOD. DE GHEMEN,

Spic. vet. Edit. *ex* Nouvelles de la Rép. des   M. CCCC. XCIII. *in....*
Lettres, *Janvier* 1709, *pag.* 79.

CLVIII. S. BONAVENTURÆ Commentarius in Sententiarum Libros: *Friburgi, per Kilianum,* 1493. . . . . FRIBOURG, KILIAN, M. CCCC. XCIII. *in fol.*

Spic. vet. Edit. *ex* la Caille, *pag.* 49.

CLIX. Spiegel der wharen Rhetorica: *Fribourg in Brisgaw,* 1493. . . . FRIBOURG EN BRISGAW,

Spic. vet. Edit. *ex* Biblioth. Carpzov. *pag.* 313.   M. CCCC. XCIII. *in folio.*

PEUT-ÊTRE cette Edition, & la précédente, sont-elles de la même Ville, quoi qu'indiquées différemment.

CLX. Græcismus: *Angolismi,* 1493. ANGOULÊME, ..., M. CCCC. XCIII. *in ...*

Spic. vet. Edit. *ex* Duchat Rem. sur Rabelais, *Tom. I, pag.* 90.

C'EST un Ouvrage de Grammaire, dans le Gout du *Donat* & de l'*Alexandri Doctrinale*, par EBRARD *de Bethune*, dans le XII ou le XIII Siécle, comme il paroit par ce Distique équivoque,

    Anno milleno centeno bis duodeno,
    Condidit Ebrardus Græcismum Bethuniensis,

qui signifie également 1124, ou 1212, & non 1112 comme le veut Mr. le Duchat. Un VINCENTIUS METULINUS, que Mr. le Duchat nomme aussi QUILLET ou QUILLOT, le surchargea d'*Expositions*, & le fit imprimer à *Lyon, en* 1490, *in* 4°. Mr. du Cange parle de cette
                  Edition

Edition dans la belle Préface de son *Glossarium mediæ & infimæ Latinitatis*, page xxxvij ; & Mr. le Duchat d'une seconde, aussi *à Lyon, obés Jean du Pré*, en 1493, *in* ... Valere André, & Ant. Sanderus, qui parlent de cet Auteur, l'un dans sa *Biblioth. Belgica*, page 211, & l'autre dans sa *Biblioth. Belgica MSS*. page 222, n'indiquent aucune Edition de son Ouvrage.

CLXI. Missale secundum Usum Ecclesiæ Bituricensis : *Biturigibus*, *Anno*
1493, *editum*. . . . . BOURGES, . . . , M. CCCC. XCIII. *in* . . .
Spic. vet. Edit. *ex* Catherinot Annal. Typogr.
de Bourges, *pag.* 1.

CLXII. Rabbi LEVI BEN GER-
SON Commentarius in Prophetas prio-
res, Hebraïcè : *Leiriæ*, 1494. . . . LEIRIA, . . . , M. CCCC. XCIV. *in folio.*
Spic. vet. Edit. *ex* le Long Biblioth. Sacra,
pag. 827.

CLXIII. WIGANDI WIRT Dialogus Apologeticus adversus Trithemium
de Conceptione B. Mariæ Virginis : *Op-*
penheimii, 1494. . . . . . . OPPENHEIM, . . . , M. CCCC. XCIV. *in* 4°.
Spic. vet. Edit. *ex* Script. Ord. Præd. rec.
Tom. II, *pag.* 13.

CETTE Dispute particuliere sur l'immaculée Conception de la Vierge s'éleva à l'occasion d'un Livre de Tritheme *de Laudibus Sanctæ Annæ*, dans le VII Chapitre duquel il avoit fortement re-levé cette prétendue Immaculation. Elle produisit divers autres Ecrits, tant de la Part de Trithe-me & de ses Amis, que de celle de ce Wigand Wirt ou Caupo, Dominicain, qui se cachoit sous le faux Nom de *Pensans-Manus*, & qui peut par conséquent augmenter le Nombre des *Auteurs déguisés*. Il fut enfin obligé de se retracter, & de donner Satisfaction à Tritheme touchant les Injures grossieres dont il avoit usé envers lui. Voïez à cet Egard l'*Historia Universitatis Parisien-sis*, Tome V, page 311.

ON a un autre Ouvrage du même Auteur, intitulé *Dialogus Apologeticus Wigandi Wirt contra Wesalianicam Perfidiam atque Ordinis Fratrum Prædicatorum Persecutores*, imprimé de même à Op-penheim, *in* 4°, mais sans Date, & inconnu aux Auteurs des *Scriptores Ordinis Predicatorum re-censiti*: & je le note d'autant plus volontiers ici, qu'on trouve à la fin des Vers de Pierre Gunther, Régent du College d'Oppenheim, à la Louange des Inventeurs de l'Imprimerie, rap-portez aussi par Mr. Schelhorn, *Amœnitatum Litterariarum* Tome I, pages 16 & 17.

CE fut aussi dans cette même Ville, que les Théologiens de Cologne publiérent, peu après, divers Ouvrages, où ils ne firent aucune Difficulté d'avancer, qu'*Aristote avoit été le Précurseur de Jésus-Christ dans la Nature*, de même que Jean-Batiste le fut ensuite dans la Grace. Tels sont, par éxemple, *de Vitâ & Morte Aristotelis Liber Versu & Metro*, & *De Salute Aristotelis Liber*, imprimez à Oppenheim, en 1498, *in* . . .
Spic. vet. Edit. *ex* Agrippa de Vanit. Scientiar. *Cap. LII*, *pag.* 95 ; Gisb. Voetii Disput. Theol. *Tom. II*, *pag.* 602 ; & Bayle, *Art.* ARISTOTE, *Rem.* (R).

CLXIV. Malleus Maleficarum, Ma-
leficas, & earum Hæresim, ut Frameâ,
potentissimè conterens : *Marpurgii*, 1494. MARPOURG, . . . , M. CCCC. XCIV. *in* 4°.
Spic. vet. Edit. *ex* Biblioth. Oizel. *pag.* 166.

SELON Fontana, cité dans les *Scriptores Ordinis Prædicatorum recensiti*, Tome I, page 897, ce Livre avoit déjà été imprimé à *Lion, chés les Juntes en 1484*; mais, il y a-là probablement quelque

que Brouillerie. Peut-être faut-il 1584. Quoiqu'il en foit, ce mauvais Ouvrage, rempli de SECTION XII. Superſtitions groſſieres, de Puérilitez riſibles, & même d'Impertinences intolérables, a ſouvent été rimprimé depuis. Mr. Bunneman parle d'une Edition ſans aucune Indication, à la Fin de laquelle le *Laus Deo, Pax Vivis, & Requies Defunctis*, étoit augmenté de ces Mots notables, *Exterminium Hœreſi*: Clauſe tout-à-fait digne du Livre & de ſes Auteurs, Jacques Sprenger, & Henri Inſtitor, Dominicains, & Inquiſiteurs de la Foi en Allemagne.

CLXV. De Indagatione Celeſtium Motuum, ſine Calculo: *Carpen*, 1494. · CARPEN, ... M. CCCC. XCIV. *in* 4°.
> Spic. vet. Edit. *ex* Catal. L. Billaine, *Chil. IV,* pag. 15.

MAIS, que veut dire *Carpen*? Geſner, *Bibliothecæ Univerſalis* folio 286 vſo; Friſius, *Epit. Biblioth. Geſneri* page 299; Spachius, *Nomenclatoris Philoſophici* page 365; Fr. Sweertius, *Athenarum Belgicarum* page 297; Valere André, *Bibliothecæ Belgicæ* page 305; *Oudheit en Geſtigt van Zeeland*, page 75; Heindreich, *Pandect. Brandenburg.* page 45; & Pieter de la Rue, *Geletterd Zeeland*, page 292; parlent bien tous d'un Livre de ſemblable Titre, imprimé *en* 1494, *in* 4°: mais, comme ils n'indiquent aucun Lieu d'Impreſſion, on n'en ſauroit tirer aucun Secours pour expliquer cet étrange *Carpen*. Peut-être faudroit-il *Campen*. Quoiqu'il en foit, tous ces Auteurs attribuent cet Ouvrage à un GUILLELMUS ÆGIDIUS, ou GILLIS, Zélandois; mais, Geſner & ſes Abbréviateurs le font mal de *Viſſelreck*, & Valere André de *Wiſſkerk*, au lieu de *Wiſſekerke* en Zuyd-Bevelandt. C'étoit un Mathématicien, dont l'on avoit alors une ſi haute Opinion, qu'on fit ce Diſtique à ſa Louange:

> *In Cœlo, ſcribens Stellam, ſediſſe videris,*
> *Indagat Motus cùm tua Dextra leves.*

Mais, ſes Hiſtoriens ne lui reſſembloient guéres à cet Egard: car, excepté Sweertius, & Mr. de la Rue qui l'a copié, ils s'accordent tous à eſtropier le Titre de ſon Livre, en y mettant *ſine Calculo*, au lieu de *ſive Calculo*, que le Sujet indiquoit naturellement; &, comme pour rendre la Bévue indubitable, Heindreich a trouvé bon de mettre *abſque Calculo*.

MR. BUNNEMAN place ſous cette Année M. CD. XCIV. l'Introduction de l'Imprimerie à COMPLUTE, ou ALCALA DE HENARÈS; mais, c'eſt une Erreur: voïez ci-deſſous la Remarque (CC), Num. XIX. Selon le Catalogue de la Bibliotheque de Bonaventure Vulcanius, on la placeroit bien plus haut, puis qu'on y annonce, page 67, l'*Ordo examinandi Teſtes, & Practica Judicialis Audienciarum*, de François Gonzalès, comme imprimez *Compluti, Anno* 1481, *in* 8°. Mais, cela n'a aucun Fondement. On ne connoit aucune Edition faite en cette Ville pendant le XV Siécle.

LES Abbréviateurs de Geſner font plaiſamment, page 22, de cet *Alcala de Henarès* l'Auteur des *Ordines* (*Ordinationes*, apparemment,) *Regales Caſtilienſes*, imprimées *chès Seb. Martinès*, en 1565: &, page 4, ils avoient de même fait traduire le Roman d'*Amadis* de Flamand en Eſpagnol par *Acuerdus Oliva*, faiſant ainſi d'*Acuerdo y Olvido*, Deviſe de l'Auteur Eſpagnol, qui ſignifie *Souvenir & Oubli*, le Nom de ce prétendu Traducteur; preſque auſſi riſibles en cela, que Poſſevin, leur Copiſte perpétuel, qui reproche bonnement à Luther d'avoir fait traduire ce Roman en François, afin de corrompre par-là tout le Roïaume de France. Voïez ſa *Bibliotheca Selecta*, Tome II, page 345.

CLXVI. Incipit Pſalterium & Breviarium ſecundum Chorum Eccleſie Ratisponenſis: *in fine legitur* M. CCCC. XCV. · RATISBONE, ..., M. CCCC. XCV. *in folio.*
> Spic. vet. Edit.

C'EST un grand *in folio* de Caracteres Gothiques rouges & noirs, accompagnés de Notes de Plein-Chant.

CLXVII. Des Heilighen Romiſchen Reichs Abſcheid: *Wormbs*, 1495. · · WORMS, ..., M. CCCC. XCV. *in folio.*
> Spic. vet. Edit. *ex* Biblioth. Mallinkrot. pag. 24.

M   CLXVIII.

CLXVIII. El Nacimiento, y pri-
meras Empresas del Conde Orlando,
traduzidas en Castellano por PERO LO-
PÉZ HENRIQUEZ de Catalajud: *en
Valadolid*, 1495. . . . .   VALADOLID, ... , M. CCCC. XCV. *in* 4.
　　　　　Spic. vet. Edit.

CLXIX. Rabbi MOSIS KIM-
CHI *Mahalac Schevile Haddas*, seu Gram-
matica Hebraica, cum aliorum Tracta-
tibus Grammaticam Artem spectantibus:
*Orthonæ, in Sciciliâ [seu Regno Neapoli-
tano.] Karoli Regis Siciliæ & Jherusalem
Anno secundo* [i. e. 1496.] *Editio tertia.*   ORTONA DEL MARE, M. CCCC. XCVI. *in* 4.
　　　Spic. vet. Edit. *ex* Catall. Biblioth. Lugd. Ba-
　　　　tavæ, *Annor.* 1674 & 1716, *pag.* 277 & 404.
　　　Voïez ci-dessous la Remarque (AAA), Num.
　　　I, Art. 5.

CLXX. JOANNIS PICI, Mirandulæ Principis, Opera omnia: *Miran-
dulæ*, 1496, *Editio I.* . . . .   MIRANDOLE, . . , M. CCCC. XCVI. *in folio.*
　　　Spic. vet. Edit. *ex* Biblioth Petavianâ, *pag.* 129.

　　　COMME il y a une Edition des *Opuscules* de cet Auteur faite *à Boulogne, chés Benoît d'Hector,*
en 1496, peut-être y a-t-on pris le Nom de sa Principauté pour celle du Lieu de l'Impression de
son Livre; & que ce n'est qu'une seule & même Edition. En tout cas, voici une autre Edition
de cette Ville, & de cette Année.
　　　D. CÆCILII CYPRIANI Carmen de Ligno
Crucis: *Mirandulæ*, 1496. *in* . . . .
　　　　　Spic. vet. Edit. *ex* Beughemio.

CLXXI. FRANCISCUS XIME-
NIUS de Vitâ Christianâ, &c. *Granatæ*,
1496. . . . .   GRENADE, ... , M. CCCC. XCVI. *in* . . .
　　　　Maittaire, *ex* la Caille.

CLXXII. La Vie & les Miracles de
Monseigneur St. Martin, translatée de
Latin en François: *imprimée à Tours, par
Matthieu Lateron, le 7 de May Mil. CCCC.
IIII. XX. & XVI. par Jean du Liege, Li-
braire.* . . . .   TOURS, M. LATERON, M.CCCC.XCVI. *in* . . .
　　　　　Maittaire.

CLXXIII. ROBERTI de Licio Ser-
mones Quadragesimales LIX. de Peccatis:
Offembachii, 1496. . . . .   OFFENBACH, ... , M. CCCC. XCVI. *in* 4.
　　　　　Maittaire.

　　　　　　　　　　　　　　　　CLXXIV. Oeffe-

CLXXIV. Oeffeninge van der Paf-
fie ons Heeren : *Schoonhoven*, 1497. . SCHOONHOVEN,..., M. CCCC. XCVII. *in* 8°.
Spic. vet. Edit. *ex* Catal. Adr. Paw, *pag.* 80.

CLXXV. Hier beghint een goede
Oefenighe van den Leven ons Heren
Jhefu Chrifti : *gheprent te Leyden , bi mi*
Hugo Jaſſoen van Woerden aan die Viſch-
marcht , int Yaer ons Heren M. CCCC. *eñ*
xcvij. . . . . LEYDEN , HUGO JANSSOEN ,
　　　　　Spic. vet. Edit.　　　　M. CCCC. XCVII. *in* 8°.

CLXXVI. La Regle des Marchands
de JEAN LE LISEUR de l'Ordre des
Freres Prefcheurs : *imprimée à Provins ,*
par Guillaume Tavernier , en 1497. . . PROVINS , G. TAVERNIER ,
　　　Maittaire, *ex* la Caille ,　　　　M. CCCC. XCVII. *in* ...

CLXXVII. JOANNIS BRUGMAN-
NI Vita Sanctæ Lidwinæ five Lidwigis,
Batavis Lydwyt, Virginis Schiedamen-
fis : *Schiedami* 1498. . . . . . . SCHIEDAM ,...., M. CCCC. XCVIII. *in* 4°.
Spic. vet. Edit. *ex* J. Molani Annot. in Marty-
　rol. Ufuardi , *folio* 52 *vſo*; Val. Andr. Bi-
　blioth. Belg. *pag.* 469; & Hallevord. Bi-
　blioth. Cur. *pag.* 167.

CLXXVIII. Chirurgia GUIDONIS ,
BRUNI , THEODORICI , ROLANDI ,
& LANFRANCI : *Bergomi* , 1498. . BERGAME ,...., M. CCCC. XCVIII. *in folio.*
Spic. vet. Edit. *ex* Biblioth. Heinfiana , *pag.* 162.

CLXXIX. GREGORII AMASÆI
Panegyricus in Laudem Cardinalis Gri-
mani & Utinenfium : *Utini* 1498. . . UDINE ,........, M. CCCC. XCVIII. *in* 4°.
Spic. vet. Edit. *ex* Biblioth. Bigot. *pag.* 158 ;
　& Rutg. *pag.* 31.
ON a débité, que les *Sermones Aurei de Sanctis* de *Leonardus de Utino* avoient été imprimez en
cette Ville dès M. CCCC. XLVI. Mais, ce n'eſt qu'un Abus de la Date de la Compofition ou Collection de ces Sermons. On a dit auffi la même chofe de M. CCCC. LXVI ; ce qui n'eſt non plus
qu'un Renverfement de cette Date de M. CCCC. XLVI. en M. CCCC. LXVI. Voïez ci-deffous la Remarque (AAA), Num. V, Art. 2.

CLXXX. CICERONIS Officiorum
Libri III , & alii Libelli , cum Com-
mentariis PETRI MARSI & aliorum :
venales reperiuntur in Domo Joannis Alexan-
dri , Librarii Andegavis, Vico , Vocabulo
Gallico à la Chauffée de St. Pierre. M.
CCCC. XCVIII. . . . . ANGERS , J. ALEXANDRE ,
　　　　Maittaire,　　　　　M. CCCC. XCVIII. *in folio.*
　　M 2　　　　　　　　　CLXXXI. PAU-

CLXXXI. Pauli Wann Sermones de Sanctis : *Hanoviæ*, 1499. . . **Hanaw ,** . . . . **, M. cccc. xcix.** *in* 4o.
Spic. vet. Edit. *ex* Biblioth. Ittig. *Part. I,*
pag. 126.

CLXXXII. Leyas hechas por el Rey Fernando y la Reyna Dona Ysabel, por la Brevedad y Orden de los Pleytos , fechas en la Villa de Madrid : *y estampadas en el Año M. CCCC. XCIX.* . . . **Madrid ,** . . . . **, M. cccc. xcix.** *in folio.*
Spic. vet. Edit. *ex* Biblioth. Hohend. *pag.* 149.
La Caille introduit-là l'Imprimerie dès 1494 ; mais, le *Concilium Illiberitanum* qu'il cite est de 100 Ans plus nouveau.

CLXXXIII. Catholicon Armorico-Franco-Latinum, à Joanne Lagadec, Dioecesis Trecorensis , compositum, ad Utilitatem Clericorum novellorum Britanniæ : *editum Lantriguieri , per Joannem Casnez , v Novemb. Anno M. CCCC.*
XCIX. . . . . **Treguier ;** J. **Casnez,**
m. cccc. xcix. *in folio.*
Spic. vet. Edit. *ex* Cangii Præf. *in* Glossarium
med. & inf. Latinit. *pagg.* xl , xlj.
Dans la *Bibliotheca Hohendorfiana*, page 237, on indique un autre *Catholicon*, lequel contient trois Langues , *Breton , François, & Latin , construit & compilé par Maitre* Auffret Quoatqueveran , & imprimé *à Antreguier*, en 1499, *in folio.*
Auroit-on imprimé alors deux Ouvrages de même Genre, dans la même Ville, & dans la même Année ? Ou seroit-ce le même Ouvrage attribué à deux différens Auteurs ? Peut-être y ont-ils travaillé tous deux, l'un fournissant le Latin & le François, & l'autre le Breton ; & que Mr. du Cange aura choisi le Titre Latin , & la *Bibliotheca Hohendorfiana* le Titre François.

CLXXXIV. Biblia Latina , cum Glossâ ordinariâ, Postillis Nicolai de Lyra , &c : *edita in Valle Engaddi vulgò Engebal , Curâ Conradi Leontorii.* . . . **Engebal ,** Conr. **Leontorius,** . . . . . . *in folio* 7 *Voll.*
Spic. vet. Edit. *ex* le Long, Biblioth. Sacræ
pag. 253.
Cette Edition n'a point de Date ; mais, le P. le Long la place entre les Années 1498 & 1500 de son Enumération des *Bibles Latines*. La Vallée d'Engaddi est une Région de la seconde des Ligues Grises, où elle a peut-être été faite : ou bien , comme ce *Conradus Leontorius* étoit Imprimeur à Nuremberg, peut-être n'a-t-il fait que mettre le Nom de cette Vallée à un Nombre d'Exemplaires qu'il y aura distribué ; ou , peut-être encore , cet *Engaddi* n'est-il que quelque Endroit du Voisinage de Nuremberg, ainsi nommé par Esprit de Dévotion , à l'imitation de beaucoup d'autres, qui sont appellez *Sion , Bethléem , Emaüs , Jérusalem , le Calvaire ,* &c.

CLXXXV. Joannis Anglebermæi Institutio boni Magistratûs, & alia Opuscula inter quæ Vita Sti. Evurtii Aurelianensis Præsidis , ac Divi quoque Aniani Laudes : *Aureliani , per Petrum Asselinum* ; M. *CCCCC.* . . . . . . **Orléans,** P. **Asselin ,** . . . . . , **m. d.** *in* 4o.
Spic. vet. Edit. *ex* Ant. Verderii Suppl. ad
Biblioth. Gesneri, *pag.* 32 ; & Spach. No-
mencl. Philos. *pag.* 673.

CLXXXVI. Bre-

CLXXXVI. Breviarium fecundùm Confuetudinem Ecclefiæ Elnenfis: *Perpiniani, per J. Rofembach*, 1500. . . PERPIGNAN, J. ROSEMBACH, M. D. *in* 8°.

Spic. vet. Edit. *ex* Biblioth. Teller. *&* Maittaire.

CLXXXVII. CICERONIS ad Herennium Rhetoricorum Libri IV, cum Raphaëlis Regii Præfatione: *&* Oratio. pro Q. Ligario: *Editiones antiquæ excufæ Cracoviæ, Anno* 1500. . . . . . CRACOVIE, ... , M. D. *in* 4°.

Spic. vet. Edit. *ex* Fabricii Biblioth. Lat. Supplem. pag. 108.

CES Editions pourroient bien être de *Jean Haller*, qui imprimoit en cette Ville au Commencement du XVI Siecle, comme le remarquent Simon Starovolski, *Elogiorum Scriptorum Polonorum* page 102; & David Braun, *Catalogi Scriptorum Poloniæ & Prussiæ* pag. 1.

SECTION
XIII.
Plufieurs de
ces Villes
s'attribuent
faussement
l'Invention
de l'Imprimerie.

QUELQUES-UNES de ces Villes-là ne feignirent point de s'attribuer, ou de trouver bon qu'on leur attribuât, l'Invention de l'Imprimerie. L'on en compte jufqu'à treize; favoir, *Strasbourg, Harlem, Dordrecht, Rome, Boulogne, Venife, Feltri, Augsbourg, Nuremberg*, un Bourgeois de Maïence nommé *Thierry Grefmond* ou *Grefmond, Russembourg, Bâle*, & *Lubeck*: en forte que, fi l'on y veut ajouter *Maïence*, c'eft réellement & de fait, que l'Origine de ce bel Art a été deux fois auffi difputée, que la Naiffance d'Homere (*rrr*). Mais, après tout ce que nous avons établi jufqu'à préfent, il eft aifé de fe convaincre, que les Prétentions de ces Villes ne font nullement fondées: & comme ce feroit une Difcuffion de très grande Etendue, dans laquelle je ne faurois actuellement entrer, je me contenterai d'obferver préfentement, que celles de Strasbourg & de Harlem ont fait incomparablement plus de Bruit, & ont été beaucoup plus vigoureufement foutenues & conteftées, que toutes les autres enfemble; qu'elles n'en font pas pour cela plus certaines, n'étant probablement fondées, que fur la Retraitte & l'Etabliffement de Guttemberg en ces deux Villes, indiqués ci-deffus Section VII, Citations (*pp*) & (*qq*); que tout ce qu'elles paroiffent pouvoir légitimement prétendre eft que Strasbourg eft la feconde, & Harlem la troifieme, de toutes les Villes du Monde où l'Imprimerie ait été exercée (*sss*);

&,

&, enfin, qu'on ne fauroit raifonnablement refufer à Maïence, & à fes trois illuftres Citoïens, Guttemberg, Fuft, & Schoiffer, l'Honneur de l'Invention de ce bel Art.

C'EST précifement auffi ce qu'a autrefois publiquement reconnu un très célèbre Critique, & l'un de ceux qui ont le plus fcrupuleufement éxaminé ce Sujet. *Tout ce que l'on a débité des autres Inventeurs de l'Imprimerie,* dit-il, *n'eft fondé que fur des Rapports, des Conjectures, des Vraifemblances, des Authoritez forcées, & des Jaloufies de Villes les unes contre les autres; & tous ceux, qui donnent cette Invention à d'autres, ... s'embarraffent, fe contredifent, fe détruifent l'un l'autre, font des Ignorances groffieres, & le plus fouvent*

,, *Delphinum Sylvis appingunt, Fluctibus Aprum* (ttt): ,,

& c'eft ce qu'on peut auffi légitimement que finguliérement reprocher à un Voïageur incomparablement plus agréable qu'éxact & fincere (AA).

XIV. PEU

Villes des Païs-Bas; comme de Tergou, d'Utrecht, de Louvain, & d'Aloft, en 1473; de Deventer, en 1475; de Bruges & de Bruxelles, en 1476; de Delft, en 1477; de Nimegue, de Zwoll, de Leuve, & *d'Anvers, en 1479; d'Oudenarde, en 1480; de Haffelt, en 1481; & enfin de Gand, & de Culembourg, en 1483.*
　(ttt) Naûdé, Mafcurat, *pagg.* 135, 136.

(AA) *Un Voïageur incomparablement plus agréable qu'éxact & fincere.*] CE Voïageur eft Maximilien Miffon, qui, multipliant fans raifon *Guttemberg;* faifant mal-à-propos deux différens Perfonnages de *Pierre Schoiffer* & de *Pierre Gernsheim,* de même que de *Laurens Cofter* & de *Laurens Genfon;* en un mot, confondant & brouillant la plûpart des fauffes Opinions entre elles, auffi bien qu'avec la véritable; s'eft fort légérement imaginé, qu'*il eft facile de voir ce qui a donné lieu à cette* Diverfité de Sentimens touchant l'Inventeur de l'Imprimerie, & le Lieu dans lequel elle a été inventée. *On trouve,* dit-il (233), *les Noms de toutes ces Perfonnes, comme auffi ceux du prétendu Magicien Jean Fauftus, de Conrad & Arnaud Freres & Bourgeois de Maïence, & de Thomas Pieterfon, dans les Livres qui furent les prémiers imprimez à Harlem, à Maïence, à Spire, à Strasbourg, & ailleurs; parce que les uns étant affociés des autres, l'Affocié pour la Dépenfe fe voulut auffi affocier pour la Gloire.*
MAIS, quelque plaufible qu'ait paru cette Conjecture à un Ecrivain d'ailleurs judicieux & éxact (234),
aucun de ceux qui connoiffent un peu les anciens Monumens de l'Imprimerie, ne la regardera jamais comme telle, à moins qu'on ne lui faffe voir bien pofitivement quelques-unes de ces prétendues prémieres Editions communes à Maïence & à Strasbourg, ou à Maïence & à Harlem, & ainfi des autres. Or, bien loin que cela eut été auffi *facile* à Miffon qu'il *ôfe* l'avancer, c'eft certainement ce qui lui auroit été abfolument impoffible. En effet, excepté les feuls Noms de *Fuft* & de *Schoiffer,* qu'on voit effectivement fur les prémieres Editions de Maïence, on auroit fûrement pû défier, & même fous Condition d'Amende, de montrer le Nom d'aucun de ces autres Imprimeurs fur aucune de ces prétendues Editions qu'il affure fi décifivement qu'*on trouve:* & tout ce qu'il débite à cet Egard, avec tant de Confiance & de Sécurité, n'eft pas mieux fondé, que tout ce qu'il a fi témérairement avancé touchant la Garde des prétendues prémieres Impreffions de Harlem, & que Mr. d'Uffenbach a fi folidement & fi vigoureufement réfuté (235).

(BB) *Un*

---

(233) Miffon, Voïage d'Italie, &c. Tom. I, *pag.* 22, 23.　　(234) La Brune, Mélanges Hiftoriques, *pag.* 228.　(235) Uffenbach, *apud* Schelhorn, Amœnit. Litter. Tom. IX, *pag.* 969. & *feqq.*

XIV. Peu après l'Etabliſſement de l'Art dans la plûpart de ces Villes, les Imprimeries & les Librairies ſe multipliérent ſi fortement, & en tant d'Endroits, que, ſelon la Remarque d'un très habile Homme en ces ſortes de Connoiſſances, dès l'Année 1474, tous les bons Livres avoient déja été imprimez plus d'une fois, ſans compter les mauvais & les ſuperflus (BB). Cette Quantité s'augmen-

(BB) *Un très habile Homme a remarqué, que, dès l'Année 1474, tous les bons Livres avoient déjà été imprimez plus d'une fois, ſans compter les ſuperflus.*] Voici ſes propres Termes, qui réjouïront ſans doute par leur Naïveté. *Ce qui eſt grandement à remarquer, dit-il, c'eſt que l'on s'adonna ſi chaudement à pratiquer cette nouvelle Invention* [de l'Imprimerie,] *qu'un certain Petrus Trecius ſe vantoit, quelque tems après, d'avoir corrigé 3000. Volumes* (236). *En effet, je puis dire avoir remarqué, qu'auparavant l'Année 1474, tous les bons Livres, quoique gros & laborieux, avoient déjà été imprimez deux & trois fois, ſans excepter les vieux Juriſconſultes Balde, Bartole, Abbas, Felin, de Sto. Geminiano, Barbatias, & mille autres, que l'on peut voir dans la Bibliotheque du Collège Royal de Navarre, qui n'a point encore condamné ces vieux Livres à ſervir aux Fuſées du Feu de la St. Jean.*

Il n'y a rien de plus certain que cette Obſervation : & quiconque voudra prendre la Peine de jetter les Yeux ſur les Liſtes des anciennes Editions, reconnoîtra bien vîte, qu'il y avoit alors tels Livres, comme les Bibles, le *Petrus Comeſtor*, le *Ludolphus Saxo*, le *Petrus Lombardus*, le *Thomas Aquinas*, le *Nicolaus de Lyra*, le *Mamotreſtus*, le *Berchorius*, le *Jacobus de Voragine*, le *Vincentius Bellovacenſis*, le *Faſciculus Temporum*, & divers autres, qui s'imprimoient en 4 ou 5 Villes, tout-à-la fois, & dans la même Année. Cette Obſervation eſt du fameux Naudé (237), qu'on a toujours regardé avec raiſon comme une Bibliotheque vivante, qui ſe vantoit de ſa laborieuſe Recherche & Inſpection de plus de quinze mille vieux Livres en vingt-cinq ou trente des meilleures & plus fameuſes Bibliotheques de Paris (238); & qui s'eſt fait une ſi belle Réputation dans la République des Lettres, tant par les Ouvrages curieux dont il l'a enrichie, que par les Soins qu'il a pris de former & d'arranger les belles Bibliotheques de Mrs. de Meſme, du Cardinal Ba-

gni, du Cardinal Barberin, de la Reine Chriſtine, & du Cardinal Mazarin.

Le Sort de la prémière & de la derniere de ces Bibliotheques a été bien triſte. Malgré les Murmures de beaucoup de Gens, & les vives Remonſtrances du pauvre Naudé ; tant dans ſa *Remiſe de la Bibliotheque de Mr. le Cardinal Mazarin par le Sr. Naudé entre les Mains de Mr. Tubeuf*, imprimée à Paris, en 1651, in 4°; que dans ſon *Avis à Noſſeigneurs du Parlement ſur la Vente de la Bibliotheque de Mr. le Cardinal Mazarin*, imprimé à Paris, en 1652, in 4°; cette Bibliotheque fut diſſipée & vendue à l'Enchere par Ordre du Parlement de Paris : &, les Manuſcrits aïant été pris pour la Bibliotheque du Roi, Naudé ſe fit ajuger tous les Livres de Médecine pour 3500 Livres (239). Le célèbre Gilbert Gaulmin, Maître des Requêtes, & Savant du prémier Ordre, indigné d'une Diſſipation ſi préjudiciable aux Gens de Lettres, ne put en cacher ſa Douleur, & ſon Reſſentiment éclata par les Vers ſuivans.

Juliades toto Libros dum colligit Orbe,
Et vocat Aonias ad ſua Teſta Deas :
Teſta, Deas, Libros, infami Curia Lege,
Vendidit, in medio proſtituitque Foro.
Hoc Sceleris Pretium, ſævi Commercia Paſti,
Diraque promiſſas Auſtio monſtrat Opes.
Nec mirere Nefas. Emptus probat empta Senatus :
Vendidit hic Libros, vendere Jura ſolet (240).

Après le Retour de Mazarin à Paris, il refit une nouvelle Bibliotheque, tant des Débris qu'il put raſſembler de celle-là, que de Livres nouvellement achetez : & c'eſt celle qu'il conſerve encore aujourd'hui ſous ſon Nom au College des quatre Nations à Paris.

Quant à la Bibliotheque de Mrs. de Meſme, pour l'Ornement, l'Aggrandiſſement, & l'Arrangement de laquelle Naudé avoit compoſé cet agréable & utile *Avis pour dreſſer une Bibliotheque* (241); & de laquelle il

(236) Cela eſt tiré de Sabellicus, Enneade X, Libr. VI, qui dit bien tout au long trente mille : *en quoi il y a certainement de la Fanfaronade*, ſi par Volumes il entend autant de différentes Editions ; mais en quoi il n'y a rien de fort merveilleux, ſi par-là il entend ſimplement chaque Exemplaire de chacune de ces Editions. (237) Addition à l'Hiſt. de Louïs XI, pag. 307. (238) *Avec tout cela, des XIV prémieres Editions, indiquées ci-deſſus Section XI, il n'a connu que la Bible de 1462, & les Offices de Ciceron de 1466 : & quantité de celles qui ont été découvertes dans ces derniers Tems-ci par Saubert, Labbe, Reiſer, Beughem, Maittaire, & autres, lui ont été abſolument inconnues.* (239) Patin, Lettre du 5 Mars 1652, Tom. I, pag. 195. (240) Là-même. (241) *Adreſſé au Préſident de Meſme, & imprimé à Paris, chez Fr. Targa, en 1627, in 8 ; & avec quelques Augmentations, à Paris, chez Rolet le Duc, en 1644, in 8, à la tête du Traité des Bibliotheques du P. Louïs Jacob.* *On en a deux Traductions Latines, l'une intitulée* Gabr. Naudæi Diſſertatio de Ratione Bibliothecam erigendi. Oricus Mauricii edidit, Præfationem, Notas, & Epiſtolas duas de præcipuis ac ineditis nonnullis Galliæ ac Germaniæ MSS. adjunxit ; *imprimée à* Hamburgi, apud Jo. Naumannum 1658, in 12 ; & *l'autre, intitulée* Gabrielis Naudæi Diſſertatio de inſtituendâ Bibliothecâ, è Gallico in Latinum tranſlata per P. L. M., & inſerée dans la Collection de Bibliothecis de Maderus & de Schmidius, *imprimée à* Helmſtad, *chez* Hammius, *en* 1702, 1703, & 1705, *en* 3 Volumes in 4.

menta bien autrement encore dans les Années qui suivirent jusqu'à
la Fin du Siécle : en sorte que c'est avec beaucoup de Fondement
qu'on a remarqué, qu'un Homme seul pourroit à peine suffire pour
dresser la Notice des anciennes Editions ; & c'est ce que prouvera
très bien la Liste que je donnerai ci-dessous des Auteurs qui l'ont
entreprise (CC).

XV. Par

Il est bien facheux, qu'il ne nous ait point donné le
Catalogue Historique, Critique, & Philosophique,
qu'il nous en avoit promis sous le Titre de *Bibliotheca
Memmiana* (242); sa Destinée a encore été plus mal-
heureuse. En effet, elle fut dissipée sans retour en
1706, & l'on n'en a pas même conservé le Souvenir
dans le Catalogue qui en fut dressé pour lors sous le
Titre de *Bibliotheca Bigotiana*, parce que la Bibliotheque du célébre Emeric Bigot, Conseiller au Parlement
de Rouën, y fut jointe & vendue en même Tems
(243) : Catalogue, auquel on peut très bien appliquer le *Fronti nulla Fides* du Poëte, & qui auroit dû
être intitulé encore, *imò & Memmiana*. Mais, ce fut
ce qu'on affecta de cacher avec tant de soin, qu'on ne
se fit aucun Scrupule de gâter la Reliure de tous ceux de
ces Livres, où se trouvérent les Armes de Mrs. de
Mesme, en en faisant enlever avec un Fer taillé exprès
le Morceau de Cuir qu'elles occupoient. Cette Pré-
caution fut néanmoins fort inutile ; car, l'Empreinte
de ces Armes paroissoit encore assez sur le Carton de
quelques-uns de ces Livres, pour découvrir ce vain
Mistere : & tout Paris se moqua de cette mauvaise
Finesse. Un des principaux Ornemens de cette belle
Bibliotheque étoit un magnifique Recueil d'Auteurs
Classiques, tous d'Edition d'Alde Manuce, la plûpart
imprimez sur Velin, ornez de très belles Miniatures
& Lettres peintes, & enrichis de cette Reliure si ré-
vérée des Savans de France à cause de l'Inscription
Joannis Grollierii & Amicorum. Malheureusement, cela tomba entre les Mains d'un Gredin de Notaire, qui
n'achetoit des Livres que pour en tapisser un Cabinet,
& qui, absolument incapable de connoitre le Mérite
de ceux-là, les fit impitoïablement dépouiller de ces
Vêtemens précieux & respectables, pour les revêtir
de Reliures modernes plus brillantes à son Gré : At-
tentat, véritablement digne de l'Indignation des Hon-
nêtes-Gens, & qui méritoit incomparablement mieux
la Berne ou les Etrivieres, que celui de ce Vieillard du
Boccalin qui s'amusoit à lire des Chansons & des Ma-
drigaux avec des Lunettes (244).
(CC) *Un Homme pourroit à peine suffire pour faire
l'Histoire des anciennes Editions, comme le prouvera la*

Liste de ceux qui l'ont entreprise.] CETTE Remarque est
du laborieux & infatigable Mr. Fabricius, dans sa Préface sur le *Prodromus Historiæ Litterariæ* & l'*Iter Cellense* de Lambecius, la *Methodus arcana Studiorum* d'A-
lexandre Fichet, & le *Catalogus Manuscriptorum Bibliothecæ Mediceæ* de Guillaume Langius (245). *Si quis*,
dit-il (246), *à primo Tempore quo Libri impressi sunt op-
tet auspicari, ut ut Laude dignissimos fateor præstantium
Virorum* Labbæi, Reiseri, Chevillerii, *& Beughemii
maximè, in hoc Genere Conatus, affirmo tamen, vix
unius Hominis Ætatem adhuc sufficere, ut digna Librorum ante Annum* MD *excusorum, quæ adhuc desideratur
Notitia, ex Bibliothecarum Abditis eruatur, & Erudito-
rum Curiositati satisfaciat; ne memorem, videri multa
Scripta illo Tempore impressa jam periisse, aut vix ac ne
vix quidem obvia esse.* En effet, tous les Auteurs qu'il
nomme-là, & ceux que je vais y ajouter, sans en excepter même l'Ouvrage de Mr. Maittaire, quelque
abondant qu'il soit, & le Supplement considérable que
j'ai eu occasion d'y faire dans mes Lectures, n'ont
point encore porté ce Recueil à sa Perfection.

LISTE DES HISTORIENS DES ANCIENNES
EDITIONS DU XV SIECLE.

I. *Catalogus Librorum editorum ante Annum* 1500;
editus Anno 1643, *in* 16.
C'EST tout ce que j'en connois ; & cela, sur la
Citation assez fréquente qu'en font les Peres Quetif
& Echard dans leurs *Scriptores Ordinis Prædicatorum
recensiti* (247). Il ne faut pas le confondre avec celui du Pere Louïs Jacob, annoncé à la 196 page du
Menagiana, en ces mauvais Termes : *Il a fait un Livre des anciennes Editions de tous les Livres qui ont été
imprimez depuis* 1440 *que commença l'Impression jusqu'en*
1500 *inclusivement* ; car, Teissier, qui l'intitule plus
correctement *Bibliotheca antiquarum Editionum ad Annum* 1500 *inclusivè*, remarque que cela n'a jamais été
publié.

II. JOHANNIS SAUBERTI *Catalogus Librorum
editorum usque ad Annum* 1500, *extantium in Bibliothe-
cà Norimbergensi.*

Ce

(242) *Voïez son Addition à l'Hist. de Louïs XI, pag.* 97, *& son Avis pour dresser une Bibliotheque, pag.* 163. (243) *Ce Catalogue fut
imprimé à Paris, chez Jean Boudot, &c, en* 1706, *in* 12. (244) *Boccalini, Ragguagli di Parnasso, Centur. I, pag.* 31. (245) *Ces IV
Ouvrages ont été rimprimez ensemble à Hambourg, chez Libezeit, en* 1710, *in folio.* (246) *Signat.* ** 3. (247) *Voïez-en particulierement
le Tom. I, pag.* 362, *col.* 2.

XV. Par un Préjugé trop généralement répandu, & dont les Brocanteurs & les Libraires ont parfaitement bien ſû faire leur

Ce Catalogue ſe trouve au bout de l'*Hiſtoria Bibliothecæ Reipublicæ Norimbergenſis* du même Auteur, imprimée à *Nuremberg*, *chez les Endters*, *en* 1643, *in* 12. A en juger par certains Articles emploïés par Beughem, la Caille, & quelques autres, mais ſolidement réfutez par Chevillier, ce Catalogue n'eſt pas fort exàct. Zeltner a reproché à ſon Auteur de n'avoir écrit, que pour vanter les anciennes Editions de la Bibliotheque de cette Ville (248); & Chevillier a fait voir, qu'il ſe trompoit fort, en affirmant, même avec Défi de prouver le Contraire, qu'il n'y avoit point d'Edition plus ancienne que 1459, & qu'avant 1466 les Imprimeurs ne mettoient point leurs Noms à leurs Imprimez (249).

J'ajouterai à cela, qu'après s'être imaginé, que le *Platina de Vitis Pontificum Romanorum*, imprimé à *Nuremberg*, *chez An-toine Koburger*, *en* 1481, *in folio*, étoit la prémiere Edition de cet Ouvrage, il ajoute fort témérairement, *ut foris Rei Periculum faceret quod Domi non auderet* (250); comme ſi, dans ce Tems-là, Nuremberg n'avoit pas été tout auſſi Catholique que Rome même: & ne ſachant pas, ſans doute, que cette Hiſtoire avoit déjà été imprimée à *Veniſe*, *chez Jean de Cologne* & *Jean Manthen de Gheretzem*, *en* 1479, *in folio*; Edition, dans laquelle les Endroits ſcabreux, tels que le *Lucas Medicus ... Uxorem habuit* impudemment changé depuis en *non habuit*, & le notable Aveu du Pape Pie II ſur la Néceſſité de la Reſtitution du Mariage aux Eccléſiaſtiques, ne ſe trouvent pas moins, que dans la

prétendue *audacienſe* Edition de Nuremberg, l'une à la Fin de *Clet*, & l'autre à la Fin de *Pie II*. Si ces Paſſages étoient du Nombre de ceux qu'avoit copiés dans ſes *Collectanea Miſcellanea* l'infortuné Sigiſmond d'Unrug, Gentil-Homme Polonois, il n'eſt pas étonnant, que le Tribunal de Petrikow ait prononcé contre lui, ſon Livre, & celui du pauvre Platine qui n'en pouvoit mais, l'affreuſe & incroïable Sentence, exécutée en 1715, hautement condamnée par la Sorbonne comme violant tout Droit tant Humain que Divin, & rapportée par Mr. Schelhorn, *Amœnitatum Litterariæ*. Tome IX, pages 683 & 736-741.

Ce qui a pu jetter Saubert dans l'Erreur eſt que cet *Antoine Koburger* ne ſe fit aucun Scrupule de mettre ſon Nom, au lieu de ceux de *Jean de Cologne* & de *Jean Manthen de Gheretzem*, dans l'Epitre de Jérome Squarzafichi placée à la Tête de cet Ouvrage. Antonio Moretto, Libraire de Veniſe, fit encore pis: il ôta ſans façon de l'Epitre Dédicatoire du *Commentariolus Nicolai Perotti in Proœmium Hiſtoriæ Naturalis Plinii* le Nom de Franceſco Guarnerio, Homme de Lettres, & Ami de l'Auteur, pour y ſubſtituer impudemment le ſien, & ſe donner ainſi des Airs d'Homme d'Importance. Le ſavant & judicieux Auteur du *Giornale de' Letterati d'Italia*, de qui je tiens ce Détail, s'éleve avec beaucoup de Juſtice contre des Tromperies ſi criminelles & ſi condamnables; ajoutant avec Douleur, que ce ne ſont point-là les ſeules de cette Eſpece qu'on ait vû pratiquer dans cette Profeſſion-là (251).

En

(248) Zeltneri Theatrum Correctorum, *pag.* 3. (249) Chevillier, *pag.* 19. *Voiez auſſi pagg.* 40 & 61 *pour une fauſſe Edition de* Quintilien, à Paris, *en* 1471; & *pour une de* St. Cyprien, à Spire, *en la même Année.* (250) Sauberti Hiſt. Biblioth. Norimberg. *pagg.* 77, 141. Hallevord, Spicil. de Hiſt. Latinis, *pag.* 150, *a adopté auſſi cela*, & Bunemann, Catalog. MSS. & vet. Edit. *pag.* 17. Oudin de Script. Ecclef. Tom. *III.* col. 2683, *prétend auſſi que* Platine *n'a été imprimé pour la première fois qu'en* 1481. (251) Giornale de' Letterati d'Italia, Tom. *XIII*, *pagg.* 426-428. *Beaucoup d'autres Savans ont fait de pareilles Plaintes, tant à cet Egard; qu'à celui de l'Ignorance & de l'Inéxactitude. Telles ſont celles de* Nic. Perot *dans le Commentariolus qui vient d'être cité; du Paſſage ſingulier de* Mancinellus *contre* Tacuin, *ci-deſſous Citation* (304); *de celui de* Fernus *contre* Eucharius Silber, *ci-deſſus Citation* (1); *de l'Epitre Dédicatoire des Epiſtolæ Phalaridis d'Edition de* Barthol. Juſtinopolitanus, *en* 1498; *d'*Eraſme *ſur le Proverbe* Feſtina lente, *pag.* 292 Collectionis Adagiorum abſolutiſſimæ; *de la Fin de l'Encomium Calcographiæ de* J. A. Bergellanus; *de* Jaq. Fontaine, *dans ce Trait notable*, Illis debemus Studioſi, *quòd pro unâquâque* Littera invenimus Plagam, *pro* Syllabâ Crucem, *pro Libro Tormentum; de la* Querela Jac. Ruviſii Textoris, *à la Fin de ſon Epithetorum Opus; de* Conrad Geſner, *dans l'Epitre Dédicatoire du* XII Livre *de ſes* Pandectes *addreſſée à* Sebaſtien Gryphe; *d'*Angelo Roccha, *de* Bibliotheca Vaticanâ, *pag.* 412; *des Chapitres* IV-IX *de* Chevillier, *de l'Origine de l'Imprimerie de Paris; de* Morhof, Polyhiſtoris Tom. I. *pag.* 858; *de*

Cro-

N

Section XV. leur Profit (*u u u*), beaucoup de Gens préférent ces anciennes Editions aux poſtérieures ; parce , diſent-ils , qu'elles ſont plus con-

(*u u u*) *Ea nunc ferè univerſa convaluit Librorum ante-quingenorum Opinio, ut præ illis reliqui omnes contemnantur. Ex quo antiquaria illa Editionum Merces requiri ubique, & Sofis merere Æra cæperunt ..... Emptores non niſi Marſupiis benè nummatis onuſtos admittunt ..... Contendo nihilominus his ...*

..... Pretii plus nimio ſtatui poſſe ; ideoque id intra quoſdam Limites coercendum eſſe, nec Arbitrio quorundam, qui nihil aliud quàm Lucrum ſpectant , Bibliopolarum permittendum. Maittaire , in Præfatione *Tomi II* Annalium Typographicorum, pag. vj.

En effet , avant *Koburger* & *Moretto* , *Giovanni da Reno* , Imprimeur de *Vicence* , avoit de même mis ſon Nom à la Place de celui de *Chriſtofal Valdarfer* , Imprimeur de *Veniſe* , dans des Vers Italiens qui ſe trouvent également à la Fin de leurs Editions du *Decamerone di Boccaccio* , imprimé , par le prémier , *à Veniſe* , *en* 1471 , *in folio* ; & , par le ſecond , *à Vicence* , *en* 1478 , *in folio* : depuis , *Martin Flach* ou *Simus* , Imprimeur de Strasbourg , a fait la même Choſe à l'égard de *Nicolas Keſler* , Imprimeur de Bâle , dans des Vers Latins mis à la Fin de leurs Editions des *Gerſonis Opera* de 1489 & de 1494, en 3 voll. in folio ; & l'on en trouveroit ſans doute divers autres Exemples.

III. PHILIPPI LABBE *veterum Editionum ante Annum Chriſti MD Breviarium.*

CELA ſe trouve dans ſa *Bibliotheca nova MSS. Librorum* , imprimée à Paris , chez *Jean Henault* , en 1653 , *in quarto* , depuis la page 337 juſqu'à la 360. C'eſt une Liſte des anciennes Editions qu'il a trouvées dans la Bibliotheque du Roi de France , & à laquelle il ſeroit à ſouhaiter , qu'il eut donné plus d'Ordre , & plus de Soin à circonſtancier les Titres & les

Années de ces Editions. Elle eſt d'ailleurs aſſez éxacte , & je n'y ai remarqué que quelques Fautes dignes d'Attention : par éxemple , pag. 319 , les *Epitres d'Ovide d'Octavien de St. Gelais* , imprimées en 1446 , pour 1496 ; pag. 340, *Andreas de Ieremia* , pour de *Yſernia* , ce qu'a fidélement imité Catherinot , *Art d'imprimer* , page 4 ; page 343 , *Bernardo Glicini* , pour *Illicinio* ; pages 344 , 346 , & 471 , *Jean Gobein* , pour *Golain* , ou *Golein* ; page 346 , *Pierre Forget* , pour *Farget* ; & page 347 , *Colard Manſion* , qu'il donne pour Traducteur au lieu de Libraire. Page 301 du même Livre , il ſe trompe aſſez plaiſamment , en faiſant du fameux Poëme , intitulé *Quatriregio del Decurſu della Vita Humana* , un Livre de Coſmographie , auquel il fabrique cet autre Titre : *Coſmographia in terza Rima di Frederico Veſcovo de Foligno* , *con varie Hiſtorie & varii Viaggii in diverſe Provincie.* S'il y avoit bien pris garde , il ſe ſeroit apperçu , que ces *Provinces*-là n'étoient autres que le *Regne de Cupidon* , celui de *Sathan* , celui des *Vices* , & celui de *Minerve* & de la *Vertu.* Voïez ci-deſſus , Section XII , Num. XC.

IV. SUF-

Crenius, *Animadverſionum Philolog. & Hiſtor. Part. IV, pagg. 218-233 , & Part. VI, pagg. 87-120 ; de Caſpar Lindemberg, dans ſon Scholion de Erroribus Typographicis , inſéré dans les* Nova Litteraria Maris Balthici *de 1706, pagg. 12-32 ; de Zeltner, à la Fin de ſon Theatrum illuſtrium Correctorum ; & de Mr. Burman, dans la Préface de ſon grand Ovide : auxquelles on peut très légitimement ajouter celles de leurs Confreres mêmes , comme celles de Joſſe Bade, qu'on verra ci-deſſous Remarque (BBB), Num. XXX ; celles d'Alde Manuce , dans ſon Epitre ſur la Cornucopia Nicol. Perotti ; celles de Jean Froben , dans ſa Préface ſur Cœlius Rhodiginus ; celles de l'illuſtre Henry Etienne , dans ſon Artis Typographicæ Querimonia de illiteratis quibuſdam Typographis propter quos in Contemptum venit , & dans ſon Epiſtola de miſerâ veterum Scriptorum , in quorundam Typographorum Præla incidentium Conditione ; celles du célèbre Vitré , dans ſon Diſcours touchant la Continuation des Privileges ; celles de Jean van der Linden ; à la Tête de ſon Catalogus Bibliothecæ Brandwicianæ ; & beaucoup d'autres ſans doute : toutes Plaintes comme réunies dans celles de Paul Maillet, rapportées par Chevillier, pagg. 206, 207, 211, &c., & finiſſant par ces Traits parodiés d'Horace & de Juyenal,*

Pro'h Jupiter ! ..... Preſſoribus atque Poëtis

Quodlibet audendi ſemper manet æqua Poteſtas.

Quid de temerariis quibuſdam , ne dicam falſariis , qui audent aliquid

Brevibus Gyariis & Carcere dignum ?

conformes aux Manufcrits, & qu'elles en peuvent quelquefois tenir lieu (x x x): Préjugé, qu'ils ont tellement & fi profondement im-

(x x x) *Editiones, qua in primis Rei Typographica Incunabulis prodierunt, ex optimis quibufvis MSS. expreffa funt, adeò ut defi-deratis jam plerifque Codicibus MSS. Editiones ifta non immeritè MSS. Vicem fupplere poffunt .... Editiones, ab inventâ Typogra-phiâ .... ad Annum 1517 in publicum cmiffa, Anno contra non*

thara aftimari debent. Cave, Proleg. ad Hift. Scriptor. Ecclefiafti-cor. pag. xvj. *Earum Editionum Authoritatem aliis omnibus effe praferendam fentio, quippe qua folâ MSS. Fide nitatur.* Mait-taire, pag. 61. *Vint autres Auteurs ont dit & répété la même Cha-fe, qui n'en eft pourtant pas mieux fondée, comme on le va voir.*

IV. SUFFRIDI AB OOSTERWYK, *Se-natoris & Confulis Embricenfis, Catalogus vete-rum Editionum ante Annum MD.*

JE ne connois cela, que parce que je le vois cité par Mrs. Pafchius & Fabricius d'après le II Volume de la *Politia Ecclefiaftica* de Voe-tius, page 1130 (252).

V. ANTONII REISERI *Appendix eorum,* (Auctorum) *quorum Scripta primis ab Inven-tione Artis Typographica Annis funt impreffa, ufque ad Initium Seculi poft decimum fexti.*

CET Appendix fe voit au bout de fon *Index Manufcriptorum Bibliotheca Auguftana*, impri-mé à Augsbourg, chez Jaques Koppmaierus, en 1675, *in quarto*, depuis la page 93 jufqu'à la 118. L'Auteur y eft affez éxact, fi ce n'eft lorfqu'il fait Sixte IV Pape en 1467 (253); qu'il ôte à Regiomontanus fon *Calendarium*, pour le donner à Bernard Pictor, Pierre Los-lein, & Erhard Ratdolt, qui n'en font que les Imprimeurs (254); qu'il change par-tout le Nom de ce dernier en *Radholt* (255); & qu'il parle d'une Impreffion faite avec des Caracteres d'Or (256).

VI. *Impreffions anciennes, & prémieres Edi-tions, par le Sr.* CATHERINOT.

CE font deux Paragraphes de fon *Art d'im-primer*, pages 3 & 4. Il n'y donne fimplement que le Nom de l'Auteur, & la Date de l'Edi-tion, de chaque Livre: & cela paroit tiré de la Lifte du P. Labbe; du moins y donne-t-il, de même que lui, d'*André de Yfernia*, le Nom d'*André de Jeremie*, page 4. Dans la fui-vante, il introduit, dès le XV Siécle, l'Im-primerie dans diverfes Villes où elle n'a été réellement que dans le XVI, même affez tard,

& peut-être pour quelques-unes que dans le XVII; comme *Aix en Provence, Amfterdam, Berne, Breflau, Colmar, Coïmbre, Dantzig, Douay, Dublin, Edimbourg, Eugubio,* les deux *Francfort, la Haye, Laufanne, Limoges, Ofnabruk, Paderborn, Pont-à-Mouffon, Prague, Ravenne, Saumur, Sceleftat, Stetin, Treves,* & *Zuric.*

VII. CORNELII A BEUGHEM *Incuna-bula Typographica, five Catalogus Librorum Scrip-torumque, proximis ab Inventione Typographia Annis, ad Annum Chrifti MD. inclufivè, in quâvis Linguâ editorum; Opufculum fapius ex-petitum, Notifque Hiftoricis, & Chronologicis, & Criticis intermixtum:* imprimé à Amfter-dam, chez Jean Wolters, en 1688, *in 12.*

CE Titre promet un peu plus qu'il ne tient, & Mrs. Morhofius, Fabricius, & Maittaire, ont eu Raifon de trouver l'Ouvrage très im-parfait & très fautif (257). En voici diverfes Preuves. Dans fon *Difcours Préliminaire fur les Bibles*, il en admet trois généralement re-connues pour fauffes; une Latine *de Maience*, en 1459; une Flamande *de Tergou*, en 1479; & une Allemande *d'Augsbourg*, en 1494. Page 9, il donne deux Editions chimériques d'*Alexan-der ab Alexandro*, de *Nuremberg* 1484, & *Bâle* 1486. Page 14, il change le *Genua* de Saubert en *Gentia*, & fait tomber par-là la Caille & Orlandi dans une finguliere Bévûe (258). Page 24, il produit 6 Editions des *Caftigationes Hermolai Barbari in Plinium:* mais, celle de *Rome* 1493, & même fimplement de la II Partie, eft la feule réelle. Page 36, il nomme un *Petrus Burgenfis*, Auteur chiméri-que forgé fur *Paulus de Sta. Mariâ, Epifcopus Bur-*

(252) Pafchii Inventa Nov-Antiqua, *pag.* 793. Fabricii Bibliographia Antiquaria, *pag.* 417. (253) Reiferi Index vet. Édit. Biblioth. Auguft. *pag.* 93. (254) *Idem, pag.* 114. (255) *Idem, pagg.* 106, 107, 114, 115, 116, &c. (256) Voïez ci-deffus la Citation (112). (257) Morhofii Polyhiftor. Litter. *pag.* 732. Fabricii Bibliographia Antiquaria, *pag.* 417. Maittaire, *pag.* 280. (258) Voïez ci-deffus la Sect. XII, Num. LXXXIV, dans la Remarque.

imprimé dans la Tête des Curieux fimplement curieux, Gens d'ordinaire très peu capables de fe fervir de leurs Livres, & le

Burgenfis, qu'il avoit bien mis en fon Rang. Page 49, il fait *Henricus de Comenen*, de *Henricus de Someren*. Page 58, de *Farget*, Traducteur François du *Fafciculus Temporum*, & du *Speculum Vitæ Humanæ*, il en fait l'Auteur. Page 62, il fait l'Imprimeur *André Frifner* Auteur du *Repertorium Theologicum* de *Petrus Brixienfis*, à qui il le donne bien page 106. Page 64, il nomme *Garlandria*, *Jean de Garlandia*. Page 66, il adopte le *Bernardus Glicinus* du Pere Labbe, pour *Illicinio*, & met fon Livre en Latin au lieu d'Italien. Page 68, de *Cofmas Guymier*, il fait *C. Griemier* : &, non-feulement Orlandi, pag. 339, mais même Fabricius, *Bibliothec. Lat. Med. Ætatis, Tom. III*, pag. 312, ont adopté cela. Page 72, d'*Herbolt*, il fait *Herlot*. Page 75, de *Guillaume Ockam*, il fait *Gull. Holram*. Page 77, il fait *Jacobus Januenfis*, ou de *Voragine*, Auteur du *Catholicon*, au lieu de *Johannes Januenfis* ou de *Balbis*. Page 80, de *Nicolaus Keflerus*, il fait *Nic. Keftnerus*, & d'un Libraire un Auteur. Page 83, il fait de *Gerard de Leew*, Libraire, un Auteur. Pages 88 & 89, il fait deux Auteurs de *Nic. de Malherbis*. Page 90, il nomme *Manfion*, Libraire de Bruges, *Conradus*, au lieu de *Colardus*; &, de plus, il le fait Auteur. Page 93, de *Thomas Medius*, il fait *Th. Medicus*. Page 108, il donne à *P. Pintor*, le Surnom d'*Aggregator* pris du Titre de fon Ouvrage, *Aggregator Sententiarum Doctorum de Peftilentia*, imprimé *à Rome*, *chés Eucharius Silber*, *en 1499*, *in folio*; mais, c'eft à *Jaques de Dondis*, & non point à lui, que les Bibliothécaires de Médecine donnent particuliérement ce Titre. Page 109, il dit *Johannes Placentinus*, Belga, ce qui eft contradictoire: auffi Tritheme & d'autres Bibliographes le nomment-ils fimplement *Jo. Placentinus*. Gefner, & fes Abbréviateurs, le nomment *Joannes Creftonus*; & ajoutent, qu'il étoit Italien, & de Plaifance. Page 109, il cite trois Éditions de *Platine*, toutes trois fauffes: il n'y en a point eu en 1475, ni de Bâle en 1479, ni de Nuremberg en 1482. Page 112, *Polyphilus*, Tarvifii 1467 ou 1469. Ni l'une ni l'autre, mais feulement de 1499. D'ailleurs, il faut *Poliphilus*. Page 112, *R. de Preftis*: il falloit R.

de *Prællis*. *Donatus Poffius*, pour *Boffius*. Page 115, *Quillerinus*, feu *Grillerinus* : ni l'un ni l'autre, mais *Guillerinus*. Page 116, d'*Erhard Ratdolt* il fait un Auteur, & de plus écrit *Radholt*. Page 116, il donne à *Ranulphus Ceftrienfis* le Prénom de *Daniel*. Pages 123, 124, il multiplie *Joannes Saxonienfis*, & *Joh. de Saxonia*, & de plus le nomme *Saronienfis*. Page 124, il attribue à *Ludolphus Saxo* les *Canones in Alphonfi Regis Tabulas Aftronomicas*, auxquelles ce bon Chartreux étoit bien éloigné de fonger. Pages 125 & 130, il fait de *Paulus Scriptor*, & de *Paulus Suevus*, deux Auteurs, & ce n'en eft qu'un. Page 136 de *Tortis* Libraire eft fait Auteur. Page 137, il donne une fauffe Edition de *Toftat* en 1491. Page 139, il donne une Edition des *Opera Johannis de Turrecremata*, faite à Augsbourg, en 1472, en 8 *Volumes*; & perfonne ne connoit cela. Page 144, de *Barthol. Unckelius*, Libraire, il fait un Auteur. Page 153, il change le Titre & la Date de l'*Art & Science de Rhétorique pour faire Rymes & Ballades*, imprimé en 1493, in folio, & dans lequel on donne ce plaifant Dictum,

Preudes Femmes, par St. Denis,
Autant eft que de Fenis,

pour Exemple de la Rime Leonine. Page 158, il donne une *Hiftoria Deftructionis Lugdunenfis*, *Germanicè*; & cela eft chimérique. Page 162, au lieu de *Pocnitas cito*, où l'on ne comprend rien, il faudroit *Pœniteas citò*; &, au lieu de *Bafenducis*, il faudroit *Bufcoducis*. Page 174, des *Collations des Sts. Peres*, il fait des *Confolations*; & de *Jean Golein* leur Traducteur, il fait *Jean Gobain*. Page 176, au lieu d'*Octavicus de St. Gervais*, Perfonnage imaginaire, il faudroit *Octavien de St. Gelais*. Je ne dis rien d'une infinité de Mots eftropiés par des Fautes d'Impreffion, & qui rendent quelquefois les Titres des Ouvrages incompréhenfibles. Ces feuls Exemples de la Page 190 fuffiront : *Plaretra Doctorum, vel Dictionariom Vocabulorum ..... fecundum Mohebiti Ordinem: Fratrum Waldenfium Fidei votefno ad Vladiflaum Hungariæ Regem.*

V I I I. *In-*

le plus souvent le vrai *servum Pecus* d'Horace, que nous leur avons vû de nos Jours porter le Prix de ces Editions jusqu'à l'Extra-

VIII. *Index Librorum nonnullorum sub Artis Typographicæ Primordia, vel Temporibus ab ejus Inventione haud ità remotis impressorum, in Bibliothecâ* JOHANNIS MORI, *Episcopi Norvicensis, adservatorum.*

CE Catalogue, qu'on croit de la Façon même de ce Prélat, & qui n'est nullement indigne de lui, se trouve dans la Collection intitulée *Catalogi Manuscriptorum Angliæ & Hibernie*, imprimée à *Oxford*, dans le *Théatre de Scheldon*, en 1697, en 2 *Volumes in folio*, depuis la page 379 jusqu'à la 384 du II Tome; & indique, entre autres Livres très rares & très curieux, une Edition du *Decamerone di Boccaccio*, faite à *Venise, en* 1470, *in folio*, de la Réalité de laquelle il seroit bon de s'assurer.

IX. *Appendix to the Chapter Rerum memorabilium Guidonis Panciroli of Printing, sheving the Time of its Beginning, and the first Book printed in each City before Year* 1500: imprimé à *Londres en* 1715, *in octavo.*

CE n'est qu'une simple Enumeration des anciennes Editions connues à l'Auteur de cet *Appendix*. Il n'en parle pas toujours éxactement: témoin l'*Hypnerotomachia di Poliphilo*, qu'il donne pour imprimée à *Trévise en* 1467, trompé par la Date de la Composition de cet Ouvrage mise à la Fin par forme de Souscription.

X. XI. XII. LA CAILLE, MAITTAIRE, & ORLANDI. Le prémier de ces Auteurs est très inéxact; &, à quelques nouveaux Articles près, le Livre d'*Orlandi* n'est qu'une Copie renversée, & souvent altérée, de celui de Mr. *Maittaire*, le meilleur Ouvrage qu'on ait encore vû touchant la Notice des anciennes Editions. Il sera parlé plus particuliérement de ces Auteurs cidessous parmi les *Historiens de l'Imprimerie.*

XIII. CHRISTIANI GOTTLIEB SCHWARTZII *Index Librorum Sæculo XV impressorum, quos ipse possidet.* Norimbergæ, 1727, in octavo.

JE ne le connois que par la simple Citation qu'en font Struve, *Introductio in Notitiam Rei Litterariæ*, pag. 896; & Mr. Fabricius, *Bibliotheca Latina mediæ & infimæ Ætatis* Tom. II, pag. 24, & Tom. III, pag. 818. Le prémier se contente de le nommer. Ce n'est apparemment

qu'un Supplément à Mr. Maittaire, de même que la plûpart des suivans.

XIV. VALENTINI ERNESTI LÖSCHERI *Incunabula Typographiæ, & Supplementum Catalogi Maettaeriani primorum, qui Typis editi sunt, Librorum.*

CES deux Morceaux se trouvent dans son *Stromateus, sive Dissertationes variæ*, imprimé à *Wittemberg, en* 1724, *in quarto.* C'en sont les Dissertations VII & XI; & elles s'étendent, depuis la page 134 jusqu'à la 152, & depuis la 238 jusqu'à la 287. L'Auteur a quelquefois des Idées fort singulieres, comme quand il s'est imaginé, contre toute Vraisemblance, que la *Bible* imprimée par *Ulric, Martin, & Michel*, certainement les prémiers Imprimeurs de *Paris*, avec la Souscription *Jam tribus undecimus Lustris Francos Ludovicus rexerat*, l'avoit été à *Augsbourg, dans l'Abbaye de St. Ulric, & de Ste. Afre*: & les Editions, qu'il indique, ne font pas toujours indubitables, en ce qu'il s'est trop arrêté à de simples Catalogues de Ventes publiques, dont la Fidélité est très souvent fort suspecte.

XV. DANS les *Amœnitates Literariæ* de Mr. JEAN-GEORGE SCHELHORN, Recueil utile & curieux de bonnes Piéces concernant principalement l'Histoire Littéraire, & dont nous avons 14 Volumes in octavo, imprimez à *Francfort & à Leipsic, chez Daniel Bartholomæi, depuis* 1725 *jusqu'en* 1732, il s'en trouve huit qui concernent, non-seulement les anciennes Editions, mais même les prémiers Essais de l'Imprimerie. En voici les Titres. 1°. *Notitia Libri rarissimi sub ipsis Typographiæ inventæ Initiis excusi*, Tome I, pages 1–17. 2°. *De vetustâ quâdam Editione Lactantii Anni* 1471, Tome I, pages 312–317. 3°. *Libri sub ipsis Typographiæ Primordiis excusi*, Tome II, pages 326–329. 4°. *Libri paulò post Typographiam inventam impressi*, Tome II, pages 329–336. 5°. *Libri sub Artis Typographicæ, & paulò post, à Johanne Fust & Petro Schoeffero, vel ab hoc solo excusi*, inter *Memorabilia Bibliothecæ Raymundi Kraft*, Tome III, pages 121–143. 6°. *Notitia rarissimi cujusdam primigeniæ Typographiæ Monumenti*, Tome IV, pages 293–300. 7°. *De Artis Typographicæ Originibus*, Tome IV, pages

Section XV. l'Extravagance, & les faire acheter à des Prix exceſſifs aux véritables Connoiſſeurs qui trouvoient à propos d'en décorer leurs
Bi-

pages 300-306. 8°. *De Primitiis Typographicis
Harlemenſibus & Uffenbachianis*, Tome IX,
pages 969-986. Ces Piéces ne ſont pas de ſimples Enumérations de Volumes, mais des Diſſertations curieuſes ſur les Sujets qu'elles concernent.

XVI. *Catalogus Librorum rariſſimorum, ab
Artis Typographicæ Inventoribus, aliiſque ejus Artis Principibus, ante Annum milleſimum quingen-
teſimum excuſorum:* imprimé ſans Note de
Ville, ni d'Imprimeur, ni d'Année, *in octavo*.

PAR l'Inſcription ſuivante, qui ſe lit à la Fin
de ce petit Volume, *Pretioſiſſima hæc Librorum
Collectio, cujusvis magni Principis Bibliothecâ
digniſſima, conſtat Voluminibus CCXXVII*,
il eſt aiſé de juger, qu'on ne l'a fait imprimer,
que pour ſe défaire avantageuſement de cette
très précieuſe Collection. Quoiqu'il en ſoit,
ce petit Nombre d'Editions anciennes eſt ici
rangé par Ordre Alphabétique, & quelquefois
accompagné de petites Obſervations aſſez curieuſes. Le tout ne remplit que quatre Feuilles, imprimées par Ordre du Poſſeſſeur de ces
Curioſitez Littéraires; & l'on dit, qu'il n'en a
fait tirer que 25 Exemplaires.

XVII. ZACHARIÆ-CONRADI AB
UFFENBACH *Incunabula Typographiæ*.

CELA ſe trouve à la Fin du II Tome du
Catalogue de ſa Bibliotheque, imprimé à Francfort, *chez Jean-Benjamin André*, en 1729 &c.,
en 4 Volumes in octavo: & c'eſt la Notice de
ſes anciennes Editions, qui ſont en fort grand
Nombre, & très bien détaillées. Il s'y trouve
pourtant quelques petites Inéxactitudes, comme page 22, ſous 1470 une Edition du *Liber ſummarius
Decretalium* de 1476: page 60, *de Tortis* pris
pour Auteur, & *Campani Opera* donnez comme imprimez à *Milan:* page 72, *Pindari Opera*
avec un Privilege du Pape Léon X, donnez
pour imprimez en 1500: &c.

XVIII. CHRISTIANI GOTTHOLD
WILLISCHII *Annalium Typographicorum
Specimen, ſive Catalogus Editionum ab Anno
1466 ad 1500 in Bibliothecâ Annæbergenſi extantium*.

CE petit Recueil ſe trouve à la Fin de ſes
Arcana Bibliothecæ Annæbergenſis, imprimez à

Leipſic, *chez les Héritiers de Lanckiſius*, en
1730, *in octavo*.

XIX. JOANNIS LUDOVICI BÜNE-
MANNI *Catalogus Librorum ab inventâ Typographiâ uſque ad Annum 1500 & ulterius impreſſorum, Manuſcriptorumque rariſſimorum, &
pro aſſignato Pretio venalium apud Autorem*.

CELA a été imprimé *à Minden, aux Dépens
de l'Auteur*, en 1732, *in octavo*, & n'a pas eu
tout le Succès qu'il s'en étoit promis; non-
ſeulement parce que Marchandiſe offerte eſt preſque toujours négligée & rejettée, mais encore
parce qu'on a trouvé les Prix fixés un peu trop
exceſſifs.

OUTRE les anciennes Editions qu'il poſſé-
doit, il en avoit indiqué beaucoup d'autres fort
curieuſes à Mr. Maittaire pour la ſeconde Edition du I Volume de ſes *Annales Typographici:*
mais, elles ne ſont pas toutes également certaines; & il y en a même quelques-unes d'abſolument fauſſes. Par exemple, celle de *Gabriel
Vaſquez de Cultu Adorationis* ne ſauroit avoir
été faite, comme il le dit, *à Complute, en
1494, in quarto*, vû que c'eſt l'Ouvrage d'un
célèbre Jéſuite, qui n'a pû ſe faire imprimer
que vers la Fin du Siécle ſuivant, peut-être en
1594. Si Ribadeneira, & Alegambe, avoient
daigné noter les Editions des Ouvrages particuliers de cet Auteur, j'aurois pû parler plus affirmativement.

XX. *Spicilegium veterum Seculi XV Editionum, in variis Hiſtoriæ Litterariæ Scriptoribus
Occaſione datâ repertarum, ac à Cl. Mait-
tairio aliiſque prætermiſſarum, aut inſufficienter
expoſitarum.* MS. in quarto.

C'EST une Collection que j'ai dreſſée pour
mon propre Uſage, tant ſur les Livres que j'ai
eu Occaſion d'éxaminer moi-même depuis 1715
juſqu'à préſent dans diverſes Bibliotheques &
Ventes publiques, que ſur ceux que j'ai rencontrez pendant le Cours de mes Lectures dans
les divers Ecrivains de Bibliographie. Outre le
Catholicon Johannis Januenſis de Caractères fondus & mobiles, antérieur au *Pſalmorum Codex*
de Maience, chés *Fuſt & Schoiffer*, en 1457;
le *Dieterici Archiepiſcopi Monguntini Scriptum
publicum*, imprimé *chés les mêmes*, en 1462; la
Bible

Bibliotheques; témoins le *Boccace* de 1471 qui fut vendu 100 Guinées, le *Quintilien* de 1470 qui fut vendu 405 Florins, le *Terence* de 1469 qui le fut 500, toute suspecte qu'étoit cette Date d'avoir été habilement ajoutée à la Main avec de mauvais Caracteres d'Imprimerie, & divers autres Exemples que je pourrois ajouter à ceux-là.

XVI. Mais, c'est une Erreur grossiere, que plusieurs habiles Gens ont parfaitement bien démontrée, en prouvant que beaucoup d'entre elles ont été, non-seulement faites sur de mauvais Manuscrits par des Imprimeurs tout-à-fait incapables d'en juger, mais encore fort corrompues par l'Ignorance & la Témérité de divers Editeurs & Correcteurs, Gens alors plus titrez qu'habiles & bien instruits (DD).

XVII.

Bible Allemande, imprimée aussi *chés les mêmes*, en 1462; une autre *Bible Allemande*, imprimée à Strasbourg, *chés Jean Mentell*, en 1466; toutes Impressions indiquées ci-dessus Section XI & XII, & jusqu'à présent inconnues; les Editions faites dans des Villes dont on n'en connoissoit encore aucune, comme *Eltwil, Laugingen, Mersbourg, le Monastere des Freres de la Vie commune de la Vallée de Ste. Marie, Como, Blaubüren, Cashel, Piobe de Sacco, Stutgard, Novi, Citta di Friuli, Wurtzbourg, le Prieuré de Mont-rouge dans le Comté de Gruiere, Koburg, Culembourg*, quelque Ville de *Holstein, Chambery, Rennes, Lodeac, Ara Erhardi, Murcie, Wittemberg, Stendal, Gradisch, Tarragone*, quelque Ville de *Boheme, Capoue, le Monastere de St. Cucuphat, dans la Vallée d'Arete, Lérida, Jordanis, Cluny, Zamora, Leccé, l'Abbaie de Wadstein, Langres, Hambourg, Coppenhague, Fribourg en Brisgaw, Bourges, Marpourg, Carpen ou Campen, Inspruck, Ratisbonne, Worms, Valladolid, la Mirandole, Hanaw, Madrid*, & la *Vallée d'Engaddi*: ces Editions, dis-je, rapportées ci-dessus Section XII, & toutes tirées de cette Collection, peuvent faire voir, qu'elle contient quelques Nouveautez intéressantes, & prouver en même tems avec solidité le Texte de cette Remarque.

Selon Mr. Seelenius, *Selectorum Litterariorum* page 690, un seul Particulier se vantoit en 1725 de posséder 5000 de ces Editions du XV Siécle, toutes accompagnées de leurs Dates distinctement marquées: &, tant dans ce grand Nombre, que parmi celles que peuvent avoir rassemblées d'autres Particuliers, il s'en trouveroit sans doute plusieurs inconnues aux Auteurs des précédens Recueils.

(DD) *Les prémieres Editions, ... faites sur de mauvais Manuscrits, ... & corrompues par des Correcteurs .... mal instruits.*]

Comme c'est-là une Espece de Blaspheme Littéraire, contre lequel ne manqueront point de se récrier fortement, & les Vendeurs, & les Curieux, d'anciennes Editions, il est absolument nécessaire de le prouver par des Autoritez respectables.

I. Ces Editions étoient souvent faites par des Imprimeurs aussi ignorans que jaloux de leur Secret, & aussi destituez de Gout que de Lumieres; lesquels, par Esprit de Défiance & d'Intérêt, ne consultoient le plus souvent que des Gens aussi peu éclairez qu'eux, & n'imprimoient par conséquent que des Sottises. C'est ce que reconnoit sincérement Mr. Schelhorn, en ces Termes. *Primi Typographi, Homines elegantis Literaturæ plane rudes, Inventum suum, quoad ejus fieri poterat, celantes, ne Lucrum inde speratum ab aliis sibi præriperetur, inconsultis doctioribus, quorum tum parva admodum Seges erat, Nubem plerumque pro Junone amplexi sunt, & ex tam immensâ præstantissimorum Operum, quæ id temporis in variis Bibliothecis latebant, Copiâ, sæpenumero futiles & levioris vel nullius Momenti Libros elegerunt, in quibus prima*

XVII. Ainsi, excepté l'Agrément qu'on en reçoit lorsqu'on s'attache à y découvrir les Commencemens & les Progrès
de

ma Tyrocinii Rudimenta ponerent, suo tantùm Judicio usi, ne Arcanum proderetur. Et hæc præcipua tantæ eorum Raritatis Causa mihi esse videtur, quòd postea, in tam fœcundo optimorum Authorum Proventu, neglecti sunt asperi & squalidi hi Libri, in obscuros projecti Angulos, Gliribusque & Tineis in squalidissimum Pabulum relicti (259). Et c'est ce que Mr. Maittaire, quelque favorablement disposé qu'il soit pour les anciennes Editions, n'a pu se dispenser de reconnoitre enfin lui-même (260).

II. C E L A étant, il étoit fort naturel, que souvent ces Editions fussent faites sur de mauvais Manuscrits, pris au hazard, ou choisis sans jugement, par des Imprimeurs & des Correcteurs qui n'avoient pas assez de Discernement pour distinguer le Bon d'avec le Mauvais ; & qui, non-seulement les imprimoient ainsi quelque corrompus qu'ils fussent, mais même y ajoutoient souvent de nouvelles Fautes.

C'E S T ce dont s'est autrefois plaint le célebre Grévius à la Tête de son Edition des *Offices de Cicéron*, reconnoissant de bonne-foi, que celle de Fust & de Schoiffer avoit été faite sur un mauvais Manuscrit (261). Chevillier reconnoit aussi la même Chose de l'Edition des *Oeuvres de St. Augustin* achevée à *Bâle*, par *Jean Amerbach*, en 1506, en divers Volumes in folio; & Erasme, de l'*Homere*, du *Ciceron*, & du *Plutarque*, imprimez par Alde, qu'il traite nettement de *depravatissima*. D'ailleurs, divers autres judicieux Critiques, & entre autres Mr. le Président Bouhier, avouent très sincérement, que les Manuscrits sont d'ordinaire fort altérez, & présentent souvent des Leçons monstrueuses & inintelligibles (262).

M A I S, Richard Simon se plaint bien d'un autre Air à cet Egard. *Je vous avertis en passant,*

dit-il au sujet des *Oeuvres de Lactance* & des *Epitres de St. Jérome*, des Editions de Rome, chez *Sweynheym & Pannartz*, en 1468, & 1470, qu'il ne regarde pourtant toutes deux que comme une seule & même Edition dont on a renouvellé la Date : *Je vous avertis, que les prémieres Editions des Peres, qui ont été faites à Rome en ce Tems-là, ne sont point exactes* (263). *Ces Exemples,* dit-il ailleurs (264), *sont fort contraires à ceux qui se vantent tant les prémieres Editions des Livres, comme si elles tenoient lieu d'Originaux. Car, ou ces Livres passoient par les Mains des Critiques, qui le plus souvent les défiguroient, ou les Imprimeurs mettoient sous la Presse les Exemplaires manuscrits avec toutes les Fautes qui y étoient, & ils en ajoutoient de nouvelles.*

A V A N T *Alde Manuce,* dit un Auteur Italien (265), *loin de se donner la Peine de confronter un Manuscrit avec plusieurs autres, on imprimoit le prémier qu'on rencontroit, quoique très souvent rempli de Fautes, sans compter celles que commettoient les Compositeurs des Imprimeries.*

Q U E presque tous les Manuscrits fussent ainsi corrompus, c'est ce dont les plus habiles Gens ne font aucune Difficulté de convenir. Et, en effet, la Chose ne pouvoit guère être autrement : vû que la plûpart d'entre eux n'étoient faits que par de mauvais Copistes, mal paiés par des Libraires interessés ; & que, dès-avant le IX Siécle, les Moines, presque tous très ignorans, s'étoient emparez de ce Trafic. *Plerique MSSC.,* dit un très-habile Homme, *scripti à Librariis indoctis, qui Bibliopolis Operas locaverant, & de quorum Oscitatione conqueruntur Strabo, Libr. XIII, pag. 419, & Gellius, Noct. Atticar. Libr. VIII, Cap. XX. Post Seculum IX, immo & antea, Monachi hunc descri-*

(259) Schelhornii Amœnit. Literariæ, Tom. I, pag. 12.　(260) Maittaire, Annal. Typograph. pag. 364.　(261) Editio prima Officiorum Ciceronis, quæ Moguntiæ à Joanne Fust edita est Anno 1465, tanti non erat ad nostrum Institutum, cum non sit ex Exemplari meliore descripta. Jo. Georg. Grevii Præf. in suam Edit. Officior. Ciceronis, pag. 2.　(262) Chevillier, Origine de l'Imprim. de Paris, pag. 127, 128, où il cite Vita Erasmi Edit. Lugd. Bat. 1642, in 16. Mr. Bouhier, Préface de sa Traduct. du Poëme de Pétrone sur la Guerre entre César & Pompée, pag. xv. Voiez aussi la Bibliotheque Critique de Sainjore ou Simon, Tom. I, pag. 257.　(263) Lettres de R. Simon, Tom. II, pagg. 153, 154.　(264) Là-même, Tom. I, pag. 275.　(265) Celui du Caractère des Italiens, imprimé en divers Volumes de la Bibliotheque Italique. Ceci est pris du Tome X, pag. 120, 121.

de l'Art, toute l'Utilité de la plûpart d'entre elles se réduit, & **Section XVII. Leur véritable Utilité.** cela plus particuliérement pour les Livres de Théologie, à faire voir

describendi Laborem occupaverant, iique plerumque indoctissimi (266). Des Copies de pareils Originaux ne pouvoient donc être que très fautives: &, *après cela*, comme le remarque très judicieusement l'Auteur Italien que je viens de citer (267), *n'y avoit-il pas lieu d'être surpris de voir, il y a quelques Années, des Anglois changer les belles Editions d'Alde, & même avec un très gros Retour d'Argent, contre de pareilles Editions?* Ce qu'ils faisoient, sans doute, ou faute de les bien connoitre, ou par une Prévention excessive pour l'Ancienneté (268).

III. CES Editeurs & Correcteurs étoient alors plus titrez qu'habiles & bien instruits. Jugeons-en par un des principaux d'entre eux, non-seulement Evêque, mais même Bibliothécaire du Vatican, Emploi distingué, & qui demandoit nécessairement un Homme de Lettres. *Il se nommoit*, dit Richard Simon, *Jean André, Evêque d'Alérie, & Garde de la Bibliotheque Vaticane. Dans son Epitre Dédicatoire au Pape Paul II, qui est à la Tête de son I Volume des Epitres de St. Jérome, il nous apprend, que des Personnes savantes dans les Langues Orientales étoient chargées de traduire en Latin les Livres Grecs, Hébreux, & Arabes, de cette riche Bibliotheque; & que, pour lui, qui n'avoit pas de si grands Talens, il se contentoit de revoir les Manuscrits, qui avoient été tellement corrompus par des Ignorans, qu'on ne pouvoit plus les entendre; & que, s'il n'en avoit pas ôté toutes les Fautes, au moins il en avoit corrigé quelquesunes* (269). *Il est de Notoriété publique*, ajoute R. Simon dans un autre Ouvrage (270), *que les prémieres Editions de Rome sont fort peu exactes. Jean André, Evêque d'Alérie, qui a été le Reviseur d'une Partie des MSS. sur lesquels elles ont été faites, avoue de fort bonne-foi, qu'il les a retouchés exprès, & les a rendus plus clairs & plus intelligibles pour la Commodité de*

ceux qui liroient les Imprimez. Mais, on verra beaucoup mieux dans l'Article suivant, quels étoient ses Talens & sa Capacité.

IV. CES Editions ont été très corrompues par des Correcteurs très téméraires, & qui présumoient beaucoup trop de leurs Forces. Ecoutons encore R. Simon, Juge très compétent dans ces sortes de Matieres. ,, Lorsque l'Evêque d'A-,, lérie ,, , dit-il (271), ,, trouvoit des Mots qui ,, avoient besoin d'être traduits, il les mettoit ,, en Latin; & s'il y en avoit qui ne fussent plus ,, d'Usage, il en mettoit d'autres en leurs pla-,, ces, qui fussent plus intelligibles. *Mihi Doc-*,, *torum Abortivo*, dit l'Evêque d'Alérie, *satis* ,, *visum est si in Recognitione Librorum, qui* ,, *quidem Imperitorum Incuriâ depravati usque* ,, *adeò erant, ut intelligi nullo modo posse vide-*,, *rentur, adhibito Labore, Mendas, si non vale-*,, *rem, omnes, aliquas certè tollerem, & Ami-*,, *corum Consilio, si qua vertenda essent, efficerem* ,, *Latina, si nimis obsoleta ad Usum nostrumque* ,, *Sermonem redigerem* (272). C'est sur ce ,, Pied-là, que le Bibliothécaire du Vatican a ,, fait imprimer .... *Aulugelle, St. Irenée*, & ,, une bonne Partie des *Epitres* & des *Opuscules* ,, *de St. Jérome*. Et il est surprenant, que ,, l'Auteur de l'Essai de la nouvelle Edition de ,, St. Jérome (273), qui ..... crie de toute ,, sa Force contre Erasme & Marianus Victo-,, rius, qu'il traite de Corrupteurs des Livres ,, de St. Jérome, ne dise pas un Mot du Bi-,, bliothécaire du Vatican, qui les avoit défigu-,, rez, auparavant, d'une si étrange maniere, ,, sous prétexte de les rendre plus corrects & ,, plus intelligibles. ,,

MAIS, tout cela n'est encore rien, en comparaison des justes Plaintes du Journaliste d'Italie au sujet du *Nicolai Perotti, Episcopi Sipontini, Commentariolus in Proœmium Historiæ Naturalis Caii Plinii Secundi*; petit Traité fait exprès pour repro-

---

(266) Jo. Gottl. Heineccii Fundamenta Stili cultioris, pag. 11. ai donné des Preuves convaincantes ci-dessus Section XV, à la Fin. (270) Bibliotheque Critique de Sainjore, c'est-à-dire de Richard Simon, Tom. I, pag. 258. Tom. I, pag. 275. (272) On peut voir quelques Exemples de cela dans l'Epitre Dédicat. de son Edition des Epistolæ Sti. Cypriani, imprimée en 1471. (273) Le Pere Martianay, Bénédictin.   (267) Biblioth. Italique, Tom. X. pag. 121. (268) J'en (269) Lettres de Richard Simon, Tom. I, pagg. 274, 275. (271) Lettres de R. Simon,

voir avec combien d'Infidélité, d'Imposture, & de Mauvaise-Foi, les nouvelles Editions de divers de ces mêmes Livres ont été corrompues & mutilées, depuis l'Etablissement de la Réformation, la Tenue du Concile de Trente, & l'Institution des Indices Expurgatoires (EE).

XVIII. Par-

reprocher à ce Correcteur Evêque 22 Fautes très considérables dans la seule Préface de son Edition de l'*Historia Naturalis Plinii*, faite *à Rome, chez Sweynheym & Pannartz, en 1470, in folio*. Voici ces Plaintes. *Qui non fa altro il Perotti, se non andar notando e mostrando 22 Errori commessi nella Stampa della Prefazione della Storia Naturale di Plinio, fatta in Roma, l'Anno 1470, con l'Assistenza di Giovanni Andrea, Vescovo d'Aleria, al quale Paolo II aveva raccommandata la Correzione de' Libri da stamparsi .... La Prefazione premessa dal Sipontino a questo suo piccolo Commentario merita d'esser letta, per le giuste Querimonie che fa intorno agli Abusi della Stampa, e intorno alla Liberta che si prendoxo i Correttori nell' alterare i Testi de gli Antichi, e in farli parlare a Modo loro* (274). Le même Journaliste fait de pareilles Plaintes au sujet des *Vitæ Virorum illustrium Plutarchi*, imprimées selon lui *à Rome, chez Sweynheym & Pannartz, en 1471, in folio*; & dont le même Evêque avoit brouillé & confondu toutes les Traductions Latines. *Anche il vecchio Filelfo, dit-il, scrivendo una Lettera allo stesso Vescovo Aleriense, in Data di Milano di 1471 (*), si lamenta della poca Attenzione usata da lui nella Stampa delle* Vite di Plutarco *traslatate in Latino da molti Autori .... Si lamenta, che quelle di* Teseo *e* Romolo *portino in Fronte il Nome suo in luogo di quello di* Lapo Fiorentino. *Allo stesso Lapo vuole che sieno restituite alcune di quelle che vi stanno sotto Nome d'*Antonio Tudertino; *e cosi seque a mostrare di altre. La stessa Disgracia e avenuta a quelle tradotte dal* Rinuccini, *il quale se ne lamenta nella sua Lettera al Conte Federigo di Urbino premessa al suo* Filostrato (275).

MALGRE' tout cela, ce bon Evêque n'a pas laissé d'être extraordinairement vanté par une infinité d'Ecrivains modernes : tant il est vrai, qu'en toutes Choses il n'y a qu'Heur & Malheur, &, que, pour rendre exactement Justice au Mérite, il faut nécessairement éxaminer de ses propres Yeux.

V. BIEN loin donc, que ces Editions anciennes soient légitimement dignes de cette Préférence. Je ne crains point de dire au contraire, ajoute Richard Simon (276), *que, généralement parlant, plus les Editions des Peres sont anciennes, moins elles sont éxactes*; & qu'il en est de même de celles de tous les autres Ecrivains, en quelque Genre que ce soit. Et c'est ce que Mrs. Heumann, Seelenius, & Schelhorn, reconnoissent de même en ces Termes: *Falluntur, qui sibi persuadent, primis exortæ Typographiæ Temporibus, Libros exscriptos fuisse accuratissimè, cùm Inspectio eorum doceat contrarium .... Orti sunt .... Errores tam multi .... ex Defectu peritorum industriorumque Correctorum, quos primis Typographiæ Temporibus raros fuisse, imò rarissimos, ... permulti Libri, quibus Tirocinia posuerunt primi Typographi, Tirones potiùs quàm Magistri .... dicendi, demonstrant* (277).

(EE) *La principale Utilité de la plûpart des anciennes Editions consiste .... à faire voir l'Infidélité des nouvelles, depuis la Réformation, le Concile de Trente, & l'Institution des Indices Expurgatoires.*

ON ne sauroit guéres mieux prouver cette Vérité, que par ce Passage un peu long, mais extrémement curieux & remarquable, du célébre Gisbert Voetius, Professeur en Théologie à Utrecht.

QUIA

(274) Giornale de' Letterati d'Italia, *Tom. XXII*, pagg. 464, 465. Voïez dans Mallinkrot, pagg. 107 & 108, un long Passage de se Commentariolus de Perot. (*) Philelphi Epistolar. Libr. XXXIV, pag. 238. (275) Giornale de' Letterati d'Italia, Tom. XIII, pag. 464, & Tom. XXI, pag. 388, 389. (276) Bibliothèque Critique, Tom. I, pag. 256. (277) Heumanni Conspectus Reipublicæ Litterariæ, pag. 291. Seelenii Selecta Litteraria, pag. 585. On vient de voir le Passage de Schelhorn ci-dessus Citation (259).

XVIII. Parmi ces anciennes Editions, il s'en trouve une assez grande Quantité de douteuses, ou fautives, ou corrompues

Quia *Editiones Patrum, Historicorum antiquorum & recentiorum, Canonistarum, Theologorum, Pontificiorum plerorumque, adhæc aliquorum Politicorum, Juridicorum, Philosophorum, Litteratorum, post Concilium Tridentinum in Papatu expurgatæ & mutatæ sunt; necesse est, ut Indices Expurgatorii, & Editiones novæ post Concilium Tridentinum, cum Editionibus antiquioribus conferantur: de quo docte & prudenter monuit Thomas Jamesius, in eximio illo Tractatu Anglico, Titulo de Corruptione Scripturæ, Patrum, Conciliorum, aliorumque Authorum; quem ut in Latinum Sermonem quis transferat, cui tantum Otii est, & Literatis in Europâ Anglici Idiomatis ignaris communicet, vehementer optamus atque obtestamur. Addimus nos præambulum Opus Operi Collationis à Jamesio illic intento, requiri Enumerationem scilicet & Notationem singularum Editionum cujuscumque Autoris, jam inde ab inventâ Typographiâ usque in hanc Diem; adhæc Collectionem Exemplarium cujusque Editionis, eorumque in publicis Bibliothecis Asservationem.*

Distribuimus *Editiones omnes in tres Classes: I, in eas quas dederunt rudiores Typographiæ, ab Anno 1440, usque ad Tempus Reformationis, Annum scilicet 1517; II, in eas quæ prodierunt ab Anno 1517 usque ad Decreta Tridentina de expurgandis & prohibendis Auctoribus, eorumque Executionem, Anno scilicet 1570; III, in eas quæ exinde prodierunt usque in hunc Diem.*

I. Editionum *I Classis Inquisitio, Annotatio, Collectio, & diligens Asservatio, & quidem in clausis Publicarum Bibliothecarum Capsis, propter Insidiatores & Fures, imprimis necessaria est, ob Rationes sequentes. 1°. Quia inde Barbaries & Cæcitas Doctorum istius Temporis, præsertim Theologorum, ad Oculum demonstrari potest. Videas ibi Autores nunc in Tenebris suis sepultos, Huguottom, Gemmam Gemmarum, Alexandrum, Catholicom, Mamotrectum, Floristam, Gesta Romanorum moralizata, Litem seu Processum inter Christum & Belial, Sermones Discipuli de Tempore de Sanctis & de Mariâ, Legendas Sanctorum, Francisci* Conformitates [*cum Christo*], *Historiam Scholasticam, Librum de Gestis trium Regum, Reformatorium Clericorum, Missalia, Pastoralia, Breviaria, Hortulos Animi, Variorum Chronica & Historias universales, aliosque istius aut similis Commatis Libros quàmplurimos . . . . 2°. Quia non pauci, tum antiqui, tum intermedii, tum novi Autores, ex MSS. Exemplaribus integriores & meliori Fide quàm post Tempus Reformationis, tum in Papatu editi sunt, cùm Adversarios non haberent, saltem eos non metuerent. 3°. Quia talium Exemplarium Editionis primæ, & proximè subsequentium, Copiâ antehac laborarunt Reformati, nunc autem Inopiâ. Nostri enim per Incogitantiam fastidierunt ea, illecti nitidioribus Edionibus, & Characteribus elegantioribus: & Adversarii Pontificii ea, quantum in se fuit, abolitum iverunt; post hac multa Dicta, Facta, Scripta, Edita, negaturi; & primos, post inchoatam Reformationem, Doctores nostros, qui multa ex Libris illis indicarunt ad evincendam Reformationis Necessitatem, Mendacii & Calumniæ condemnaturi . . . . In Indicibus Expurgatoriis comparent denique tot suppressi & damnati Autores, qui, tunc Temporis editi, nunc autem non recunduntur; immò quorundam ne quidem Nomina notantur à Bellarmino, Possevino, aliisque Scriptorum Catologis in Papatu editis.*

II. Editionum *II Classis Inquisitio, Collectio, & Custodia, necessaria est, ut ex Collatione eorum cum Editionibus I & III Classis deprehendi possit, & Mutatio quæ tunc tentata in nonnullis, & Refrænatio ab horrendis Falsi Criminibus in quæ post Concilium Tridentinum palàm proruerunt.*

III. Editionum *III Classis Inquisitio, Collectio, & Custodia, necessaria est; tum ut ex Collatione earum cum primis & antiquis, quas antehac Papatus peperit, fiant αὐτοκατάκριτοι; tum etiam, ut deprehendatur, quàm malè inter se Falsarii subinde conveniant, dum certatim variis Locis & Temporibus idem tentant, idem contendunt, & tamen per divinam Maledictionem Labia eorum in Executione tam flagitiosi Operis dividuntur.*

In

Section XVIII.
ſes, fauſſes, & chimériques.

pues à deſſein, ou inintelligibles, ou abſolument imaginaires (FF) ; & cela, parce que l'Inéxactitude, ou l'Intérêt, ou la Mauvaiſe-Foi,

IN *primas* [*itaque*] *& antiquiſſimas Editiones, ante omnia, inquirendum eſt; ut cum Editionibus II & III Claſſis ſemper conferri poſſint, ubi Occaſio tulerit* (278).

TOUT cela eſt parfaitement bon : & il eſt ſans aucun doute très utile, & même très néceſſaire, de conſerver les anciennes Editions pour cet Uſage ; mais, il ſuffit que cela ſe faſſe dans les Bibliotheques Roïales ou Publiques, afin d'y pouvoir recourir en Cas de Néceſſité.

QUANT aux Particuliers, ils ont une autre Voïe bien plus courte de ſe convaincre de l'Infidélité de quantité de nouvelles Editions, & de l'inſigne Mauvaiſe-Foi de leurs Editeurs, ſans s'expoſer à tant de Soins & de Dépenſes : c'eſt l'Aveu propre des Cenſeurs & des Inquiſiteurs, ce ſont leurs *Indices Expurgatoires* mêmes ; dans leſquels on ordonne de retrancher d'une infinité d'Ecrits tout ce qui ne s'accorde point, ou paroit ſimplement ne pas s'accorder, avec la Doctrine de l'Egliſe Romaine ; & qu'on a fort judicieuſement, quoiqu'aſſez plaiſamment, comparez aux *Priapeia* réünis à la Fin des *Commentaires ad Uſum Delphini*, en ce qu'ils procurent de même *le meilleur Moïen du Monde de trouver tout d'un Coup, & ſans aucune Recherche, tout ce qu'il y a de ſcabreux dans un Livre, & qu'on auroit peut-être eu bien de la Peine à y déterrer ſans cela* (279).

MESSIEURS de l'Egliſe Romaine paroiſſent l'avoir enfin ſenti. Car, le dernier *Index Expurgatorius*, qu'ils aïent publié, ou du moins qui me ſoit connu, eſt celui d'*Antoine de Sotomayor*, qui a déjà près de 100 Ans d'Ancienneté (280) : au lieu que, pendant les ſeuls 70 Ans précédens, on leur en avoit vû publier neuf autres ; ſavoir, 1°. celui de *Philippe II* & du *Duc d'Albe*, à Anvers, en 1571, in quarto ; 2°. celui de *George d'Almeida*, à Lisbonne, en 1581, in quarto ; 3°. celui de

Quiroga, à Madrid, en 1584, in quarto ; 4°. celui de *Naples* ou du *Capucin Gregoire*, à Veniſe, en 1588, in octavo ; 5°. celui de *Braſichelli*, à Rome, en 1607, in octavo ; 6°. celui de *Sandoval*, à Madrid, en 1612, in folio ; 7°. celui de *Maſcarenhas*, à Alcala, en 1624, in folio ; 8°. celui de *Sandoval*, rimprimé à Palerme, en 1628, in folio ; & 9°. celui de *Zapata*, à Seville, en 1631, in folio. On ne leur en voit donc plus imprimer que de *Prohibitorii*, qui ne ſont point ſujets à ces Inconvénient, & dans leſquels on proſcrit les Livres ſans en donner d'autre Raiſon que le

Sic volo, ſic jubeo, ſit pro Ratione Voluntas.

(FF) *Il y a beaucoup d'anciennes Editions, ou douteuſes, ou fautives, ou corrompues à deſſein, ou inintelligibles, ou abſolument imaginaires,*]

J'EN pourrois citer par milliers, &, au lieu d'une ſimple Remarque, faire un Livre entier, ſi je voulois emploïer à cet Egard les *Catalogues* de quantité de Bibliotheques, & ſur-tout ceux de leurs Ventes publiques, qui, à l'exception d'un très petit Nombre, ſont d'ordinaire très miſérablement diſpoſez : les Titres des Ouvrages y étant le plus ſouvent, ſi-non cruellement abbandonnez au Bras ſéculier de la Servante ainſi que les Romans de l'infortuné Dom Quichotte, du moins auſſi pitoïablement eſtropiés, que les *Amas de Gaules*, les *Cadets de Tire-Lire*, & les *Ainez de Vigile*, du Matthieu Garreau de Cyrano-Bergerac (281) : l'Ordre & l'Arrangement des Livres y étant ſi mauvais & ſi perverti, que les Matieres les moins convenables y ſont étrangement mélées & confonduës enſemble, & les Ecrits les plus oppoſez & les plus contradictoires tout étonnez de ſe voir les uns à côté des autres : enfin, les Rangs & les Qualitez des Perſonnes y étant ſi négligemment rapportées, qu'on

---

(278) Gisberti Voetii Bibliotheca Studii Theologiæ, *pagg.* 256-260 *Editionis* Ultrajecti, apud Jo. à Waasberge, 1651, in 12. *Voiez auſſi* Daniel Francus de Papiſtarum Indicibus Expurgatoriis, *pag.* 210.   (279) Journal Littéraire, *Tom. XVI, pag.* 474. (280) *Il a été donné en* 1640, *imprimé la même Année à Madrid*, chés D. Diaz, in folio, & *rimprimé avec diverſes Augmentations à Geneve, mais ſous le même Nom de Madrid, en* 1667, in folio.   (281) *Voiez le* Dom Quichotte, *Livr. I, Chap. VI;* & *le* Pedant joué *de* Cyrano, *Act. II, Scen. II, pag.* 87.

Foi, y ont introduit des Dates fauſſes ou ſuppoſées, non-ſeule-

qu'on y fait, non ſeulement des Libraires les Auteurs de Livres, mais même des Rois & des Princes auxquels ils ſont dédiés, de ſimples Imprimeurs. C'eſt ainſi, par éxemple, qu'on voit avec un extrême Etonnement, & cela non ſeulement dans ces ſimples Catalogues, mais même dans des Bibliothécaires de grande Réputation, les *Diſputationes Joannis de Sacro Boſco contra Deliramenta Joannis de Monte Regio*, poſtérieur néanmoins de 200 Ans à ſon prétendu Cenſeur; le *Rationale Divinorum Officiorum* du fameux Guillaume Durand, Livre imprimé quantité de fois, & conſéquemment très connu, changé cependant en *De Ritibus Eccleſiæ Liber*; le Diſcours d'Hermolaüs Barbarus, *De Re Uxoriâ metricè*, changé en *De Re Uxoriâ & Meretrice ſeu Meretriciâ*; & une infinité de ſemblables Métamorphoſes: que les *Hiſtoires Ethiopiques* d'Héliodore, ou ſon Roman des *Amours de Theagene & de Cariclée*, y ſont rangées parmi les Hiſtoires réelles & effectives de l'Empire d'Ethiopie; le *Diſcourſe of the Grounds and Reaſons of the Chriſtian Religion* d'Antoine Collins, parmi les Défenſeurs de l'Inſpiration & de la Divinité des Livres de l'Ecriture; Thomas de Cantimpré & Céſar de Heiſterbach, les Raconteurs les plus ſuperſtitieux de Miracles faux & ridicules, aſſociés avec Vanini & Beverland leurs Antipodes, & auſſi ridiculement placés les uns que les autres parmi les Critiques Sacrez & la Théologie; le *Moïen de parvenir*, & l'*Ecole des Filles*, parmi les Livres de Miſticité & de Spiritualité; l'*Hiſtoria Scholaſtica Petri Comeſtoris*, & le *Magiſter Sententiarum*, parmi les Litterateurs & les Critiques; le Traité de la *Délicateſſe* de l'Abbé de Villars, parmi les Traités de Chirurgie & de Cuiſine; & cent autres Renverſemens de cette Eſpece: enfin, que Nicolas Keſler, Gerard de Leew, Colard Manſion, Erhard Ratdolt, Antoine Vitré, Adrien Moetjens, & divers autres Imprimeurs & Libraires, y ſont érigés en Auteurs; pendant que Jean II Roi de Caſtille, & les Doges de Veniſe Vendramini & Marcello, y ſont riſiblement ravalez à la ſimple Condition d'Imprimeurs. Mais, quelque étrange que ſoit cette derniere Bévûe, elle ſe peut bien pardonner à de ſimples Libraires, puiſque des Bibliothécaires diſtingués, & décorez du Titre de Docteurs, en ſont de toutes pareilles: témoin Nicolao Trono, autre Doge de Veniſe, métamorphoſé de même en Libraire dans la nouvelle Edition du Catalogue d'une des plus célébres Bibliotheques de l'Europe (282).

J'avois raſſemblé un aſſez grand Nombre de ces ſortes d'Editions, d'autant plus dignes d'être indiquées ici, qu'elles ſont la plûpart citées par des Auteurs de Réputation, &, par conſéquent, très propres à jetter ou confirmer dans l'Erreur. Mais, de peur de trop retarder la Publication de cet Ouvrage, je me contenterai, pour le préſent, de donner quelques Exemples notables de chacune de ces Eſpeces d'Editions, les unes citées par de fort habiles Gens, & les autres que j'ai vûes de mes propres Yeux.

I. EXEMPLES D'EDITIONS DE DATES DOUTEUSES.

On cite trois diverſes Editions du *Donatus*, toutes trois également douteuſes.

1o. Le *Donatus, non Authoris, ſed Libri cujuſdam, Titulus. Eſtque Inſtitutio Grammatica, Harlemi Ligno foliatim inciſa, ibidemque circa Annum Chriſti* 1440 *edita, & ſic conglutinata, Teſte Petro Scriverio in Tractatu de Arte Typographicâ. Vulgò Artis Typographicæ primum Specimen habetur* (283).

Tout

(282) Voïez, ſur tout cela, Biblioth. Barberina, *Tom. II*, pag. 333. Jacob, Traité des Biblioth. pag. 532; & d'après lui Furetiere, au Mot Imprimerie. Teiſſier, Additions aux Eloges de Mr. de Thou, *Tom. II*, pag. 332. Papadoli Hiſt. Gymnaſ. Patavini, *Tom. II*, pag. 28. Struvii Biblioth. Hiſtorica, pag. 266. Antonio de Leon, Biblioth. Oriental y Occidental, pag. 48. Fabricii Syllabus Scriptor. de Verit. Relig. Chriſt. pag. 526. Biblioth. Hulſ. *Tom. III*, pagg. 20, 22, 24, 25, 66, 272, &c. Biblioth. Menarſ. pag. 140. Labbe Biblioth. MSS. pag. 347. Reiſeri Index vet. Edit. Biblioth. Auguſtanæ, pag. 114. Beughem, Incunabula Typographiæ, pagg. 80, 83, 90, & 116. Orlandi, Origine della Stampa, pagg. 319, 354, 356, 363, 396. Lenglet, Méthode d'étudier l'Hiſtoire, *Tom. II*, pag. 382, & *Tom. IV*, pag. 456. La Caille, Hiſt. de l'Imprim. pagg. 43, & 323. Biblioth. Hulſ. *Tom. I*, pagg. 272 & 277. Catal. Libr. impreſſor. Biblioth. Bodleianæ, *Tom. II*, pagg. 395 & 646. (283) Beughem, Incunabula Typographiæ, pagg. 54, 55.

Tout cela n'est que Préjugé & Brouillerie de Beughem. I. Scriverius, qu'il cite, dit
ce *Donat de Maïence*, & non de Harlem (284).
II. En faire le prémier Effai ou Fruit de l'Imprimerie, c'est contredire *Junius*, qui regarde
comme tel le *Spiegel onfer Behoudeniffe* ; &
c'est fe contredire foi-même, vû que l'on adopte auffi cela. III. C'est s'exprimer fort mal,
que de dire abfolument *Donatus non Autoris fed
Libri Titulus*, puifqu'on fait que c'est-là le
Nom d'*Ælius Donatus*, Précepteur de St. Jérome. Ce Volume, qu'on appelle bien à la
vérité *un Donat*, comme on a dit depuis *un
Defpautere*, & *un Clénard*, mais qui n'est point
ainfi nommé fimplement de fon Titre, comme
le *Micrologus*, le *Brunellus*, le *Mamotrectus*,
&c., que bien des Gens, 'tout au rebours de
Beughem, ont bonnement pris pour des Auteurs : ce Volume, dis-je, n'est point fimplement un fort petit *Ouvrage de la Qualité de
ceux qu'on donne aux petits Enfans pour apprendre à lire*, comme l'a cru Mr. Chevillier page
283, mais un Recueil de quelques petits Traités de Grammaire compofez par Donat, comme *Ars five Editio prima* ; *De Litteris, Syllabis,
Pedibus, & Tonis, Editio fecunda* ; *De octo
Partibus Orationis* ; *De Barbarifmo, Solœcifmo,
Schematibus, & Tropis* ; imprimez une infinité de
fois, enfemble ou féparez, avec ou fans Commentaires & Explications, & que chaque Nation a approprié à fon Ufage. On en peut voir
un Détail fort fec & fort ennuïant dans Drau-
dius fous le Mot *Grammatica*, & dans *Lipenius*
fous le Mot *Donati varii*, au Tome I de fa
Bibliotheca Philofophica. On en a mis quelque-
chofe en François, fous ce Titre, *Le Donnet,
Traicté de Grammaire, baillé au Roy Charles
VIII de ce Nom* : & cela fe trouve dans le
Jardin de Plaifance, & Fleur de Rhétorique,
contenant plufieurs beaux Livres, rimprimé à
Paris, chés la Veuve de Jehan Treperel, & Jehan Jehannot, en 1547, in octavo.

2°. LE *Donatus* & les *Confeffionalia*, à la
Tête du prémier defquels Alde Manuce le
jeune fit voir à Angelo Roccha ces Mots écrits
de la Main, difoit-il, de Mariangelus Accurfius : JOANNES FUST, *Civis Moguntinus,
Avus maternus* Joannis Schoeffer, *primus excogitavit imprimendi Artem Typis æreis, quos
deinde plumbeos invenit ; multaque ad Artem po-
liendam addidit ejus Filius* PETRUS SCHOEFFER.
Impreffus autem eft hic Donatus, *&* Confeffionalia, *primùm omnium, Anno* M. CCCC. L.
Admonitus certè fuit ex Donato Hollandiæ,
priùs impreffo in Tabulá incifá (285). A côté
de cela fe lifoient encore ces autres Mots de la
même Ecriture, *Hæc fcripfit Mariangelus Accurfius*, qui pourroient faire foupçonner, que
ces prémiers Mots n'étoient qu'une Copie de
ce qu'avoit autrefois écrit Mariangelus Accurfius fur quelque autre Exemplaire.

QUOIQU'IL EN SOIT, ce qu'on dit-là
de *Fuft* eft vifiblement tiré de la Soufcription
que Jean Schoeffer fon Petit-Fils a mife à la
Fin de fon Édition du *Trithemii Breviarium
Hiftoriæ Francorum*, faite à Maience en 1515 ;
de même que ce qu'on y dit du *Donat de Hollande* eft vifiblement tiré de la *Chronique* anonime de *Cologne*, imprimée en cette Ville en
1499, & qui pouvoit tout auffi bien être connue à Mariangelus Accurfius en Italie, que le
Quintilien d'Omnibonus Leonicenus l'étoit à
Trithème & à l'Auteur de cette *Chronique* en
Allemagne (286) : &, pour s'en convaincre,
il fuffit de conférer ce Narré d'Accurfius, tant
avec cette Soufcription, qu'avec le Paffage de
cette *Chronique*, qu'on trouvera ci-deffous pages 4-10 de la II Partie. Cependant, afin de
ne laiffer aucun Doute touchant ces Extraits,
j'ajouterai ici quelques légeres Obfervations fur
ce fameux Paffage de Mariangelus Accurfius.

ON ne fait en aucune façon ce que ce peut
être que ces *Confeffionalia* ; cét Auteur étant
abfolument le feul qui les ait indiqués. Ainfi,
je n'ai rien à y oppofer.

A

(284) Scriverii Laure-Crans, pagg. 48-50. Naudé, Addit. à l'Hift. de Louis XI, pag. 261. Oudin de Script. Ecclef. Tom. III,
col. 2744.   (285) Ang. Roccha de Bibliothecá Vaticaná, pag. 411.   (286) Voiez ci-deffus les Citations (51) & (61).

rie en certaines Villes, mais même fort antérieures à son Ori-

A L'EGARD du *Donatus*, il est bien vrai, que Jean Fust, & ses Associés en ont donné un; mais imprimé avec des Planches de Bois gravées, comme le reconnoissent expressément Salmuth & Hagenbruch, ci-dessus Citations (76) & (77); & non avec des Caractères de Plomb, *Typis plumbeis*, comme le dit bien clairement ici Mariangelus Accursius. D'ailleurs, comme il n'y avoit absolument à ce *Donat* aucune Indication, ni de Ville, ni d'Imprimeur, ni de Date; & que la Conjecture sur tout cela y étoit simplement écrite de la Main, soupçonnoit-on, de cet *Accursius* (287); ce n'est-là qu'un Soupçon fondé sur une Incertitude; & un pareil Argument ne prouve rien.

QUANT au *Donat de Hollande*, cité tant de fois depuis, & avec tant d'Emphase, par Scaliger, Scriverius, Boxhornius, en un mot par tous les autres Partisans de Harlem (288), qui n'ont néanmoins aucun autre Garant que ce Mariangelus Accursius, il n'est vraisemblablement fondé, que sur ce qu'Ulric Zel, Libraire de Cologne, voisin de la Hollande, & qui y commerçoit apparemment, pouvoit avoir entendu dire confusément, & raconté de même à l'Auteur de la *Chronique de Cologne*, de l'Etablissement de l'Imprimerie à Harlem, & de l'Impression d'un *Donat* en cette Ville. Or, comme je l'ai suffisamment prouvé ci-dessus (289), cet Etablissement de Harlem fut formé par Guttemberg, qui put bien s'y associer avec Laurent Coster, du Secours duquel il eut probablement besoin, comme il avoit eu besoin de celui de Fust à Maïence; & qui commença peut-être par y imprimer un *Donat*, non pas avec des Tables de Bois gravées comme l'insinue le Chroniqueur de Cologne, ou plûtôt le Libraire Zel, mais avec de vrais & réels Caractères de Fonte. C'étoit un léger Essai, par lequel commençoient volontiers alors ceux qui établissoient de nouvelles Imprimeries. On

vient de voir, qu'il avoit commencé par-là lui-même avec ses anciens Associés à Maïence; & l'on sait, que ce fut aussi par-là, que commencèrent depuis Conrad Sweynheym & Arnold Pannartz, les deux prémiers Imprimeurs de Rome, qui peuvent bien n'avoir pas plus mis leurs Noms à ce prémier Essai de leur Presse, qu'à quelques autres de leurs prémieres Impressions (290).

SANS insister plus affirmativement sur ce *Donat* inconnu *de Hollande*, en voilà donc deux autres bien connus & bien certains. Or, de ces deux-là, il est très probable, que celui, que le jeune Manuce fit voir à Roccha, étoit celui de Rome; & cela, tant parce qu'ils étoient alors en cette Ville, où il est naturel qu'il s'en soit conservé quelque Exemplaire, que parce que celui qu'ils virent étoit de Caractères de Fonte, qui ne convient point du tout à celui de Fust. Peut-être pourroit-on trouver quelque Eclaireissement sur cela dans l'Académie de Pise, où l'on sait que la Bibliotheque de Manuce a été transportée, & où se retrouveroit peut-être cet Exemplaire.

NAUDE' s'est extrêmement trompé, lorsqu'il a dit que *l'Auteur de la* Chronique *anonyme de Cologne, escrite longtemps après ce Mariangelus Accursius, aura suivi son Erreur* touchant le *Donat de Hollande* (291). Car, c'est précisément tout le contraire. La Cause de son Erreur vient de ce qu'il fait cette *Chronique* trop nouvelle, en ne jugeant d'elle que par l'Edition de 1499; & Mariangelus Accursius trop ancien, en le plaçant avant 1500, au lieu de le placer plus de trente Ans plus tard. En effet, il est certain, qu'il dédia à Antoine Fugger, à Augsbourg, le 1. d'Avril 1533, son *Ammianus Marcellinus*, à *Mariangelo Accursio Mendis quinque millibus purgatus, & Libris quinque auctus, ultimis nunc primum ab eodem inventis*, magnifique Edition, imprimée à Augs-

(287) Naudé, Addit. à l'Hist. de Louis XI, *pag.* 261. Chevillier, Orig. de l'Imprim. *pag.* 21.   (288) Scaliger, *in* Confutation. Fabulæ Burdonum, *pag.* 361. Scriverius, *in* Laure-Cranz, *pagg.* 49, & 99. Boxhornius, *in* Theatro Hollandiæ, *pag.* 138. & *in* Dissertat. de Inv. Typograph. *pag.* 37. *Variique alii.*   (289) *Section V I I*, *Citation* (qq), & *Remarq.* (S).   (290) *Voiez ci-dessus* la *Sect.* XII, *Num.* IV, *dans la Note.*   (291) Naudé, Addit. à l'Hist. de Louis XI, *pag.* 262.

SECTION XVIII. Origine : & les Curieux, ou peu Connoiſſeurs par eux-mêmes

Augsbourg , chés Silvain Otmar , en 1533*, in folio.* Le Toppi , & le Nicodemo , avoient donc beaucoup mieux rencontré que Naudé , en le faiſant fleurir en 1533 (292).

3°. LE *Donatus* , imprimé à *Cologne , chés Quentel , en* M. CCCC. LVII*., in quarto.* Quelques-uns parlent de cette Edition (293) : & Mr. le Duchat me fit l'Honneur de m'écrire le 18 de Mai 1722, que *Mr. La Crôze & lui l'avoient vûe & examinée plus d'une fois* ; qu'elle *étoit actuellement à Dreſde , dans la Bibliotheque du Baron de Beſſer* ; & qu'*au bas du Titre , tout entouré de Figures en Forme de Vignetes , ſe lit bien diſtinctement à* Cologne , chés Quentel , M. CCCC. LVII.

CETTE derniere Particularité détruit ſuffiſamment l'Ancienneté prétendue de cette Edition. Dans les prémiers Tems de l'Imprimerie, on ne mettoit point ainſi de Titres aux Livres, ſur-tout de Titres accompagnés du Nom de l'Imprimeur, & encore moins des Titres enjolivez de Figures & de Vignetes , ainſi que celui-là. Si Mr. le Duchat m'avoit marqué le Prénom de ce *Quentel* , peut-être ſe feroit-il trouvé, que c'eſt une Edition, non du vieux *Henri Quentel* , qui ne commença à imprimer, qu'en 1479, mais de *Pierre* ſon Fils , ou d'*Arnold* ſon Petit-Fils , célébres Imprimeurs du XVI Siécle ; & qu'un C, échappé de la Forme, l'avoit ainſi vieillie d'un Siécle entier.

ON ne cite que deux Editions prétendues de Maïence du *Doctrinale* ALEXANDRI DOLENSIS *ſeu de Villa Dei* , & des *Tractatus Logicales* PETRI HISPANI.

1°. LE *Doctrinale* ALEXANDRI GALLI , & les *Tractatus Logicales* PETRI HISPANI , imprimez, ſelon Junius, & la plûpart de ſes Partiſans, *à Maïence, par Jean Fuſt, en* 1442 ; & cela, avec les mêmes Caractères , qu'il avoit volez, ſelon le Récit du même Junius, cinq Ans plus tard à Laurent Coſter en 1447 (294). Sans parler de la Contradiction manifeſte de cet Expoſé, perſonne n'a jamais vû de pareilles

Editions : & tous ceux, qui en ont parlé, ne l'ont fait que ſur la Bonne-Foi de Junius & de ſes Copiſtes, ſans recourir au moindre Examen. Juſqu'à ce qu'on nous les montre, ou au moins qu'on nous les faſſe voir bien & dûment atteſtées par d'habiles Gens nullement intéreſſés dans la Querelle entre Maïence & Harlem, elles ne ſont donc nullement recevables.

AU-RESTE , ces deux Ouvrages, accompagnés de nombreux Commentaires , ont été imprimez quantité de fois dans le XV Siécle. Les *Tractatus ſeu Summæ Logicales* PETRI HISPANI , vulgairement attribuées au Pape JEAN XXI , étoient la Logique vetilleuſe & plus ſophiſtique qu'inſtructive du même Age, qu'ALEXANDER DE VILLA DEI , Moine Franciſcain de Dole au XIII Siécle , avoit compoſée en Vers Leonins, dont voici les prémiers :

Scribere Clericulis paro Doctrinale novellis,
Puraque Doctorum ſociabo Scripta meorum.
Quamvis hec generalis non ſit Doctrina ſatis,
Proderit ipſa tamen plus Nugis Maximiani.

Comme ces merveilleux Vers avoient banni des Ecôles ceux d'un certain *Maximianus* dont parle le dernier, ils le furent à leur Tour par ceux de *Jean Deſpautere* au Commencement du XVI Siécle, auxquels vers le Milieu du XVII les *Méthodes* verſifiées *de Mrs. de Port-Roial* firent ſubir le même Sort , qu'elles acheveront peut-être bientôt de ſubir pareillement elles-mêmes.

CE fut, dit-on, un Vers de ce pitoïable Ouvrage du Moine Alexander, qui cauſa la Mort de l'illuſtre & ſavant Cardinal Beſſarion. *Le Pape Eugene* , dit Brantôme auſſi agréablement que peu éxactement ſelon ſa Coutume, *Le Pape Eugene ayant une fois envoyé vers Louis XI un grand, ſuffiſant, & docte Perſonnage du Païs Grec, nommé* Beſſario*, pour ſon Légat à moïen-*

(292) Toppi, Biblioteca Napolet. *pag.* 206. Nicodemo, Addizioni alla Bibliot. Napolet. *pag.* 170.   (293) *Voïez* Maittaire*, pag.* 32.   (294) *Voïez* Hadriani Junii Batavia, *Cap.* XVII, *pagg.* 253-258 Edit. Lugd. Bat. ap. Rapheleng. 1588, *in quarto*; & *ſur-tout pag.* 271, *où il remarque, qu'il écrivoit en* 1575, 128 *Ans après le prétendu Vol de Fuſt, c'eſt-à-dire en* 1447.

mes, ou prévenus par les Brocanteurs & les Libraires, ou peu en garde

moïenner la Paix entre lui & le Duc de Bourgogne Charles, ce bon Docteur, n'eſtant ſi bon Courtiſan comme bon Philoſophe, & ne ſachant diſcerner la Grandeur de l'un à l'autre, & du Seigneur au Vaſſal, s'en va prémiérement chés le Duc, & après fort neſciemment trouver le Roy, qui trouva fort eſtrange la Façon de ce pauvre Philoſophe. . . . Il ouit ſa Harangue tellement quellement. En après, d'un Viſage, moitié courroucé, moitié ridicule & de Mépris, lui aiant mis la Main doucement ſur ſa Barbe révérentiale, . . . il lui dit : ,, Monſieur le Révérend, ,,

Barbara Græca Genus retinent quod habere ſolebant ;

&, ſans lui faire autre Reſponce, le planta-là tout esbahy . . . . : dont le pauvre Révérendiſſime eut tel Deſplaiſir & Deſpit, que retourné à Rome, il en mourut (295). Où Diable, continue Brantome, ce Roi avoit-il pris ce Vers, pour le dire & appliquer ſi à propos? Ailleurs, ſans doute, qu'où lui-même avoit trouvé, que ce Cardinal avoit été envoïé par Eugene IV, mort longtems avant que Louïs XI fût Roi, & que Charles fût Duc de Bourgogne. Mais, le bon Brantome n'y regardoit pas de ſi près ; &, ſans s'inquiéter, ni de Chronologie, ni de Géographie, il étoit toujours très content de lui-même, pourvû qu'il débitât en paſſant ſon petit Conte. Si celui-là a quelque Réalité, il a dû arriver, non ſous Eugene, mais ſous Sixte IV ; & ce ſera apparemment ce Nombre de IV, qui aura brouillé les Idées de Brantome. On attribue un pareil Trait à François I, qui, voulant ſe ſaiſir des Biens immenſes que s'étoit injuſtement acquis le Chancelier & Cardinal du Prat,

inféra, dit-on, dans l'Ordre qu'il donna à ſes Tréſoriers de ne lui plus rien païer, ce dernier Vers de la III Eglogue de Virgile :

Claudite jam Rivos, Pueri ; ſat Prata biberunt.

2°. Le *Doctrinale* ALEXANDRI GALLI, & les *Tractatus Logicales* PETRI HISPANI, citez par Beughem, & d'après lui par Oudin, comme imprimez *à Maïence*, en 1462 (296). Mais, ils ne doivent probablement leur Exiſtence qu'à un Renverſement de Chiffres, c'eſt-à-dire de M. CCCC. XLII., Date de la prétendue précédente Edition, en celle de M. CCCC. LXII ; ou bien, comme le conjecture Chevillier, qu'au Deſſein formé de rectifier l'Anachroniſme étonnant de Junius, remarqué ci-deſſus Citation (294).

II. EXEMPLE D'EDITIONS DE DATES FAUTIVES.

JE ne prétens point mettre en ce Rang les Editions du MARTIALIS *totum Opus impreſſum Ferrariæ Die ſecunda Julii M. LXXI.* noté ci-deſſus Section XII, Num. XXII ; de l'*Herbarius*, imprimé certainement *à Maïence*, en LXXXiiij, *in quarto*, puis qu'on y voit les Armes de *Schoiffer* ; ni de quantité d'autres Livres de parcilles Dates ; parce qu'il paroit, que c'eſt à deſſein, que leurs Imprimeurs en ont ôté les *Milleſimes* & les *Centeſimes* : mais, ſeulement, celles où il eſt viſible qu'il y a manifeſtement Erreur, ſoit dans les Auteurs qui les citent, ſoit dans l'Impreſſion même, ainſi que dans la ſuivante.

CLAU-

---

(295) Brantome, Hommes Illuſtres François, *Tom. I, pagg. 52, 53.* Naudé, Addit. à l'Hiſt. de Louïs XI, *pag. 29.* Nicolao Comneno Papadoli, Hiſt. Gymnaſii Patavini, *Tom. II, pag. 173, attribue mal-à-propos cela à Louïs XII, & lui fait dire cet autre Vers,*

Græca per Auſonios Fines ſine Lege vagantur.

Mais, Beſſarion étoit mort bien avant que Louïs XII fût Roi ; &, d'ailleurs, ce n'étoit pas-là le Génie de ce bon Prince.
(296) Beughem Incunab. Typograph. pag. 9. Oudin de Scriptor. Eccleſ. Tom. III, col. 2744. Voïez Chevillier, pag. 22.

SECTION
XVIII. garde contre leurs Infinuations, y font affez fouvent trompez.

TELS

CLAUDII PTOLEMÆI *Cofmographiæ five Geographiæ Libri VIII, Latinè, Interprete* JACOBO ANGELO, *cum Tabulis :* imprimez, dit-on, *Bononiæ,* 1462, *in folio.*

,, CETTE Edition ,, , ajoute Mr. l'Abbé Lenglet (297), ,, fe trouve dans la Bibliotheque ,, de Mr. Colbert ; & l'on prétend, qu'elle eft ,, antérieure à la fameufe Edition de la *Bible de* ,, *Maience de* 1462, que l'on a pris longtems ,, pour le prémier Livre imprimé. ,,

EN EFFET, cette Date, & cette Obfervation, fe trouvent, non feulement dans la *Bibliotheca Colbertina* page 98, mais même dans le *Catalogus Librorum Bibliothecæ Comitis de Hoym* page 327, où l'on s'étend un peu plus en ces Termes : CLAUDII PTOLEMÆI *Cofmographia, Latinè ex Græco,* JAC. ANGELO *Interprete,* **cum Tabulis in Æs incifis ;** ,, *impreffa Bononiæ, Opera Dominici de La-* ,, *pis, Civis Bononienfis, Anno* 1462, *Menfe* ,, *Junii* 23. *Editio anterior Bibliis Mogunti-* ,, *nis.* ,,

VOILA' qui eft bien pofitif : mais, avec tout cela, on ne le peut regarder, que comme une Chimere, à moins que de vouloir renverfer d'un feul Trait tout ce qu'on connoit de bien certain de l'Introduction & de l'Etabliffement de l'Imprimerie en Italie, & principalement à Boulogne, où l'on fait qu'on ne commença à imprimer, qu'en 1471 (298). Il feroit donc fort à fouhaiter, que cet Abbé, très capable de s'en bien acquitter, eut pris la Peine d'éxaminer ce Livre avec foin fur les Lieux - mêmes, afin de pouvoir nous expofer bien pofitivement ce que ce peut être que cette Edition fi vantée.

PEUT-ETRE ne s'agit-il-là, que de quelque Renverfement dans les Chiffres de cette Date, ce *Dominicus de Lapis* aïant effectivement imprimé à Boulogne. La prémiere de fes Editions, qu'on connoiffe, eft l'*Opus* BENEDICTI DE NURSIA *ad Conferva-*

tionem Sanitatis, imprimé à Bologne, *en* 1477, *in quarto :* & fi l'on éxaminoit bien celle dont il s'agit ici, peut-être y trouveroit-on des Chiffres, des Signatures, & des Reclames, & fe convaincroit-on par-là, qu'elle eft plus nouvelle que fa Date. C'eft au moins ce que me font croire les *Cartes gravées en Cuivre* dont on la dit ornée : car, cette Efpece de Gravûre, qui, en 1462, ne faifoit encore que de naitre, ne s'emploïoit dans fes Commencemens que pour de fimples Figures, & non pas pour des Corps confidérables d'Ouvrages tels que celui de Ptolémée.

III. EXEMPLES D'EDITIONS DE DATES CORROMPÜES A' DESSEIN.

IL y a beaucoup plus d'Editions de cette Efpece qu'on ne s'imagineroit : &, fi l'on vouloit mettre en ce Rang toutes celles dont les Libraires ont refait les Titres, & renouvellé les Dates (299), le Nombre en feroit infini. Mais, je ne prétens parler ici que de celles, qui tiennent de l'Impofture, & que l'Intérêt & la Mauvaife-Foi ont fait altérer ainfi ; comme diverfes Perfonnes s'en font plaintes, & particuliérement le Pere Orlandi, en ces Termes : *La Malizia, o l'Intereffe, de gli Uomini vi abbiano fatto aggiungere a Mano, con la Penna, certi Milleſimi apocrifi, nei quali la Stampa non era pur anco ſtata ſognata* (300). Je n'en donnerai, pour le préfent, que les Preuves fuivantes.

Pars Prima Secunde Sancti THOME, à la Fin de la quelle j'ai lû bien diſtinctement : *Preclarū hoc opus prime ſecūde ſancti thome de aquino. Alma in urbe moguntina. inclite nationis germanice. quū dei clementia tam alti ingenii lumine. donoq̃ gratuitu. ceteris terrarꝰ nacõibꝰ pſerre illuſtareqꝪ dignata ē. Artificioſa quadā adinuencõe imp̄medi ſeu caracteriƷandi abſꝙ ulla calami*

(297) Méthode pour étudier l'Hiftoire, *Tom. III, pag.* 8.   (298) *Voïez ci-deffus la Section* XII, *Num. IV &* XXI.
(299) *Voïez ci-deffus la Citation* (eee).   (300) Orlandi, Origine della Stampa, *pag.* 7.

Tels furent l'Origine & les Progrès de l'Imprimerie jusqu'en 1500, non-seulement selon les Ecrivains les plus voisins de

calami exaratione sic effigiatū. & ad eusebiū dei industrie est consummatū. p. petrū schoiffer de germßhem. Anno dñi millesimo quadringentesimo quiquagesimo ßmo. Octaua die nouembris. Sit laus deo: &, au dessous, les Armes de Fust & de Schoiffer.

C'étoit un parfaitement bel Exemplaire, imprimé sur Velin, *in folio*. Cette Date m'embarassa d'abord. Mais, après avoir bien examiné le Livre, je reconnus enfin, à divers Endroits, & en le comparant ensuite avec un autre Exemplaire, que c'étoit l'Edition de 1471, dont on avoit très adroitement effacé du Mot *septuagesimo* les quatre Lettres *sept*, pour y substituer ces quatre autres *quiq*, en faire ainsi le Mot *quinquagesimo*, & vanter de cette sorte cette Volume comme une Edition de 1451. Cela étoit si proprement rétabli avec des Caracteres de Fonte, qu'il étoit bien difficile de s'en appercevoir : & ce ne fut, qu'en présentant le Velin à la Chandelle, que je découvris enfin l'Effaçure, qui avoit été très légérement faite. Ce Piége étoit d'autant plus habilement tendu, que cette Edition de 1471 est d'un assez mauvais Caractere, fort irrégulier, & horriblement chargé d'Abbréviations presque indéchiffrables ; & que la grande Simplicité de son Titre, *Incipit prima pars secunde edita a fratre Thoma de Aquino*, étoit toute propre à faire réüssir la Fourbe. Comme celui, qui me fit voir ce Volume, étoit en même tems Imprimeur & Libraire, je le soupçonnai d'autant plus aisément d'être l'Auteur de cette Supercherie, que c'étoit d'ailleurs un Homme d'assez peu de Bonne-Foi.

MR. Schelhorn a remarqué dans la Bibliotheque de Mr. Raymond Krafft, Bourguemaitre d'Ulm, un CICERO *de Officiis* d'Edition de Fust & de Schoiffer en 1465, altéré de même dans la Date, où l'on avoit si habilement changé le lxv en xl, qu'à peine pouvoient s'en appercevoir ceux-mêmes qui connoissoient déjà le Livre (301).

MR. Middleton, Auteur d'une curieuse *Dissertation concerning the Origin of Printing in England*, &c., imprimée à Cambridge, chés Guill. *Thurlbourn*, en 1735, *in quarto*, y dit après Bagford, qu'on montre à Harlem un *Bartholomæus de Proprietatibus Rerum* en Flamand, imprimé *en* M. CCCC. XXXV., *en grand in quarto*; & ajoute, que c'est une Date frauduleuse, en ce qu'on en a fort subtilement effacé le Chiffre L (302). Mais, Mr. Uffenbach, qui a vû deux diverses fois ce même Volume à Harlem, dit y avoir bien lû M. CCCC. LXXXV (303); & je peux aussi affirmer la même Chose. D'ailleurs, j'en ai vû un autre Exemplaire, où cette Date étoit éxactement exprimée en ces Termes : *Hier eyndet der Boeck, welck ghebieten Bartholomeus van den Proprieteyten der Dinghen, in den Laar ons Heeren* M. CCCC. *ende* LXXXV. *op ten heylighen Kersavent. Ende is gheprint ende oeck mede voleyndt te Haerlem in Hollant, ter Eren Godes ende Leringhe der Mensch, van my Meester* JACOP BEUAERT, *geboren van Zierixzee*. C'est un *in folio*, & non un *in quarto*.

IV. EXEMPLES D'ÉDITIONS DE DATES ININTELLIGIBLES.

VEGETIUS & *alii de Re Militari*, à la Fin duquel il y a, *Impressum Venetiis, per Joannem de Tridino aliàs Tacuinum*, Anno Domini M. CCCC. IC. VIIII. *Die* IC. VIIII. *Die xx Aprilis. Regnante illustrissimo & excellentissimo Do. Augustino Barbadico*. C'est un *in quarto* de très belles Lettres.

LA même Date, précisément en autant de Mots & de Lettres, se trouve à la Fin d'un
VALE-

(301) Schelhornii Amœnit. Litterar. Tom. III, pag. 121, 122.   (302) Middleton, Dissertation conc. the Orig. of Printing in England, pag. 7.   (303) Schelhornii Amœnit. Litter. Tom. IX, pag. 981.

de ce Tems-là , & ceux qui en ont fait depuis les plus éxactes Recherches , mais même felon les Monumens les plus certains

VALERIUS PROBUS *de Litteris Romanorum* , imprimé de même *in quarto.*

MR. Maittaire explique ces Chiffres par
1509 : mais , cela ne fauroit être ; ce Barbarigo
n'aïant régné , que depuis 1486 , jufqu'en 1501.
Ainfi , il faut que ces Editions aïent été faites
dans cet Efpace de Tems ; peut-être en M.
CCCC. XC. VIIII. , un I aïant pris la Place
du X.

CETTE double Faute eft d'autant moins
étonnante , que ce *Joannes de Cereto de Tridino* ,
qui fe faifoit furnommer *Tacuin* , étoit un Imprimeur très inéxaĉt , s'il en faut croire les Plaintes
ameres de Mancinellus. *Si quis* , dit-il , *Antonii Mancinelli Opufcula , jam fæpius per Joannem Tacuinum , Latinæ Linguæ Exitium , Venetiis impreffa , inde* Mediolani , *& alibi extra
Urbem per alios , qui Exemplaria Tacuini fecuti
funt , legerit ; nullam illis Fidem adhibeat , cor-
rupta enim maximâ ex Parte. Quâ de Re Vul-
cano tradiderit emendanda , ematque* Romæ im-
preffa . . . . . *Tuncque* Mancinellum , *non* Tacuinum , *legerit* (304). Le Mal eft , que fon
*egregius Vir , Magifter Eucharius Silber , aliàs
Franck* , qui fe furnommoit quelquefois en Grec
Argyrios , comme en Latin *Argenteus* , n'étoit
pas plus éxaĉt que Tacuïn ; & que Fernus s'en
étoit plaint plus vivement encore , comme on
l'a vû ci-deffus Citation (1).

V. EXEMPLES D'EDITIONS ABSOLU-
MENT IMAGINAIRES.

JE ne me propofe point de parler ici des prétendus *Livres imprimez* , dont l'*Empereur Fré-*

déric II *enrichit fa très exquife Bibliotheque* ;
parce que le bon Pere Jacob , qui débite férieu-
fement cela , ne connoiffoit apparemment guéres mieux l'Âge de ce Prince , que la Perfonne
de fon prétendu Evêque *Halam* , & celle de fon
Luthérien imaginaire *Articulus Alfmacaldus* , qui
lui a été fi fouvent reproché (305): ni les
Livres fur le Droit , *la Philofophie* , *la Médecine* ,
& *les Langues favantes* , que les Journaliftes de
Trévoux affirment trop pofitivement , que le
même Empereur Frédéric II fit imprimer à fes
Dépens (306) ; parce que cela n'eft apparemment fondé que fur le Mot *editus* de leur Pere
Giannettafio mal interprété : ni de l'*Apocalypfe*
imprimée il y a trois ou quatre cens Ans , difoit
Scaliger , il y a déjà environ 130 Ans , à la
page 27 de fes *Scaligerana* ; parce qu'il n'y a
nullement à s'arreter fur ce qu'on lui fait débi-
ter dans un pareil Recueil : ni des *Catéchifmes* ,
qu'un bon Catéchifte Allemand s'imaginoit
avoir été imprimez dès le Tems du Prophete
Ifaïe , *im Drucke heraus gekömen* (307) ; parce
que c'étoit Ignorance toute pure : ni du R.
SELOMONIS BEN MELECH *Miclal Jophi* ,
feu Perfeĉtio Pulchritudinis , donné , à la page
220 du *Catalogus Librorum Jo.* B. *Fatio* &
Joan. de la Faye , pour imprimé *Amft. Creat.*
1445 , *in quarto* ; parce que c'eft la Bévûe rifi-
ble , ou plûtôt la Correĉtion téméraire , de
l'Editeur de ce Catalogue , qui , tout ftupéfait
à l'Afpeĉt inconnu de la Supputation Judaïque
Anno Creationis 5445 , qu'un très habile Homme avoit éxaĉtement notée , la prit pour une
groffiere Erreur , & crut admirablement la cor-
riger en changeant fimplement le prémier 5 en 1 ;
ne

---

(304) Mancinellus *ad Calcem fuorum Opufculorum Editionis* Romanæ , per egregium Virum Magiftrum Eucharium Silber aliàs
Franck , 1503 , in quarto. *Voïez le* Giornale de' Letterati d'Italia , *Tom. XXVIII , pagg. 156 , 157. Ce Mot* Silber , *fe
trouvant quelquefois rendu par* Argenteus , *a fait croire à l'Auteur , pag. 186 , que cet Imprimeur Romain étoit de Strasbourg. Mais ,
c'eft une Erreur. Il étoit de* Paffaw. (305) Jacob , Traité des Bibliotheq. *pag. 185 ;* & Biblioth. Pontificiæ *pag. 455. Les
Bévûes de ce dernier Ouvrage font fi lourdes* & *fi nombreufes , que Jean-Gottlieb Möllerus s'eft crn obligé d'en faire un Recueil fous
le Titre de* Difquifitio Hiftorico-Litteraria de Erroribus Ludovici Jacob à Sto. Carolo Carmelitæ , & de la faire imprimer à *Roftock ,
en 1693 , in quarto.* (306) Mém. de Trévoux , *Février 1721 , pag. 291. Mr. La Croze a cru voir là-dedans de la
Malignité* , & *un Deffein formé d'appuier le Sifteme extravagant du P. Hardouin contre tous les Ecrivains de l'Antiquité: voïez l'*Hift.
d'un Voïage Littéraire *fait en* M. DCC. XXXIII , *pag. xxiij. Mais , je crois , qu'il fe trompe* , & *qu'il n'y a-là que de l'Ignorance , non
plus que dans le Mot* Hawn , *dont les mêmes Auteurs fe fervent , Février 1734 , pag. 257 , pour traduire* Havnia. (307) Heu-
mannu Confpeĉt. Reipubl. Litter. *pag. 3.*

tains & les plus autentiques qui nous en restent : & je ne saurois mieux finir, qu'en indiquant ici les différentes Notices

ne s'appercevant pas, qu'il en faisoit ainsi un Livre imprimé plus de deux cens Ans avant le Déluge, & ignorant absolument sans doute, qu'en l'An 1445 de Jésus-Christ, il n'y avoit encore aucune Imprimerie au Monde : ni, enfin, des Impressions que certain Bibliographe faisoit remonter jusqu'à la Création du Monde, *Annales Typographici ab Orbe condito* ; parce que le bon-homme ne savoit ce qu'il disoit. Mais, voici quelque-chose de plus spécifié.

Un Livre de Mathématiques du Cardinal PIERRE D'AILLY, *imprimé avec beaucoup de Figures en* 1410. Comme on pourroit s'imaginer, qu'il ne s'agit-là que de quelque Erreur de Chiffres, il est bon de rapporter les Paroles mêmes de l'Auteur, qui y affirme qu'il possédoit lui-même cette prétendue Edition, qui la regardoit comme réellement de ce Tems-là, & qui en transcrit la Date, non en Chiffres, mais en Paroles exprimées tout au long. *J'ai devers moi*, dit il, *un des Livres du Cardinal Pierre d'Ailly, achevé d'imprimer l'An mil quatre cent dix, le douziesme Aoust, au Commencement que l'Art d'Imprimerie fut en Usage en France, dans lequel il y a grand Nombre de Figures de Mathématiques* (308). Mais, il n'avoit sans doute pas mieux éxaminé ce Livre-là, que les prétendues Raretez, Monstres, & Merveilles, dont il a farci ses *Relations* & sa *Cosmographie*, & qui ont fait dire fort plaisamment de lui, à propos de son grand Crocodile, *que c'étoit bien la plus grosse Bête du Monde* (309). Pages 109 & 110, après avoir dit, que l'*Art* de l'Imprimerie *a été inventé en* 1442, il ajoute aussitôt, que *Conrad l'exerça à Rome vers l'An* 1400 : ce qui n'est point du tout étonnant, vû l'Ignorance crasse, la Crédu-

lité puérile, & la Vie dissipée, de ce Moine déréglé & coureur (310).

STI. ATHANASII, *Alexandriæ Archiepiscopi, seu veriùs* THEOPHYLACTI, *Bulgariæ Archiepiscopi*, *Enarrationes seu Commentarii in omnes Divi Pauli Epistolas*, *Latinè*, *Interprete* CHRISTOPHORO PORSENA [PERSONA] *Romano* ; avec cette Indication : *Opus excusum primò Romæ, Tempore Sixti* [IV nempe,] *cui Interpres id nuncupavit, Anno* 1469, *in folio*.

CETTE Edition est attestée par quantité d'Auteurs célébres (311) : & il seroit bien difficile de mieux appuïer l'Autenticité d'une Impression. Malgré tout cela, je ne doute nullement, qu'elle ne soit absolument fausse. En effet, quoi qu'en puissent dire tant de différens Auteurs, ce Livre aïant réellement été imprimé *à Rome, en* 1472, 1477, *&* 1496, je crois d'autant plus volontiers, que cette derniere Edition a donné lieu, par un Renversement de 1496 en 1469, à l'Edition prétendue de cette derniere Année, que cet Ouvrage a bien pû être dédié à Sixte IV en 1472 & 1477, & cette Dédicace être rimprimée en 1496, mais nullement en 1469, puisque ce Pape n'a été élu que deux Ans après vers le Milieu de l'Année 1471. Mais, d'où vient donc tant de différens Auteurs semblent-ils s'être donné le Mot pour affirmer si mal-à-propos la même Chose ? De la mauvaise Habitude où ils sont presque tous de se copier servilement les uns les autres, sans recourir au moindre Examen. Et, comme on voit, pour produire cette Répétition si surprenante de la même Erreur, il a suffi que Gesner, ou celui de qui il a pû tirer cette mauvaise & fausse Date, s'y soit inconsidérément trompé le prémier.

(GG) Les

(308) Thevet, Eloges des Hommes savans & illustres, *Tom. VII, pag. 89.* (309) Petroniana, *pag.* 373. (310) Thuani Histor. Libr. XVI, pagg. 501, 502. (311) Gesneri Bibliotheca, *folio* 98 & 615. Epitome Biblioth. Gesneri, pagg. 87 & 790. Possevini Apparatus Sacer, *Tom. II, pag.* 475. Labbe de Scriptor. Ecclesiast. Tom. II, pag. 415. Olearii Biblioth. Ecclesiast. Part. II, pag. 202. Cave Hist. Litter. Ecclesiast. pag. 536. Beughem Incunab. Typograph. pag. 133. Du Pin, Bibliotheq. des Auteurs Ecclesiast. XI Siécle, pag. 395. Fabricii Biblioth. Græca, Vol. VI, pag. 288. Oudin de Scriptor. Ecclesiast. Tom. II, col. 710. Orlandi, Origine della Stampa, pag. 415. Le Long Biblioth. Sacra, pag. 986.

CONCLU-SION. ces des Ecrivains qui nous en ont confervé l'Hiftoire (GG).

(GG) *Les Notices des Ecrivains qui nous en ont confervé l'Hiftoire.*]
JE m'étois flatté d'en trouver une, au moins des plus anciens, dans les *Pandectes de Ges-ner*; mais, fon Article particulier *De Typographiá* n'indique abfolument que les feuls *Polydore Virgile*, & *Baptifte Fregofe* (312); encore celui-ci eût-il beaucoup plus Moralifte qu'Hiftorien.
SCRIVERIUS en a donné IV différentes dans fa *Laure-Crans voor Laurens Cofter*; la I, générale, pages 85–87; la II, des Ecrivains favorables à Maïence, pages 59–61; la III, des Ecrivains favorables à Strasbourg, pages 61 & 62; la IV, des Ecrivains favorables à Harlem, pages 118 & 119: & elles font toutes affez curieufes. A la Tête de la prémiere, il remarque, que divers Ecrivains illuftres du XV Siécle, tels que Mattheus Palmerius, Antoninus Florentinus, Flavius Blondus, Jean Gobelin ou Pie II, Nicolas de Cufa, Jaques Piccolomini, & B. Platine, n'ont rien dit de l'Invention de l'Imprimerie à Maïence. Mais, il n'y a rien-là de fort étonnant, vû que tous ces Gens-là n'éxiftoient plus lors de l'Introduction de l'Imprimerie en Italie, exceptez Piccolomini & Platine; encore prétend-on que celui-ci en ait parlé. Scriverius pouvoit, & devoit, remarquer de même, qu'ils n'en ont pas plus dit de l'Invention de cet Art à Harlem. Mais, par-là, fon Obfervation fe réduifoit à rien.
BERNARD DE MALLINKROT a mis, au devant de fa *Differtatio Hiftorica de Ortu & Progreffu Artis Typographicæ*, un Effai d'une pareille Notice. Mais, outre que ce n'eft qu'une fimple Lifte de Noms d'Auteurs, fans la moindre Spécification de leurs Ouvrages, ni de leurs Editions, elle ne s'étend que jufqu'au Tems de Mallinkrot; &, depuis cela, beaucoup d'autres Auteurs ont traitté le même Sujet.

CELLE de MAXIMILIEN FAUST, qu'on trouve fous le Mot *Typographia*, à la page 695 de fes *Confilia pro Ærario*, n'eft pas à beaucoup près fi ample, mais indique mieux les Titres & les Editions des Ecrits dont elle parle.
CE qu'ont ramaffé à cet Egard DURET dans fon *Tréfor de l'Hiftoire des Langues de cet Univers* (313), LIPENIUS dans fa *Bibliotheca Philofophica* (314), JEAN-GEORGE SCHIELEN dans fa *Bibliotheca enncleata five Aurifodina Artium & Scientiarum* (315), PIERRE MEGERLIN dans fon *Theatrum Divini Regiminis feu Index Hiftorico-Chronologicus locupletiffimus* (316), GASPAR THURMANN dans fa *Bibliotheca Academica* (317), Mr. FABRICIUS dans fa *Bibliographia Antiquaria* (318), & le Pere ORLANDI dans fon *Origine della Stampa* (319), fe renferme dans fept Indices affez indigeftes de quelques Ecrivains concernant l'Imprimerie.
MAIS, la Notice de fes Hiftoriens, que nous a donnée B. G. STRUVE (320), eft beaucoup meilleure & plus utile, quoique fort incomplete & trop peu méthodique.
JE m'étois propofé d'en ajouter ici une incomparablement plus ample, tant des Hiftoriens généraux de l'Origine & des Progrès de l'Imprimerie, que des Hiftoriens particuliers de l'Etabliffement de ce bel Art en certains Etats, certaines Villes, certaines Sociétez tant Civiles que Religieufes, chés certains Particuliers, pour certaines Langues, &c.; & de l'accompaguer d'Obfervations Hiftoriques & Critiques touchant ceux de ces Auteurs que j'ai pû éxaminer moi-même: mais, la Brièveté du Tems, & l'Année 1740 déjà commencée, ne me permettant plus de retarder la Publication du préfent Ouvrage, je me vois très defagréablement obligé de la renvoïer à quelque Occafion, fi-non plus naturelle, du moins plus favorable.

(312) Gefneri *Pandectæ*, *fol.* 171 v°. (313) *Chap.* LXXXIV, *pagg.* 981, 982. (314) *Tom.* II, *pag.* 506, *Voce* Typographia. (315) *Pag.* 600, *Titulo* Typographia. (316) *Pag.* 336, *Titulo* Typographia inventa. (317) *Pag.* 239, *Titulo* Artis Typographicæ Origo. (318) *Cap.* XXI, *Paragr.* XI, *pagg.* 614-616. (319) *Pagg.* 247 & 248. (320) Introd. in Notit. Rei Littér. *pag.* 892, & *feqq.*

Fin de la prémiere Partie.

HISTOIRE

DE

L'IMPRIMERIE;

SECONDE PARTIE,

CONTENANT

DIVERSES PIECES IMPORTANTES

POUR LA

CONFIRMATION

DE LA PREMIERE.

II. Part. A

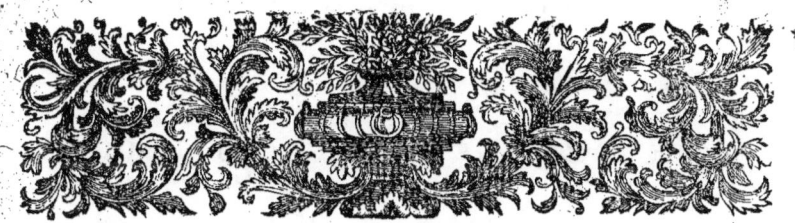

HISTOIRE

DE

L'IMPRIMERIE;

SECONDE PARTIE,

CONTENANT

DIVERSES PIECES IMPORTANTES

POUR LA CONFIRMATION

DE LA PREMIERE.

A V E R T I S S E M E N T.

LES Piéces fuivantes font toutes très curieufes, & très importantes pour la Connoiffance de l'Origine & des prémiers Progrès de l'Imprimerie ; & je les ai d'autant plus volontiers reproduites ici, qu'elles font toutes tirées d'Ouvrages extrémement rares & difficiles à rencontrer.

I.

I. PIECE.

TEMOIGNAGE DU CHRONIQUEUR
ANONIME DE COLOGNE.

Van der Boych·Drucker-Kunſt : wanne , wae , ind durch wen , is vonden dye unvyſprechlich nutze Kunſt Boicher tzo druçke. C'eſt-à-dire , *De l'Imprimerie : quand , où , & par qui, a été trouvé l'Art inéxprimablement utile d'imprimer des Livres.* C'eſt le Titre d'une Eſpece de Diſſertation inſérée aux Feuillets cccxj. & cccxij. de la *Chronica van der Hilliger Stadt van Coellen,* imprimée à Cologne, chés *Jean Koelhoff,* en 1489, 90, 94, & 99. in folio; & dont le célébre Bernard de Mallinkrot nous a traduit en Latin ce qui ſuit , & qui en fait tout l'Eſſentiel.

ARS *hæc* TYPOGRAPHICA, *ſummè æſtimanda, inventa omnium primùm in Germaniæ Vrbe Moguntia eſt, ad Rhenum, circa Annum Domini noſtri* MCCCCXL : &, *ab eo Anno , donec ſcriberetur* MCCCCL, *Inventioni ejus, eorumque quæ ad illam pertinent, Opera impenſa fuit. Eoque Anno, qui Jubilæus fuit, cœptum fuit Libros imprimere, primuſque qui excuderetur Liber,* Biblia *fuere* Latina, *impreſſaque ea ſunt Scriptura grandiori, quali hodie* Miſſalia *ſolent imprimi. Quamvis autem, ut præmittitur, Moguntiæ Ars hæc inventa fuerit eô Modo, qui nunc Temporis communiter uſurpatur, prima tamen ejus Præfiguratio (ſeu Simulachrum) ex* Donatis *Hollandiæ reperta & deſumpta fuit, qui ibi ante id Tempus excuſ fuerant; èque illis Principium prædictæ Artis depromptum eſt. At poſterior hæc Inventio priori, quoad Artificium & Subtilitatem, longè præſtantior fuit, indieſque ad majorem Excellentiam perducitur. Author quidam,* Omnibonus *dictus, ſcribit in Præfatione* Quintiliano *præfixâ, ac præterea in aliis Libris ſuis, Gallum aliquem, Nomine* NICOLAUM GENSON, *omnium primò inſigne hoc Artificium reperiſſe (1). Sed is in illo manifeſti Erroris convincitur. Adhuc enim in vivis ſuperſunt, qui teſtari poſſunt, jam tunc Venetiis Libros impreſſos fuiſſe, priuſquàm Nicolaus Genſon eò delatus eſſet, ibique Typos effingere & præparare cœpiſſet. Sed primus Typo-*

---

(1) *Voici les propres Termes d'Omnibonus Leonicenus, tirez de ſa Préface ſur le Quintilien, imprimé à Veniſe, chés ce Nicolas Jenſon, en 1471, in folio, Edition extrémement rare. Accedebant juſtæ Præces* NICOLAI JENSON, *Gallici,* alterius, ut verè dicam, Dædali, qui, *Libraria Artis* mirabilis INVENTOR, non ut ſcribantur Calamo Libri, ſed veluti Gemmâ imprimantur, ac propè Sigillo, PRIMUS OMNIUM ingenioſè demonſtravit.

Typographiæ Inventor Civis fuit Moguntinus, Argentinâ oriundus, cui Nomen erat Joannes Gutenberg. *Moguntiâ autem dicta Ars primò Coloniam delata est, post Argentinam, ac deinceps Venetias* (2). *Initium ac Progressum sæpius memorati Artificii ex honorabilis Magistri* Ulrici Zel *, Hannoviensis, narrantis Ore cognovi, qui etiam nunc hoc* MCCCCXCIX *Anno Coloniæ Typographum agit, eoque Authore Ars hæc Coloniam propagata est* (3). *Reperiuntur Scioli aliquot, qui dicant, dudum ante hæc Tempora Typorum Operâ Libros excusos esse, qui tamen, & se, & alios, decipiunt. Nullibi enim Terrarum Libri eo Tempore excusi reperiuntur. Præterea, plurimi Libri veteres interciderunt, eò quod magno Numero describi non possent : Exempli causâ, maxima Pars Operum Titi Livii, Libri Ciceronis de Republicâ, & Libri Historiarum Plinii de Bellis Romanorum cum Germanis* (4).

II. P I E C E.

TEMOIGNAGES DE JEAN TRITHEME ET DE PIERRE SCHOIFFER.

1. Témoignage, tiré des *Sermones & Exhortationes ad Monachos* de Tritheme, imprimez *à Strasbourg,* en 1486, *in folio.*

Industria *quidem* Impressoriæ Artis, *nostris Diebus nuper apud* Moguntiam *inventæ, multa quotidie Volumina producit in Lucem : sed comparare nobis omnia nequaquam est possibile, qui adhuc maximâ deprimimur Egestate.*

Ex Exhort. VII *Libri* I, *folio* 16.

2. Témoignage, tiré de ses *Epistolæ Familiares,* recueillies par Jacques Spiegel, & imprimées *à Haguenaw, chés Pierre Brubach,* en 1536, *in quarto.*

Inopiam *Librorum Veteres allegare potuerunt : nos verò potiùs inopes Copia fecit, quàm* Impressoria *nostris Diebus* Arte

apud

(2) Cela ne s'accorde point avec les Monument. On a vû ci-dessus, Section XII, Num. I--VIII, que l'Imprimerie a été établie à Soubiac, à Strasbourg, à Augsbourg, à Rome, à Reutlingen, & à Venise, avant que de l'être à Cologne ; & peut-être même n'est-elle pas la première de toutes les Villes qui l'ont reçue en 1470.

(3) On n'a des Editions de ce Zel, qu'en 1494 : &, comme on vient de le voir, la première de Cologne n'est que de 1470. Voïez ci-dessus la Citation (50).
(4) Chronicon Coloniense, ad Ann. 1450, ex Versione Bernardi de Mallinkrot, in ejus Dissert. de Ortu & Progressu Artis Typographicæ, pagg. 37 & 38.

apud Moguntiam *inventâ, hodieque per Orbem univerſum dilatatâ, tot veterum atque novorum Volumina Doctorum veniunt in Lucem, ut Ære jam modico doctus quilibet eſſe poſſit.*

Ex Epiſt. ad Jac. Trithemium Fratrem,
24. *Junii* 1506.

A R S, *quam* I M P R E S S O R I A M *vocant, Tempore Infantiæ meæ apud* Moguntiam *Metropolim Francorum inventa, infinita penè, & Veterum, & Novorum, Volumina quotidie producit in Lucem.*

Ex Epiſt. ad Jac. Kymolanum, 16. *Aug.* 1507.

3. Témoignage, tiré de ſon *Chronicon Spanhemienſe,* imprimé *à Francfort, chés les Héritiers de Wechel, en* 1601, *in folio,* avec ſes autres Ouvrages Hiſtoriques.

„ H I S quoque Temporibus, *Ars imprimendi & characterizandi*
„ *Libros* à novo reperta eſt, in Civitate *Maguntinâ,* per quemdam
„ Civem, qui J O A N N E S G U T E N B E R G dicebatur; qui, cum om-
„ nem Subſtantiam, propter nimiam Difficultatem Inventionis novæ,
„ in eam perficiendam expoſſuiſſet, Conſilio & Auxilio bonorum Vi-
„ rorum J O H A N N I S F U S T & aliorum adjutus, Rem incœptam per-
„ fecit. Primus autem hujus Artis Dilatator fuit, poſt ipſum Inven-
„ torem, P E T R U S O P I L I O N I S *de Gernsheim,* qui multa Volumina
„ ſuo Tempore impreſſit. Morabatur autem prædictus Joannes Gu-
„ tenberg Moguntiæ in Domo *zum Jungen,* quæ Domus uſque in
„ præſentem Diem illius novæ Artis Nomine noſcitur inſignita.

Ex Trithemii Chronico Spanhemienſe,
ad Ann. 1450.

4. Témoignage, tiré de ſes *Annales Hirſaugienſes,* imprimées *à St. Gall, dans le Monaſtere des Béné-dictins, en* 1690, *en 2 Volumes in folio.*

L E S prémiéres Editions de cet Ouvrage, faites *à Bâle, en* 1559, *in folio;* & à *Francfort, chés les Héritiers de Wechel, en* 1601, *in folio,* parmi les autres Ecrits Hiſtoriques de Tritheme recueillis par Marquardus Freherus; ne s'étendoient que depuis 830, juſqu'en 1370. Mais, cette derniere Edition s'étend juſqu'en 1513, & eſt incomparablement plus conſidérable, Tritheme aïant revû ſon Ouvrage deux Ans avant ſa Mort, & l'aïant augmenté de près des trois Quarts.

Q U A N T I T E' de Savans, comme Poſſevin, Bellarmin, Aubert le Mire, Voſſius, Riccioli, Hallevord, & divers autres ſans doute, mettent cette Mort

en

en 1519; le Mire encore, & du Boulay, en 1511; Ghilini, en 1517; du Pin, en 1518; Wharton, en 1518 ou 19 : & se trompent tous, mais Thevet beaucoup plus encore, qui la met en 1499 sous Aléxandre VI. La Vérité est, qu'elle arriva en 1516, le 13 de Décembre, comme le prouve son Epitaphe, placée dans l'Eglise de son Abbaïe de St. Jaques de Wurtzbourg, & rapportée par Jean Busée dans la *Relation Historique de sa Vie*, mise à la Tête de ses *Opera pia & spiritualia*, recueillis par le même Busée, & imprimez *à Maïence, chés Albinus, en 1604, in folio*.

„ His Temporibus, in Civitate *Moguntina Germaniæ* prope *Rhe-*
„ *num*, & non in *Italiâ*, ut quidam falsò scripserant (1), inventa &
„ excogitata est Ars illa mirabilis & priùs inaudita imprimendi &
„ characterizandi Libros, per *Joannem Guttenberger*, Civem *Mogun-*
„ *tinum :* qui, cùm omnem penè Substantiam suam pro Inventione
„ hujus Artis exposuisset, &, nimià Difficultate laborans, jam in
„ isto, jam in alio, deficeret; jamque prope esset, ut desperatus Ne-
„ gotium intermitteret; Consilio tandem & Impensis *Joannis Fust*,
„ æquè Civis *Moguntini*, Rem perfecit incœptam. Imprimis igitur
„ Characteribus Litterarum in Tabulis ligneis per ordinem scriptis,
„ Formísque compositis, Vocabularium, *Catholicon* nuncupatum, im-
„ presserunt ; sed cum iisdem Formis nihil aliud potuerunt impri-
„ mere, eò quòd Characteres non fuerunt amovibiles de Tabulis,
„ sed insculpti, sicut diximus. Post hæc, Inventis successerunt subti-
„ liora, invenerúntque Modum fundendi Formas omnium *Latini*
„ Alphabeti Litterarum, quas ipsi *Matrices* nominabant, ex quibus
„ rursum æneos sive stanneos Characteres fundebant ad omnem
„ Pressuram sufficientes, quos priùs Manibus sculpebant. Et reverâ,
„ sicuti ante 30 fermè Annos ex Ore *Petri Opilionis de Gernsheim*
„ Civis *Moguntini*, qui Gener erat primi Artis Inventoris, audi-
„ vi (2), magnam à primo Inventionis suæ hæc Ars Impressoria
„ habuit Difficultatem. Impressuri namque *Bibliam*, priusquàm ter-
„ tium complessent in Opere Quaternionem, plusquam 4000 Flore-
„ norum exposuerunt. *Petrus* autem memoratus *Opilio*, tunc Fa-
„ mulus, postea Gener, sicut diximus, Inventoris primi *Joannis*
„ *Fust*, Homo ingeniosus & prudens, faciliorem Modum fundendi
„ Cha-

(1) Omnibonus Leonicenus, qui attribuoit l'Invention de l'Imprimerie à Nicolas Jenson en ces Termes : *Accedebant justæ Preces* NICOLAI JENSON, *Gallici, alterius, ut verè dicam, Dædali, qui, Librariæ Artis mirabilis* INVENTOR, *non ut scribantur Calamo Libri, sed veluti Gemmâ imprimantur, ac propè Sigillo,* PRIMUS OMNIUM in-*geniosè monstravit* ; & cela, dans la Préface de son Edition de *Quintilien*, faite à *Venise, chés ce Jenson, en* 1471, *in folio*.

(2) Trithème acheva cet Ouvrage en 1514.: ainsi, c'étoit au moins en 1484, que Schoiffer lui racontoit cela. Voiez ci-dessus la Citation (63).

„ Characteres excogitavit , & Artem , ut nunc eſt, complevit. Et
„ hi tres imprimendi Modum aliquandiu tenuerunt occultum, quò
„ uſque per Famulos, ſine quorum Miniſterio Artem ipſam exer-
„ cere non poterant, divulgatus fuit in *Argentinenſes* primò, &
„ paulatim in omnes Nationes.

O! felix noſtris memoranda Impreſſio Sæclis!
Deſierat quaſi totum quod fundis in Orbem.
Omnes te ſummis igitur nunc Laudibus ornent.
Inventore nitet utraque Lingua tuo.
Nunc parvo doctus qui libet eſſe poteſt.
Te Duce quando Ars hæc mira reperta fuit (3).

„ Et hæc de Impreſſoriâ mirâ Subtilitate dicta ſufficiant , cujus In-
„ ventores primi Cives *Moguntini* fuerunt. Habitabant autem primi
„ tres Artis Impreſſoriæ Inventores, *Joannes* videlicet *Guttenberger*,
„ *Joannes Fuſt*, & *Petrus Opilio* Gener ejus, *Moguntiæ*, in Domo
„ *zum Jungen* dictâ, quæ deinceps uſque in præſens *Impreſſoria*
„ nuncupatur. „

III. PIECE.

TEMOIGNAGES DE JEAN SCHOEFFER.

1. Témoignage, tiré de la *Préface* ou *Epitre Dédicatoire* à l'Empereur Maximilien I, qu'il a miſe
à l'Edition Allemande des *Hiſtoires de Tite-Live*,
imprimées *à Maïence, chés lui Jean Schoeffer, en
1505, in folio.*

Qu'il plaiſe donc à Votre Majeſté Impériale de vouloir bien gra-
cieuſement recevoir cet Ouvrage ; qui a été traduit en Allemand,
à l'Honneur de Votre Impériale Majeſté, & à l'Avantage des Princes, Seigneurs, Communautez, & Villes, de la noble Nation Allemande ; & qui a été achevé d'imprimer dans cette louable Ville de
Maïence : où, en l'An 1440, l'admirable *Art de l'Imprimerie* a été
prémiérement inventé, par l'ingénieux JEAN GUTTENBERG, &
en-

(3) Voiez ci-deſſus la Remarque (P), Citation (137).

enfuite parachevé par le Secours, les Avances, & l'Application, de
JEAN FUST, & de PIERRE SCHÖFFER, à Maïence; à raifon
de quoi cette célébre Ville eft digne d'être éternellement renommée, non feulement par la louable Nation Allemande, mais même
par l'Univers entier.

> 2. Témoignage, tiré du *Privilege* accordé par ce
> Prince pour l'Impreffion de ce *Tite-Live*, & pris de
> l'Edition Latine faite *à Maïence*, *chés le même Jean
> Schöffer*, *en* 1518 *&* 19, *in folio.*

MAXIMILIANUS *Divinâ favente Clementiâ*, *&c....* *Honefto
noftro*, *& Sacri Imperii fideli Nobis dilecto* JOHANNI-SCHEFFER,
Chalcographo Moguntino, *Gratiam Noftram Cæfaream*, *& omne
Bonum. Cùm*, *ficut docti & moniti fumus Fide dignorum Teftimonio*,
ingeniofum Chalcographiæ, AUTHORE AVO TUO, Inventum, *felicibus
Incrementis*, *in univerfum Orbem promanaverit*, *&c.... Proinde*,
volentes Tibi, *tum ob Avum tuum*, *tum omni*, *vel ob hoc Divinum
Inventum*, *Favore & Commendatione dignum*, ... *fuccurrere*,
&c..... omnibus Chalcographis inhibemus, *&c.*

> 3. Témoignage, tiré de la Fin du *Trithemii Brevia-
> rium Hiftoriæ Francorum*, & du *Breviarium Ecclefiæ
> Mindenfis*, imprimez *à Maïence*, *chés Jean Schœffer*,
> *l'un en* 1515, *in folio*, *& l'autre en* 1516, *en* 2 *Vo-
> lumes in Octavo.*

"IMPRESSUM & completum eft præfens *Chronicorum* Opus,
" Anno Domini M. D. XV. in Vigiliâ Margarethæ Virginis, in no-
" bili famofâque Urbe *Moguntinâ*, hujus *Artis Impreffforiæ* In-
" ventrice primâ, per JOANNEM SCHOEFFER, Nepotem quondam
" honefti Viri JOANNIS FUST, Civis Moguntini, memoratæ Artis
" primarii Auctoris: qui tandem *Imprimendi Artem* proprio Inge-
" nio excogitare fpecularique cœpit Anno Dominicæ Incarnationis
" M. CCCC. L. Indictione XIII: regnante illuftriffimo Romanorum
" Imperatore Frederico III: præfidente Sanctæ Moguntinæ Sedi
" Reverendiffimo in Chrifto Patre Domino Theodorico Pincerna
" de Erbach, Principe Electore. Anno autem Domini M. CCCC. LII.
" perfecit deduxitque eam, Divinâ favente Gratiâ, in Opus impri-

Part. II.   B   " mendi

" mendi, Operâ tamen ac multis neceſſariis Adinventionibus PETRI
" SCHOEFFER de Gernsheim, Miniſtri ſuique Filii adoptivi; cui
" etiam Filiam ſuam *Chriſtinam Fuſtin*, pro dignâ Laborum mul-
" tarumque Adinventionum Remuneratione, Nuptui dedit. Retinue-
" runt autem hi duo jam prænominati, *Joannes Fuſt & Petrus*
" *Schœffer*, hanc Artem in Secreto, (omnibus Miniſtris & Fami-
" liaribus eorum, ne illam quoquo Modo manifeſtarent, Jure ju-
" rando adſtrictis:) quæ tandem Anno Domini M. CCCC. LXII. per
" eosdem Familiares in diverſas Terrarum Provincias divulgata,
" haud parvum ſumpſit Incrementum. „

ON a long-tems regardé cette Souſcription comme le Morceau
le plus déciſif touchant l'Origine de l'Imprimerie ; mais, depuis la
Publication des *Annales Hirſaugienſes* de Tritheme, on en a reconnu l'Inéxactitude, dont on a vû diverſes Preuves dans la I Partie de cet
Ouvrage. Le Médecin Mentel, toujours auſſi envenimé contre les Inventeurs de Maïence, que fortement prévenu pour le prétendu Inventeur de
Strasbourg, a fort taxé cette Souſcription de Vanité & de Mauvaiſe-Foi
(1). Mais, aux Inéxactitudes près dont je viens de parler, elle n'a
rien de contraire à la Dépoſition de Tritheme : & tout le Tort
qu'ait eu Schœffer eſt de n'y avoir point nommé Guttemberg comme il l'avoit fait dans la Dédicace de ſon *Tite-Live* Allemand indiquée ci-deſſus Num. 1 & 2. Selon Struve, Schœffer n'a ôſé y qualifier
Jean Fuſt de *primus*, mais ſimplement de *primarius Auctor* (2).
Mais, cette merveilleuſe Obſervation s'exhale bientôt en Fumée,
lorſqu'on voit, qu'il ne fait aucune Difficulté d'ajouter, immédiatement après, *Imprimendi Artem proprio Ingenio excogitare cœpit.*
Le Fait eſt, que Jean Schœffer n'étoit pas auſſi bien inſtruit de l'O-
rigine de l'Imprimerie, que Pierre Schœffer ſon Pere, qui en avoit
inſtruit Tritheme (3).

(1) Mentel de verâ Typographiæ Origine, *pag.* 82, 83.
(2) Struvii Introd. in Notit. Rei Litterar. *pag.* 919.
(3) Voïez la Piéce précédente, Num. 4; Cit. (2), & les (181) & (182) de la I Partie.

IV.

IV. PIECE.

JOANNIS ARNOLDI BERGELLANI ENCOMION CHALCOGRAPHIÆ.

STRUVE regardoit cet Auteur comme le prémier Hiftorien de l'Imprimerie (1), & fe trompoit fans doute, comme le font affez voir les précédentes Piéces. Selon Mentel, qui ne connoiffoit pas apparemment la prémiere Edition de ce Poëme, il a été compofé vers l'An 1510 (2): mais, outre qu'il n'en apporte aucune Preuve, & qu'on n'ôferoit fe fier à un Ecrivain de fi peu de Bonne-Foi fur fon fimple Suffrage, il eft certain qu'il fe trompe à cet Egard, vû que ce Poëme fait Mention de Charles-Quint comme déjà Empereur ; & tout le-Monde fait, qu'il ne le fut qu'en 1519. Walkius, qui écrivoit en 1608, dit plus convenablement, que Bergellanus fit ou publia fon Poëme 80 Ans auparavant (3) ; ce qui reviendroit à 1528. Mais, le Fait eft, qu'il ne fut compofé & publié qu'en 1540 & 1541, comme le prouve inconteftablement l'*Epitre Dédicatoire* mife par fon Auteur à la prémiere Edition. Il y en a eu quatre : cette prémiere, faite *à Maïence, dans l'Abbaie de* St. Victor, *par François Behem, en* 1541, *in quarto*; la feconde, fans cette Epitre Dédicatoire, mife par *Antoine du Verdier* à la Fin de fon *Supplementum Epitomes Bibliothecæ Gefnerianæ*, imprimé *à Lyon, chés Barthelemy Honorat, en* 1585, *in folio*; la troifieme, faite fur la prémiere, accompagnée de quelques Notes par *Guillaume-Erneft Tentzelius*, & inférée dans fa *Bibliotheque Curieufe*, imprimée en Allemand pendant près de trois Ans, *à Francfort & à Leipfic, en* 1704 *& fuivantes, in Octavo*; & la quatrieme, faite fur cette troifieme, augmentée d'une *Préface* curieufe & de quelques Notes par *George-Chriftian Joannis*, & inférée dans dans le III Volume de fes *Res Moguntiacæ in unum collectæ*, imprimé *à Francfort, en* 1727, *in folio :* & c'eft cette derniere Edition, que je reproduis d'autant plus volontiers ici, qu'on m'a affuré que cette Collection eft devenue fort rare, même en Allemagne.

(1) Struvii Introd. in Notit. Rei Litter. *pag.* 892.
(2) Mentelii Parænefis de verâ Orig. Typograph. *pag.* 52: quadraginta plus centum retro Annis. *Il publia fon Livre en* 1650.
(3) Walkii Fab. IX Decadis Fabularum Gener. Hum. *pag.* 182.

Cl. GEORGII-CHRISTIANI JOANNIS

Præfatio Hiſtorico-Critica in

JOANNIS ARNOLDI BERGELLANI ENCOMION CHALCOGRAPHIÆ.

I. ERAT mihi in Animo, cum Spem facerem, Carmen hoc, quod JOANNES ARNOLDUS BERGELLANUS ſub medium ferè Seculi XVI *in Laudem Artis Chalcographices* ſcripſit, ac in publicum edidit, *Scriptoribus Hiſtoriæ Moguntinæ inſervientibus* inſertum iri, peculiari Diſquiſitione *de utiliſſimæ hujus ac propè divinæ Artis Inventione ac Ortu* agere; uti quidem id ſatis indicavi Libro I *Rerum Maguntiacarum*, in Adnotatione ad Cap. XXXVI *Serarii,* pag. 113. Sed enim, cum publicè hæc inter innotuerit, celeberrimum Virum, & non uno Ingenii Monumento de Re Litterariâ præclarè admodum meritum, *Joannem-Davidem Koelerum*, Politices & Hiſtoriarum in inclitâ Altdorfinâ P. P. O. Documenta quædam antiquiſſima & primigenia Moguntiâ adeptum, propediem hac de Re integro Tractatu acturum (*); Rationibus probè conſideratis, conſultius duxi, incepto abſtinere, quàm exequi quod mihi deliberatum erat propoſitumque.

II. PRIUS tamen quàm ipſum hoc Carmen dem, juvabit, paucis huc, quæ tum ad GUTENBERGII tum *Fauſtii* Vitam, tum *Artis* hujus *Inventionem* ipſam, aliquo modo facere videntur, inferre. Quod quin bonâ Viri doctiſſimi, mihique à pluribus jam Annis amiciſſimi, Pace faciam, nullus dubito.

III. ILLORUM autem primum eſt, quòd *Gutenbergius*, ultimis Vitæ Annis, inter Aulicos *Adolfi II*, Archiepiſcopi Moguntini, egerit, ac Anno M. CCCC. LXVIII. circa feſtam *D. Matthiæ* Apoſtoli Memoriam non amplius fuerit in vivis.

IL-

(*) *Vide* Schelhornium, *Tomo IV* Amœnitatum Litterariarum, *Obſervatione II, pag.* 301.

ILLUD manifestum faciunt *Adolfi* hac de Re Litteræ, quæ sic se habent:

> ADOLF . . . . bekennen . . . . *das wir haben angesehen annemige vnd willige Dienst, die uns vnd vnserm Stifft vnser lieber getruwer* JOHAN GUDENBERG *getan hait . . . . . Darumbe vnd von besundern gnaden wir ine zu unserem dhiener vnd hoffgesindt vffgenommen vnd entphahen . . . . Wir sollen vnd wollen ime auch solichen dienst, dwile er lebet, nit vffsagen, vnd vff dass er solichs dienstes deste bas genesen moge, so wollen wir ime alle iar vnd eyns iglichen iars, wan wir vnsern gemeinen hofgesind kleyden werden, zu iglichen iars, wan wir vnsern gemeinen hoffgesind kleyden werden, zu iglichen zyten, "glich vnssern Edelen, kleyden, vnd vnsser hoffkleydung geben laissen, vnd alle iare eins iglichen iars zwenzigk malter korns vnd zwey fuder wins, zu gebrauchung sines buss, doch, das er die nit verkeuffe, oder verschengke, fry ane ungelt, nydderlage vnd weggelt in vnser Statt Menze ingehen laissen, ine auch, dwile er lebt, vnd vnser dhiener sin vnd bliben wurdet, wachens, vollge . . . . dienst, schatzung, und anderer in gnaden erlaissen. Und hat uns daruber der egen,* IOHAN GUDENBERG *in truwen gelobt . . . . Eltvil, am Dornstag* Sant Antonien *t ꝰ° 1465.*

Hoc produnt Litteræ *Cunradi Homery,* Jurium Doctoris, quæ in hæc extant Verba:

> ICH Conrad Homery, *Doctor, bekenne mit diesem brief, so als der Hochwurdige Furst, myn gnediger lieber Her, Her* ADOLFF *Erzbischoff zu Menze, mir etliche formen, buchstaben, instrument, gezuge, vnd anders zu dem truckwerck gehorende, das* Iohan Gudenberg *nach sinem tode gelaisen hat, vnd myn gewest ist, vnd noch ist, gnediglich folgen laissen hat; das ich dargegen synen Gnaden zu eren vnd zu gefallen mich verpflichtiget han, vnd verpflichtigen mit diesem brieff, also, wer es, das ich soliche formen und gezuge zu trucken gebruchen werde, nu oder hernach, das ich das thun will vnd sall bynnen der Statt Menze, vnd nyrgent anders-woe: desglichen, ob ich sie verkeuffen, vnd myr eyn burger davor so viel geben wolte, als eyn fremder, so will vnd sall ich das dem ingesessenen burger zu Menze vor allen fremden gonnen vnd folgen laissen. Und han des alles zu urkunde myn Secret zu ende dieser schrifft getruckt, der geben ist des iars, als man schrieyb nach der geburt Christi vnsers Hern* MCCCC *vnd* LXVIII *iar, vff* Frytag *nach* Sant Mathys *tag.*
>
> DE cetero, *Gutenbergium* Patriâ Moguntinum fuisse, Familiâ Nobilium, qui *Gensfleisch de Sorgenloch* dicebantur, ortum, atque adeò *Joannem Gutenberg, & Joannem Gensfleisch,* unum esse eundemque, non

est.

eſt quod moneam, cum id genuinis è Documentis vel maximè jam offenderit laudatus *Schelhornius* l. d. Adnotatione lit. *a* ſignata, pag. 304 (1).

IV. ALTERUM eſt, quod JOANNES FAUST, ſive, ut tùm ſcribi ſolebat, FUST, iiſdem Temporibus deceſſiſſe videatur : quandoquidem Libri, qui Anno M. CCCC. LXVIII. & ſequentibus prodiêre, ſolo SCHAEFFERI Nomine notati ſunt *; non, ut antea, iſtius & hujus ſimul (†).

V. TER-

(*) NON alienum, ut reor, fecero, ſi id uno alterove oſtendam Exemplo. Sic autem legere eſt in Calce *Inſtitutionum* ibidem anno M. CCCC. LXVIII. impreſſarum : *Preſens* Inſtitutionum *preclarum Opus, alma in Urbe Moguntina inclite Nacionis Germanice. quam Dei Clementia tam alti Ingenii Lumine. Donoque gratuito. ceteris Terrarum Nacionibus preferre illuſtrareque dignatus * eſt. non Atramento communi. non plumali Canna, neque erea, ſed artificioſa quadam Adinuencione imprimendi ſeu characterizandi ſic effigiatum. & ad Euſebiam Dei induſtrie conſummatum. per* Petrum Schoyffer de Gernsheym. *Anno Dominice Incarnacionis. mileſimo* CCCC. LXVIII. *uiceſima quarta Die Menſis Maii.*

ET in calce Opuſculorum *Sophronii, Euſebii,* & *Hieronymi,* Anno M. CCCC. LXX. ibidem editorum : *Eſt autem preſens Opus, Arte Impreſſoria feliciter conſummatum per* Petrum Schoiffer de Gernsheym, *in Civitate nobili Maguntina, cujus Nobilitati Vir reverendus Ieronimus ſcribens ad Agerunciam de Monogamia, Teſtimonium perhibet ſempiternum multis millibus Incolarum ejuſdem in Eccleſia pro Fide Catholica Sanguine proprio laureatis.*

Huic Laudatori reddit Maguntia Vicem, Tot ſua Scripta parans Uſibus Eccleſie.

Anno Domini MCCCCLXX, *Die ſeptima Menſis Septembris, que fuit Vigilia Nativitatis Marie. Da Gloriam Deo.*

TUM verò, in calce *Decreti,* quod vulgò *Gratiani* Appellatione venit, Anno M. CCCC. LXXII. ibidem excuſi : *Anno Incarnacionis Dominice* MCCCC LXXII, *Idibus Auguſtiis, Sanctiſſimo in Chriſto Patre ac Domino, Domino Sixto Papa quarto, Pontifice maximo ; illuſtriſſimo nobiliſſime Domus Auſtrie Friderico Romanorum Rege glorioſiſſimo, Rerum Dominis ; nobili nec non generoſo Adolpho de Naſſau, Archiepiſcopatum gerente Maguntinenſem, in nobili Urbe Moguntia, que noſtros apud majores aurea dicta, quàm divina etiam Clementia Dono gratuito pre ceteris Terrarum Nationibus Arte Impreſſoria dignata eſt illuſtrare, hoc preſens* Gratiani *Decretum ſuis cum Rubricis, non atramentali Penna, Cannaue, ſed Arte quadam ingenioſa imprimendi, cunctipotente adſpirante Deo,* Petrus Schoiffer de Gernsheym, *ſuis conſignando Scutis, feliciter conſummavit.*

(†) UTI videre eſt in *Guilielmi Durandi Rationali* An. MDLIX (2), ibidem

(1) *Voiez ci-deſſus la Citation* (h) *de la I Partie.*
     * L. *dignata.*
(2) *Il faut* MCDLIX *comme cette Souſcription même le prouve.*

dem evulgato: *Prefens Rationalis divinorum Codex Officiorum, Venuſtate Capitalium decoratus, Rubricationibusque diſtinctus. artificiofa Adinventione imprimendi ac caraſterizandi, abſque Calami Exaratione ſic effigiatus. Et ad Euſebiam Dei induſtrie eſt confummatus. Per Jo*hannem Fuſt, *Civem Maguntinum, &* Petrum Gernsheym, *Clericum Dioceſis ejuſdem. Anno Domini milleſimo quadringenteſimo quinquageſimo nono. Sexto Die Octobris.* Et in Codice Sacro ibidem Anno M. CCCC. LXII. in Lucem edito: *Prefens hoc Opus, finitum & completum, & ad Euſebiam Dei induſtrie in Civitate Maguntinenſi per* Johannem Fuſt *Civem, &* Petrum Schoiffher de Gernsheym *Clericum Dioceſis ejuſdem, eſt*

confummatum. *Anno Incarnacionis Dominice* M. CCCC. LXII. in Vigilia Aſſumptionis glorioſe Virginis Marie.

CETERUM eſt, qui conjecit, vix eſſe Dubium, quin Fauſtus Anno M. CCCC. LXXIII. Naturæ conceſſerit, cùm in *Necrologio* FFr. Ordinis D. Dominici, Conventûs Moguntini, a. d. *Valentini* Martyris Honori ſacrum, legantur ſequentia:

ANNIVERSARIUM Johannis Fuſt, *& Margaretæ Uxoris, & ſuorum; pro quo Conventus recepit Epiſtolare Ieronimi, & Clementinas, à Venerabili* Petro Gernsheim, *Impreſſore, ſuo Genero, Anno* M. CCCC. LXXIII. Utrum benè, nec ne, non adeo difficulter colligi poteſt.

V. TERTIUM eſt, quòd prima Artis hujus Inventio in veteri quodam *Familiæ Fauſtinianæ* hâc de Re Manuſcripto, non *Gutenbergio*, ſed *Fauſto & Schœffero*, adſcribatur. Sic enim in *Diſſertatione* ſolemni, quam Anno M. DCC. XI. Giſſae Haſſorum quinque Philoſophiæ Candidati, Præſide *Immanuele Webero*, ICto clariſſimo, Examini ſubjecêre, N. V. §. XII. pag. 14. & ſeqq. JOANNES-THEOPHILUS HAGENBRUCH: *Artis Typographicæ Inventorem alii perhibent* Johannem Fauſtium, *Moguntinum; alii* Petrum Schöfferum, *Gernsheimenſem; alii denique* Johannem Guttenbergium, *itidem Moguntinum. Res breviter ex vero ità ſe habet.* Johannes Fauſtius, *Anno* M. CCCC. XL. *Moguntiæ Libellum* ABCdarium *primò, & deinde* Donatum, *ut vocant, impreſſit; & quidem Litteras initio in integris Columnis ligneis efformavit, ſicque impreſſit: poſt verò, ſeorſum ſingulas ex Ligno ad Impreſſionis Uſum confecit. Id quùm admodum laborioſum & incommodum cerneret, Famulus ejus, Homo ingenioſus,* Petrus Schöfferus, *invenit Modum formandarum Litterarum ex fuſili Metallo, quales hodie habemus:* er hat die Art erfunden, wie die Buchſtaben in Pontzen zu ſchneiden, und nachzugieſſen. *Hi duo itaque junctis Operis ſucceſſivè Artem noviter inventam magis magiſque excoluerunt. Adſcitus quoque fuit tandem in Societatem* Johannes Guttenbergius, *Fauſti vicinus. Sed, poſt Lites inter eos exortas,* Guttenbergius *(quem* Matthæus Palmerius, Piſanus, *in* Continuatione Chronici Euſebiani, ZUM JUNGEN

& Equitem Moguntinenfem vocat) *Argentinam conceffit, & Artem Typographicam ibidem exercuit. Defumta hæc funt ex* Relatione *ipfius* Johannis Fauftii, *Fide digniffimâ, ab ejus Pofteris, qui Francofurti diu floruerunt, diligenter affervatâ, cujus Copiam videre licuit apud Confultiffimum Dominum Præfidem.*

SED enim, cum nullum mihi Dubium fit, hoc omne, pro fingulari fuâ Eruditione, Judiciique Acrimoniâ, curatè expenfurum, ac fub Examen revocaturum, doctiffimum *Koelerum*, fine longiori Ambage ad Carmen hoc ipfum nunc progediar.

VI. EST id JOANNIS ARNOLDI BERGELLANI, qui Moguntiæ illud fcripfit, ac Anno M. D. XLI. publicæ Luci ibidem commifit. Quis autem ille Domo fuerit; unde Gentium venerit Moguntiam; quamdiu in vivis egerit; ac id genus alia; juxtà cum ignariffimis me nefcire lubens fateor (*).

(*) SI Conjecturæ Locus, putarim, à Patriâ fe *Bergellanum* fcripfiffe, quùm Nomine Gentilitio vocaretur *Arnoldus*.

QUòD Moguntiæ, (quam *infelici Aufpicio* fe adiiffe dicit,) aliquandiu egerit; ceterum verò ad Victûs Subfidia fibi paranda in Officinis Typographicis, nefcio Chalcographicæne Arti, an corrigendis Operarum Mendis, (quippe obfcurius paullò loquitur,) Operam Curamque impenderit; ipfe nobis prodit. *Illud* quidem in *Dedicatoria* hujus Poematis ab initio: *hoc* verò, Verf. 165 Carminis ipfius, ac feqq.

CORRECTORIS illum obiiffe Partes vult *Mallinkrot*, Differtatione *de Ortu & Progreffu Artis Typographicæ*, Cap. XV, pag. 96; *Tentzelius* infrà, ad Locum modo citatum; *Zeltnerus*, Libro *de claris Correctoribus*, pag. 79.

VII. EXSCRIPSIT autem illud Typis *Francifci Behem*, apud *D. Victoris* extrà Mœnia Moguntina Ædem; quam Typographeo, ab invento Artis Chalcographices Initio, ad Annum ufque M. D. LII. (quo Collegialis illa ab *Alberto Brandenburgico*, unà cum Domiciliis circumjacentibus, injecto Igne, penitùs devaftata eft,) inftructam fuiffe, obfervavi in *Chronico* illius, Sectione I. §. XLIV. pag. 611.

VIII. QUAMVIS autem longè infrà *Grefemundi* (1) fit Elegantiam, Lectu tamen dignum effe, immò habere quædam, quæ alibi non ità facilè inveneris, nemo fortè diffitebitur. *Egregium* certè jam olim vocavit *Walchius*, in *Decade Fabularum*, pag. 182; Grofchuffius, in Præfatione ad *Librorum rariorum Collectionem*, pag. 30,

(1) Theodori Grefemundi Poëma de violatâ Cruce, *imprimé avant celui de* Bergellanus *dans la Collection des Ecrivains de l'Hiftoire de Maïence.*

30, *non invenuſtum* ; Cl. *Tentzelius* verò multo quæſivit Studio, faſſus , ex omnibus , qui de Re Typographicâ ſcripſêre, neminem ſibi occurriſſe , qui enarratius , majorique Veritatis Studio , de eâ egerit, quàm *Arnoldum* noſtrum *.

    * Tentzelius , in Libello vernaculo ſcripto, *von Erfindnng der loblichen Buck-Drucker-Kunſt*, pag. 50 & ſeqq.

IX. Quo factum, ut *Antonius Verdier* id Anno m. d. lxxxv, quamvis Fide non optimâ, (ut infrà videre eſt,) *Supplementis Bibliothecæ Geſnerianæ* ſubjunxerit: Clariſſimus verò Vir, *Wilhelmus-Erneſtus Tentzelius*, Anno m. dcc. iv, ſecundum primam Editionem recuſum, Partem *Bibliothecæ* ſuæ *Curioſæ* † facere haud dubitarit.

    † *Tomo quidem I, ſigillatim verò Repoſitorii I Loculamento X, pagg. 986—1002.*

X. Quam præter Editionem (exteris tamen parum cognitam) cum vix haberi poſſit , atque adeo , ut *Zeltnerus* l. d. non malè ſcribit, *rariſſimum* ſit, illud *Scriptoribus ad Rerum Moguntinarum Notitiam facientibus* inferendum duxi.

Secutus autem ſum *Editionem* iſtam *Tentzelianam, Verderianâ* quippe potiorem ; hoc tamen obſervato Diſcrimine, Modoque: I, ut Adnotatiunculas Auctoris *Arnoldi* Litteris Italicis, *Tentzelii* verò antiquis, ut vocantur, exſcribi curarem. II, Ut Lectiones, quæ Operarum Negligentiâ evidenter prorſus depravatæ erant, correxerim : eas verò, quæ dubiæ mihi videbantur, in marginali adjecta, quæ verior mihi viſa, notarim.

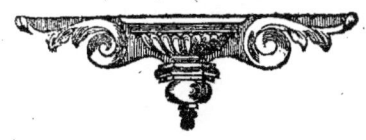

REVERENDISSIMO et ILLUSTRISSIMO

PRINCIPI AC DOMINO

DOMINO

ALBERTO,

CARDINALI, ARCHIEPISCOPO

MOGUNTINO, cet.

MARCHIONI BRANDENBURGENSI,

Joannes Arnoldus Bergellanus

S. D.

Cum *superiori Anno*, Princeps clarissime, *nonnullas ad Rheni Littora positas Civitates, Negotii cujusdam gratiâ adirem, diverti (licet infelici Auspicio) & ad tuæ Ditionis Moguntiam : quæ , ut pluribus Germaniæ Civitatibus Antiquitate longè præfertur , ità quoque augustissimis veterum Heroum Monumentis* Reli-

*Reliquiisque seso Oculis meis multis modis suspiciendam offerebat;
ut ea praetermittam, quae publicè privatimque cum sacris tum profanis Negotiis magnâ illic Laude geruntur.*

INTER *cetera verò admiranda Rerum Monumenta (quorum non
parva Copia erat) incidi in* JOHANNIS TRITHEMII *proximi
Saeculi Historicos Libros, in quibus Elogium quoddam de* Chalco-
graphiâ, *ejusque Inventione, deprehendi, qui Moguntinae Urbis In-
colae, Equestris Dignitatis, Virtutisque nobilissimo,* JOANNI
GUTENBERGIO, *primo Auctori, ejusque Coadjutoribus* JOANNI
FAUSTO, PETROQUE SCHAEFFERO, *hujus admirabilis Artificii, certis Formulis Libros excudendi, acceptam refert. Id quod
& à nonnullis Moguntiae Civibus mihi postea in familiari Colloquio,
cum eâ de Re Mentio inter alia incideret, certo certius relatum
est. Accedit & hoc, quod & hodie vetustissima quaedam, in eum
Usum ab Autoribus comparata, quae vidi, Instrumenta ibidem
extant.*

QUA *equidem Arte totus hic Orbis nihil nobilius unquam, vel vidit
vel produxit: cui quoque, & Aurum, & Argentum, Gemmaeque,
& quaecunque apud Mortales in magno Pretio sunt, meritò ce-
dunt.*

HANC *singulari quâdam Benevolentiâ (ut auguror)* DEUS OPT.
MAX. *Germanis largitus est. Quae si priscis Temporibus extitisset,
Dii boni! quem nunc Thesaurum, quas clarissimorum Autorum
Bibliothecas, in Manibus haberemus, qui, proh Dolor! ob iniquae
Sortis Injuriam, è Conspectu nostro sublati sunt: Quos, apud Ju-
daeos Esdras Scriba, apud Graecos Pisistratus Tyrannus, apud Ro-
manos verò M. Varro, Pollioque, nec non praeterea multi Reges,
Proceresque diversarum Gentium, instructis magnificentissimis Bi-
bliothecis, multo Labore, ingentique Sumtu, tanquam in locuplete
Penu, pro Viribus ab Interitu vindicare conati sunt.*

PROINDE, *committere non potui (rumpantur ut Ilia Momis)
quin Artem illam Divinam, adeòque nunquam satis laudatam,
Encomio quodam, alternis Numeris composito, utcunque illus-
trarem.*

QUICQUID *autem id Opellae est,* PRINCEPS ILLUSTRISSIME,
*hoc tuae Celsitudinis Patrocinio, quasi Palladis Aegidi, tuendum
dedico, & quod faustum felixque sit, Apophoreti Xeniique Loco,
transmitto; vel eam maximè ob Caussam, quod in eâ Civitate Sum-*

mam

mam Imperii tenes, intrà cujus Parietes Ars ea nata eſt. Munus quidem parvum, quod offertur : Res verò maxima eſt, & perpetuâ Memoriâ digniſſima, quæ repræſentatur. Precor itaque, quo tua Manſuetudo hos meos Conatus æqui boñique conſulat. Vale. Moguntiæ, ad D. Victorem. M. D. XLI.

JOAN-

JOANNIS ARNOLDI BERGELLANI

ENCOMION

CHALCOGRAPHIÆ.

INCLITA laudantur Sæcli Monumenta prioris,
  Artifici quæ funt elaborata Manu :
Hæc, quia fixa manent operofæ Pondere Molis,
  Et Sumptus Crœfi vix gravis Arca feret.
5 Illa fed excoluit mirâ Labor improbus Arte;
  Lividus & rabido carpere Dente timet.
Sic fua Pyramidum jaĉtat Miracula Memphis,
  Sic Ephefus Triviæ Dædala Fana canit.
Æratis Babylon Muris fic alta fuperbit,
10 Regia Maufoli fic quoque Bufta micant.
Non referam Simulacra Jovis, Rhodiumque Coloffum :
  Non, quod Mortales Deliciafque vocant,
Non Hortos, Thermas, non Cæfaris Amphitheatrum;
  Sed cedat magno quicquid in Orbe nitet.
15 Artis namque novæ natum eft Opus, Arte magiftrâ,
  Id quod Divini Numinis inftar erit;
Conflatis docuit Libros quæ cudere Signis,
  Et Præli dociles exprimit apte * Typos.

Hic, ubi poftremo defcendit Gurgite Mœnus,
20 Excipit & focias Littore Rhenus Aquas,
Hanc peperit captis antiqua Moguntia Muris (a),
  Horrida dum triftis Fata canebat Avis,

Et

---

* F. Arte.
(a) Chalcographia primùm Moguntiæ prodiit.

C 3

Et Lupus infrendens, hoftili percitus Irâ,
   Innocuas Septis dilacerebat Oves (*b*):
25   Viperaque ut prodit, corrofo Ventre Parentis,
   Fractis fic Portis, Ars patefacta fuit.
Sæcula bis feptem numerabant Ordine Fati
   Chriftigenæ, hinc illis Luftra decemque dabant,
Tertius ac Orbis FRIDERICUS Frena regebat,
30   Candida qui placidæ Nomina Pacis habet (*c*).
Littera de rigido quia nunc deducitur Ære,
   Chalco illam *graphiam* Græcia gnara vocat (*d*).
Teutonicæ Gentis Decus, immenfufque Thefaurus,
   Tempore qui prifco nullius Ufus erat;
35   Quem non damnofo Tineæ corrumpere Dente,
   Neque Situs turpi perdere Labe, valent.

   AUTOREM quærunt, primos qui repperit hujus
   Archetypos Artis, primaque Puncta tulit.
Decertantque duæ non parvi Nominis Urbes,
40   Quælibet Artificem vendicat ufque fibi.
Annalefque tuos quidam, Germania, torquent,
   Bullatas Nugas hac quoque Parte vomunt.
Sed, te ne fallat mendacis Opinio Vulgi,
   Illius referam quæ fit Origo Rei.
45   Clarus JOANNES en GUTENBERGIUS hic eft,
   A quo, ceu vivo Flumine, manat Opus (*e*).
Hic eft Aonidum Cuftos fidiffimus, hic eft,
   Qui referat Latices, quos Pede fodit Equus.
Quam Veteres nobis *Argenti* Voce notarunt,
50   A Puero fertur fuftinuiffe Virum:
Illa fed huic Civi largita eft Munera grata,
   Cui clarum Nomen Mogus habere dedit.
Primitias illîc cœpit formare Laboris,
   Aft hîc maturum protulit Artis Opus (*f*).
55   Stemmate præftabat, vicit Virtute fed illud:
   Dicitur hinc veræ Nobilitatis Eques.

   ANNULUS in Digitis erat illi Occafio prima,
   Palladium ut Cælo follicitaret Opus (*g*).

Illum

(*b*) *Hic tangitur Hiftoria de captâ* Moguntia.
(*c*) *Tempore* Friderici III. *Typographia eft inventa.*
(*d*) *Unde* Chalcographia *Nomen eft fortita.*
(*e*) JOANNES GUTENBERGUS *primus* Typographiæ *Inventor.*
(*f*) Argentinæ *Chalcographia primùm attentata & incepta, fed* Moguntiæ *Colopho-*
nem accepit.
  (*g*) *Infignia aurei Annuli prima Occafio Chalcographiæ invenicndæ fuêre.*

Illum tentabat molli committere Ceræ,
   Redderet ut Nomen Littera sculpta suum.
Respicit Archetypos, Auri Vestigia lustrans,
   Et secum tacitus talia Verba refert:
Quàm bellè pandit certas hæc Orbita Voces,
   Monstrat & exactis apta reperta Libris!
Quid, si nunc justos, Æris Ratione reductâ,
   Tentarem Libros cudere mille Modis?
Robora prospexit dehinc Torcularia Bacchi,
   Et dixit: *Preli Forma sit ista novi* (h).
Ac postquam, nunc hâc, illâ nunc Parte moratur,
   Supplicibus Votis Sidera celsa petit:
,, Magne Pater Superûm, Verbo qui cuncta gubernas,
   ,, Elice sunt Animo quæ meditata meo;
,, Namque potes, nec erit quod nunc tua Dextera possit:
   ,, Arguit hoc ingens Mundus, inane Chaos.
,, Et liceat plenis Pelagus transcurrere Velis,
   ,, Littus ad optatum, quo Rate tutus ero.
,, Te Duce, Pieridum conabor scandere Rupes:
   ,, Tu modo luctanti porrige sæpe Manum.
,, Te sine Mens nil nostra potis conarier unquam,
   ,, Flamine ni præsens Pectora cæca regas.
,, Sit Fas, æratos Calamos vulgare per Orbem,
   ,, Atque novas edant Prela futura Notas!
Dixit; & à lævâ Tonitru resonabat Olympus:
   Juppiter & voluit Pondus habere Præces.
Comprobat hoc Phœbus Cithara, celebrisque Minerva
   Annuit, & dulci Turba novena Chely.

TALIBUS Auspiciis divinos concipit Ignes,
   Ac iterum Manibus sedulus urget Opus;
Et nunc sollicitum curvo Caput Ungue retractat,
   Nunc varias Graphio lustrat ubique Vias.
Qualiter & negligit crudos sine Imagine Natos
   Ursa, Calidonio * monte relicta Parens,
Quos tandem repetit, lambendo effingit, alitque,
   Et fovet in tepido Pignora blanda Sinu:
Sic Autor Loca sola petit, tacitosque Recessus;
   Ac fastiditum sæpe relinquit Opus.
Pœnitet & Facti, retrò Vestigia flectit,
   Adque rudes Fœtus fertque refertque Pedem.

Hos

(h) *Preli Typographici Forma, & unde Occasio sumpta.*
    * *L. Caledonio.*

Hos colit, hos format, hos dirigit Ordine certo;
100   Ardet, & inceptæ perficere Artis Opus.
Necque erat ulla Dies Eoas vecta sub Auras,
   Quâ non sit vigili Littera sculpta Manu.
Atque Notas Vocum finxit de duro Orichalco,
   Nobile Phœnicium quas dedit Ingenium.

105   ALTERA sed Rebus succrescit Cura renatis:
   Inventis uti Mens generosa nequit (i).
Implorat placidos Zephyros, & Carbasa pandit;
   Hæret & in Scopulis, nescius Auxilii.
Cumque illi starent cælata Toreumata magno,
110   Et Labor angustas attenuabat Opes,
Artis nec poterat certos extundere * Fines,
   Inceptum statuit jamque relinquere Opus.

CONSILIIS tandem FAUSTI persuasus amicis,
   Viribus exhaustis qui tulit Auxilium (k):
115 Addidit ac Operi Lucem, Sumtumque Laboris,
   FAUSTUS, Germanis Munera fausta ferens.
Et † levi Ligno sculpunt hi Grammata prima,
   Quæ poterat variis quisque referre Modis (l).
Materiam bibulæ supponunt inde Papyri,
120   Aptam quam Libris Littore Nilus alit.
Insuper aptabant mittit quas Sepia Guttas:
   Reddebat pressas sculpta Tabella Notas.

SED, quia non poterat propriâ de Classe Character
   Tolli, nec variis Usibus aptus erat;
125 Illis succurrit PETRUS Cognomine SCHÆFFER,
   Quo vix cælando promptior alter erat (m).
Ille, sagax Animi, præclara Toreumata finxit,
   Quæ sanxit Matris Nomine Posteritas (n).
Et primus Vocum fundebat in Ære Figuras,
130   Innumeris cogi quæ potuêre Modis.

HIG

(i) Magna Typographiæ inveniendæ Difficultas.
         * L. Extendere.
(k) JOHANNES FAUSTUS, primi Inventoris Coadjutor.
         † F. Ex.
(l) Experientia Artis jam inceptæ circa Tabulas ligneas, Litteris per Ordinem insculptis.
(m) PETRUS SCHÆFFER, alter Gutenbergii Adjutor.
(n) Vulgò Matrices nominantur.

Hic nova Spes oritur, redit in Præcordia Sanguis,
   Exultant Animo, Pectoris inque Sinu.
Abdita tecta petunt, agitur Res Testibus absque,
   Ne fieret Populo sordida Præda levi.
135   Nata rudi primùm Res est tentata Labore;
   Mox vicit Latebras ærea Vena suas.
Ac horum postquam mordax est addita Lima,
   Omnibus hæc Numeris reddidit illud Opus.
Fontibus è parvis creverunt Flumina magna,
140   Quæ nunc vix sitiens Tibridis Ora capit.
Atque rigant sacro Germanos Gurgite Campos,
   Sirius excussit * quos Face sæpe gravi.

Imparibus Numeris Cælestia Numina gaudent:
   Hoc Opus exegit sic quoque sancta Trias (o) (1).
145   Illo primus erat tunc Gutenbergus in Albo,
   Alter erat Faustus, tertius Opilio.
Hîc quoque tres aderant Charites, Jovis inclita Proles,
   Laude celebrantes Mentis & Artis Opus.
Hinc inter sese magnis hi Viribus instant,
150   Atque Opus exercent Nocte Dieque novum.
Componunt certo certas Pars Ordine Voces,
   Pars forti torquent Prela sonora Manu.
Emittunt varios, cudunt quos Ære, Libellos,
   Queis nihil in vasto gratius Orbe fuit.

155   Hos stupet Eoüs, miratur & Hesperus illos (p);
   Gratantum Plausus Sidera celsa petit.
Antea nec tales vidit binominis Ister
   Merces, nec Rhenus Cornibus ipse tulit.
Has quoque Doctrinæ suspexit Achaia Mater,
160   Prætulit ac illas Attalicis Opibus.
Nunc agiles Manibus Digitos Librarius arctet,
   Detque Locum argutis vilis Arundo Typis.
Prelo nam plures describunt unus & alter
   Chartas, quàm Calamis officiosa Cohors.
165   Res operosa quidem, blandis sed grata Camœnis,
   Et nobis Victum per tria Lustra dedit.

                                      Utque

    * L. exussit.

  (o) In *Editione Verderianá* ità legitur; sed, in primâ Moguntinâ, est *Dryas* : Sensu diversissimo. (*Tentzelius.*)

  (1) *L'Edition de* du Verdier *met très bien* Dryas : *par où il paroit, que* Tentzelius *ne l'a pas bien éxaminée, ou s'en est rapporté à quelque autre.*

  (p) *Magna Artificii hujus Admiratio.*

 II. Part.   *D*

Utque Molæ Plautus, Lympharum ut fæpe Cleanthes,
    Illius *Arnoldus* fic tulit Æris Onus (*q*).
Quid non Paupertas, & Rerum triftis Egeftas,
170   Imperat? Innocuos Impietate premit.

H æ c Ars è Tenebris Mufas Vatefque reducit,
    Certaque tranfacti Temporis Acta refert (*r*).
Senfibus hæc aperit cæcis Oracla Sophorum,
    Explicat & fummi Jufla facrata Dei.
175   Detegit hæc Artes, ac horrida Fulmina Mundi:
    Depingit Bullas illius atque leves.
Et tibi reftituit tandem, Germania, Lumen,
    Argo centoculo ut cautior effe queas;
Purus & ut Phœbus, tranfcendens Climata Mundi,
180   Illuftrat Radiis Pectora quæque fuis.
Pontigenam Coüs Tabulâ depinxit Apelles,
    Et tulit hinc fummum perpetuumque Decus:
Multorum hæc Oculos in fe convertit & Ora,
    Tam fuerat doctâ Linea ducta Manu.
185   Confpicuis Signis Lyfippo Gloria parta eft;
    His quoque pafcebat Lumina Vulgus iners.
Praxiteles Pario vincebat Marmore plures,
    Et multos alios vindicat Artis Honos.
Hæc Monumenta licet folertia finxit ad Unguem,
190   At Nomen reftat præter inane nihil.
Quid, nifi funt multis operata Toreumata Signis,
    Et cinis & rapidis attenuata Notis?
Refpice præterea Naturæ dítia Dona,
    Et Rerum varias ritè videbis Opes,
195   Frugifero Tellus Cornu quas parturit alma,
    Inque Sinu fidâ Sedulitate fovet.
Sunt, quas extollit Medicâ Podalyrius Arte:
    Hæc Regum Menfis digna, fed illa Deûm.
Commendat nobis nonnullas rarior Ufus;
200   Nonnullæ variâ Conditione juvant.
Dotibus innumeris Silvæ, Campique redundant,
    Eminet & multâ Nobilitate Mare.
Utilis Ufus adeft Plantis, & Gratia Gemmis,
    Munus Erythræi Littoris eximium.

                                              205

(*q*) Hinc difcimus, *Arnoldum* ipfum per quindecim Annos Correctoris in Typographiâ Onus fuftinuiffe, quod *Mallinkrot* aliique de eo annotarunt. (*Tentzelius.*)
(*r*) *Laus Chalcographiæ.*

205 Quem non follicitant Paƈtoli Littora rubri,
   Stulti quæ referunt impia Vota Midæ?
 At nemo Cauſſas Rerum, & cum Fœnore Merces
   Naturæ cunƈtas enumerare poteſt.
 Scilicet eſt natis non parva Potentia Rebus,
210   Maxima fed Prelis, Ingeniique bonis.
 Namque Animo præbent Vires, & Peƈtora formant;
   Uſus at illarum Corporis eſſe folet.
 Aſtrææque Vias poſſunt oſtendere certas,
   Itur queis rutili lucida ad Aſtra Poli.
215 Spiritus ut Corpus longo Diſcrimine vincit,
   Hæc Bona ſic ſuperant quicquid in Orbe viret.
 Hæc quia perpetuo florent Monumenta Vigore,
   Solaque Phœnicis Sæcula longa vident.
 Illos extirpat Morſu curioſa Vetuſtas,
220   Horridus ac illis Auſter & Aura nocent.
 Quæ Tellus gignit, Fortunæ Injuria tollit;
   Aſt horum poterit Juris habere nihil.
 Fertur & alma Parens Caput erexiſſe grávatum,
   Atque hos inſolitâ Voce dediſſe Sonos:
225 *Quis Deus Aſtrorum dedit hæc Miracula Mundo?*
   Non mea ſunt, ſed ſunt Munera rara Deûm.
 Vix ea finierat, ſequitur reſonabilis Echo,
   Reſpondens Matri: *Munera rara Deûm.*
 Sed quæ Lingua poteſt juſtâ hæc extollere Laude,
230   Queis nihil utilius maximus Orbis habet?

 ÆTERNAS igitur Grates tibi, GUTENBERGE,
   Olim perſolvet vivida Poſteritas (s).
 Auricomum ut Solem ſemper ſplendere videmus,
   Sic tuus æternâ Laude nitebit Honos.
235 Ibis ad Elyſios ornatus Tempora Campos,
   Et tua nobiſcum Fama perennis erit.
 Atque omnis cantabit *Io* tibi Turba Sororum,
   Ardua Pierii quæ Juga Montis amant.
 Prima quidem Laus eſt, niveo quoque digna Lapillo,
240   Tradere ſi primus, quæ latuére, potes.
 Eſtque minor Virtus, Inventis addere Lucem:
   Eruere ac Fontes, hoc Opus Artis erit.
 Non tamen eſt FAUSTI Studium, PETRIque, tacendum,
   Sed dignus gratâ eſt Poſteritate Labor.

              HIC

(s) *Laus* Joànnis Gutenbergi, *primi Inventoris.*

245   HIC dum cernebant raras procedere Merces,
      Sanxerunt Dextris Fœdera pacta suis:
   Quæ Deus, aut Fortuna, dabit, communia sunto;
      Æqualis nostrum sitque Laboris Onus.
   Fœdera sed Lucri rarò Concordia nutrit:
250   Indiga sunt Pacis, Dissidioque patent.
   Sic postquam Autores Quæstûs Spes cœpit habendi,
      Ad Lites vertunt Pectora capta leves.
   In Partes abeunt, sinceraque Pacta resolvunt,
      Et Promissa cadunt, irrita sitque Fides.
255   Cuilibet ut propriis serviret Pergula Prelis,
      Et sibi multijugas quisque pararet Opes.
   Non tulit injustas Mens GUTENBERGICA Rixas,
      Testatur superos Fœdera rupta Deos.
   Caussa Fori tandem pavidi defertur ad Ora:
260   Scribitur ac illis Dica nefanda Fori.
   Tempore sed longo Res est tractata dicaci
      Lite, hodie pendet Judicis inque Sinu.

   QUÆ Deus in largos mittit Mortalibus Usus,
      Ad Damnum vertit Sortis iniqua Parens (t).
265   Utilitate scatent calidissima Dona Promethi,
      Hæc si quis licita Commoditate fovet:
   Attamen egregias Urbes hæc perdere cernis,
      Longo quas struxit Tempore lassa Manus.
   Quem latuit, rigidum præbet quæ Commoda Ferrum?
270   Sed pereunt illo millia multa Virûm.
   Sic Quæstûs Studio nunc quisque Typographus, atque
      Bibliopola, Libros vendit emitque novos.
   Nec Curæ est ulli, qua sit Liber Arte politus:
      Fœnoris ad Fructus spectat avara Cohors.
275   Sunt, quibus Ingenii Dotes Natura negavit,
      Et steriles Merces junxit Apollo quibus.
   Hi negligunt Sancti quicquid veneranda Vetustas
      Prodidit: effingit Normam ea Turba novam;
   Quidquid & his offert Furor, atque Licentia passim,
280   Exponunt Populo sæpe legenda rudi.
   Fabricat hic Nugas, hic Rixas seminat atras,
      Spargit & in Vulgus, quam vomit ipse, Luem;
   Barbariemque rudem major Pars ructat in Auras.
   Commiscent Rebus sicque profana sacris.

285

(t) *Chalcographiæ, Librorumque, Abusus.*

285   Hos non Dexteritas, Nummi fed Cura dolofi
      Allicit, ut tractent Munera Pieridum.
  Infignes Titulos alius præfigere gaudet,
      Atque tibi imponit Nomine fæpe novo.
  Nefcio quos Auri Montes promittere geftit,
290   Mentem fed fallunt aurea Dicta tuam.
  Pluraque nonnunquam promittit Fronte Libelli,
      Quàm quæ vix ingens Bibliotheca daret.
  Cætera Pars quid agit? Prægnantia Plauftra Papyri
      Invitis Mufis commaculare folet;
295   Et Piperis tortos difcit curvare Cucullos,
      Chalcanto turpi quos laceravit iners.
  Hos indignatur peregrinis mittere Terris
      Mœnus, & illorum ferre recufat Onus.

  VENDICAT ac præfens Ætas Infignia Libiis,
300   Et primâ Facie confpicienda locat (u).
  Sphingis & adhærent variis Ænigmata Linguis,
      Solvere quæ folers Delius ipfe nequit.
  Fatali hic Frameâ vacuas diverberat Auras,
      Nefcio quas Strages hacque minatur idem.
305   Forfan, ut afflictis Pygmæum Rebus in Armis
      Sucurrat contra Strymonias Volucres.
  Aut, ut terreftres Mures, Ranafque paluftres,
      Sterneret armatus, Marte favente, Furor.
  Alter at Herculei nectit Curvamina Nodi,
310   Syfiphidi nunquam diffoluenda Duci.
  Nonnullus niveum Chartis afcifcit Olorem;
      Anferis ac (2) Clangor per Loca multa ftrepit.
  Exhibet Hyblæos Flores hic mille Colorum,
      Pro quibus accrefcit Lappa fubinde tenax.
315   Velaque dant Ventis hi, quæ Fortuna gubernat,
      Queis cupidos agitat per Freta falfa Viros.
  Quilibet hoc Fuco Libris accedere Lucem
      Augurat, & fœdi Spem capit inde Lucri.
  Sed quod picta refert Chartis præfixa Figura,
320   Poffeffor Factis abnegat ufque piis (*).
  Nemo Virtutis præfert Infignia, nemo
      Juftitiæ juftâ corripit Arma Manu.

                      FRON-

(u) *De Typographorum Infigniis.*
(2) at *dans l'Edition de* du Verdier; *ce qui paroit meilleur.*
   (*) fuis.

FRONTEQUE perfrictâ (tanta eſt Inſania Quæſtûs)
    Affigunt Schedis hæc quoque Jura ſuis (x).
325 Noſtra hæc Meſſis erit, pandas hic contrahe Falces;
    Et noſtras Segetes ſit tetigiſſe Nefas.
Hîc, niſi cautus eris, grandi multabere Pœnâ;
    Hoc jubet Auguſti Cæſaris Autoritas.
Cæſaris Autoritas talis, ſed vendere Fumos (3)
330   Edicto cavit, caſtaque Scripta probat,
Quæ non offendunt Curios, caſtaſque Sabinas,
    Et rédolent Samii Dogmata dia Senis.

    ADDE, quod hæc Furtis agitur Res ſæpe nefandis,
        Ac nihil intactum Gens maleſana ſinit (y).
335 Hic nova dum Rerum verſat Volumina Prælis,
        Somnia monſtroſæ quæ Novitatis habent,
Surripit hæc alius, jam vix Incude retacta,
        Subjicit & Prelis turpia Furta ſuis.

    QUIN etiam volitant, ut Noctua nocte, Libelli,
340   Qui Lucem fugiunt, Nominibuſque carent (z):
Cornua Fronte gerunt, armata eſt Dextera Ferro,
    Et Tabo Linguæ candida Corda petunt.
His non Juſtitiæ, nec Recti, Candor in Orè eſt:
    Conviciis horum Pagina nulla vacat.
345 Ut nova ſola placent ſtolidi Mendacia Vulgi,
        Sic Vitiis fervet Mundus ubique novis.
Has, Lector, ſi Pectus habes, fuge, diffuge, Syrtes:
    Et Portûs tuti Littora tuta lege;
Ac patulas Aures, Exemplo fortis Ulyſſis,
350   Summove, ne blando detineare Sono.

    INTER ſed cunctos, queis candida Prela laborant (a),
        Emeruit primas *Aldus*, in Arte potens.
Adſerit hanc Laudem celebri Candore Laboris,
    Fundat & Euganeas Anchora ſacra Rates.
355 Hunc vigili ſequitur Studio Domus alta *Frobeni*,
    Regia quem Gremio fert Baſilea ſuo.

Huic

(x) *De Typographorum Privilegiis.*
(3) *Dans du Verdier, ce Vers* 329 *eſt ainſi:*
    Cæſaris Auctoritas tales ſed vendere Fumos;
    ce qui paroit plus éxact.
(y) *De Impoſturis Typographorum.*
(z) *Anonymi Libelli.*
(a) *Qui noſtri Sæculi præcipui Typographi.*

Hùic Albo confer *Schæferos*, Artis avitæ
 Cudendi Libros quos pia Fama manet.
Omnibus his junges, fimili queis Ære Moneta
 Exit, & Incudes confona Scripta dabit.
Barbara Turba vale, quæ nil nifi Somnia vendis,
 Flectis & à recto Limite fæpe Pedes.

360

Jactat & indoctos è Plebe Philautia Momos,
 Audent qui Scriptis cuncta movere Loco (*b*).
Protulit haud unquam tot fertilis Africa Monftra,
 Scriptores quot nunc Tempora noftra leves.
Nec tot fufflatas Lyciæ dant Flumina Ranas,
 Ranas, quas viridis Pœna coercet aquæ.
Materies horum Ronchi, Nugæque canoræ,
 Et quod Mens agitat Criminis omne Nefas.
Affectant (4) Vitiis Famam, Virtute repoftâ,
 Ventofo ut femper Plebis in Ore fient:
Haud ità diffimiles huic, qui Templa Dianæ
 Diruit, ardenti Mulciberique dedit.
Impia, fub fpecie Veri, Mendacia mifcent,
 Atque ftruunt tacito Pectore mille Dolos.
Hic Ducibus Barbam vellit, Populique Furorem
 Excitat, & Furiis Mœnia quæque petit.
Hinc * alii contra gaudent obtrudere Palpum;
 Pectora plus jufto quælibet atra probant.
Blanditiis tollunt fævos & ad Aftra Tyrannos,
 Nigraque dejiciunt Ditis ad Antra pios.
Efflant ex uno, quod dicitur, Ore Calorem
 Atque Gelu, & nimiâ Garrulitate fcatent.
Illudunt Sacris, applaudunt fæpe Profanis;
 Fingitur ac albus, qui mpdo fufcus erat.
Et quod quifque videt cæcæ per Somnia Noctis
 Manè per extremas fpargit ad ufque Plagas.
Perque Deos jurat fuperos & Numina Terræ,
 Effe crucifixi fumma Decreta Dei.
Omnia Dente petunt, fœdant fpurcâque Salivâ,
 Digni, qui Anticyræ Præmia fana ferant.
A quibus & Nemefis turpiffima Facta repofcat,
 Quo meritas Pœnas improba Turba luat.

365

370

375

380

385

390

395

(*b*) *De proletariis Scriptorculis, deque Libellis famofis.*
(4) Affectant, *dans l'Edition de du Verdier; & cela eft mieux.*
 * F. *Huic.*

395   Principis ac princeps lacerat Caput, atque tacenda
         Confilia in Chartis vendere quifque folet.
      De Rebus magnis Populi Suffragia vana
         Captant, quæ femper Mens animofa fugit.
      Quid non audebit furiofa Licentia Vulgi,
400   Talia fi primi dant Documenta Duces?
      Quæ non his oritur funefta Tragœdia Nugis?
         Accendit quas non hæc quoque Flamma Faces (c) (ʃ)?
      Ruftica Seditio Belli cur Cornua fumpfit?
         Chartæ pellaces hoc docuêre Nefas (d).
405   Has * quoque Gorgoneo perfudit facra Cruore
         Progenies Vulgi, quam nova Secta tenet.
      Quæque Numam fimulat modo Relligione profanâ,
         Et geminos fertur ferre fub Aure Polos.
      Omnia confundit, vertit furfumque deorfumque,
410   Ac Gerras præter nil fua Silva crepat.
      Hæc aufa eft Aquilæ Romanæ vellere Pennas,
         Atque Aras magni commaculare Dei.
      Non adeo lædunt Bombardæ Fulmina dira;
         Nil præter Clades fit licet illa tonent.
415   Nec tantum nocuit cuiquam Vis fæva Cicutæ,
         Quantum-famofi Stigmata nigra Libri.
      His & mille Modis effent hæc fæpe notanda;
         Aft Iter immodicum noftra Thaleia fugit.
      Nec molles Elegos, pugnacem at pofcit Iambum
420   Res: Satiræ, & tetrico Carmine, digna foret.
      At Tu (e), quem viridis, *Præful clariffime*, Laurus,
         Et Toga plus Pacis, quam fera Bella juvant,
      Afpice, famofis læduntur ut omnia Chartis:
         Luditur his Juvenis, decipiturque Senex.

                                                          425

(c) Hîc integrum Diftichon inferuerat *Arnoldus*, quod malâ Fide *Verderius* expungit:

       Perfidus his fretus Gallus, Bella afpera movit,
       Hæc princeps Getici Cauffa Furoris erat.

Et gloriatur tamen *Verderius*, fe *Arnoldi* Carmen *Candori* fuo reftituiffe. Egregium verò Candoris Gallici Specimen, quèm tunc etiam Imperatori *Carolo V* probavit *Francifcus I* Galliæ Rex, ab *Arnoldi* his Verfibus notatus. (*Tentzelius*.)

(ʃ) *Puifque, felon ces Mrs., ces deux Vers font de* Bergellanus, *pourquoi ne les avoir pas remis dans le Texte, felon la prémiere Edition?*

(d) *Libelli famofi funt Cauffa omnis Seditionis.*

        * F. *His.*

(e) *Apoftrophe ad* Albertum *Præfulem.*

425 Utque Sonus Volucrem, Piſcem ut Cibus unctus ineſcat,
Præſtigiis harum ſic cadit omnis Homo.
Crede mihi, *Princeps*, harum Spes maxima Rerum,
Expugnant Animos Scripta retorta pios.
Ne dedigneris lapſis ſuccurrere Rebus:
430 Hoc Pæan rogitat, Theſpiadumque Chorus.
Præſidium mittet præſens tibi *Carolus* ingens (ƒ),
Inter Germanos Gloria prima Duces.
Nec minus illarum Rerum Negotia tractat,
Quàm Solymi ut redimat ſacra Sepulcra Soli;
435 Quove Modo nunc Corda Ducum compeſcat iniqua,
Fœdera qui rumpunt Pacis, & Arma fremunt.
Et Deus omnipotens audentis Facta juvabit,
Atque dabit Ventis Vela ſecunda tuis.
Elige Ariſtarchos, quorum Cenſura, Obeluſque,
440 Latrantes Corvos arguat atque notet.
Ejice degeneres animoſo Pectore Haliætos,
Legitimæ ut Prolis conſpiciatur Honos.
Dulciſoniſque Locum Cygnis det garrula Pica,
Audiat ac Auris nil niſi dulce Melos.
445 Magnus Alexander, magnum qui terruit Orbem,
Detentus tali ſæpe Labore fuit.
Audebatque Ducis Vultus depingere nemo,
Præter Apellæas, Arte juvante, Manus;
Ne Labor Effigiem non veram redderet Orbi,
450 Dedecus & pareret turpis Imago Duci.
Sic, nec turpe puta, ſimili Ratione cavere,
Barbarus ut docto cedat ubique Viro.
Spongia famoſis incumbat ſæpe Libellis,
Et Cuſtos ornet lucida Gemma Libros.

(ƒ) Carolus V *Imperator.*

F I N I S.

II. Part.   E   V. PIE-

HISTOIRE

V. PIECE.

ANGELI ROCCHÆ DISSERTATIUNCULA DE ORIGINE TYPOGRAPHIÆ,

Excerpta ex ejus *Bibliothecâ Vaticanâ Commentario illuſtratâ*, impreſſâ *Romæ*, *in Typographiâ Vaticanâ*, *Anno* 1591, *in quarto*.

ARS TYPOGRAPHICA *in Europâ Anno Salutis noſtræ* MCCCCXLII *inventa fuit*, *ut Polydoro placet* (*), *à* JOHANNE GUTHEMBERGIO, *Natione Theuthonico*, *Equeſtri Dignitate Viro*, *ſicut ab ejus Civibus audiviſſe ſe ait*, *in Oppido Germaniæ*, *quam* Moguntiam *Latinè dicunt*, *vulgari verò Sermone* Maintz. *Decimo ſexto deinde Anno*, *qui fuit Salutis Humanæ* MCCCCLVIII, *quidam Nomine* CONRADUS, *eodem Polydoro teſte* (†), *Homo itidem Germanus*, *Romam primò in Italiam attulit*, *quam deinde* NICOLAUS JENSON, *Gallus*, *mirum in Modum illuſtravit*. *Hæc Polydorus*. *Volaterranus autem duos Fratres Alemannos in Italiam advexiſſe Impreſſoriam Artem*, *& Anno ab Orbe redempto* MCCCCLXV *Romæ inſtituiſſe*, *& Libros Sanctî Patris* Auguſtini *de Civitate* Dei, *& Lactantii Firmiani Inſtitutiones*, *primùm impreſſiſſe affirmat* (‡). *Alii ejuſdem* Auguſtini Confeſſiones *primùm impreſſas fuiſſe aiunt* (1). *Sunt qui velint hujus Artis Inventores fuiſſe* JOANNEM FAUSTUM *&* IVONEM SCHOEFFERUM (2), *Anno Dominicæ Incarnationis* MCCCCXL; *deinde*, *à* JOANNE GUTHEMBERGIO *illam illuſtratam fuiſſe in Germaniâ*: *Anno verò* MCCCCLX, *à* CONRADO *item Germano Romam*, *à* SIXTO *autem* RUSSINGER, *Argentinate*, *Neapolim advectam*, *& in Italiâ ab* ALDO *ſeniore illuſtriorem fuiſſe redditam*, *& à* NICOLAO JENSONE *Gallo in Galliam fuiſſe aſportatam*.

SED,

(*) Polyd. Virg. lib. 2. c. 2.
(†) Polyd. Virg.
(‡) Libri primi omnium impreſſi. *Cela eſt réfuté ci-deſſus Remarque* (T), *Cit.* (199).
(1) *Cela eſt auſſi réfuté ci-deſſus*, *Sect. XII*, *Num. IV*.
(2) Pierre Schoiffer. *Voïez ci-deſſus Citation* (x).

SED, *in tot, Scriptorum Controverfiâ, apponere libet, quod Manu Mariangeli Accurfii exaratum in primâ* Donati Grammatici *Paginâ inveni.* ALDUS *enim junior, Vir quidem eruditus, & in Antiquorum Monumentis indagandis accuratiffimus, oftendit mihi Librum* Donati *ex Membranis confectum & impreffum, in cujus priori Paginâ hæc fcripta leguntur:*

> JOANNES FAUST, Civis Moguntinus, Avus
> maternus Johannis Schœffer, primus excogi-
> tavit imprimendi Artem Typis æreis, quos
> deinde plumbeos invenit; multaque ad polien-
> dam Artem addidit ejus Filius PETRUS
> SCHOEFFER. Impreffus eft autem hic *Dona-*
> *tus* & *Confeffionalia* primùm omnium Anno
> MCCCCL. Admonitus certè fuit ex *Donato*
> Hollandiæ, priùs impreffo in Tabulâ incifâ.

Hæc ibi. Ubi etiam à latere eâdem Manu fcripta leguntur: Hæc fcripfit Mariangelus Accurfius (3): *Hic Liber eft* Grammatica Donati. *Non parùm autem, quantum ad Ordinem pertinet, ab eâ diftans, quâ in Italiâ uti folemus. Immò Principium eft affimile* Grammaticæ Inftitutioni Guarini, *qui ab eo multa accepiffe judicatur. Hujus Codicis Typi, & imminutus imprimendi Modus, rudem illam Inventionem præ fe ferunt: Charactéres enim à primis illis Inventoribus non ità eleganter & expeditè, ut à noftris fieri folet, fed Filo in Litterarum Foramen immiffo connectebantur, ficut Venetiis id genus Typos me vidiffe memini* (4).

UTCUMQUE *autem fit, Typographia, non folum à nobilibus & eruditis Viris, ac ditiffimis quidem, fuit inventa, fed, etiam ab hujus Generis Hominibus diu exculta. Hâc autem Tempeftate, in quâ per totum ferè Terrarum Orbem exercetur, viliffimus quifque, perpaucis exceptis, egenus præterea, nulliufque Eruditionis Homunculus, eam illotis tractat Manibus, Spe tantùm Lucri, aut Mercaturæ exercendæ Gratiâ, ductus. Hinc factum eft, ut foli ferè Mercatores, quorum multi nullum norunt Litterarum Ele-*
men-

___

(3) *Voiez touchant cela ci-deffus les Citations* (285—290).

(4) *D'autres, comme* Specklin, Catherinot, & Orlandi, *ont auffi parlé de ces Caractéres enfilez à chaque Ligne comme les Grains d'un Chapelet, & fe font fait mocquer d'eux.*

E 2

mentum, *pauperrimis hanc Artem Hominibus exercendam commit-*
tant, *Quæstum inde omnem desumentes*, *& non nisi Labores Litte-*
rarum Concinnatoribus, *qui & Compositores dicuntur*, *nec non iis*
qui Prælo præsunt, *& Torculares vocitantur*, *relinquentes. Cor-*
rectores insuper, *vel satis mediocriter eruditi*, *ob tenuissimam*
Mercedem ad corrigendi Artem eliguntur ; *vel*, *si eruditi sunt*,
accurati esse non possunt, *ob ingentem Sarcinam Humeris imparem*,
quam tamen sponte susceperunt, *ut Die Noĉteque adlaborantes*
Victum quotidianum sibi comparare queant. Id quod Compositori-
bus, *Torcularibus*, *ac Proto*, *cæterisque hujusce Artis Operariis*
evenire solet. Dira igitur Lucri Cupido, *pace bonorum dixerim*,
hanc nobilissimam Artem, *& omni Laude dignam*, *deturpavit*, *vi-*
lissimamque reddidit (5).

DIVERS autres Savans ont souvent formé les mêmes Plaintes; &
Corneille Kilian, entre autres, tant dans son *Bibliopola*, que dans
son *Typographus Mercenarius*, dont je me contenterai d'ajouter ici
les quatres derniers Vers.

> *Noster alit Sudor nummatos & locupletes*,
>   *Qui nostras redimunt*, *quique locant Operas* ;
> *Noster alit Sudor te*, *Bibliopola*, *tuique*
>   *Consimiles*, *quibus est vile Laboris Opus* (6).

(5) Angeli Rocchæ Bibliotheca Vaticana Commentario illustrata, *pagg.* 410—412.
(6) *Voiez* Chevillier, de l'Origine de l'Imprimerie, *pagg.* 375, 378, *& tout le V*
Chapitre de sa IV Partie.

VI. PIE-

VI. PIECE.

NICOLAI SERARII DISSERTATIO DE TYPOGRAPHIÆ INVENTIONE,

IV conftans Capitibus ex ejus *Rerum Moguntiacarum* Libro 1 excerptis.

CAPUT XXXVI.

DE TYPOGRAPHIA.

DECIMUMQUINTUM Moguntinæ Urbis Ornamentum TYPOGRAPHIA eft, non eo tamen Modo, quo ad alias complures Urbes nunc pertinet, fed alio quodam præcipuo & fingulari : quòd ea fcilicet hanc primò Artem excogitarit, pepererit, cæterifque, apud quas nunc eft, Civitatibus, & Orbis hujus noftri Nationibus omnibus, tradiderit. Sed omnium ferè magnarum laudatarumque Rerum Laudem ad fe, per fas ac nefas, rapiunt plerique : & ficut olim, Cicerone pro Archia, & Gellio Libr. III. Cap. XI, teftibus, Homerum Colophonii Civem effe fuum dixerunt, Chii fuum vendicarunt, Salaminii repetierunt, Smyrnei verò fuum effe confirmarunt, ideòque & eleganter ab Euftathio, in Iliados Principium, πολύπατρις ille dictus eft, ità etiam hodie Artem Typographicam fe inveniffe, ad aliofque omnes propagaffe, non autem Moguntiam, jactitant nonnulli. Eft enim Ars nobiliffima ; quia, ut Aprutinus ait Epifcopus Joannes-Antonius Campanus,

Imprimit illa Die, quantum vix fcribitur Anno.

DIVUS Hieronymus, Epiftolà ad Nitiam, *Rudes*, ait, *illi Italiæ Homines, quos Cafcos Ennius appellat, qui fibi (ut in Rhetoricis Cicero ait) Ritu ferino Victum quærebant, ante Chartæ, & Membranarum Ufum, aut in dedolatis è Ligno Codicillis, aut in Corticibus Arborum, mutuo Epiftolarum Alloquia miffitabant. Unde & Portitores earum Tabellarios, & Scriptores à Libris Arborum*

Libra-

Librarios vocavére. Quantò nos, expolito jam Artibus Mundo, Veteribus illis, apud quos, ut idem Hieronymus loquitur, *cruda erat Rufticitas*, & qui Humanitatem quodammodo nefciebant, Sæculum noftrum beatius, quo tam expedita fcribendi Ratio ingeniofè admodum inventa & excogitata eft! Libet igitur, ut fuum cuique tribuatur, paucis Rem hanc totam difquirere.

C A P U T   XXXVII.

SIT-NE ARS TYPOGRAPHICA MOGUNTIÆ PRIMO INVENTA, ET NATA?

SEX aut feptem de Laudis hujus Poffeffione ac Jure Lites funt.
    I. Nam Argentinæ inventam & natam, ex Argentinenfi Epifcopatu, & Sleftadienfi Urbe, tradit Jacobus Wimphelingus in *Rerum Germanicarum Epitome* Cap. LXV. *Anno,* ait, *CHRISTI* 1440, *Friderico III. Romanorum Imperatore regnante, magnum quoddam ac pœnè divinum Beneficium collatum eft univerſo Terrarum Orbi à* JOANNE GUTENBERG, *Argentinenfi, novo fcribendi Genere reperto. Is enim primus* Artem Impreffioriam, *quam Latiniores* Excuforiam vocant, *in Urbe Argentinenfi invenit. Inde Magunciam veniens eandem feliciter complevit.* Huic Libro VIII. Cap. XI. credidit Fulgofius, & qui Urfpergenfis Abbatis Paralipomena confcripfit.
    II. Ad Hollandiam verò ejufdem Artis Inventionem rapit Hollandus, Leydenfis Profeffor, Petrus Bertius, Libr. II *Geographiæ*, Cap. IX, in Hollandiæ Defcriptione, fed ità ut Moguntinis Convicium etiam faciat. *Huic,* ait, *Urbi* (Harlemo) *inventæ Typographicæ Artis Gloria debetur. Ante Annos enim* 153 (1), LAURENTIUS JOANNIS, *Cognomine Ædituus, qui in Ædibus fatis fplendidis Foroque imminentibus, è Regione Palatii Regalis habitabat, fortè cum in fuburbano Nemore fpatiaretur, cœpit faginos Cortices in Literarum Typos conformare, quibus Chartæ impreffis, Verficulum unum atque alterum Animi gratiâ ducebat. Hoc primum fuit maximæ Artis Rudimentum. Quod ubi feliciter fucceffit, cœpit*
Ani-

(1) *C'eft-à-dire en* 1447; *car,* Bertius *publia fes* Tabulæ Geographicæ, *en* 1600, *in folio.*

Animo altiora magis concipere. Primum omnium Atramenti fcriptorii Genus glutinofius tenaciufque excogitavit, adhibito in Confilium & Partem Curæ Thoma Petro, Genero fuo. Inde totos Pinacas Characteribus expreſſit: Extant hodieque illius Operis Adverfaria, Paginis tantum adverfis impreſſa, quæ Paginæ Glutine commiſſæ inter fe cohærent, ut videantur eſſe opiſtographæ. Liber eſt confcriptus Vernaculo Sermone, Auctore anonymo, Titulum præferens Speculum noſtræ Salutis. *Poſtea faginas Formas plumbeis commutavit, has deinde ſtanneis, quò ſolidior eſſet Materia. Ex horum Typorum Reliquiis conflata ſunt Oenophora, quæ adhuc viſuntur in Laurentianis illis, quas commemoravi, Ædibus. Manfiſſetque diutius tam præclari Inventi apud Harlemenſes Gloria, niſi* Joannes *quidam, ſive, ut fert Suſpicio,* Fauſtus, *Hero fuo infidus & infauſtus, à quo Artem omnem fuerat edoctus, ipfo Pervigilio Natalis Dominici, omne Typorum Choragium involaſſet, convaſaſſet, aſportaſſetque, primùm Amſtelrodamum, inde Coloniam Agrippinam, denique Moguntiacum; ubi hic Trifurcifer & Sefquilavernio, fibi Inventionis novæ Laudem arrogans, intra vertentis Anni Spacium ad Annum à nato* CHRISTO M. CCCC. XLII., *iis ipſis Typis, quos Hero fuo fuerat fuffuratus, in Lucem edidit* Alexandri Galli Doctrinale, *cum* Petri Hifpani Tractatibus (2).

PERIISTI, Moguntia, quæ ab infido, furaci, & fugitivo Servulo, infauſto Trifurcifero, & Sefquilavernione, inanem, falſamque hactenus Gloriam quæſiiſti! Ni caveas, in te invadent Hollandi : te ulcifcentur; ſua ſcilicet repetent.

III. CLARIGATOR eſt iſte Bertius, & quidem, ut audiiſti, vehemens & contumeliofus. Sed ecce Lifitanus, Homo, & graviſſimus, & eloquentiſſimus, Hieronymus Oforius, Libr. XI. *de Rebus Emmanuelis*, omnem de nimio in ſe, Patriamque ſuam, Amore Suſpicionem removens, non Lufitaniæ ſuæ, neque Genti aut Populo qui Lufitanico Sceptro pareat, ſed remotiſſimæ Sinarum Nationi, tam mirabilis Inventi Laudem, eamque non nuper natam, ſed pervetuſtam, penèque canam, tribuit. *In Libris, ait, deſcribendis, & Rerum Memoriâ propagandâ, æneis Formis uti folent*
Sinæ

---

(2) *Cette Epoque de* 1442, *& la précédente de* 1447, *forment une* Contradiction *d'autant plus ſurprenante, qu'elle ſe trouve de même dans le Récit d'*Adrien Junius, *dont celui de* Bertius *n'eſt qu'un Abrégé.*

Sinæ, quarum Ufus adeò antiquus apud illos eft, ut qui primus eam Artem excogitarit, ignoretur.

IV. I т а ь u s verò Jovius ante ipfum fimilia.

V. G а ь ь u s autem Genebrardus Libr. IV *Chronogr.*, folio 391: *Addo*, inquit, *Themiftaneos, quorum Urbem Patrum Memoriâ Caftilii in novo Orbe occuparunt, Typographiæ Auctores effe.*

VI. S е d Antonius Campanus Homini Gallo eandem Inventionem potiùs afcribit, dùm canit:

> *Anfer Tarpeii Cuftos Jovis, unde quod Alis*
> *Conftreperes, Gallus decidit, ultor adeft.*
> *Ulricus Gallus, ne quem pofcantur in Ufum,*
> *Edocuit Pennis nil Opus effe tuis.*

VII. Q u i d, quod Pomponius Lætus hanc, ut infrà dicetur, Impreforiam Artem à Saturno inventam docuit?

S е d in iftis Rebus:

P r i m ò ftatuendum, à Deo O. M. effe omnem omnium bonarum Artium Solertiam & Inventionem: *Omne* fiquidem, ait Sanctus Jacobus Cap. I. Vf. 17. *Datum optimum, & omne Donum perfectum, defurfum eft, defcendens à Patre Luminum.* Unde ipfemet Dominus Éxod. XXXI. Vf. 2. *Ecce*, aiebat, *vocavi ex Nomine Befeleel, Filium Uri Filii Hur de Tribu Juda, & implevi eum Spiritu Dei, Sapientiâ, & Intelligentiâ, & Scientiâ in omni Opere.* Ideoque ftatuendum & illud, omnem omnium Inventorum Gloriam & Laudem illius Laudi & Gloriæ tranfcribendam.

D е i n d е, multò nobis Chriftianis fore Certamen utilius & gloriofius, fi, ob hujusmodi Beneficium, certaremus, quis in Datorem Deum gratior, ejus reverentior, & in Gratibus dicendis effet alacrior & prolixior.

T е r t i ò, infigendum illud Apoftoli Memoriæ diligenter, Moribufque ipfis & Factis noftris exprimendum diligentiùs, Galat. V. Vf. 26. *Non efficiamur inanis Gloriæ cupidi, invicem provocantes, invicem invidentes.*

Q u а r t ò, ab iftà Quæftione removendos, & Sinas, & omnes ignoti Orbis alios. Cum enim, an hoc vel illud, hîc aut illîc, omnium primò ufitari cœperit, differitur, fatis conftat non agi nifi de notis Gentibus. Quid enim fi apud Antipodas, Borealis Auftralifve Poli Homines, id jam, ignaris nobis, cœptum effet?

Q u i n т ò,

Quintò, an Argentinenfis fuerit hujus Artificii Auctor, itemque an inibi de hoc aliquid, aut cogitârit, aut etiam tentârit, mihi haud liquere. Unus, quod fciam, tantum eft qui afferit Wymphelingus. Poffet videri velle iftud, cuicuimodi eft, fupra Veritatem, dare Patriæ. Quia tamen potuit aliquis effe Domo Argentinenfis, & Civitate tamen Moguntinus, aliquid Argentinæ cogitare, atque conari, hocque idem ipfum Moguntiæ jam in Lucem efferre ac perficere; denique, quia citra Caufam, idoneofque Auctores, non eft quifquam facilè Mendacii accerfendus; credat qui volet, illi affirmanti. Credidit certè Joannes Arnoldus Bergellanus (‡), dum dixit:

> *Quam veteres nobis Argenti Voce notarunt* (*),
> *A Puero fertur fuftinuiffe Virum* (†).
> *Illa fed huic Civis largita eft Munera grata,*
> *Cui clarum Nomen Mogus habere dedit.*
> *Primitias illic cœpit formare Laboris:*
> *Aft hic maturum protulit Artis Opus.*

De Gallo Res facilis. Nam, qui primus Artem iftam Italis planè admirabilem Romæ oftendit, Germanus quidem fuit Udalricus Nomine, fed cui Cognomen effet Germanicum *Han*, quod Latinè valet Gallum gallinaceum: Eaque Res audita Campano impofuit, uti Loco citato indicat Wymphelingus.

Sextò, an etiam in aliqua Hollandiæ Sylva quidquam tentarit Hollandus aliquis, an item Domi Litteras deformarit aliquas, nolim pugnare. Nam fortè & alibi pluribus tale quid in Mentem aliquando venire potuit. Quemadmodum Viatores, fic & Hominum Cogitationes, in eadem aliquando incurrunt Veftigia. Et hoc fortè tantum vult vulgaris illa Harlemenfium Fama, de quâ Ludovicus Guicciardinus. Et ne Viros tantùm, Ætate, Ingenio, Rerumque Ufu acres, in earundem poffe Artium Excogitationem incidere arbitremur, ecce tibi è vicinâ Hollandiæ Frifiâ Puerulus, novus pænè Typorum Inventor. Nam de Sancto Rudgero, Libr. I. Vitæ, Cap. IV.

itá

(‡) In *Chalcographiæ Encomio.*
(*) Argentina.
(†) Joannem Gutenberg.

F

ità memoriæ proditum eſt. *Luſum, Pueris admodum familiarem, tanquam Peſtem fugiebat. Scripturas, quas necdum per Ætatem diſcere quivit, jam ſe Animi Affectu præmeditari certis quibuſdam Indiciis præmonſtrabat. Nam aliis Pueris ludentibus, ipſe Arborum Cortices colligere, quibus uti ad Luminaria ſolemus, & inde quaſi Libellos componere conſuevit. Quos, cum forte Liquorem inveniſſet, Feſtucâ utiliter, ut ſibi videbatur, inſcriptos, Nutrici, ac ſi proficuos admodum Libros, tradidit cuſtodiendos.* Poſſet è Calvinianis etiam Hæreticis quiſpiam huc trahere quod de Hildebrando Puero narrat Libr. IV *Metrop.* Cap. XIX & XX. Crantzius, Zwingerus Volum. V, Libr. IV, folio 1364.

S E D illud S E P T I M Ò aſſero, æquum eſſe, ut bonis, vel Teſtimoniis, vel Indiciis, doceat Bertius, ſuo illi Hollando fuiſſe Servum, & quidem, tunc Temporis, Moguntinum; aut illum cujuſcunque Urbis Gentiſve Hominem, ex Hollandià profugiſſe Amſtelrodamum, deinde Coloniam appuliſſe; & cur potiùs hæ in Vià Urbes quàm aliæ tam multæ nominentur: an Typographicum forte ibi aliquid inceptarit: doceat denique Moguntiam illum veniſſe: hîc Fugæ Finem fuiſſe: hîc Furtum ſuum in Lucem dediſſe: &, quod alienum erat, quaſi ſuum vendiſſe. Alioqui, ſi ſatis ſit dicere, aliquem eſſe Furem, quis, ut à Veterum quodam dictum eſt, innocens, & non Fur? Teipſum, teipſum, cui, ut Poëta tuus canit,

——— *Mundus debetur, & ingens*
Per tibi devinctam Fama refertur Humum,

diceret eodem modo aliquis, Altorffii aut Norinbergæ alicujus compilaſſe Scrinia, & ablatas Furto Tabulas primò Gedanum, deinde Leydam deportaſſe: illaque in Schola quaſi tuas falſò jactitaſſe. Hîc verò quid ageres? Os Accuſatori quemadmodum oppilares? Teſtes, opinor, & Argumenta impoſiti Plagii poſtulares: Teſtes alios, qui pro te dicerent, tuumque Librum illum defenderent, excitares. At hoc jam ii, quos accuſas, quoſque *Trifurciferos* & *Seſquilaverniones* tam latè quàm Mundus tuus patet, inclamas, cum pridem vixerint, facere non poſſunt. Patere igitur pro mortuis, adeoque pro vivà & ſpirante adhuc florenteque Moguntià, cui pro inventæ Artis Beneficio Probrum & Dedecus regeris, dici aliquid.

D I C O

Dico igitur Octavò, Artis hujus habendam Inventricem Moguntiam, quia, & domeſtici & exteri, recentes & vetuſtiores, plures & ab Suſpicione omni alieniores, idipſum teſtentur Teſtes: inter quos libet Eraſmo Primas dare ; non quia omnium optimus, ſed quia Hollandus fuit, Patriarum Rerum peritiſſimus, Typographicæ Arti deditiſſimus, Domeſticarum Laudum Præco vocaliſſimus, & quia primo Loco ab ipſo Bertio collocatur.

Is igitur, ſuis in S. Hieronymi Epiſtolam IX, quæ ad Gerontiam eſt, Annotationibus, *Extat*, ait, *hodiernis quoque Temporibus inclyta Civitas Mogontia, ſive Magontiacum (utrumque enim apud Oſorium legitur) cùm plurimis aliis inſignis Dotibus, tùm verò Archiepiſcopali Sede præeminens. Celebri bonarum Litterarum Gymnaſio nobilis, ac multis adhuc Antiquitatis viſenda Monumentis. Poſtremò, non ſolum Veterum, hoc eſt alienis clara Litteris, ſed & ſuis Ingeniis illuſtrata : quippe quæ cum alios permultos omni Doctrinæ Genere præſtantes Viros edidit, tum verò præcipuè Theodoricum Greſmundum, Hominem ab ipſâ Naturâ ad Humanitatem, ad bonas Litteras, ad Eloquentiam illam verè Atticam, ſculptum ac factum. Huic Urbi omnes bonarum Litterarum Studioſi non parùm debent, ob egregium illud ac pænè divinum Inventum, ſtanneis Typis excudendi Libros, quod illic natum affirmant. Gens olim annumerata Galliis, utpote citeriorem Rhæni Ripam incolens, nunc, & Ditione, & Cultu, & Linguâ, denique (quod eſt præcipuum) Morum quoque Humanitate, Modeſtiâ, Fide, ſic Germana, ut non alia Germanior.*

Polydorus Vergilius, Libr. II. Cap. VII. de Rerum Inventoribus: *Fuit omninò magnum Mortalibus Munus (Bibliothecarum ſcilicet); ſed nequaquam conferendum huic, quod noſtro Tempore adepti ſumus, reperto novo ſcribendi Genere. Tantum enim uno Die ab uno Homine Litterarum imprimitur, quantum vix toto Anno à pluribus ſcribi poſſet. Unde adeo Diſciplinarum omnium magna Librorum Copia ad nos manavit, ut nullum amplius ſuperfuturum ſit Opus, quod ab Homine, quamvis egeno, deſiderari poſſit. Illud inſuper adde, quòd Auctores quoque plurimos, tàm Græcos quàm Latinos, ab omni prorſum Interitûs Periculo vindicavit. Quare tantæ Rei Auctor non eſt ſuâ Laude fraudandus ; præſertim ut Poſteritas ſciat cui Divinum Beneficium acceptum referre debeat. Quidam itaque Germanus, Nomine Petrus (ut ab ejus Conterraneis accepimus) primus omnium in Oppiddo Germaniæ, quam hodie Maguntiam*

F 2.

tiam vocant, hanc imprimendarum Litterarum Artem excogitavit:
primùmque ibi ea exerceri cœpit; non minori Industria reperto, ab
eodem (prout ferunt) Auctore, novo Atramenti Genere, quo nunc
Impreffores tantùm utuntur. Mox quidam nomine CONRADUS,
itidem Germanus, Romam primò in Italiam attulit : quam dein
NICOLAUS JENSON *Gallicus primus mirum in Modum illuftra-*
vit ; quæ paffim hac Tempeftate per totum ferè Terrarum Orbem
florebit : de quâ plura loqui fuperfedeo; ejus Inventorem vel potius
unde ad nos delata fuerit, (hoc enim palam eft, de Inventore verò
non ità Fidem noftram obftringimus,) prodidiffe haud me parum fe-
ciffe ratus, quum ea omnibus notiffima fit.

     TRITHEMIUS, Libr. I. *Exhortationum*, Hom. VII. de Labore
Monachorum manuali, *Induftria*, inquit, *quidem Imprefforiæ Artis,*
noftris Diebus nuper apud Moguntiam inventæ, multa quotidie
Volumina producit in Lucem. Et Epiftolâ XLVIII inter Familiares: *Ars, quam Imprefforiam vocant, Tempore Infantiæ meæ apud*
Moguntiam Metropolin Francorum inventa, infinita pænè & Vete-
rum & Novorum Volumina quotidie producit in Lucem.

     ANDREAS ALTHAMERUS in Taciti Germaniam: *Quem fugit,*
quanta facta fit Mutatio omnium Populorum, Rituumque ; quòd
Germania, ut quæ olim Litterarum Difciplinis erat inculta,
agreftibus Populis horrida, Ædificiorum Tenuitate ac merâ Rufti-
citate referta, nunc nullâ non Parte fit florentiffimis Inge-
niifque præclaris fœcundiffima? Quæ Dona cui accepta refe-
ram, nifi Deo Opt. Max. atque item Mortalium Induftriæ, quæ
Divinum illud excudendorum Librorum ftanneis Formulis Inven-
tum, apud Germanos noftros, excogitavit, quod Moguntiaci cœpit,
poft Incarnationem Jefu-Chrifti Servatoris noftri, M. CCCC. XL.,
Friderico III. Romanorum, ac Germanorum, Imperium adminif-
trante?

     PETRUS APPIANUS Cofmographiæ Parte fecundâ : *Moguntia,*
Metropolis & Limes altæ & baffæ Germaniæ, in quâ laudabilis
illa & utiliffima Ars Imprefforia, circa Annum Domini 1453*, per*
JOANNEM FAUSTUM *inventa eft.*

     CONRADUS PEUTINGERUS in Sermonibus de Germaniâ :
Movit mihi Stomachum Præceptor meus, Rerum vetuftarum alioquin
folertiffimus Inquifitor Pomponius Lætus. Voluit enim nobis Ger-
manis inventæ Artis Imprefforiæ Laudem præripere. Nam, ad
Auguftinum Maphæum fcribens, ità ait : Imprimendi Facultatem,
                                           multis

multis Seculis intermiſſam, pauló ante revocatam eſſe. *Unde hoc diceret ego plurimos percunctatus ſum : tandem ex Franciſco Cardulo Narnienſi didici, eum Divi Cypriani Sententiâ fretum fuiſſe. Is enim, de Idolis ſcribens, inquit:* Saturnus Litteras imprimere, & ſignare Nummos, in Italiâ primus inſtituit ; *qui, licet rarus apud Pomponium Vetuſtatis inveſtigandæ Chriſtianus Teſtis eſt, Fidem tamen non facit, Divum Cyprianum de eâ Impreſſoriâ Arte (quâ nunc utimur) locutum fuiſſe. . Sed & Saturni Tempore Calami vel Pennæ Uſus non erat : Litteras fortè Ferro vel Lignis impreſſit, cæteroſque docuit, non conjunctim, verùm ſingulas particulatim imprimendo debito Ordine locare ; vel, ut idem noſter Epiſcopus Tergeſtinus opinatur, Saturnum docuiſſe Litteras imprimere eas, quæ in Nomiſmatis expreſſæ ſunt, non quæ nunc Papyro imprimuntur. Signavit enim Æris primùm in Italia cum Jano Monetam, & in Æs impreſſit Litteras. Sic Deus etiam verus apud Hieremiam Capite XXXII. ait:* Agri ementur Pecuniâ, & ſcribentur in Libro, & imprimetur Signum.

GENEBRARDUS, Chronogr. Libr. IV: *Moguntiæ, qui Limes eſt Superioris & Inferioris Germaniæ, inventa eſt laudabilis illa Ars Typographica, circa Annum 1453, per Joannem Fauſtum.*

ADJICIANTUR, ſi libet, MIDDENDORPIUS in Acad., qui & *Colonienſia* citat *Chronica*: D. GEORGIUS BRUIN Tom. I. Urbium: CELTES ad Rhenum,

> *Jamque Moguntiacum vaſtus te flectis ad Urbem,*
> *Quæ prima impreſſas tradidit Ære Notas:*

AVENTINUS, Libr. XVII: CARION, Libr. III: SEBASTIANUS BRAND: SEBASTIANUS MUNSTERUS, Libr. III: THEODORUS ZWINGERUS, in Theatro: PETRUS RAMUS in Mathematicis.

ADJICIANTUR primi denique Artis hujus Modioli, quos antiqua hîc Domus, quæ, in Ceraſini Horti Platea, *Sewleffel* vocatur, cuſtodit, quoſque mihi nuper Albinus Typographus monſtrabat.

JOANNES ARNOLDUS, in Chalcographici Encomii Præfatione, *Hodie*, ait, *vetuſtiſſima quædam in eum Uſum ab Auctoribus comparata, quæ vidi, Inſtrumenta extant Moguntiæ.*

F 3

DOC-

DOCTUS Juris Moguntinus Profeſſor, in Lapide, qui Juriſperi-
torum Domûs interiori Stillicidio ſubjectus eſt, hæc inſcripſit:
JOANNI GUTENBERGENSI MOGUNTINO, QUI PRIMUS OMNIUM
LITERAS ÆRE IMPRIMENDAS INVENIT, HAC ARTE DE ORBE
TOTO BENEMERENTI IVO WITIGISIS HOC SAXUM PRO MONI-
MENTO POSUIT. MDVIII.

CUM verò iſta contra Bertium notaſſem, peroportunè Auctorem
cum nactus ſum, è quo non Rem modo, ſed Verba etiam, pœnè
ſumpſit ille, ADRIANUM ſcilicet JUNIUM, in *Batavia Hiſtoriâ*,
ubi de Harlemo agit. Quoniam verò ejus aliqua jam interſperſi antea, interſpergam, & quæ hûc pertinent, paucula.

PRIMÒ igitur hanc inventæ Chalcographiæ Laudem Harlemo Patriæ ſuæ prorſus debcri, camque velut magni Momenti Rem vin-
dicandam affirmat. *Redeo*, inquit, *ad Urbem noſtram, cui primam
inventæ iſtic Artis Typographicæ Gloriam deberi, & ſummo Jure
aſſerendam aio, utpote propriam & nativam. Sed Luminibus noſtris
ſola officit inveterata illa, & quæ Encauſti modo inſcripta eſt Animis
Opinio, tam altis innixa Radicibus, quas nulli Ligones, nulli Cunei,
nulla Rutra, revellere aut eruere valeant, quâ pertinaciter credunt,
& perſuaſiſſimum habent, apud Magontiacum, claram & vetuſtam Germaniæ Urbem, primò repertas Litterarum Formulas, quibus excuderentur Libri. Utinam hîc incredibilem illam dicendi Vim, quæ in Car-
neade fuiſſe perhibetur, Voto exoptare poſſem, qui nihil defendiſſe unquam, quod non probarit, nihil oppugnaſſe, quod non everterit, dicitur, ut ſaltem refugam illam Laudem Poſtliminio revocare, & hoc
quaſi Trophæum erigere poſſem, Veri Interpolator: quod ego non alio
optarim, quàm ut Veritas, rectè à Poëta vetere Temporis Filia nun-
cupata, aut (ut ego ſoleo)* χρόνϵʹλϵγχ℗, *tandem detegatur, quæque, juxta
Democritum, altiſſimo in Puteo demerſa hactenus delituit, in apertum
proferatur. Si glorioſum Certamen ſuſcipere non piguit Ægyptios
& Phœnicas de Literarum Inventione; his, Deo duce, earum Inventum ad ſe trahentibus, quando Tabulas* Θϵοχαράκτϵς, *hoc eſt, à Deo exa-
ratas, jactant; illis à ſe repertas Græciæ intuliſſe gloriantibus, quando
Cadmus Phœnicum Claſſe vectus, rudibus Græcorum Populis Artis
illius Auctor, eas commonſtravit. Rurſus, ſi Athenienſes Cecropi ſuo,
Thebani Lino, eandem Laudem, vindicant: Palamedi Argivo excogi-
tatorum Characterum Gloriam Tacitus & Philoſtratus deferunt, ut
Hyginus Latinorum Carmentæ Evandri Matri. Si itaque controverſam
dubiamque Gloriam cunctæ Gentes ad ſe, ſeu propriam, rapere non eru-*

bue-

*buerunt, quid vetat quominus indubitandæ Laudis Poſſeſſionem, de quâ
per Socordiam avitam exturbati ſumus, quaſi Poſtliminii Jure repeta-
mus?*

AIT *deinde*, ſui Teſtimonii, magnam eſſe oportere Auctoritatem,
*qui nec mortuum, aut Hæredes Poſteroſve Cognatione attingat, ne-
que Gratiam aut Beneficium inde exſpectet.* Attamen Patriæ ſe ſuæ
Laudem gerere antea profeſſus eſt, cujus ad ipſum Senſus pertineat
aliquis.

PONIT *tertiò*, Senes à quibus Narrationem illam acceperit ali-
quos, qui tamen omnes οἰκοϑενμάρτυρες. Ego autem, non Domeſticos
tantùm, ſed Exteros etiam, Senes ac Juvenes, Catholicos & Hære-
ticos, pro Moguntiâ complures attuli.

DEMUM, ſe Veritatis Studio, ut iſta ſcriberet, adductum memorat:
idque laudarem, ſi contra eam, quam faſſus eſt communem, invete-
ratam, altiſque infixam Radicibus Opinionem, paulò plures ac me-
liores Argumentorum Machinas ; & ſi, uti cœperat, à Conviciis,
quæ in Bertio mihi maximè diſplicuerunt, abſtinuiſſet. At verò,
Tuendo, inquit, *Veritatem, & conſtabit ſuus Urbi noſtræ Honos, in
Cive ereptam Inventionis pulcherrimæ Gloriam recuperaturæ, & cadet
eorum* ARROGANTIA, *quos falſam alienæ Gloriæ Hæreditatem cernere
non puduit, & quaſi dejectis de Ponte ſexagenariis alieni Juris Poſſeſſionem* SUPERBE *uſurparunt.* Falſum id clamant citati antea, cùm
Teſtes, tùm Indicia.

SED pergit. *Quamquam dolendum minus foret, eam Laudem in
clariſſimam Germaniæ Urbem, velut aliam in Familiam tranſiſſe, ſi
non* PLAGIO. *ſed rectâ Ratione, factum id fuiſſet.* Rectiſſimâ verò
Ratione factum, abſque Plagio ullo, iidem teſtantur Auctores. Quo
circa illud unum hac in Re dolendum, tam acerbè Hollandos
iſtos de Moguntiâ narrare : quibus tamen hæc, ſi vel Typis, vel
aliis in Rebus, Laudem aliquam habeant, neque invidet, neque
adimit ; ſed ſuam, quam à Patribus accepit, in cujus Poſſeſſione
eſt, quam Ratio nulla eripit, quam tot & tanti, etiam alieni &
Batavi, atteſtantur, defendit ac tuetur.

CAPUT

CAPUT XXXVIII.

A QUO MOGUNTIÆ PRIMUM, ET QUONAM TEMPORE, INVENTA TYPOGRAPHIA?

MOGUNTIÆ inventam Typographicem fat multi, fat clarè ac folidè, nobis demonftrarunt. In eorum tamen Verbis duplex ineffe videtur de *Anno*, & *Auctore*, Scrupulus. Quidam enim Annum, quo inventa fit, numerant 1440, quidam 1450, alii etiam Annos pofteriores. Rurfus quidam JOANNEM FAUSTUM feu GUTMANNUM, alii PETRUM FAUSTUM, alii JOANNEM GUTENBERGER, nonnulli SCHOEFFERUM, nominant (*).

SED de *Tempore* Res facilior. Nihil enim ab Hominibus cœptum fimul & perfectum.

Tempus in apricis maturat Collibus Uvas:
Tempus agit certo lucida Signa Die.

Plures Annos in Arte hâc, ejufque Artis Inftrumentis inveniendis, concinnandis, & explorandis, laboratum. Auctorum igitur alii prima Initia, Progreffum aliquem alii, Perfectionem notant alii.

DE *Auctore* autem fic Res fe habet. Inventor & Excogitator primus fuit JOANNES GUDENBERGER. Opibus Confilioque fuo ei Adjutores fuêre duo alii Moguntini Cives, JOANNES FAUST, five, ut ipfi tum & loquebantur & fcribebant, FUST, & JOANNES MEDINBACH. Eidem Gudenbergero fuit Puer feu Famulus primùm, poftea verò etiam Gener, PETRUS OPILIONIS feu SCHÖFFER (3), qui complura poftmodum & magna Opera edidit, uti *S. Hieronymum*, quem Eberbacenfis Monafterii fervat Bibliotheca. Quia igitur fuo ifti modo ad Artis Inventionem juverunt

(*) *Corn. Loos* in Fine *Catal. ill. Vir. An.* 1454.

(3) *C'eft de* Fuft, *& non de* Guttenberg, *que* Schoiffer *fut Domeftique & puis Gendre. Voiez ci-deffus* Citation (59) *&* Remarque (K).

runt omnes, poffunt quodammodo dici omnes ejus Auctores ; fed
ità ut Primas meritò Joannes Gudenberger teneat : quem
tamen ex Equeftri Ordine cur aliqui ftatuant non video, nifi quia
ob Rei tantæ Partum, Induftriamque ipfius & Labores, eum Honore
illo non indignum cenfuerunt (4).

Ne autem, vel à me confingi videantur, vel ab aliis deinceps con-
fundantur, ifta iftorum Nomina, adfcribam Moguntini Typographi,
& Manufcriptorum noftrorum, Verba.

Ille, in *Trithemianarum Hiftoriarum Breviarii* Fine, fic: *Im-*
preffum & completum eft præfens Chronicarum Opus, Anno Domini
m. d. xv. *in Vigiliâ Margaretæ Virginis, in nobili, famofâque*
Urbe Moguntinâ, hujus Artis Impefforiæ Inventrice primâ, per
Joannem Schöffer, *Nepotem quondam honefti Viri* Joannis
Fusth, *Civis Moguntini, memoratæ Artis primarii Auftoris.*
Qui tandem imprimendi Artem proprio Ingenio excogitare fpecula-
rique cœpit Anno Dominicæ Nativitatis m. cccc. l. *Indiftione*
xiii ; *Regnante illuftriffimo Romano Imperatore Frederico III;*
Præfidente Sanftæ Moguntinæ Sedi Reverendiffimo in Chrifto Patre
Domino Theodorico Pincerna de Erbach, Principe Eleftore. Anno
autem m. cccc. lii. *perfecit deduxitque eam (Divinâ favente*
Gratiâ,) in Opus imprimendi, Operâ tamen ac multis néceffariis
Adinventionibus Petri Schöffer *de Gernsheim, Miniftri, fui-*
que Filii adoptivi, cui etiam Filiam fuam Chriftinam Fufthin,
pro dignâ Laborum multarumque Adinventionum Remuneratione,
Nuptui dedit. Retinuerunt autem hi duo jam prænominati Joannes
Fufth, & Petrus Schöffer, *hanc Artem in fecreto (omnibus Minif-*
tris ac Familiaribus eorum, ne illam quoquo Modo manifeftarent,
Jurejurando aftriftis,) quoad tandem Anno Domini m. cccc. lxii.,
per eofdem Familiares in diverfas Terrarum Provincias divulgata,
haud parvum fumpfit Incrementum.

Manuscriptus autem fic : *Hoc autem Urbis noftræ Mogun-*
tiaci triumphale perpetuæ Laudis eft Præconium, quòd hanc inge-
niofam charafterizandi Artem, non folers Italorum Indago, non cele-
bris Græcorum Sapientia, non multiformis Gallorum Scientia, neque
callidum Barbarorum repperit Ingenium ; fed induftriofi nobilis
Urbis

---

(4) *Touchant la Nobleffe de* Guttemberg, *voiez ci-deffus les Citations* (k) & (l).

II. Part.   G

Vrbis Magunciaci Cives, fcilicet Joannes Gudenberg, *qui, cum omnem Subftantiam fuam propter Artis Difficultatem ferè profudiffet, tandem Auxilio* Joannis Fusth, Joannis Medinbach, *& aliorum Concivium, adjutus, Rem perfecit. Poft quem* Gudenberg, *qui morabatur* zum Jungen, *qui ufque nunc ejus Artis Nomine nuncupatur,* Petrus Opilionis, *id eft* Schöffer, *ejus Gener, Artis Imprefforiæ Dilatator extitit. Qui etiam fuo Tempore multa impreffit Opera. Ecclefiæ Dei quanta provenerit ab hac Arte Vtilitas, quis fufficienter eloqui valebit; dum multi Codices obfoleti, pulverulentis olim reclufi Bibliothecis, nunc impreffi palàm modico feruntur Precio venales?*

Caput XXXIX.

QUINAM LIBRI OMNIUM PRIMI EXCUSI? ET DE TYPOGRAPHICES USU AC ABUSU.

Hollandus antea nominatus Profeffor, Moguntiæ primò excufum ait *Alexandri Galli Doctrinale, Petrique Hifpani Tractatus: Ciceronis* verò *Libros de Officiis* Petrus Ramus: *D. Auguftini Libros de Civitate Dei, Lactantium*que alii apud Genebrardum. Volateranus, Philologiæ Libr. XXXIII, *Jam,* ait, *Divinâ Providentiâ Ingeniorum Immortalitati confultum: quando novo Portento repperit hoc Seculum, non defcribere Libros, fed fingere; ex æneis Characteribus Atramento fcriptorio perfufis Pagina Torcularibus expreffa. Auctores duo è Germaniâ Fratres Romæ cœperunt Anno* m. cccc. lxv.; *primique omnium* Auguftinus de Civitate Dei, *&* Lactantius, *prodiére.*

Ego compertum nihil dum habeo, illud autem fatis fcio, in Libro, quem in Hollandiâ primum fuiffe cufum vult Hollandus, & infcriptum *Speculum noftræ Salutis,* non fuiffe Calvinianæ, Anabaptifticæ, ac fimilium, quæ in eâdem Hollandiâ modo graffantur, Hærefeon Speculum; à quibus, & religiofa quondam Regio, Europaque

paque tota, liberetur, eum oro, qui per Prophetam ſuum (*) dixit:
Eſt Spes noviſſimis tuis ; & revertentur Filii ad Terminos ſuos.
Amen. Ita fiat, Domine Jesu!

At Reverſioni huic, boniſque adeò Moribus obeſſe, non parum
Typographiam cenſet in Libro de hujus Staterâ Guilelmus
Insulanus, Menapius, ità ut ejus pænè Inventionem execretur.
Nimirum ſpeċtat ille, ſicuti & apud Philippum Callimachum in
Oratione de Barbadici Funere, alii nonnulli, Rei alioqui præclaræ
Abuſum : propter quem tamen Uſus haud tollendus aut improban-
dus, ſicuti neque in aliis pœnè Rebus omnibus ; ſed id potius,
quod ſub Libelli ſui Finem ſuadet ille, agendum ut Uſus reċtus
retineatur, pravus coerceatur, quemadmodum fieri jubet SS. Oecu-
menica Synodus Tridentina Seſſ. IV, & ante hanc Lateranenſis ultima Seſſ. X; cujus Verba, cum ſimul Artis Commendationem, ſimul
etiam Modificationem, contineant, non immeritò hunc de Typographiâ Sermonem concludent.

Nos, inquiunt ejus Concilii Patres, *ne id, quod ad Dei Glo-*
riam & Fidei Augmentum, ac bonarum Artium Propagationem
SALUBRITER *eſt inventum, in contrarium convertatur, ac*
Chriſti Fidelium Detrimentum pariat, ſuper Librorum Impreſ-
ſione Curam noſtram habendam fore duximus ; ne de cætero cum
bonis Seminibus Spinæ coaleſcant, vel Medicinis Venena inter-
miſceantur. Volentes igitur de oportuno ſuper his Remedio provi-
dere, hoc ſacro approbante Concilio, ut Negotium Impreſſionis Li-
brorum hujuſmodi, eò proſperetur fœliciùs, quò deinceps Indago
ſolertior diligentiùs & cautiùs adhibeatur : Statuimus & Ordina-
mus, quòd de cætero, perpetuis futuris Temporibus, nullus Librum
aliquem, ſeu aliam quamcunque Scripturam, tàm in Urbe noſtrâ,
quàm in aliis quibuſvis Civitatibus & Diœceſibus, imprimere, ſeu
imprimi facere præſumat, niſi prius in Urbe per Vicarium noſ-
trum, & Sacri Palatii Magiſtrum, in aliis verò Civitatibus &
Diœceſibus, per Epiſcopum, vel alium habentem Peritiam Scientiæ,
Libri ſeu Scripturæ hujuſmodi imprimendæ ab eodem Epiſcopo ad
id deputandum, ac Inquiſitorem Hæreticæ Pravitatis Civitatis,
ſive Diœceſis, in quibus Librorum Impreſſio hujuſmodi fieret, dili-
genter examinentur, & per eorum Manu propriâ Subſcriptionem,
ſub

(*) Jerem. XXXI. 17.

G 2

*fub Excommunicationis Sententiâ, gratis & fine dilatione imponen-
dam, approbentur.*

ADJICIUNTUR Pecuniariæ Pœnæ, quas imitari, ac intendere
aut remittere poffunt Principes ac Refpublicæ omnes, prout quoli-
bet in Loco neceffarium aut utile judicatum fuerit. Si enim Ma-
giftratibus Curæ eft, & meritò eft, ne pro Medicamentis Venena,
vel putrida certè ac evanida in Pharmacopolis Pharmaca fint, ne pro
Mercibus bonis vitiofæ at corruptæ in Foro væneant, quidni & iidem
curent, ne noxii ac venenati à Bibliopolis Libri edantur, vendantur,
ac divulgantur ? *Mala Medicamenta & Venena,* inquit L. *Cæteræ*
FF. *Familiæ ercifcundæ* Ulpianus, *veniunt quidem in Judicium:
fed Judex omninò interponere fe in his non debet. Boni enim &
innocentis Viri Officio eum fungi oportet. Tantumdem debebit
facere & in Libris improbatæ Lectionis, Magicis fortè, vel his
fimilibus. Hæc enim* OMNIA PROTINUS CORRUMPENDA *funt.*
Et fanè non in Apoftolorum modò noftrorum Actis Cap. XIX,
fed apud Gentiles etiam, Flammis corruptos, penitufque abolitos,
perniciales id genus Libros videmus, indicante idipfum Cicerone,
Libr. I *de Naturâ Deorum*; Valerio, Libr. I, Cap. I; Livio, Libr.
IX Decadis III; Tacito, Libr. VI & X Annalium; Seneca, Libr.
X Controverfiarum; aliifque benè multis.

VII. PIE-

VII. PIECE.

HENRICI SALMUTH DE TYPOGRAPHIÆ, SIVE ARTIS IMPRESSORIÆ, INVEN-TIONE, VERISSIMA HISTORIA:

Tirée de fes Commentaires fur l'Ouvrage de GUY PANCIROLLE, intitulé *Rerum memorabilium deperdita-rum, Rerumque memorabilium recens inventarum, Libri II,* imprimez à *Amberg, chés Forfter, en* 1600, 1606, 1612, *en 2 Volumes in Octavo; & puis à Francfort, chés Schon-vetter, en* 1629, 1660, *&c. in Quarto.*

LE Titre XII du II Livre de Pancirolle eft intitulé *De Typo-graphiâ* : & fi jamais le *Titulus prætereaque nihil* fut applicable, c'eft certainement en cette Occafion; vû que, fur un Sujet où il y avoit tant à dire, on ne fauroit être, ni moins éxact, ni plus fec. Cette Séchereffe, qui a fi judicieufement fait dire à Naudé, que *Pancirolle avoit oublié ce qui étoit de fon principal Sujet* (1), a porté Salmuth à l'étendre & l'éclaircir : &, pour cet Effet, il en a donné deux bons Supplémens; l'un, à la Suite de ce Titre XII de Pancirolle, par Forme de Commentaire; & l'autre, à la Fin de l'Ouvrage, par Voie d'Augmentation. C'eft ce dernier, que je vais ajouter ici, comme le plus intéreffant; après avoir obfervé, que, felon Mallinkrot (2), il ne parut pour la prémiere fois, que dans l'Edition de Pancirolle & de Salmuth de 1629.

„ ANNO Domini M. CCCC. XL. & poft, fuit *Moguntiæ* ad Rhe-„ num, quæ tunc adhuc Civitas Imperialis erat, Civis quidam ex „ honeftâ Familiâ prognatus, JOHANNES FAUSTUS Nomine: cujus „ Familiæ etiamnum hodie quidam ex Patriciis Francofurti ad „ Mœnum funt fuperftites (3).

„ HIC

(1) Naudé, Addition à l'Hift. de Louïs XI, *pag.* 233.
(2) De Ortu & Progreffu Typograph. *pag.* 43.
(3) *Voiez ci-deffus la Remarque* (Y).

G 3

„ Hɪc Johannes Fauſtus , pro eo, quo Artes Liberales & Viros
„ doctos proſequebatur , Studio, cum conſideraſſet, Penuriâ Libro-
„ rum, & magnis, qui ad eos deſcribendos requirebantur , Sumpti-
„ bus, multa Ingenia à Studiis abſtrahi atque avocari, de Modo ac
„ Ratione cogitare cœpit, quà minori Labore ac Sumptu, & boni
„ Auctores divulgari ac comparari poſſent.

„ Postquam in eam Rem ſedulò intentus fuiſſet , initio hanc
„ Viam, Ope Divinâ, reperit, ut *Tabulam Abecedariam* Characte-
„ ribus eminentibus Ligno incideret, & ad Impreſſionem formaret,
„ quos etiam Atramento impreſſit. Sed quia Atramentum fluebat,
„ & Characteres confundebat, Re diu Animo volutatâ, craſſam
„ & nigram Materiam adinvenit, & Tabulas illas minoribus Prælis
„ ſubjicere, Libroſque hoc Pacto excudere, cœpit. Quod Opus,
„ quia antehâc incognitum erat, & Tabulæ illæ vili Pretio com-
„ parari poterant, ab omnibus prædicabatur.

„ Unde Occaſionem Fauſtus arripuit, non ſolùm *Donatum* eâdem
„ Ratione integro Ligno incidendi & excudendi, ſed etiam in eam
„ Curam & Cogitationem gnaviter incumbendi, quómodo Artem,
„ quam invenerat, magis ac magis excolere & elimare poſſet; præ-
„ ſertim, quia integras Columnas, ſeu Formas, ut hodie loquun-
„ tur, Ligno incidere nimis moleſtum ac laborioſum erat. Qua-
„ propter hoc Compendium excogitavit, ut priores Aſſeres diſſe-
„ caret, probos Characteres retineret, & detritorum loco alios pe-
„ culiares formaret. Atque itâ Compoſitionem ſeu Coagmentatio-
„ nem Characterum exorſus eſt, tametſi multum Temporis & La-
„ boris in ſingulis Characteribus ſeorſum formandis impendendum
„ videret.

„ Ceterùm, in exercendâ hac novâ Arte, Operis quibuſdam
„ uſus eſt Fauſtus, in quibus fuit Petrus Schæffer Gerns-
„ heimenſis, qui, cùm Heri ſui Inſtitutum percepiſſet, magno illius
„ Artis Studio incenſus eſt: &, quia Ingenio valebat, Animum ad
„ illam amplificandam adjecit, ac ſingulari Dei Inſtinctu Rationem
„ invenit, quâ Characteres Matrici, ut vocant, inciderentur, & ex
„ eâ funderentur. Alphabeto hoc Modo inciſo, Characteres inde
„ fuſos Fauſto, Hero ſuo, oſtendit; quibus ille uſque adeò exhila-
„ ratus eſt, ut ei protinus Filiam unicam deſponderet, ac paulò
„ poſt in Uxorem daret.

„ Quamvis autem etiam in hoc Genere Characterum aliqua
„ Difficultas ſuborta eſſet, propterea quòd Materia mollior eſſet,
„ quàm

,, quàm ut Preſſuræ reſiſtere poſſet: tamen, mox ejuſmodi Mixtura
,, inventa fuit, quæ Vim Præli aliquandiu ſuſtinere potuit.

,, REBUS eò provectis, Socer & Gener Domeſticos ſuos Jure-
,, jurando adegerunt, ut novum iſtud Inventum ſummo Silentio cæ-
,, larent : & Aſſeres, ac Primordia Artis, ipſoſque Characteres li-
,, gneos, Funiculo involverunt atque aſſervarunt, quæ Amicis,
,, quando libuit, oſtenderunt.

,, EODEM Tempore, Moguntiæ commorabatur JOHANNES
,, GUTTENBERGIUS, honeſtis Parentibus natus, qui proximè
,, Fauſti Ædes habitabat. Hic cùm animadvertiſſet, inſignem hanc
,, Artem Typographicam, non ſolùm omnium Ore paſſim celebrari,
,, ſed etiam admodum lucroſam eſſe, Familiaritatem cum Fauſto
,, contraxit: &, quia opulentus erat, Pecuniam ei ad Sumptus ne-
,, ceſſarios obtulit. Quod Fauſto minimè ingratum fuit, quando-
,, quidem comperiebat, Sumptus, quos in eam Artem faciebat, quo-
,, tidie creſcere, & tunc Opus Chartæ pergamenæ imprimendum
,, præ manibus habebat. Quapropter cum Guttenbergio convenit
,, & pactus eſt, ut quicquid in illud Opus impenderetur, communi
,, utriuſque Lucro vel Damno cederet.

,, QUONIAM verò Fauſtus plus inſumferet, quàm Guttenbergius
,, Neceſſitatem poſtulaſſe arbitrabatur, hic dimidiam ſuam Partem
,, exſolvere detrectavit. Quà ex Re cùm Lis orta eſſet, alter
,, alterum Moguntiæ in Jus vocavit, ubi, Partibus auditis, pro-
,, nunciatum fuit : *Si Johannes Fauſtus, interpoſito Juramento, af-*
,, *firmare poſſet, omnem Pecuniam, quam mutuam ſumpſiſſet, in*
,, *commune Opus erogatam, non autem in proprios ipſius Uſus con-*
,, *verſam fuiſſe, Guttenbergium ad ſolvendum obligatum eſſe.* Cui
,, Sententiæ Fauſtus paruit, ſicut ex Archetypo Inſtrumenti, quod
,, etiamnùm ſupereſt, & Anno 1455. 6 Novembris à Johanne Ul-
,, rico Helmaſpergero, Notario, eâ de Re confectum fuit, liquidò
,, demonſtrari poteſt (4).

,, UNDE evidenter apparet, Guttenbergium nequaquam Artis
,, Typographicæ Inventorem & primum Auctorem eſſe (5), ſed aliquot

(4) *Cet Acte même, où le Notaire n'eſt nommé qu'*Ulric Helmasperger, *ſe peut voir ci-deſſus au milieu de la Remarque* (R).

(5) Pierre Schoiffer, Jean *ſon Fils,* & *les Deſcendans de* Fauſt, *lui accordent néanmoins unanimement cet Honneur. Voïez ci-deſſus la Remarque* (E); *les Citations* (214) & (217); & *la III Piéce de cette II Partie, Num. 1.*

„ quot Annis, poſtquàm ea inventa fuiſſet, à Johanne Fauſto in
„ Conſortium adſcitum, Pecuniam ei ſuppeditaſſe.

„ Cùm igitur Guttenbergius ad Sumptus refundendos damnatus
„ fuiſſet, & ex eo Simultates inter ipſum & Fauſtum magis exar-
„ ſiſſent, ille autem interea Artem vidiſſet & didiciſſet, (ſi quidem inter
„ tot Operas, quæ ad eam exercendam requiruntur, fieri non poterat,
„ ut ea diutiùs occultaretur ; quod etiam Deus, procul dubio, no-
„ luit,) Moguntià Argentinam ſe contulit, quò. aliquot ex Operis
„ ſecum attraxit.

„ Post illud Diſcidium, alii quoque, qui apud Fauſtum Artem
„ illam didicerant, eum deſeruerunt, & Francofurtum atque in alia
„ Loca ſe receperunt ; cùm præſertim Anno 1462 Monguntia capta,
„ & priſtinà ſuâ Libertate privata fuiſſet : quo factum eſt, ut hæc
„ Ars præclara omnibus innoteſceret, & publici Uſûs fieret (6).

„ Hæc eſt vera Hiſtoria de primis Initiis & Natalibus Typogra-
„ phiæ, ex vetuſtis Documentis, quæ adhuc extant, petita : quæ
„ ex multis præterea antiquis Libris, illo Tempore excuſis, quo-
„ rum non pauci paſſim reperiuntur, confirmari poteſt. Nam ipſe
„ Johannes Fauſtus, & Miniſter ejus Petrus Schæffer Gernsheim-
„ menſis, ad Calcem Librorum à ſe tunc excuſorum, palàm, &
„ nemine contradicente, profeſſi ſunt, ſe Johannem Fauſtum Artis
„ Typographicæ Inventorem, & ſe Petrum Schœfferum ejus Adju-
„ torem, fuiſſe ; ſicut liquet ex pauculis quæ ſequuntur, qualia per-
„ multa adhuc proferri poſſunt (7) : „ & les Preuves, qu'il donne
de cela, ſont les Souſcriptions d'une *Bible* de 1459 dit-il, des
Offices de Ciceron de 1465, des *Inſtitutions de Juſtinien* de 1476, &
des *Deciſions de la Rote Romaine* de 1477 ; mais, il y a très longtems,
que Mallinkrot a remarqué (8), que cette prétendue *Bible* de
1459 n'eſt autre choſe que le *Durandi Rationale Divinorum Of-*
ficiorum, dont on a vû la Souſcription ci-deſſus, Section XI,
Num. VII.

Selon

---

(6) *Voïez ci-deſſus la Remarque* (R) *vers la Fin*

(7) Salmuth de Typographiæ Inventione veriſſima Hiſtoria, *apud* Pancirolum, *Tom.*
II, *pag.* 311—314.

(8) De Ort. & Progr. Typogr. *pag.* 67.

SELON toutes les Apparences, c'eſt cette même Piéce de Salmuth, qu'on a vû reparoitre en Allemand ſous le Titre de *Wahrafftige Hiſtoria von Erfindung der Buch-Druckerey-Kunſt*, *ex Manuſcriptis* PHILIPPI-LUDOVICI AUTHÆI, imprimée *Typis Blaſii Ilsneri*, *Anno* 1681, *in Quarto*; & qu'ACHILLE-AUGUSTE LERSNER a rimprimée, avec quelques Augmentations, dans le XXVIII Chapitre du I Livre de ſa nouvelle Edition de la *Chronica der Stadt Francfurt am Mayn* de FLORIAN, faite *à Francfort*, *pour l'Editeur*, *en* 1706, *in Folio*: & peut-être ne ſont-elles l'une & l'autre, que la *Relation de l'Origine de l'Imprimerie* attribuée à Jean Fuſt lui-même dans une *Diſſertation Académique* ſur ce Sujet, ſoutenue à Gieſſen en 1711, par THÉOPHILE HAGENBRUCH, ſous la Préſidence d'Immanuel Webberus. Ce qu'il y a de certain, c'eſt qu'elles ſe reſſemblent fort toutes trois.

VIII. PIECE.

DIGRESSION CURIEUSE

SUR

L'INVENTION DE L'IMPRIMERIE,

ET SUR CE QU'ELLE A ÉTÉ PRÉMIÉREMENT REÇUE EN FRANCE PENDANT LE REGNE DE LOUIS XI; PAR GABRIEL NAUDÉ:

Formant tout le Chapitre VII de ſon *Addition à l'Hiſtoire de Louis XI*, imprimée *à Paris*, *chés François Targa*, *en* 1630, *in Octavo*.

JE n'ai voulu exprès faire Mention au Chapitre précédent de l'Impreſſion, qui fut établie en France ſous Louïs XI: parcequ'aiant beaucoup de Choſes à dire ſur icelle, il m'a ſemblé plus à propos de lui vouër & deſtiner ce Chapitre; quoi qu'en effet

II. Part. H elle

elle appartienne à celui que nous venons de quitter (1), comme
étant un des principaux Arguments pour prouver que la Barbarie a
été chaffée & bannie des Efcholes pendant le Regne dudit Roi.

Quando major enim Librorum Copia Mundo?
Quando etiam edendi quævis tam prompta Facultas?
Nec jam Roma Caput Rerum, nec Græcia, tantum
Ingenuas Artes docet emittitque Libellos:
Angulus Europæ omnis habet Mufea Scholafque (*).

Aussi peut-elle être appellée la *Juno Lucina*, qui fait naître tant
de bons Livres, Enfans de notre Efprit; l'Ægéon de ce Siécle,

——— *Centum cui Brachia dicunt,*
Centenafque Manus, ———

avec lefquels il ne ceffe d'écrire & compofer ce qui doit fortir en
Lumiere; ou plus véritablement le Pégafe des Hommes doctes,
qui a faict fourdre la Fontaine des Mufes, dont les Ruiffeaux cryfta-
lins coulent maintenant par toutes les Académies, *quibus magnum*
Literis Lumen, & Veritatis Studiofis Auxilium allatum eft (†):
parce que, comme a remarqué le docte & éloquent Fernel, *Arte*
Librorum Chalcographicâ nil utilius eft ad omnium Difciplinarum
Propagationem; veu que, fuivant l'Epigramme de Robert Gaguin (‡),

Quod cita vix poterat perfcribere Dextra quot Annis
Menfe dat Ars, nec ineft fordida Menda Libro.
Pluris erat nuper Calamo ruganda Papyrus,
Quàm modo prægrandis veniat ipfe Codex.

Ce

(1) Intitulé, *Que la Barbarie a commencé fous Louïs XI a être bannie des Efcholes.*
(*) *Naogeorgus, Libr. I. Satyrar. Sat. I.*
(†) *Gaguinus, Epift. LXXXII.*
(‡) *in Arte metrificandi.*

Ce que Joannes-Antonius Campanus a compris en ce feul Vers:

Imprimit illa Die quantum vix ſcribitur Anno.

D'où le Jurifconfulte Forcatulus (‡) a eu grande Raifon de dire, que *fuperata fuit ferè Munificentia Naturæ Rerum, excogitata Librorum excudendorum Ratione:* & Charion, ou plûtôt Melancthon, en fa Chronique (*), que c'étoit un Don *divinitùs Humano Generi communicatum;* ce qu'Aventinus (†) confirme, l'appellant *magnum ac verè divinum Beneficium, & novum ſcribendi Genus haud dubiè cœlitùs revelatum.*
 Aussi Jean Molinet, qui vivoit lors qu'elle fut trouvée, n'a pas oublié de la ranger au Recueil des Merveilles arrivées de fon Temps:

> *J'ai veu grand' Multitude*
> *De Livres imprimez,*
> *Pour tirer en Etude*
> *Povres mal argentez.*
> *Par ces nouvelles Modes,*
> *Aura maint Ecolier*
> *Decrets, Bibles, & Codes,*
> *Sans grand Argent bailler.*

Or, la grande Utilité s'étant rencontrée conjointe avec une pareille Induftrie en cet Art; *quæ cum omnibus omnium veterum Inventis certare facilè poteft* (‡); & laquelle, comme dit Cardan (§), *nulli niſi Nauticæ Pixidi, nec Utilitate, nec Dignitate, nec Subtilitate, ſecunda eſt:* je m'étonne fort, que, nonobftant toutes fes belles Qualitez & Merveilles, perfonne n'ait été jufques aujourd'hui
 affez

(‡) *Libr. IV. de Imper. & Philoſoph. Gallor.*
(*) *Libr. V.*
(†) *Libr. XVII. Annal.*
(‡) *Bodinus, Cap. VII. Method. ſub finem.*
(§) *Libr. XVII. de Subtilit. initio.*

H 2

aſſez curieux pour en rechercher la vraie Source & Origine (2);
établiſſant quelque-choſe de probable & aſſûré en ce qui eſt déja
comme incertain dans l'Opinion des Hommes, & coupant le Chemin
à cette grande Variété d'Opinions qui s'élevent dans les Ecrits de
ceux, qui, pour n'avoir Coûtume de travailler qu'à peu de Frais &
ſans beaucoup de Peine, ne peuvent auſſi produire que des Redites
ou Contradictions.

QUE s'il faloit rendre la Cauſe de cette Négligence, je l'aurois
bientôt trouvée dans Corneille Tacite, qui l'a touchée au Doigt en
ce peu de Paroles : *Vitio Malignitatis Humanæ Vetera ſemper in
Laude, Præſentia Faſtidio, ſunt* (*). Et, en effet, la plûpart des
Hommes de Lettres ſont tellement tyranniſés par cette merveilleuſe
Antiquité,

—— *Quod Secula tantum*
Aurea Saturni memorant, & nulla rencetis
Gratia Virtutis (†) : ——

de maniere qu'ils ſont même Conſcience de parler des Choſes de
notre Siécle, & croïent ne pouvoir mieux établir leur Crédit &
Réputation, que ſur les vieilles Ruines & Maſures du Capitole.
Iſis & Oſiris ſont leurs Dieux, Evandre & Carmenta leurs Princes,
Ennius le meilleur de leurs Poëtes, les Loix des douze Tables le
prémier de leurs Livres. S'ils écrivent, ce n'eſt que *in Dipthera*,
& en Lettres Hiéloglyphiques, ou Notes de Tyron : s'ils jurent,
c'eſt par le Stix : s'ils combattent, c'eſt pour défendre les Dieux
contre les Géants, ou Hector contre Achilles : s'ils plaident, c'eſt
pour accuſer Ulyſſes de la Mort de Palamedes: que s'ils ſe réjouïſ-
ſent, c'eſt aux Nopces de Pélée: s'ils ſe fachent, c'eſt de la Mort
d'Adonis : s'ils ont Peur, c'eſt du Courroux d'Achilles, ou de la
Fureur d'Ajax: bref, tout ce qu'ils diſent eſt tiré de l'*Odyſſée*, &
ce qu'ils font imité de l'*Iliade* ou des *Métamorphoſes*. Et, cépen-
dant,

(2) *Les Piéces précédentes, dont* Naudé *lui-même a cité quelques-unes, prouvent que
cette Recherche n'avoit point été auſſi négligée qu'il le penſoit.*

(*) *Tacit. Dialogo de antiq. Oratorib.*

(†) *Joſeph Iſcanus, Libr. I. Daretis Phrygii Verſib. redditi.*

dant, toutes les belles Actions de leur Siécle périffent, toutes les Inventions font négligées, les Hommes doctes méprifés; & tout ce qui fe fait aujourd'hui n'eft pas jugé digne de fuivre en queue ce dont les vieux Scholiaftes & Suïdas ont fait Mention; quoi que le judicieux Horace fe foit efforcé, par une Satyre entiere, de les dépaïfer de cette folle Opinion, en leur faifant croire, que

Venimus ad Summum Fortunæ, pingimus atque
Pfallimus, & luctamur, Achivis doctius unctis (*) ;

& que Corneille Tacite leur ait auffi voulu perfuader, *quod non omnia apud Priores meliora, fed noftra quoque Ætas multa laudanda Pofteris tulit.*

Certes, fi Polydore Virgile, Matthæus Lunenfis, Sabellicus, Sardus, & Vincenzo Bruno, qui ont tous particuliérement écrit & recueilli ce que l'on peut dire fur les Inventeurs des Chofes, euffent bien confidéré ces Paroles, ils ne fe fuffent pas amufez à chercher l'Origine & l'Inventeur du Soufflet, du Compas, ou de la Truelle, pour puis après ne parler que fort peu, ou ne rien dire du tout, de l'Impreffion. Et fi Leonardo Fioraventi, & Thomazo Garzoni, qui ont dreffé *lo Specchio*, & *la Piazza univerfale, di tutte le Profeffioni del Mondo*, euffent eu un peu plus de Jugement, ils euffent pareillement fait de plus éxactes & diligentes Recherches fur les Imprimeurs, que fur les Ramonneurs de Cheminées & Cureurs de Puits. Mais quoi! Pancirole même, *in novis Repertis*, & Maïer, au Livre qu'il a fait *de veris Inventis Germaniæ*, femblent avoir oublié ce qui étoit de leur principal Sujet, pour déférer quelque-chofe à cette Paffion des Antiquaires, en ne difant rien de ce nouveau Miracle de l'Induftrie Humaine, lequel néanmoins ils devoient traitter avec plus de Soin & de Diligence.

C'est pourquoi, puis qu'il femble déjà être paffé comme en Coûtume de ne point parler de l'Imprimerie que dans des *Digreffions*, je me licencirai plus volontiers de faire le même en la préfente, où, fans m'arrêter fur la Pratique de cet Art, très-bien décrite en Latin

par

(*) *Horat. Sat. I. Libri II.*

H 3

par Mylæus (*), & en François par Louïs le Roi (†), j'y inférerai feulement ce que j'ai peu apprendre de fon Invention, tant par la Lecture de tous les Auteurs qui en ont écrit, que par une laborieufe Recherche & Infpection de plus de quinze mille vieux Livres en vingt-cinq ou trente des meilleures & plus fameufes Bibliotheques de cette Ville de Paris.

Il faut doncques remarquer, qu'il eft arrivé de l'Impreffion comme de ces deux autres Merveilles découvertes depuis peu, fçavoir, la Bouffole & le Canon. Car, tout ainfi que beaucoup fe perfuadent l'Ufage de l'Eguille Marine avoir été cognu & pratiqué des Anciens, à caufe de ces deux Vers de Plaute (‡),

> *Huc fecundus Ventus nunc eft, cape modo Verforiam,*
> *Hic Favonius ferenus eft, ifthic Aufter imbricus :*

& que pareillement le Canon leur étoit familier, eu égard à ce que Virgile a dit de Salmonée,

> *Vidi & crudeles dantem Salmonea Pœnas,*
> *Dum Flammas Jovis & Sonitus imitatur Olympi :*

& à l'Explication qu'en donne Euftathius fur le XXI. de l'Odyffée; conforme à ce que Suïdas & Agathias ont encore dit de quelques autres femblables Machines faites par deux Ingénieux, nommez Artemifius & Eutropius. Auffi Pomponius Lætus, grand Humanifte, & qui vivoit du Temps que l'Imprimerie fut trouvée, n'a pas manqué d'en avoir la même Opinion : car, écrivant à Auguftin Maphée Thréforier du Pape, & fe plaignant à lui de la Dépravation des Livres, dont il rend plufieurs Raifons ; *Præterea*, ajoûte-t-il, *multos præcipitat inanis Gloriæ Spes, & Libros imprimendi Facultas, multis Sæculis intermiffa, paulò ante revocata.* Ce qu'aiant trouvé en fes Epîtres, il eft vrai que je demeurai en peine fur quelle Raifon il s'étoit fondé, pour avancer cette Propofition, jufques à ce que venant à lire

Mat-

(*) *Libr. II. Hift. Univerf.*
(†) Livr. II. de la Viciffitude des Chofes.
(‡) *In Mercatore, Scena V.*

Matthæus Lunenſis, qui a fait un petit Livre *de Rerum Inventoribus*, je trouvai qu'il étoit de la même Opinion, & qu'il en donnoit pour Preuve S. Cyprian. *Impreſſura*, dit-il (*), *Literarum in Germania poſt Chriſti Adventum comperta fuit*; *nam*, *ante Fidem Chriſtianam*, *Saturnus Literas Italos imprimere docuit*, *ut refert D. Cyprianus in Libello de Idolis.* En quoi je ne puis aſſez admirer la Foibleſſe & Imbécillité de notre Jugement, vû que celui même des grands Perſonnages commet d'ordinaire les plus grandes Fautes & Abſurditez. Car, je vous prie, quelle plus grande peut-on s'imaginer, que d'inférer de ce Paſſage de S. Cyprian, *Hic* (*nempe Saturnus*) *Literas imprimere*, *hic ſignare Nummos*, *primus in Italia inſtituit*, que l'Impreſſion fut pratiquée en Italie du Temps de Saturne, c'eſt-à-dire auparavant qu'elle eût reçu l'Uſage des Lettres, qui y fut porté long-temps après par les Grecs, ſelon Pline & Solin, ou par Evandre, comme veulent Tite-Live & Corneille Tacite ? Mais, quand bien même ce Paſſage de S. Cyprian ſeroit ſans Contradiction, à cauſe d'un ſemblable qui eſt dans Tertullien, & que l'Opinion de Macrobe feroit nulle, qui attribue à Janus l'Invention de la Monnoie ; ne feroit-il pas toutefois plus à propos de l'interpréter de l'ancienne Façon d'écrire avec des petits Poinçons de Fer ſur les Tablettes, & de l'Inſcription qui ſe mettoit à l'Entour ou au Revers des Médailles & Piéces de Monnoie qui étoient ſous la Protection de ces Dieux, que non pas de vouloir impoſer à la Poſtérité, & couronner les Anciens de l'Honneur qui nous eſt deub, par une Gloſe auſſi peu judicieuſe que véritable ?

Il faut doncques tenir pour tout aſſûré, que l'Imprimerie n'a été reçuë & pratiquée en Europe, que du Temps de nos Peres. Mais, comme les Choſes belles & excellentes ſont enviées de tout le Monde, & qu'anciennement il y eut ſept Villes,

Smirna, *Rhodos*, *Colophon*, *Salamin*, *Chios*, *Argos*, *Athenæ*,

qui ſe vantoient toutes de la Naiſſance d'Homere, nommé d'Euſtathius pour cette Raiſon πολύπατρις : de même auſſi chaque Païs, ou plûtôt chaque Ville, ſemble aſpirer à l'Honneur & à la Gloire immortelle de cette Invention.

Or,

(*) *Cap. XII.*

Or, en ce Conflict de diverfes Opinions, il nous faut commencer par celle de Paul Jove, qui a le prémier (*), au moins que j'aïe veu, affûré l'Invention de l'Imprimerie avoir été apportée de la Chine par quelque Marchand, qui, étant fur les Lieux, vît comme elle s'y pratiquoit, & en remarqua diligemment toutes les Circonftances, lefquelles il pratiqua par après étant de retour en Allemagne : ce qui a été depuis confirmé par Garcias ab Horto, Mendoza, Botero, Maphée, Grégoire de Thouloufe, Pancirole, Oforius, & Linfchot, qui tiennent tous comme une Chofe très-certaine & indubitable, cette Invention être fi vieille en la Chine, qu'elle y a été pratiquée de toute Mémoire, fans qu'ils aïent aucune Cognoiffance de fon Autheur, ou du Temps qu'elle y fut trouvée. Quoi que le Pere Trigault, beaucoup plus croïable, pour y avoir long-temps demeuré, en parle avec un peu plus de Circonfpection & de Retenuë en ces propres Termes : *Typographia apud Sinas antiquior eft aliquantò, quàm apud Europæos ; nam à quinque retrò Seculis certum eft ab eis Vfu receptam : neque tamen defunt qui afferunt priùs eâ Sinas fuiffe ufos, quàm in hanc Mortalitatem immortalis fefe Deus abjeciffet.* Quelques autres font d'Advis, qu'elle a été apportée du Cathay en Allemagne, par la Tartarie & Mofcovie : & Génébrard même (†), qui a fouvent écrit à la hâte, maintient qu'elle eft venuë de la Ville de Themiftitan, lors de la Conquête de Méxique par Ferdinand Cortès.

TOUTES lefquelles Opinions font, à parler véritablement, des Conjectures auffi mal prifes & fondées, que celle de Pomponius Lætus, que nous avons ci-deffus réfutée. Car, pour ce qui eft de Paul Jove,

Venalis cui Penna fuit, cui Gloria flocci,

Zuinger lui reproche hardiment (‡), qu'il a inventé cette Fable, pour vanger l'Eglife, des Luthériens d'Allemagne, & fruftrer en defpit d'eux cette grande Région de la Recognoiffance que nous lui devons tous faire de cette belle Invention. Et, encore bien qu'on
ne

(*) *Libr. XIV. Hiftor.*
(†) *Chronogr. fol.* 391.
(‡) *In Theatro.*

ne puiſſe nier, qu'elle n'ait été prémiérement en la Chine qu'en
Europe, perſonne toutesfois ne ſe doit perſuader, qu'elle ſoit
paſſée de ce Païs au nôtre ; veu qu'il n'a été fréquenté que long-
temps après l'An 1440 (3) ; que Marc Paul Vénitien l'auroit auſſi
bien apportée il y a quatre cens Ans, que ce Marchand qui y fut il
n'y en a que cent cinquante ; que les Grecs, Arméniens, Mingré-
lians, Abyſſins, Turcs, Perſiens, Mores, Tartares, n'écrivent encor de préſent leurs Livres qu'à la Main ; & bref, qu'il y a bien
de la Différence de certaines Planches taillées, qui ne marquent que
d'un Côté, à notre Façon d'imprimer. Joint que, comme a fort
bien dit Ariſtote, *nihil prohibet Artes eaſdem à diverſis, vel eodem,
vel etiam diverſo, Tempore, citra ullam Communicationem inveniri.*
RUTGERSIUS (4), en la Réponſe à l'*Hercules Hypobolimæus* (*),
produit la ſeconde Opinion, tirée de la Chronique de Rabby Joſeph, qui eſtime l'Edition avoir commencé par un certain Livre
publié l'An Judaïque 5188, qui répond à celui de Jeſus-Chriſt 1428 ;
ſans toutesfois qu'il nomme, ni ſon Tiltre, ni le Lieu où il a été
imprimé : ce qui pourroit donner occaſion de croire, que c'eſt une
des Réveries familieres aux Ecrivains d'entre ce Peuple (5).

MAIS,

(3) Naudé *a mal-à-propos adopté cela de* Thevet. *Voïez ci-deſſus, Citation* (84).

(4) *C'eſt-à-dire* Joseph Scaliger, *qui s'eſt caché ſous le Nom de* Janus Rutgerſius, *pour publier le Livre que* Naudé *va citer.*

(*) *Confutationis Fabulæ Burdon. pag.* 259.

(5) *Tous ceux, qui ont fait quelque Uſage de cette Indication de* Scaliger, *n'ont ſçu ce que c'étoit que cette* Chronique, *& l'ont mal-à-propos attribuée, ſelon leurs divers Préju-gés, les uns à certain Rabbin, & les autres à certain autre.* Boxhornius *lui-même, qui l'avoit à quatre Pas de chés lui, avoue de bonne-foi,* Theatri Hollandiæ *pag.* 154, *& Differt. de Invent. Typographiæ pag.* 33, *qu'après l'avoir long-tems & vainement cherchée, il s'étoit enfin fortement perſuadé, que ce Rabbin devoit être indubitablement* JOSEPH CAR-RO, *& cette* Chronique *ſon Schilchan aruch ſeu Menſa inſtructa, tiré de l'Arba Turim ſeu IV Ordines R.* Jacob ben Aſcher. *Mais, outre que ce Livre-là n'eſt nullement une Chronique, mais un Livre de Loix & de Cérémonies, il eſt certain, que ce Fait-là ne s'y trouve point.* La Caille, *ſelon ſa Méthode ordinaire de tout confondre & renverſer, dit, Hiſt. de l'Imprimerie, page* 6, *que c'eſt ce Schylan aruch même, qui a été imprimé en* 1428. *Mais,* Carro, *ſon Auteur, n'étoit pas même encore né alors : & la plus ancienne Edition de ſon Livre, inconnue à Mr.* Wolfius, *n'eſt que de* 1537, *à Veniſe, en 2 Volu-mes in Octavo. Voïez le Catal.* Biblioth. Hebr. Lugd. Bat. *pag.* 322. *Pour redreſſer la* Caille, Mr. Wolfius, Biblioth. Hebr. Tom. II. *pag.* 946, *au* Schylchan aruch *a cru devoir ſub-ſtituer l'*Arba Turim *même. Mais, cela n'eſt point exact ; car,* Boxhornius *n'a point eu Deſſein de donner le Titre de la prétendue Edition de Veniſe de* 1428, *mais celui de la* Chronique *qui en fait Mention : & cela fait voir combien il eſt dangereux de ſuivre, ou ſimplement même de conſulter, de mauvais Guides.* Paul Pater, *plus déciſif encore, ne feint*
point

II. Part. I

Mais, comme je ne veux pas nier, qu'il ne se puisse trouver quelque Livre de cette Date, aussi n'accorderai-je pas, qu'il en faille tirer Conséquence pour l'Invention de l'Imprimerie ; d'autant que cela est arrivé par la Faute des Imprimeurs, qui ont mis un 4. au lieu d'un 5., comme il se peut vérifier par beaucoup d'autres Livres où semblable Faute a été faicte : témoins le *Flagellum Bartholomæi Despina in Pomponatium*, imprimé à Venise 1418 ; le *Philonium Valesci de Tarenta*, de l'An 1401 ; le *Nestoris Vocabularium*, de l'An 1407 ; le *Joannes de Tampaco de Consolatione*, de 1366 ; le *Josephe*, qui est en la Bibliotheque du College de Montaigu, de 1400 ; le *Lactance*, que j'ai veu en celle des Célestins, de 1370 ; celui encore qui est en l'Ab-

point d'affirmer, Differt. de Miraculo Germaniæ pag. 10, *que ce Rabbin n'est qu'une pure Fiction de Boxhornius, imaginée pour favoriser sa Cause. Mais, c'est outrer la Critique.* Boxhornius *n'a point eu Dessein d'en imposer, & s'est seulement trompé, en prenant un Rabbin pour un autre. En effet, après beaucoup de Perquisitions absolument inutiles, concevant que cette Chronique citée par* Scaliger *pourroit bien se trouver parmi les Livres qu'il a légués à la Bibliotheque de Leide, ma Conjecture ne m'a point trompé ; & il s'est enfin trouvé, qu'il s'agit-là du Rabbin* JOSEPH HACCOHEN, *& de son* דברי הימים, Divre hajjamim *seu Verba Dierum, i. e. Annales Regum Galliæ & Domûs Osmanicæ, imprimé à* Venise, *chés Cornelio Adelkind, en 314 ou 1554, in Octavo, comme on le voit à la page 313 du* Catalogue de cette même Bibliotheque. *Sûr enfin du Livre qu'avoit cité* Scaliger, *j'ai fait prier Mr.* Schultens *de vouloir bien m'y déterrer le Passage en question : & voici de quelle Maniere ce célébre Professeur en Langues Orientales dans la même Université a eu la Bonté de me le copier, traduire, & accompagner de son Jugement.* In Chronico Regum Franciæ & Domûs Ottomannicæ, Auctore JOSEPH HACCOHEN, quod, ad Annum 1553 pertexitur, ad Annum 1428 hæc extant Verba :

אמר יוסק הכהן גראה כי כבר גמצא הדפום בימי ההם ואני כאיתי
ספר גרפס בויניציאה בשגת שמונה ועשרים וארבע מאות ואלף

id est, *Dicit* Joseph Haccohen: Videtur jam his Temporibus Typographia inventa; nam ipse ego vidi Librum, Typis excusum Venetiis, Anno millesimo quadringentesimo vigesimo octavo. Nihil præterea, quod quidem istam Rem spectet, ibi adjectum. *Testimonium multimodis claudicare videtur. En effet, un pareil Témoignage, donné 125 Ans après l'Evénement, sans l'appuier d'aucune Autorité, sans même nommer le Livre dont on parle, non plus que son Auteur ni son Imprimeur, n'est certainement d'aucun Poids, & ne mérite aucune Considération. Cependant, sur la simple Indication de* Scaliger, *les Défenseurs de la Cause de* Harlem *l'ont tous ardemment adopté, sans qu'on voïe trop bien quel Avantage ils en pourroient tirer. Car, supposé que cette Edition de 1428 éxistât, ce ne seroit nullement à* Harlem, *mais à* Venise, *que reviendroit l'Honneur d'avoir produit le plus ancien Monument de l'Imprimerie. S'il m'est permis d'ajouter ici ce que je pense touchant cette prétendue Edition, je remarquerai, que ce Rabbin pourroit avoir voulu parler de celle de l'Arba Turim, faite à* Piobe de Sacco *dans l'Etat de* Venise, *en 1478 ; & qu'aïant mal lû cette Date, il en aura fait celle de 1428 : Erreur facile, & trop ordinaire, tant dans les Manuscrits, que dans les Imprimez.*

l'Abbaïe S. Germain, de l'An 152 ; &, enfin, l'*Albertus de Re Ædificatoria*, de l'An 1083 ; quoi que tous ceux, qui ont fait imprimer lesdits Livres, n'aïent vécu, comme on peut voir dans Gesner & Tritheme, qu'en l'Année 1500. Dont je m'étonne fort comme Rutgersius a proposé cette Opinion sans la réfuter, veu qu'elle se pouvoit détruire d'elle-même, ou, pour le moins, auffi facilement que les précédentes.

Mais, il s'en présente maintenant une, qui est bien plus forte à combattre, pour être soûtenue & appuïée par Hadrianus Junius docte Médecin, Critique, & Historien, de Hollande, lequel a pris sujet sur la Ville de Harlem de revendiquer à son Païs cette belle Invention, qu'il croïoit lui avoir été volée par celui qui l'a publiée le prémier en Allemagne ; soit qu'il ait voulu tromper tout le Reste du Monde pour favoriser le petit Coin de sa République ; ou qu'en effect il se soit laissé persuader à je ne sçai quels Vieillards qui lui en ont, dit-il, souvent faict le Conte, lequel il a depuis couché en assez beau Latin pour être rapporté en ses propres Termes : joint qu'il nous faudra par après bâtir sur iceux une partie de ce que nous avons à dire contre les Fauteurs de cette Opinion.

Il écrit doncques (*), quoi qu'après beaucoup d'autres Discours, qui tiennent plus du Panégyriste que de l'Historien : *Dicam igitur quod accepi à Senibus Auctoritate gravibus & Reipublicæ Administratione claris, quique à Majoribus suis ità accepisse gravissimo Testimonio confirmarunt, quorum Auctoritas jure Pondus habere debeat ad faciendam Fidem. Habitavit ante Annos centum duodetriginta (6), Harlemi, in Ædibus satis splendidis, Foro imminentibus, è Regione Palatii Regalis, LAURENTIUS JOANNES, Cognomento ÆDITUUS CUSTOSve, is ipse qui nunc Laudem inventæ Artis Typographicæ recidivam justis Vindiciis ac Sacramentis repetit ab aliis possessam & occupatam summo Jure Triumphorum Laureâ majore donandus. Is fortè in suburbano Nemore spatiatus cœpit faginos Cortices principio in Literarum Typos conformare, quibus inversâ Ratione sigillatim Chartæ impressis Versiculum unum atque alterum Animi gratiâ ducebat, Nepotibus Generi sui Liberis Exemplum futurum ; quod ubi fœliciter successerat, cœpit Animo altiora agitare,*

(*) *Cap. XVII. Hist. Batav. pag.* 253.

(6) *C'est-à-dire en* 1447, Junius *reconnoissant, page* 271 *de sa* Batavia, & *à la Fin de son* Epitre Dédicatoire, *qu'il écrit en* 1575.

agitare, primumque omnium Atramenti scriptorii Genus glutinosius tenaciusque, quòd vulgare Lituras trahere existimaretur, cum Genero suo Thoma Petro, qui quaternos Liberos reliquit, omnes fermè Consulari Dignitate functos, excogitavit. Inde etiam Pinaces totas figuratas additis Characteribus expressit, quo in genere vidi ab ipso excusa Adversaria, Operarum Rudimentum, Paginis solum adversis haud opistographis. Is Liber erat vernaculo Sermone ab Auctore conscriptus anonymo, Titulum præferens Speculum *nostræ Salutis, in quibus id observatum fuerat inter prima Artis Incunabula (ut nunquam ulla simul & reperta & absoluta est) uti Paginæ aversæ Glutine commissæ cohærescerent, ne illæ ipsæ vacuæ Deformitatem adferrent. Postea, faginas Formas plumbeis mutavit, has deinceps stanneas fecit, quò solidior minusque flexilis esset Materia, durabiliorque: è quorum Typorum Reliquiis quæ superfuerant conflata Oenophora vetustiora adhuc hodie visuntur in Laurentianis illis quas dixi Ædibus. Faventibus, ut fit, Invento novo Studiis Hominum, quum nova Merx nunquam antea visa Emptores undique exciret cum uberrimo Quæstu, crevit simul Artis Amor, crevit Ministerium, additi Familiæ Operarum Ministri, prima Mali Labes: quos inter Joannes quidam, sive is (ut fert Suspicio) Faustus fuerit, ominoso Cognomine Hero suo infidus & infaustus, sive alius eo Nomine, non magnopere laboro, quòd Silentum Umbras inquietare nolim, Contagione Conscientiæ quondam dum viverent captas. Is, ad Operas excusorias Sacramento ductus, postquam Artis jungendorum Characterum fusilium Typorum Peritiam, quæque alia eam ad Rem spectant, percaluisse sibi visus est, captato opportuno Tempore, (quo non potuit magis idoneum inveniri) ipsâ Nocte quæ Christi Natalitiis solemnis est, Choragium omne Typorum involat, Instrumentorum herilium ei Artificio comparatorum Suppellectilem convasat, deinde cum Fure Domo se proripit. Amstelodamum principio adit, inde Coloniam Agrippinam, donec Maguntiacum perventum est, ceu ad Asyli Aram, ubi quasi extra Telorum Jactum (quod dicitur) positus tuto degeret, suorumque Furtorum apertâ Officinâ Fructum uberem meteret; nimirum ex eâ intra vertentis Anni Spatium, ad Annum à nato Christo* 1442 (7), *iis ipsis Typis quibus Harlemi Laurentius fuerat usus,*

prodiisse

---

(7) *Cette Date, & celle de ci-dessus, ne s'accordent nullement, & forment un Anachronisme de 7 Ans, qui sera réfuté ci-dessous.*

prodiiſſe in Lucem certum eſt Alexandri Galli Doctrinale, *quæ Grammatica celeberrimo tunc in Uſu erat, cum* Petri Hiſpani Tractatibus, *prima Fœtura.* Après quoi, ledit Junius proteſte, que c'eſt-là toute la Vérité de cette Hiſtoire,

> *Quam ſibi non vani, nec erat cur fallere vellent,*
> *Narravére Senes* (*).

Il ſemble toutesfois, que ceux, qui ſont venus après lui, en aïent eu quelque plus particuliere Inſtruction : car, Pierre Bertius, aïant traduit quaſi Mot pour Mot le ſuſdit Paſſage, adjoûte, que ce Livre intitulé *Speculum Salutis* ne fut pas imprimé avec des Lettres ſéparées à la Mode de ceux d'aujourd'hui, mais avec de certaines Planches où toute la Page étoit taillée à la Façon des Images en Taille de Bois. D'où il tire un fort Argument (à ce qu'il dit) pour ſon Païs ; étant bien probable de croire, que ce prémier Deſſein ſi rude & groſſier a été le vrai Commencement de l'Imprimerie, qui s'eſt depuis tellement perfectionnée, que, ſi nous voulons croire à Cardan (†), *videtur Ars hæc Librorum, ceu ad Materiam, ceu ad Pulchritudinem, ceu etiam ad Facultatem, ſpectes, ſummam adepta Perfectionem, ut nec ſi velis plus poſſis optare quàm præſtet, neque ulla alia eſt Ars, cui quidquam addi non poſſe videatur præter hanc.*

Rutgersius a auſſi découvert de ſon côté (‡), que le *Donat*, imprimé à Maïence en 1450, fut contrefaict ſur celui qui avoit été quelque temps auparavant imprimé en Hollande avec les Pages entieres gravées ſur des Planches de Bois ; ce qu'il infere de l'Inſcription ſuivante, qu'un certain Mariangelus mit ſur la Fin du *Donat*, qu'il avoit imprimé : *Impreſſus autem eſt hic* Donatus, *& Confeſſionalia, primùm omnium, Anno 1450. Admonitus certè fuit ex* Donato Hollandiæ *primùm impreſſo in Tabulâ inciſâ* (8).

C'est pourquoi Gaſpar Barlæus a pris ſujet de loüer la Ville de

---

(*) *Ovidius, VIII Metamorph.*
(†) *Libr. XVII. de Subtilit.*
(‡) *in Confutatione Fabulæ Burdonum, pag.* 261.
(8) *Voïez ci-deſſus, touchant ces Editions du* Donat, *la Remarque* (FF), *Num. I, Art.* 1 & 2.

de Harlem fur cette Invention, contre ce qu'en croïent ceux de Maïence:

Invidet excufas populofa Moguntia Mufas,
Quodque meum eft, Laudis jactitat effe fuæ (*).

FINALEMENT, Petrus Scriverius a franchi la Carriere, faifant imprimer un Livre en Langue vulgaire, pour montrer l'Invention de cet Art être vénue de ladite Ville de Harlem, & non point de celle de Maïence; ce qu'il établit, tant par l'Infcription fufdite de Mariangelus, que par un autre Paffage prefque femblable de l'Autheur anonyme d'une *Chronique de Cologne*, écrite en Allemand, & imprimée en 1489. Enfuite de quoi, & pour fe prévaloir ouvertement de cette Opinion, il a été, comme je croi, Autheur de faire peindre ce Laurent Janffon fur la Face extérieure de la Maifon où il demeuroit anciennement, avec cette Epigraphe, accompagnée de quatre Vers, qui font rapportez en cette forte dans Hegenitus, qui a faict & publié fon Voyage en Hollande cette préfente Année 1630.

MEMORIAE SACRUM.

TYPOGRAPHIA

ARS ARTIUM OMNIUM

CONSERVATRIX

HIC PRIMUM INVENTA.

CIRCA AN. CIↃ CCCC XL.

Vana quid Archetypos & Præla, MOGUNTIA, *jactas?*
HARLEMI *Archetypos Prælaque nata fcias.*
Extulit hic, monftrante Deo, LAURENTIUS *Artem.*
Diffimulare Virum hunc, diffimulare Deum eft.

P. S.

VOILA

(*) *Barlæus in Encom. Laudum Holland.*

Voilà toutes les Authoritez & Assûrances, que j'ai peu recueillir pour confirmer cette Opinion, laquelle, aïant été introduite, quoi que sans aucune Preuve légitime & vallable par Junius, a été néanmoins suivie par Bertius, soûtenue par Rutgersius, & authorisée par Scriverius,

———— sua per Mendacia crescens.

Et je ne doute point, qu'à l'advenir elle ne soit confirmée par une infinité d'autres, qui n'auront moins d'Amour & d'Affection pour leur Patrie, que les précédents: & ainsi l'on pourra dire de Harlem ce que Pétrarque disoit autrefois de Paris, sçavoir, que *multa suorum Mendaciis debet* (*).

Mais, néanmoins, afin que ceux, auxquels nous sommes vraiement redevables de cette belle Invention, ne demeurent point envelopez dans l'Incertitude de ces Opinions, & mécogneus de tant de millions d'Ames qu'ils obligent tous les jours, *dum Civitas ad se quæque Famam Rerum gestarum Honorumque fallente Mendacio trahit* (†), j'éxaminerai ingénuement toutes ces Authoritez précédentes: &, puisque Scriverius & ses Compagnons n'ont point douté de combattre pour leur Ville contre le commun Consentement de tous les Historiens & Chronologistes que je produirai ci-après, à plus forte Raison ne doit-on pas trouver mauvais, que j'intervienne pour la Vérité en cette Cause, & qu'étant desinteressé de toute Passion ou Affection, je plaide pour la Ville de Maïence contre ces Messieurs des Païs-Bas. C'est pourquoi, combien que, pour réfuter leur Opinion, il ne soit besoin que de nier cette Traditive que Junius nous a donnée *gratis*, & que les autres ont suivie (comme le *servum Pecus* d'Horace marche toûjours après ceux qui l'ont précédé;) j'éxaminerai néanmoins ce que lui & les autres en ont dict, & montrerai comme ils ne s'accordent, ni entre eux, ni chacun en leur particulier.

Et, pour commencer par Junius, il se contredit manifestement, en ce que, écrivant son Histoire l'An 1575, comme il appert par la Date de son Epistre Dédicatoire, il dit que cent vingt-huit Ans auparae-

---

(*) *Petrarca, Epist. ad Guidonem, Libr. II. Rer. Senil.*
(†) *Livius Libr. VIII.*

paravant, Laurens Janſſon trouva l'Imprimerie, qui fut à ſon Compté l'An 1447: & puis, ſur la fin, il adjoûte, que Jean Fuſt, qui l'avoit volé, imprima à Maïence le *Doctrinal d'Alexander de Villâ Dei* l'An 1442, c'eſt-à-dire cinq Ans auparavant que cet Art eût jamais été inventé.

Vos precor admiſſi Riſum teneatis Amici?

DE-PLUS, je lui demanderois volontiers comme un Homme ſeul peut emporter toutes les Preſſes, Characteres, Caſſes, Chaſſis, & autres Inſtruments, d'une Imprimerie? Ou, quel Beſoin il avoit de s'en charger, puiſque, ſans courir aucun Riſque, il ſe pouvoit honnêtement retirer, en faire & dreſſer de pareils à ſon Païs? Et, derechef, qui empeſcha Laurens Janſſon de faire fondre de nouveaux Characteres, & faire dreſſer d'autres Preſſes, pour retourner à cette ſienne Invention, veu qu'il l'avoit trouvée ſi lucrative, & qu'au reſte il étoit des plus riches & accommodez Citoïens de Harlem? Vous verrez ſans doute, que Jean Fuſt lui avoit auſſi emporté ſon Eſprit, & celui de ſon Gendre Thomas Pieterſen.

MAIS encore, pourquoi n'avons-nous aucun Livre imprimé auparavant 1462 (9), puiſque cette Invention étoit toute accomplie, & au même Etat, que nous l'avons maintenant, dès l'An 1442? Que fit Jean Fuſt pendant ces vingt Années, & pourquoi ſe repoſa-il ſi long-temps après l'Edition de *Donat?*

FINALEMENT, que ſont devenus les Livres qu'avoit imprimé en Hollande ce Laurens Janſſon? Et, ſi tant eſt que l'on y montre encore à préſent quelques Feuilles du *Speculum Salutis*, imprimées ſeulement d'un Côté, pourquoi n'y voit-on auſſi quelques-uns des Livres qui y furent compoſez avec ſes beaux Characteres de Fonte, & à la Mode de ceux que nous avons à préſent?

CERTES, je ne pourrois qu'admirer le bon Eſprit de Janſſon, entre les Mains duquel cette Invention s'étant rencontrée,

Quo primùm nata eſt Tempore, magna fuit.

S'il

(9) *Quelque grand Connoiſſeur de Livres que fût* Naudé, *la plus anciemne Edition, qu'il connût, étoit la* Bible de Maïence de 1462. *Voiez ci-deſſus la Citation* (238).

s'il n'y avoit plus d'Apparence de croire, que le bon-homme Junius, qui ne fe perfuadoit pas qu'on le deût quelque jour éxaminer fi curieufement, en a plûtôt parlé fuivant qu'il le jugeoit à propos pour la Gloire de fon Païs, que pour s'être bien informé de l'Affaire. Mais, encore, il ne s'accorde pas mieux avec fes Compagnons; car, Bertius maintient, que le *Speculum Salutis* ne fut pas imprimé avec des Characteres féparez, mais fur de grandes Pages de Bois, qui étoient toutes d'une Piéce: & Rutgerfius dit le même du prémier *Donat*, qui fut imprimé en Hollande, & puis à Maïence, qui eft tout juftement le Contraire de ce qu'en avoit affûré Junius. De maniere que fi la Divérfité des Opinions dénote la Fauffeté de quelque Doctrine, celle-ci ne peut aucunement être vraie, puis qu'il s'y rencontre tant de Contrariétez.

ET, pour ce qui eft de toutes les autres Authoritez, elles ne concluent guéres davantage que toutes les précédentes: au moins fontelles tellement frelatées, tronquées, foibles, & déguifées, que l'on ne doit à mon Jugement beaucoup s'y affûrer. Car, Hegenitus prend fi peu garde à ce qu'il écrit, qu'en la même Page, où il rapporte cette Infcription de Harlem dattée de l'An 1440, il dit, fans y fonger, que l'Impreffion ne fut trouvée qu'en 1464 (10). Et, pour ce qui eft de Mariangelus, vous ne fçavez fi c'eft lui, ou Alde le jeune, qui parle: joint que Scriverius rapporte cette Infcription du *Donat* d'une autre Façon, y adjoûtant ces Mots, *Admonitus certè fuit* Joannes Fauft, Civis Moguntinus, qui primus excogitavit Artem Typis æreis, *ex Donato &c.*, qui ne font point en celle qui eft alléguée par Rutgerfius (11). Et fi cet Autheur Anonyme de la Chronique de Cologne *eft in rerum naturâ*, il y a bien de l'Apparence, qu'aïant écrit long-temps après ce Mariangelus, il aura fuivi fon Erreur, qui a peut-être pris Source fur ce qu'un Nicolas Janffon, François, fut des prémiers qui s'addonnérent à l'Imprimerie après Jean Fuft & Pierre Schoiffer, faifant merveille à Venife, & ailleurs, d'imprimer quantité de Livres (12), & en très-beaux Characteres, defquels je me puis vanter en avoir veu plus de trente, qui ne cedent

en

(10) *Dans l'Errata du Livre d'Hégénitus cette Date eft corrigée en celle de* 1440. *Ainfi, la Critique de* Naudé *fe réduit à rien.*

(11) Scriverius *n'a ajouté, que ce qui étoit au Commencement du Paffage de* Mariangelus, *& que* Rutgerfius *n'avoit pas jugé à propos de copier.*

(12) *Cela eft réfuté ci-deffus Citation* (291).

II. *Part.* K

en rien aux meilleurs & plus beaux que nous aïons à préfent. De maniere que je devrois être plûtôt crû que Junius, s'il me prenoit Phantaifie de dire, que cette Invention fut trouvée en mon Païs, comme il dit qu'elle le fut au fien. Au moins ne voudrois-je, comme lui, avancer fans Témoins une Chofe fi nouvelle, & de telle Conféquence, afin de n'être point fubjet à me couvrir & défendre de la Calomnie par cette commune Excufe:

> *Nefcio quâ natale Solum Dulcedine cunctos*
> *Ducit, & immemores non finit effe fui.*

CERTES, je puis dire avec vérité, que les deux prémiers Livres, que j'aïe veus de l'Impreffion des Païs-Bas, font une *Morale d'Arifto-te*, que m'a montrée le *Vincent Pinelli* de cette Ville Monfieur des Cordes, fur la Fin de laquelle l'Imprimeur a inféré ces Mots, comme pour Marque d'une grande Nouveauté: *Præfens Liber Ariftotelis de Moribus ad Eudemium, per Leonardum Aretinum de Græco in Latinum traflatus, extitit per Joannem de Weftphaliâ in florentiffi-mâ Univerfitate Lovanienfi refidentem ; non fluviali Calamo, fed Arte quâdam characterifandi moderniffimâ, feliciter confummatus Anno Domini 1475.* Et l'autre eft un vieux Répertoire d'Arnoldus de Hollandiâ de la Ville de Rotterdam, que j'ai veu en la Bibliotheque du Collcge des Cholets, fur la Fin duquel on a inféré quelques Vers, dont voici les plus néceffaires pour notre Sujet:

> *In medium prodeo Gnotofolitos ego,*
> *Tam benè limatus, tantoque Labore politus,*
> *Vt nufquam fimilis ufque modo fuerit.*
> *Hoc Bruxella mihi prætendit Culmen Honoris,*
> *Me Famâ celebri, feque perenne beans,*
> *Virginis à Partu dum fluxiffeut fimul Anni*
> *Mille quadringenti feptuagintaque fex.*

Ce qui monftre bien, que l'Edition n'avoit pas été en ces Quartiers dès l'An 1447, comme nous le veulent perfuader Junius & fes Compagnons.

MAIS,

Mais, ce qui eſt encore plus, j'eſtime, que le *Speculum Salutis*, ni aucun autre Livre, n'a jamais été imprimé avec ces Planches de Bois gravées depuis un Bout juſqu'à l'autre, ſans Diſtinction des Lettres ni des Mots. En quoi je me ſervirai, prémiérement, de l'Authorité de Junius, qui dit tout le Contraire; &, ſecondement, de la Façon des Characteres, qui, pour être ſemblables à l'Ecriture de Main, fort preſſez & entremeſlez de quelques Syllabes, les Lettres deſquelles étoient liées & moulées enſemble, ont deçu & deçoivent encore tous les jours ceux qui ne les contemplent de près, & avec grande Attention & Diligence. Ainſi M. G. (13), Homme de rare & excellente Doctrine, & de très-ſubtil & profond Jugement, m'aſſûroit, il y a quelque temps, d'avoir veu en la Bibliotheque de Sédan un certain Volume compoſé de la ſorte, quoi que j'aïe ſçû depuis avec toute Aſſûrance, que c'eſt le Livre des *Offices de Cicéron*, imprimé l'An 1466., duquel les Lettres ſont auſſi bien ſéparées que célles de cette Page.

Et ne ſert de rien l'Exemple, qu'apporte Rutgerſius (*), de Véronique ou Bérénice Lodronia, Mere de Scaliger, *quæ Horologium ſeu Matutinas Horas Beatæ Mariæ, penes ſe habuit, Pagellis ligneis inciſis impreſſum in Membranis, Literis inter ſe colligatis & connexis, ut Mos ſcribendi eſt Mercatoribus:* parce que, ſuivant la Lettre du Cardinal Madrutio dans Schioppius (†), il n'y a jamais eu de Bérénice en la Famille des Lodroni; & que ces Heures aïant été déchirées par une Levrette, auparavant que perſonne les ait peu voir, il y a bien de l'Apparence de croire, qu'elles n'ont jamais été que dans l'Imagination de Jules-Céſar Scaliger, qui ne nous donne aſſez ſouvent que ſa ſeule Relation pour Preuves de beaucoup d'Hiſtoires & Rencontres, & de celles-là principalement qui regardent lui, ſes Anceſtres, ou ſa Principauté. D'où nous devons conclure avec Cicéron (‡), *quòd Auctoritatem nullam debemus, nec Fidem, commentitiis Rebus adjungere.*

C'est pourquoi, il faut enfin avouër, que l'Impreſſion a commencé

(13) Gaſſendi, *probablement.*
(*) *Confutat. Fabulæ Burdon.* pag. 261.
(†) *Herculis Hypobol.* pag. 116.
(‡) *II. de Divinatione.*

cé en Allemagne ; & que , nonobſtant toutes les Oppoſitions des Hollandois, on ne doit fruſtrer cette grande & ingénieuſe Nation de ce que la Raiſon & l'Authorité de tous les grands Perſonnages, qui vivoient du Temps qu'elle nous a donné cette belle Invention, lui accordent. J'en produirai quelques-uns des plus anciens, pour montrer, que je ne dis rien ſans bonne Preuve, & qu'il n'y a que la ſeule Vérité qui me conduit en ces Recherches.

ROBERT GAGUIN ſera un des prémiers, puiſqu'il fit imprimer ſoubs le Regne de notre Louïs XI ſon *Art Poëtique*, avec l'Epigramme , rapportée au Commencement de ce Chapitre, dont voici les deux derniers Vers:

Hoc tulit Inventum felix Germania Terris,
Artis & Ingenii nobile Schema ſui.

LAURENS VALLE , qui mourut l'An 1465:

Abſtulerat Latio multos Germania Libros;
Nunc multo plures reddidit Ingenio.
Et quod vix toto quiſquam perſcriberet Anno
Munere Germano conficit una Dies.

ANGELUS POLITIANUS (*), qui floriſſoit au même Temps: *Cum tamen ipſi Voces omninò barbaras pro Ciceronianis uſurparent, quas videlicet Excuſores iſti novorum Librorum Teutones perverſiſſimè aliquando effinxiſſent.*

NICOLAUS PEROTTUS (†), qui étoit ſon contemporain: *Volebam Ætati noſtræ gratulari ob novum ſcribendi Genus è Germaniâ nuper ad nos delatum.*

PHILIPPES BEROALDE, encore plus ancien que ces deux précédents (‡):

O

(*) *Epiſt. I. Libr. V.*
(†) *Comment. in Præfat. Plinii.*
(‡) *in Elegiâ de Laudib. Germaniæ.*

O Germania Muneris Repertrix,
Quo nil utilius dedit Vetuſtas,
Libros ſcribere quæ doces premendo!

MARIUS GRAPALDUS, qui fut un de ſes Diſciples (*): *Nu-*
perrimè cœpit utpote me Puero in Crepundiis, Ars olim, ut aiunt,
à Germanis inventa, Ære Literas, & ita Libros Formis, ut vulgò
dicitur, excudendi.

JUNIANUS MAIUS, Cavalier Neapolitain, duquel le Livre (†)
fut imprimé en 1490: *Accedit ad hæc quod Germani ſolerti & in-*
credibili quodam Invento nuper novam quandam Elementorum Cha-
racteres imprimendi Rationem invenerunt, &c.

HENRY BEBELIUS (‡), qui vécut un peu après:

　　　Laude condignâ venerare Vatum
　　Turba Germanos, Studio ſagaci
　　Scripta qui quondam renovare norunt
　　　　　Arte premendi.
　　　Ære quòd quis modico parare
　　Optimos poſſit Veterum Libellos,
　　Hoc dedit nobis meritò colendus
　　　　　Teutonus Orbis.

PAULUS LANGIUS (§) a été pareillement de la même Opinion,
rapportant ces deux Vers de Sebaſtien Brant,

　　Quæ doctos latuit Græcos Italoſque peritos,
　　Ars nova Germano ſurgit ab Ingenio.

ET Matthæus Lunenſis, qui vivoit il y a plus. de ſix vingts Ans,
en

(*) *Libr. II. Dictionarii de Partib. Ædium, Cap. IX, Tit. de Pennâ.*
(†) *De Priſcorum Proprietate Verborum.*
(‡) *Carmine in Laudem Germaniæ.*
(§) *in Chronico Ziticenſi.*

en parle aussi en cette sorte (*) : *Impressura Literarum in Germaniâ post Christi Adventum comperta fuit.*

MAIS, que sert d'en rapporter davantage, & de confirmer, par le Témoignage de quelques Particuliers, ce que tout le Monde assûre être très-véritable? Il vaut mieux passer outre, & voir par qui, & en quelle Ville, elle fut prémiérement inventée & établie, sans nous arrêter toutesfois à l'Opinion du bon-homme Volaterran, qui dit tout naïvement (†), que *duo è Germaniâ Fratres Romæ eam cœperunt Anno* 1465, *primùmque omnium* Augustinus de Civitate Dei, & Lactantius, *prodiére.* D'autant que, s'il est d'Advis par ces Mots, que l'Imprimerie ait commencé à Rome ; & que ces deux Livres aïent été les prémiers de tous imprimez, il se trompe si lourdement, qu'il n'a besoin que d'une ferme Négative pour toute Réponse.

ET encore moins se faut-il ranger du Côté de ceux, qui, faisant une longue Réfléxion sur toutes les belles & grandes Inventions, maintiennent, qu'il est de leurs Autheurs, comme de la Source & Fontaine du Nil,

———— *qui semper inani*
Quærendus Ratione latet, nec contigit ulli
Hoc vidisse Caput (‡) ;

parce qu'après avoir diligemment éxaminé les Opinions même les plus probables, ils n'en peuvent tirer autre Assûrance, si-non que, comme l'on tient pour certain l'Usage du Canon avoir été trouvé en la Ville de Cologne, & celui de la Boussole en Amalphis de Sicile, suivant le Vers assez commun de Panhorme (§),

Prima dedit Nautis Usum Magnetis Amalphis :

aussi peut-on croire, que l'Imprimerie a été prémiérement trouvée à Strasbourg ; mais, de sçavoir par qui, ni en quel Temps, précisé-

(*) *in Libr. de Inventorib. Rer. Cap. XII.*
(†) *Libr. XXXIII. Antrop.*
(‡) *Claudian. in Epigr. de Nilo.*
(§) *in Carmine de ejus Urbis Laudat.*

cifément, ces Inventions nous ont été communiquées, ils croïent qu'il eft également incertain de toutes les trois. C'eft pourquoi, n'attribuant l'Honneur de cette derniere, ni à Fuft, ni à Guttemberg, ni à Mentelin, & encore moins à Regiomontanus, comme il femble que Ramus vueille faire (*), ils le déferent très-volontiers *ignoto Heroi*, ou, pour parler plus ouvertement, à quelque ingénieux Citoïen de Strasbourg, lequel, étant venu par hazard ou autrement en la Cognoiffance de ce Secret environ l'An 1440, & n'étant affez riche ou induftrieux pour le conduire à fa Perfeccion, fe tranfporta, après en avoir fait plufieurs Effais, à Maïence, où il fe découvrit à Guttemberg, riche Homme de ladite Ville, lequel s'étant affocié de quelques autres fit enfin réuffir ce Secret quelque dix ou douze Ans après fa prémiere Invention : ce qu'ils conjecturent, tant de la Diverfité qui fe rencontre encore és Opinions que nous devons alléguer, que du Narré fuivant, faict par Wimphelingus en la Vie de Robert Evêque de Strasbourg. *Sub hoc Roberto*, dit-il, *nobilis Ars Impreffória inventa fuit à quodam Argentinenfi, licet incompletè : fed is cum Moguntiam defcenderet ad alios quofdam fimiliter in hac Arte laborantes Ductu cujufdam Gensfleifch ex Senio cæci in Domò Bonimontis* Guttemberg (*in quâ hodie eft Collegium Jurifarum,*) *ea Ars completa fuit in Laudem Germanorum fempiternam.* A quoi il femble qu'ait auffi voulu butter l'Autheur de cet Epigramme, que j'ai trouvé fur la Fin d'un vieux *Catholicon* (†), & lequel, pour être un des mieux faicts que j'aïe veu à la Louänge de l'Imprimerie, mérite bien d'être inféré en ce Chapitre (14).

Tingere difpofitis Chartas quicunque Metallis
   Cœpit, & infignes edidit Ære Notas,
Mercurio Genitore fatus, Genitrice Minervâ,
   Præditus ætheree Semine Mentis erat.
Non illum Cereris, non illum Cura Lyæi,
   Terrene tenuit non Opis ullus Amor.

                             Copia

(*) *in Proœmio Mathemat.*
(†) Imprimé à Rouen l'An 1499.
(14) *L'Auteur de cette Epigramme eft* Jérome Bononius, & *il l'avoit mife à la Tête de* l'Ortographia Latina Joannis Tortellii, *imprimée à* Vicence, chés Herman Lichtenftein, dès 1480, in folio.

Copia Librorum cupidis modo rara Latinis
   Cum foret, Auspiciis illius ampla venit.
Improbus innumeris Librarius ante Talentis
   Quod dabat, exiguâ nunc Stipe vendit Opus.
Historiæ venêre Titi, se Plinius omni
   Gymnasio jactant, Tullius, atque Maro.
Nullum Opus, ô nostri felicem Temporis Artem!,
   Cellat in arcano Bibliotheca Situ.
Quem modo Rex, quem vix Princeps modo rarus habebat,
   Quisque sibi Librum Pauper habere potest.

Mais, en effet, cette Opinion ne me semble pas assez bien appuïée, pour être suivie & préférée à toutes les autres; parce que, comme il est bien vrai-semblable, l'Autheur de cet Epigramme s'est servi de son *quicumque*, pour ne s'entremettre du Différent qui étoit déjà entre les Historiens touchant Jean Fust & Guttemberg: & le Passage de Wimphelingus se peut détruire facilement par un autre tiré de son Histoire, que nous rapporterons ci-après en parlant de Strasbourg.

Je trouve doncques, quant à ce qui est des Opinions les plus communes & vrai-semblables, que la plûpart des Autheurs attribuent cette Invention à la Ville de Maïence, & ce en trois diverses Façons.

Car, les uns n'en nomment point l'Autheur, comme Hermanus Schedel en sa *Chronique des Chroniques* (*), imprimée il y a plus de cent Ans, où il dit simplement, que *hanc Artem apud Moguntiam Rheni Urbem* 1440. *inventam fuisse aiunt.* En quoi il a été suivi par Erasme sur la IX Epistre de S. Paul (15) *ad Gerontiam*; Tritheme, en l'Homélie VII du I Livre des Exhortations, & en la XLII de ses Epistres familieres; Altamerus sur la Description d'Allemagne faicte par Corneille Tacite; & Conradus Celtès, duquel nous avons ce Distique:

    Jamque Moguntiacam vastus te flectis ad Urbem,
     Quæ prima impressas tradidit Ære Notas.

                                Les

(*) *Fol.* 152.
(15) de St. Jérome.

Les autres difent, que ce fut Jean Guttemberg ou Gu-
demberch: entre lefquels font le fufdit Tritheme, en fa *Chronique* (*); Polydore Virgile, Chap. VII du Livre II; Brufchius, au
Catalogue des Evêques de Maïence; Salmuth fur Pancirolle; & Sa-
bellic, en fes *Enneades* (†), où il affûre, que *Commentum Teutonicum
fuit, Inventi Auctor Joannes Guttembergius, Equestri Vir Dignitate, Moguntiæque Res primùm tentata est.*

Et les derniers maintiennent, que ce fut Jean Faustius, ou
Fust, ou Faustus; qui a été l'Opinion d'Aventin, Livre XVII de
fes *Annales*; Chrétien Macée, en fa *Chronique*; Pierre Appianus, en
la II Partie de fa *Cofmographie*; Génébrard, Livre II de fa *Chronique*; Ramus, au II Livre du *Proëme des Mathematiques*; Vigner,
Tome II de fa *Bibliotheque*; Pafquier, en fes *Recherches*.

Et, finalement, cette même Opinion eft encore confirmée par l'Infcription que Serarius (‡) dit avoir leue derriere la vieille Edition
des *Chroniques* de Tritheme, & qu'il me femble à propos de rapporter ici, quoi que fort longue; parce qu'elle eft de Conféquence,
& narrative de tout le Procédé de Jean Fuft & de fes Compagnons.
Elle eft doncques telle. *Impreffum & completum eft præfens Chronicorum Opus Anno 1515. in Vigiliâ Margaretæ Virginis, in nobili famofâque Urbe Moguntinâ, hujus Artis Impefforiæ Inventrice primâ, per Joannem Schoffer, Nepotem quondam honefti Viri
Joannis Fuft, Civis Moguntini, memoratæ Artis primi Auctoris,
qui tandem imprimendi Artem proprio Ingenio excogitare cœpit
Anno 1450. Indictione 13. regnante Frederico III. præfidente fanctæ
Moguntinæ Sedi R. D. Theodorico Pincerna de Erbach Principe
Electore. Anno 1452. perfecit deduxitque eam in Opus imprimendi,
Operâ tamen ac multis neceffariis Inventionibus Petri Schoiffer de
Gernsheim, Miniftri, fuique Filii adoptivi, cui etiam Filiam fuam,
Chriftinam Fufthin, pro dignâ Laborum & multarum Adinventionum Remuneratione, Nuptui dedit. Retinuerunt autem hi duo jam
prænominati, Joannes Fufth, & Petrus Schoiffer, hanc Artem in fecreto (omnibus Miniftris & Familiaribus eorum, ne illam quoquo-
modo manifeftarent, Jurejurando aftrictis) quoad tandem, Anno 1462,*
per

(*) *ad Annum* 1450.
(†) *Libr. VI. Enneade X.*
(‡) *Cap. XXXVIII. Urbis Mogunt.*

II. Part.   L

per eofdem Familiares, in diverfas Terrarum Provincias divulgata,
haud parum fumpfit Incrementum. Je croi toutesfois, que ce bon
Nepveu a voulu déférer plus d'Honneur à fon Oncle Jean Fuft (16),
qu'il n'en avoit jamais defiré; veu que, és Infcriptions de quatre Livres beaucoup plus anciens que ces Chroniques, il ne fe qualifie
point abfolument Inventeur de cet Art: mais, cette Loüänge lui a été
donnée par fes Defcendans, qui étoient bien aifes de fe flatter en
la Gloire de leurs Ancêtres.

Tout ainfi que Jean Mentelin ou Mentel, qui en tra-
vailla le prémier à Strasbourg, eft qualifié, par fes Héritiers, Inventeur d'icelle, comme l'on peut voir par leurs Armes mifes fur la
prémière Feuille de l'*Onomafticon Othonis Brunsfelfii,* imprimé
audit Strasbourg par Jean Schot 1543, dans lefquelles il y a un
Lyon couronné, & le Cafque timbré de même, avec cette Infcription à l'entour: *Infigne Schottorum Familiæ, ab Frederico Roma-*
norum Imperatore tertio, Joanni Mentelin primo Typographiæ In-
ventori ac fuis conceffum, Anno Chrifti millefimo quadringentefimo
fexagefimo fexto.

Apre's quoi, il nous faut defcendre à l'Opinion de ceux qui
tiennent pour très-certain & affûré, avec Wimphelingus (*), qui
écrivoit en 1511, que Joannes Guttenberg, *Argentinenfis,*
primus Artem Impreffioriam in Urbe Argentinenfi invenit,
inde Maguntiam veniens eandem feliciter complevit: qui eft
auffi celle que nous fuivrons, comme la plus véritable, & de laquelle Serarius même femble demeurer d'accord en la Defcription de la Ville de Maïence, avec Sethus Calvifius (†), (qui fait
ce Guttemberg Orfèvre, & non Chevalier, fuivant la commune
Opinion (17);) comme auffi Joannes Arnoldùs Bergellanus (‡),
Autheur ancien, curieux, & fort diligent, qui dit expreffément,
après Fulgofe (§), l'Autheur du Supplément de l'Abbé d'Ufperge,
Biblian-

---

(16) Jean Schœffer *n'étoit pas* Neveu, *mais* Petit-Fils, *de* Jean Fuft, *qui par confé-*
quent n'étoit pas fon Oncle, *mais fon* Grand-Pere.

(*) *Cap. LXV. Epitom. Rerum Germanic.*

(†) *in Chronol.*

(17) *Touchant la Condition de* Guttemberg, *voïez ci-deffus les Citations* (k) & (l).

(‡) *in Encomio Calcograph.*

(§) *Libr. VIII. Cap. XI.*

Bibliander (*), Verdier (†), & beaucoup d'autres, qu'il n'eſt beſoin de rapporter :

> *Sed, te ne fallat mendacis Opinio Vulgi,*
> *Illius referam quæ ſit Origo Rei.*
> *Clarus Joannes en Gutembergius hic eſt,*
> *A quo ceu vivo Flumine manat Opus:*
> *Hic eſt Aonidum Cuſtos fidiſſimus, hic eſt,*
> *Qui reſerat Latices quos Pede fodit Equus.*
> *Quam Veteres nobis Argenti Voce notarunt*
> *A Puero fertur ſuſtinuiſſe Virum.*
> *Illa ſed huic Civis largita eſt Munera grata,*
> *Cui clarum Nomen Mogus habere dedit :*
> *Primitias illic cœpit formare Laboris,*
> *Aſt hic maturum protulit Artis Opus.*

De maniere que l'Honneur de cette merveilleuſe Invention ſe doit ſans conteſte rapporter à Jean Guttemberg, de la Ville de Strasbourg : lequel, aïant tâché, quoi qu'en vain, de la faire réüſſir à ſa Perfection en ladite Ville, ſe tranſporta enfin à celle de Maïence, où il demeura tout le reſte de ſes Jours, y aïant obtenu le Droit de Bourgeoiſie ; d'où vient qu'il eſt appellé *Moguntinus* dans beaucoup d'Autheurs, & même en cette Inſcription, qui fut miſe l'An 1507 (18) ſur la Maiſon où il avoit demeuré en ladite Ville.

JOANNI

(*) *Libr. de Ratione communi omnium Linguar.*

(†) Livre VIII. de ſa Proſopographie.

(18) Serarius, Rcr. Mogunt. *pag.* 159, *dit* 1508 : & *ſon Témoignage eſt plus recevable que celui des autres, vû qu'il écrivoit, non-ſeulement à* Maïence, *mais même l'Hiſtoire de cette Ville.*

L 2

JOANNI GUTTEMBERGENSI MOGUNTINO, QUI PRIMUS OMNIUM LITERAS ÆRE IMPRIMENDAS INVENIT, HAC ARTE DE ORBE TOTO BENE MERENTI, IVO VINTIGENSIS (19) HOC SAXUM PRO MONUMENTO POSUIT.

OR, s'étant ainſi établi à Maïence, il continua de travailler à l'Accompliſſement de cette ſienne Entrepriſe; mais, avec de ſi grands Frais, que, ne les pouvant ſeul ſupporter, il fut contraint de s'aſſocier avec un Libraire de la même Ville, qui s'appelloit JEAN FAUST ou FUST (20); lequel, aſſiſté d'un ſien Parent nommé PIERRE SCHOIFFER de Gernshein, ou OPILIO, qui trouva le prémier les Poinçons & Matrices, mit enfin cet Art en Pratique. Ce que ledit Arnoldus Bergellanus a exprimé fort gentiment en ces Vers.

Addidit huic Operi Lucem Sumptumque Laboris
   Fauſtus, *Germanis Munera fauſta ferens.*
Et levi Ligno ſculpunt hi Grammata prima,
   Quæ poterat variis quiſque referre Modis.
Materiam bibulæ ſupponunt inde Papiri,
   Aptam quam Libris Littore Nilus alit.
Inſuper aptabant mittit quas Sepia Guttas,
   Reddebat preſſas ſculpta Tabella Notas.
Sed, quia non poterat propriâ de Claſſe Character
   Tolli, nec variis Uſibus aptus erat,
Illis ſuccurrit Petrus *Cognomine* Schæfer,
   Quo vix cœlando promptior alter erat.

Ille

(19) Wittigiſis. *Voiez ci-deſſus la Remarque* (O).

(20) Naudé *eſt le ſeul, que je ſache, qui lui donne cette Profeſſion. Les autres en font un Orfevre. Voiez ci-deſſus Citation* (s).

Ille fagax Animi præclara Toreumata finxit,
  Quæ fanxit Matris *Nomine Pofteritas:*
Et primus Vocum fundebat in Ære Figuras,
  Innumeris cogi quæ potuére Modis.

Et, un peu après, venant encore à parler de cette Société & Triade vraiement héroïque, il la comprend en un feul Diftique :

Illo primus erat tunc Gutembergus *in Albo,*
  Alter erat Fauftus, *tertius* Opilio.

Or, à propos de ce Petrus Schoiffer, qui inventa les Poinçons & Matrices, il ne faut obmettre de remarquer en paffant l'Erreur de Ramus (*), & de Claude Duret (†), qui tiennent qu'elles font venues de l'Invention de Regiomontanus : aïans fi peu pris garde au Lieu de Cardan (‡) fur lequel ils fe fondent, qu'ils n'y ont pas remarqué, que c'eft des Ephémérides qu'il parle, & non pas des Matrices des Lettres & Characteres ; & qu'encore n'en attribue-t-il pas tant l'Invention à Regiomontanus qu'à Purbache, ou quelque autre grand Mathématicien qui l'avoit précédé.

Mais, pour revenir à nos trois prémiers & principaux Autheurs de l'Impreffion, je me perfuade, & il eft bien à croire, qu'ils firent une Infinité d'Epreuves & Maculatures, auparavant que d'avoir tout juftifié & affemblé leurs Inftruments; après quoi, ils commencérent enfin d'en compofer, non les *Offices de Cicéron*, comme ont voûlu Ramus, Befoldus, Pafquier, Duret, & tous les Autheurs fans en excepter aucun, au moins que j'aïe veus, mais une grande *Bible in folio*, qui fut achevée l'An 1462, comme il eft porté par cette Infcription mife fur la Fin d'icelle : *Præfens hoc Opus finitum ac completum, & ad Eufebiam Dei induftriè in Civitate Moguntinâ per Joannem Fuft Civem, & Petrum Schoiffer de Gernsheim Clericum Diocefis ejufdem, eft confummatum Anno Incarnationis Domi-*

(*) *Libr. II. Proœm. Math.*
(†) Chap. LXXXIV. de fon Tréfor des Langues.
(‡) *Libr. 12. de rer. varietat. cap.* 69.

Dominicæ 1462. *in Vigiliâ Aſſumptionis glorioſæ Virginis Ma-*
riæ (21).

S u r quoi nous devons prémiérement remarquer, que le Charactere, dont fut compoſée cette *Bible*, (que j'ai vûë & conſidérée
diligemment en cette Ville, dans la Bibliotheque de Sainĉte Croix
de la Bretonnerie, où elle eſt imprimée ſur Velin, & reliée en
deux Volumes *in folio*,) étoit ſi ſemblable à l'Ecriture de Main
que l'on faiſoit en ce Temps-là (*), que ledit Jean Fuſt, en aïant
apporté grand Nombre à Paris pour les diſtribuer, la plûpart deſquelles auſſi étoient ſur du Velin, & ornées de grandes Lettres &
Vignettes d'Or, il les vendit au commencement pour manuſcriptes,
& ne les bailloit à moins de ſoixante Ecus Piéce. Mais, venant par
après à les lâcher à vingt ou trente, & ceux qui en avoient acheté
des prémiers, s'étant apperçus, qu'elles étoient en trop grand Nombre, & trop ſemblables, pour être écrites à la Main, ils intentérent
Aĉtion de Survente contre lui, & le pourſuivirent ſi chaudement,
que, s'étant ſauvé de Paris à Maïence, & ne s'y trouvant pas en
aſſez grande Sûreté, il paſſa à Strasbourg (22), où il demeura
quelque temps, & enſeigna ſon Art à Jean Mentelin, Habitant de
ladite Ville, qui y eut pour ſes Succeſſeurs Adolphus Ruſchius,
& Martinus Flaccus, deſquels fait mention Wimphelingus (†).

S e c o n d e m e n t, que tous les Autheurs ſe ſont trompez, aſſû-
rant, comme j'ai déjà dit, que le prémier Livre, qui a été imprimé, eſt celui des *Offices de Cicéron*; croïant peut-être en avoir aſſez
de Preuves par le Diſcours que Jean Fuſt a inſéré ſur la Fin dudit
Livre en ces propres Termes, que jai copiés ſur celui que Monſieur Rigault a pris la Peine de me montrer en la Bibliotheque
Roïale, & trouvez ſemblables à ceux qui ſont rapportez dans Paſquier, Ramus, & Beſoldus : *Præſens Marci Tullii clariſſimum*
Opus Joannes Fuſth, Moguntinus Civis, non Atramento, fluviali
Cannâ neque æreâ, ſed Arte quadam perpulchrâ, Manu Petri de
Gerusheim Pueri mei, feliciter effeci finitum Anno 1466. *Die* 4. *Menſis*
Februarii. Mais, cette Raiſon n'eſt pas ſi conſidérable qu'ils pen-
ſent,

---

(21) *Voïez ci-deſſus la Citation* (238)
(*) *Joannes Walchius*, apud *Beſoldum Diſſertat. de Typographiâ.*
(22) *Voïez, ſur toute cette Avanture, la Remarque* (Q).
(†) *in Epitom. Rerum Germanicar.*

fent, d'autant qu'il fe trouve plufieurs autres Livres avec femblables Dictons, qui, toutesfois, n'ont été imprimez que quinze ou vingt Ans, voire même trente & quarante, après ladite *Bible*. Ainfi la *Morale d'Ariftote*, imprimée à Louvain 1475, a le Dicton que nous avons rapporté ci-deffus (23) : ainfi lifons-nous fur la Fin des Conféquences de Martin Magiftri, *Has Confequentias Antonius Denidel, in Artibus Magifter, nec non Civis Parifienfis in Monte Sancti Hilarii, primâ concurrente Caufâ, miro Charactere exaravit, Anno* 1501 : ainfi l'Imprimeur des *Commentaires de Dorp* fur la *Somme de Petrus Hifpanus*, dit, qu'aïant Pitié de la Jeuneffe, il l'a voulu aider, *hac Arte cœlitus demiffâ*. Bref, nous rencontrons fouvent des Livres compofez *Calamo aheno, Arte novâ characterifandi, Literis fufilibus, & Paginis ferratis*, qui ne repréfentent rien moins que le prémier Temps de l'Edition. Ce qui eft arrivé, comme j'eftime, parce que l'on avoit coûtume de mettre ces Eloges fur la Fin des Livres qui fortoient les prémiers de la Preffe, lorfqu'elle étoit établie en quelque Ville : voire même chaque Libraire en faifoit autant à celui qui avoit le prémier roullé dans fon Imprimerie, pour lui fervir de Bouchon, & faire Envie aux Marchands ; de quoi nous apporterons encore d'autres Exemples en la Suitte de ce Difcours.

O R, je ne fçai fi Jean Fuft imprima d'autres Livres que ces deux précédents, fçavoir, la *Bible*, & les *Offices de Cicéron* (24); mais, il y a bien de l'Apparence, qu'il n'en fit guéres d'autres, parce qu'ès *Epiftres de S. Hierome*, imprimées de fa Lettre & à fa Façon, que l'on m'a montrées dans la Bibliotheque de S. Victor, & en celle de l'Abbaïe S. Germain, je ne trouve au derriere que le Nom de fon Gendre ou Nepveu Pierre Schoiffer, en cette forte : *Eft autem præfens Opus Arte Impefforiâ feliciter confummatum per Petrum Schoiffer de Gernsheim, in Civitate nobili Moguntinâ, cujus Nobilitati Vir B. Hieronymus, fcribens ad Gerontiam de Monogamia, Teftimonium perhibet fempiternum multis millibus Incolarum ejufdem in Ecclefiâ pro Fide Catholicâ Sanguine proprio laureatis.*

Huic

(23) *Pag.* 264. NB. ici page 74 de cette II Partie.

(24) *Voiez ci-deffus la Citation* (258).

Huic Laudatori reddit Moguntia Vicem,
Tot fua Scripta parans Ufibus Ecclefiæ.

Anno Domini 1470. *Die* 7. *Septembris.* Comme auffi il n'y a que lui de nommé en cette Datte du *Valere Maxime* de fon Impreffion, qui eft en la Bibliotheque de Meffieurs du Puy : *Præfens Valerii Maximi Opus præclariffimum, in nobili Urbe Moguntinâ Rheni, Anno* 1471. *xviij. Kalendis Juliis per egregium Petrum Schoiffer de Gernsheim, Artis Impefforiæ Magiftrum, feliciter eft confummatum.* Non plus encore qu'au *Scrutinium Sacræ Scripturæ,* que j'ai parmi mes Livres, avec cette Infcription : *Anno Domini* 1478. *ad vij. Idus Januarias R. in Chrifto Pat. D. D. Diethero Archipræfule Moguntino, in nobili Civitate Moguntia, Petrus Schoiffer de Gernsheim, Arte magiftra, fuis confignando Scutis, feliciter finivit.* Et c'eft tout ce que j'ai peu voir des deux prémiers Imprimeurs du Monde, Jean Fuft, & Pierre Schoiffer.

CEPENDANT, leur Secret, qu'ils cachérent diligemment jufques à ce que la *Bible* fût achevée, fe divulga incontinent après, & leurs Serviteurs, devenus Maîtres, l'établirent & pratiquérent en diverfes Villes où ils fe retirérent.

ROME fut une des prémieres où la Preffe roula par le Moïen d'un *Uldaricus Gallus,* qui donna fujet à l'Evêque Joannes-Antonius Campanus (lequel fe rendit Corrécteur de fon Imprimerie) de compofer cet Epigramme à fa Louänge, rapporté par Faernus (*), & inféré fur la Fin des *Philippiques de Cicéron,* imprimées par ledit Uldaricus fans Datte de l'Année, mais néanmoins, cómme il eft à croire, auparavant l'An 1470.

Anfer Tarpei Cuftos Jovis, unde quod Alis
  Obftreperes, Gallus cecidit, Ultor adeft
Uldaricus Gallus, ne quem pofcantur in Ufum
  Edocuit Pennis nil Opus effe tuis.
Imprimit ille Die quantum vix fcribitur Anno,
Ingenio haud noceas, omnia vincit Homo.

Je

(*) *in Vitâ Campani.*

Je retrancherai toutesfois librement cet Uldaricus de notre Nation Françoife, pour déférer quelque-chofe à ceux qui maintiennent que fon propre Surnom étoit *Han*, lequel fignifie en Allemand un Coq, comme *Melanchton* Terre noire, *Hus* une Oye, *Reuchlin* de la Fumée, & *Fufch* un Renard.

Ce qu'étant affez vrai-femblable, je pafferai légérement par deffus cette Faute de Campanus, & demeurerai d'accord avec tous les Allemands, que ce fut un des leurs, qui imprima le prémier des Livres en la Ville de Rome (25), lefquels Volaterran eftime avoir été ceux de *Lactance* & le *S. Auguftin de la Cité de Dieu*, que Anthoine Verdier (*) dit être gardez curieufement en la Bibliotheque de Louïs Gomez Évêque de Sarno : en fuitte de quoi il y imprima encore *Tite Live*, *Quintilien*, & les *Tufculanes* & *Philippiques de Cicéron*; continuant toùjours à y travailler, jufques à ce que *Conradus Sweynheym* & *Arnoldus Pannartz* y arrivérent, qui firent bien rouller la Preffe d'autre Façon que n'avoit faict cet Uldaric Han, imprimans toutes fortes de bons Livres, avec ces Vers pour marquer leur Nom & leur Demeure, que j'ai veus fur la Fin d'un *Continuum five Catena D. Thomæ in Evangelia*, en la Bibliotheque du College de Montaigu, & des *Oeuvres de S. Léon* en celle des Céleftins.

Afpicis illuftres, Lector, quicunque Libellos,
  Si cupis Artificum Nomina noffe, lege.
Afpera ridebis Cognomina Teutona forfan:
  Mitiget Ars Mufis infcia Verba Virûm.
Conradus Sweynheym, Arnoldus Pannartz*que Magiftri*
  Romæ imprefferunt talia multa fimul.
Petrus *cum Fratre* Francifco Maximus *ambo*
  Huic Operi aptatam contribuére Domum.

        M. CCCC. LXX.

                                          DE

<hr>

(25) Naudé *fe trompe. On fait que ce furent* Sweynheym & Pannartz, *dont il va parler;* Voiez ci-deffus, Section XII, Num. IV.

(*) Chap. III. Livre II. de fes Diverfes Leçons.

De Rome, elle passa à Naples (26), par le moïen d'un *Sixtus Rufinger*, Habitant de Strasbourg, qui commença d'y travailler l'An 1471; & se mit si avant, à ce que dit Wimphelingus, aux bonnes Graces du Roi & de toute la Noblesse, que, s'il n'eût préféré le Retour en sa Patrie aux grandes Récompenses qu'on lui faisoit tous les jours, il n'eût jamais manqué d'être pourvû de grands Bénéfices ou de telles autres Charges qu'il eût peu desirer.

Au même Temps, *Nicolas Janson*, François, s'établit à Venise (27), où il fit merveille d'imprimer avec un Charactere si agréable, carré, & bien rempli, que je ne croi pas que nous en aïons maintenant de plus beau: recours à son *Pline* de l'An 1472, duquel j'ai veu deux Exemplaires, l'un en la grande & magnifique Bibliotheque de Mr. le Président de Mesme, & l'autre en celle de Mr. de Thou: recours encore à ses *Epîtres de Cicéron* in folio de l'An 1471, à son *Macrobe* de la même Année, à son *Justin* de 70, *César* de 71, *Aulugelle* de 72, *Solin* de 73, *Diogenes* de 76, & à ses *Vies de Plutarque* de 78, qui sont tous de vrais Chef-d'Oeuvres de l'Imprimerie.

En quoi il fut aussi secondé par un autre François, nommé *Jean de Rubeis*, qui imprima à Venise l'An 1474 le *Dionysius Halicarnasseüs*, & en 1476 la *Lecture de Dominique de Sancto Geminiano* sur le Sixieme des Décrétales, mais d'un Charactere beaucoup plus rude & inégal.

Il y avoit toutesfois, dès l'An 1470, deux Allemands en laditte Ville, sçavoir *Jean de Cologne* & *Wendelinus de Spire*, qui y imprimérent les *Comédies de Plaute*, l'*Eusebe*, le *Quinte-Curse*, les *Apophtegmes de Plutarque*, le *Corneille Tacite*, l'*Appian*, & plusieurs autres Livres.

Quelque vingtaine d'Années par après, *Alde Manuce* y vint dresser ses Presses, & commença de travailler à la Perfection, non seulement sur les Autheurs Latins, mais encore sur les Grecs, qui avoient bon Besoin de son Industrie, pour n'avoir été maniés que fort grossiérement par les autres, comme on peut voir, tant par le *Psaultier*

---

(26) Venise, & diverses autres Villes d'Italie, reçurent l'Imprimerie avant Naples, qui ne commença qu'en 1471. Voiez la Liste de la Section XII, jusqu'au Num. XX.

(27) Il y fut prévenu par Jean de Spire, qui y imprima les Epistolæ Ciceronis ad Familiares dès 1469. Voiez la Liste de la Section XII, Num. VII.

tier Grec-Latin, imprimé à Milan 1483, qu'encore par l'*Ethymologicum Magnum* publié à Venife l'An 1499 chez *Nicolas Blaftus* de Crete, & la *Méthode de Galien* de l'An 1500 chez le même, que l'on tient avoir été le prémier Livre imprimé en Grec des Oeuvres dudit Autheur.

Et, puifque nous fommes maintenant fur le Grec, il faut remarquer, que *Janus Lafcaris* Rhyndacenus, éxilé de Conftantinople, a le prémier trouvé, ou au moins rétabli & remis en Ufage, les grandes Lettres, ou, pour mieux dire, Majufcules & Capitales de l'Alphabet Grec, éfquelles il fit imprimer l'An 1494 des Sentences morales, & autres Vers, qu'il dédia à Pierre de Médicis, avec une fort longue Epiftre liminaire, où il l'informe de fon Deffein, & de la Peine qu'il avoit eue à rechercher la vraie Figure de ces grandes Lettres parmi les plus vieilles Médailles & Monuments de l'Antiquité : & auffi, qu'un nommé *Gilles Gormont* fut le prémier, qui établit à Paris, environ l'An 1507, une Imprimerie pour les Autheurs Grecs, commençant par la *Grammaire de Chryfoloras*, la *Batrachomyomachie d'Homere*, le Poëme d'*Héfiode* intitulé *Opera & Dies*, & quelques autres petits Traittés, qui finiffent tous par ce Dicton Latin : *Operofo huic Opufculo extremam impofuit Manum Ægidius Gourmontius, integerrimus ac fideliffimus primus, Duce Francifco Tiffardo Ambacæo, Græcarum Litterarum Parifiis Impreffor, Anno Domini* M. CCCCC. VII.

Bref, on peut juger, que les François ne demeurérent pas inutiles, ni les Bras croifés, pendant la prémiere Chaleur de cette admirable Invention ; puis qu'outre les deux ci-deffus allégués, fçavoir *Nicolas Janfon* & *Joannes de Rubeis*, il y eut encore un *Pierre Maufer*, François de Nation, & Citoïen de Rouën, qui la porta à Padoue, où il imprima, l'An 1474, la *Phyfiognomie du Conciliator Pierre d'Apono*, laquelle eft gardée en la Bibliotheque de M. Moreau, & l'An 1476, les *Commentaires de Caietanus de Thyenis* fur les quatre Livres des Météores, & le *Traité des Minéraux d'Albert le Grand*, en grand *folio*, avec les Marges, le Fonds, & l'Entredeux des Colomnes, de Grandeur extraordinaire, que je conferve curieufement en la mienne.

Pour ce qui eft des autres Villes d'Italie, bien que je n'aïe point rencontré de Livres qui y fuffent imprimez auparavant l'Année 1472, comme par éxemple les *Oeuvres de Barbatias* à Boulogne, & celles de *Balde* à Parme, de 1472 & 1473, nous pouvons toutesfois conjectu-

jecturer, par le Paſſage de Philelphe rapporté ci-deſſus au Chapître
I V en parlant de la Cherté des Livres, qu'il y en avoit eu beaucoup
d'imprimez auparavant l'An 1470 ; puis qu'écrivant la même Année à
un de ſes Amis, il le prie de lui mander le Prix des Oeuvres de Tite
Live, parce qu'il les deſiroit avoir de cette nouvelle Façon.

E T ce qui eſt grandemeut à remarquer, c'eſt que l'on s'adonna ſi
chaudement à pratiquer cette nouvelle Invention, qu'un certain Petrus Trecius ſe vantoit, quelque temps après, d'avoir corrigé 3000.
Volumes. Et, en effeĉt, je puis dire avoir remarqué, qu'auparavant
l'Année 1474, tous les bons Livres, quoi que gros & laborieux,
avoient déjà été imprimez deux & trois fois, ſans excepter les vieux
Juriſconſultes *Balde, Bartole, Abbas, Felin, de Sanĉto Geminiano,
Barbatias*, & mille autres, que l'on peut voir dans la Bibliotheque
du Roïal College de Navarre, qui n'a point encore condamné ces
vieux Livres à ſervir aux Fuſées du Feu de la S. Jean.

V E N D E L I N U S D E S P I R E, Homme d'Eſprit & de grande Entrepriſe, qui avoit exercé cet Art par toutes les bonnes Villes d'Italie,
s'étant retiré en Allemagne, s'adonna à compoſer la plûpart de ces
gros Volumes, mettant d'ordinaire ces deux Vers ſur la Fin d'iceux,
comme par éxemple du *Barthole* de 1471 :

> *Hos Wendelinus clarâ Virtute Magiſter*
> *Tranſcripſit celeri Formula preſſa Pede.*

Et, d'autant qu'il a ſervi comme de Triptolemus pour eſpandre, non
les Bleds de Cerès, mais ces nouveaux Charaĉteres de Maïence
par tous les Coins de l'Europe, & que lui ſeul a plus imprimé ou
faiĉt imprimer qu'une douzaine d'autres les plus riches & fameux
de ſon Temps (27*), il y avoit comme preſſe à qui lui donneroit des
Epigrammes pour mettre ſur ſes Livres, deſquelles je n'en rapporterai
qu'une, qui ſervira de Preuve pour les autres.

> *Abbatis Pars prima, Notis quæ fulget ahenis,*
> *Eſt Wendelini preſſa Labore mei.*

Cûjus

(27*) *Tout cela ne s'accorde point avec les Monumens ; car, nous n'avons qu'aſſez peu
de ſes Éditions, & ſeulement de* Veniſe, *depuis* 1470, *juſqu'en* 1477: *au lieu que nous
en avons un incomparablement plus grand Nombre de* Nic. Jenſon, & *ſur-tou d'*Oĉt.
Scotus.

Cujus ego Ingenium de Vertice Palladis ortum
Crediderim: Veniam tu mihi, Spira, dabis. 1474.

Tout le Monde aïant ainfi la Main au Barreau, on s'advifa enfin aux Païs-Bas d'en faire aufli de même: & le prémier de ma Cognoiffance, qui s'y mêla de l'Imprimerie, fut un *Joannes de Weftphalia*, lequel s'établit à Louvain l'An 1475 (28), & commença fon Labeur par les *Morales d'Ariftote*, defquelles nous avons parlé ci-deffus (29), continuant d'imprimer toutes fortes de Livres, comme on peut voir par ceux qui fe rencontrent fort fouvent dans les vieilles Bibliotheques.

Reste maintenant à parler de notre France, & à montrer comme cette Invention y fut apportée, pendant le Regne de Louïs XI, par deux Allemans nommez *Martin & Michel Ulriques* (30), qui fe logérent au Soleil d'Or en la Rue S. Jacques, & mirent prémierement foubs leur Preffe le *Speculum Vitæ Humanæ Roderici Zamorenfis Epifcopi* (31), qu'ils dédiérent audit Louïs XI, comme un prémier & affûré Témoignage de leur Induftrie, fans toutesfois y mettre aucune Marque qui pût dénoter le Temps & l'Année de cette Impreffion. Mais, néanmoins, nous pouvons affez probablement conjecturer, que ce fut pour le plus tard environ l'An 1470: parce que le *Manipulus Curatorum Guidonis de Monte Rocherii* fe trouve imprimé, l'An 1473, *per venerabilem Virum Petrum Cæfaris, in Artibus Magiftrum, ac hujus Artis induftriofum Artificem*; & la *Chronique de S. Denis* en 1476, par *Pafquier Bonhomme*, l'un des quatre principaux Libraires de l'Univerfité; qui ont tous deux été poftérieurs à ces Allemands.

Or, après ce *Speculum*, ils imprimérent encore fans aucune Datte la *Somme des Cas de Confcience de Barthelemy de Pife*, fur la Fin de laquelle ils mirent ces fix Vers, qui n'étoient pas fi coulans & polis que le Marbre de leur Preffe.

Heus

(28) *Il y avoit imprimé les* Gefta Romanorum moralifata, *dès 1473, en laquelle Année,* Tergou, Utrecht, *&* Aloft, *imprimérent auffi. Voiez la Lifte de la Section XII, Num. XXX—XXXIII.*

(29) *Pag.* 264. NB. Ici page 74 de cette II Partie.

(30) *Non pas deux, mais trois; favoir,* Ulric Gering, Martin Crantz, *&* Michel Friburger. *Voiez ci-deffus, Section XII, Num. XI.*

(31) *Ou plûtôt les* Gafparini Pergamenfis Epiftolæ. *Voiez là-même.*

M 3

Heus tu, qui Famam æternam cupis cumulare,
Summâ Bartholominâ aspice ne careas,
Quam nitidè pressam Martinus *reddidit atque*
Michael Ulricus, *Moribus unanimes.*
Hos genuit Germania, nunc Lutetia pascit:
Orbis miratur totus eorum Opera.

Depuis, ils travaillérent sur les *Homélies de S. Gregoire* en 75, sur les *Dialogues d'Occam* en 76, sur les *Sermons de Vtino*, qui se trouvent *impressi Parisiis per Martinum Vlricum & Michaelem Anno* 17. *Ludovici XI.* Et, quelque temps auparavant, ils avoient publié la *Bible*, que j'ai vûe en la Bibliotheque des Célestins, & en celle de feu M. Pétau Conseiller au Parlement, avec ces Vers qui marquent l'Année de son Edition.

Jam tribus undecimus Lustris Francos Ludovicus
Rexerat, Ulricus Martinus *itemque* Michael,
Orti Teutonia, hanc mihi composuére Figuram.
Parisii Arte suâ me correctam vigilanter
Venalem in Vico Jacobi Sol aureus offert.

APRÈS ceux-ci, il y eut encore deux Habitans de Strasbourg, nommez *Nicolas Philippi & Marc Reinhardi*, qui se vindrent habituer en cette Ville, où ils imprimérent la Traduction Françoise du *Miroir de la Vie Humaine* en 1482, & achevérent d'y rendre l'Edition fort commune & triviale; d'où par après elle se respandit par toutes les autres Villes de France, és Années que l'on peut cognoitre par les plus vieilles Editions qui ont été faictes: comme, par éxemple, le plus vieux Livre, que j'ai veu imprimé à Lyon, sont les *Pandectes en Médecine de Matthæus Sylvaticus* de l'An 1478. *regnante Ludovico Rege, per Germanos*; le plus ancien de Geneve est le *Livre des Anges du Cardinal Ximenès*, de la même Année; à Caen, *Problemata Logicalia Hieronymi ab Hangesto*, de l'An 1511; à Bour-
deaux,

deaux, les *Oeuvres en Médecine de Gabriel Tarregua*, de l'An 1520;
à Abbeville, *Saint Augustin de la Cité de Dieu*, de 1485 (32); à
Langres, *Expositio super Psalterium Joannis de Turrecremata*, de
1482; à Thoulouse, les Commentaires de Thomas Valois *in D. Aug.
de Civitate Dei*, en 1488; à Angoulême, le *Grecismus*, de 1493;
& ainsi des autres. Combien qu'il soit bien difficile d'en juger
au vrai, parce qu'il se rencontre une infinité de vieux Livres, &
peut-être des prémiers qui aïent été imprimez, où les Libraires
n'ont mis, ni leur Nom, ni le Lieu, ni l'Année, ni bien souvent
le Tiltre.

A-PROPOS de quoi je ferai encore deux Remarques, qui sont
nécessaires pour l'Accomplissement de ce Chapitre. La prémiere,
que presque tous les anciens Livres étoient extrêmement nuds,
c'est-à-dire dégarnis, non seulement de leurs principaux Tiltres &
Lettres capitales, que l'on laissoit en blanc pour les faire peindre ou
illuminer, mais aussi du Tiltre des Pages & Chapitres, du Chiffre,
des Reclames, & de l'Alphabet (33). Néanmoins, parce qu'ils se
trouvoient trop empefchés à assembler & disposer par Ordre toutes les
Feuilles & Cayers des gros Livres, ils s'aviférent de prendre les
prémiers Mots des quatre prémieres Feuilles de chaque Cayer,
qu'ils imprimoient fort proches les uns des autres, & néanmoins
avec telle Distance que l'on pouvoit cognoître l'Ordre & la Disposition des Cayers; ce qu'ils appelloient *Registrum Operis*, que
j'ai veu à la Fin de presque tous les vieux Livres, avec ce
Distique:

> *Colligere has Chartas si fors tibi, Lector amice,*
> *Complaceat, primas respice Litterulas.*

Néanmoins, parce que cette Méthode d'assembler les Livres ne se
pouvoit pratiquer qu'avec grande Patience, & que les Relieurs s'y
trompoient bien souvent, ils s'aviférent des Reclames, puis du Chiffre, qu'ils mettoient même à chaque Ligne, & enfin des Alphabets
disposez comme on les pratique aujourd'hui.

L'AUTRE Remarque sera sur la Différence des Characteres, qui
ont été changés & diversifiés en plusieurs Façons: car, les prémiers
qui furent mis en Usage, & defquels se servirent Jean Fust & Pierre
Schoif-

---

(32) 1486, & *la même Année la* Somme Rurale *de Bouthilier.*
(33) *C'est-à-dire des Signatures au bas des Pages.*

Schoiffer en toutes leurs Editions, font tellement femblables à l'Ecriture de Main qui étoit pour lors en Ufage (34), qu'à peine les peut-on diftinguer par autre Signe que par la Liaifon qui ne s'y rencontre pas comme à nos Livres manufcripts. Toutesfois, Nicolas Janfon changea ce Charactere à une Lettre carrée, bien fournie, & au refte fi belle & fi nette, qu'elle ne cede guéres à celle de notre Vafcofan: en quoi il fut fuivi par Alde Manuce, qui changea auffi le vieux Charactere Grec, & outre ce inventa fa Lettre couchée, appellée, dans les Privileges qu'il obtint des Papes pour s'en pouvoir fervir lui feul, *Character Curfivus feu Cancellarius*; prenant tant de Peine à perfectionner ce qui fortoit de fa Boutique, que, tout ainfi que l'on dit à cette heure d'une belle Ecriture qu'elle femble être moulée, l'on difoit au contraire de fon Temps, que fes Editions reffembloient à l'Ecriture de Main, parce qu'elles étoient faites *iis Literis in Chalybem tam doctè eleganterque incifis, ut Calamo fcriptæ effe viderentur* (*). Mais, ce beau Charactere ne fut que fort peu de Temps pratiqué à Venife, où les Ouvriers, moins cupides de l'Honneur que du Profit, le changérent incontinent en un autre extrémement difforme (35), que Scaliger fur Catulle appelle, à bon droict, *Longobardicum & morofum*, avec lequel les *Juntes*, *Gregorius de Gregoriis*, & *Octavianus Scotus*, imprimérent pendant l'efpace de cinquante ou foixante Ans tous les Livres de Philofophie Scholaftique, Médecine, & Jurifprudence: ce qui dura jufques à ce que la Barbarie étant univerfellement chaffée des Efcholes, ces Characteres le furent auffi des Imprimeries.

Q u i eft tout ce que j'avois à dire fur cette Recherche, que perfonne n'avoit encore entrepris de bonne forte (36), & à laquelle néanmoins quelqu'un fe devoit il y a long-temps addonner; parce que le Tarder ne vaut rien en cette Affaire, & que ceux, defquels nous en pouvons feulement recevoir Inftruction, fçavoir les vieux Livres, fe gaftent & pourriffent tous les jours par notre Négligence, ou font portez *ad Vicum vendentem Thus & Odores*.

F   I   N.

IX. PIECE.

(34) *Voiez ci-deffus*, Section *XI, Paragraphe* leurs Caracteres, *page* 43.
(*) *Leo X. in Privilegio ei conceffo.*
(35) *C'eft à-dire le* Gothique. *Mais,* Naudé *fe trompe doublement. Ce Caractere avoit de beaucoup précédé le* Curfif: *& ce Curfif ne fut pas de fi peu de Durée à Venife, qu'il n'y ait été fort en Ufage, auffi bien qu'ailleurs, pendant prefque tout le XVI Siécle. Voiez ci-deffus, Section XI, Paragraphe* leurs Caracteres, *page* 43.
(36) *Voiez ci-deffus, pages 59 & 60, Note* (2).

IX. PIECE.

DISSERTATION

SUR

L'ORIGINE

DE L'IMPRIMERIE,

PAR

ANDRÉ CHEVILLIER,

Bibliothécaire de Sorbonne,

faifant le I Chapitre du Livre I de fon *Origine de l'Imprimerie de Paris*, imprimée *à Paris, chés Jean de Laulne, en* 1694, *in Quarto*.

CHAPITRE PRÉMIER.

ARGUMENT.

TROIS *Villes s'attribuent l'Honneur d'avoir inventé l'Imprimerie. Nouveau Paſſage de Tritheme, où l'on apprend la Vérité, & quelques Particularitez. La Sculpture & la Gravúre des Lettres n'eſt pas une Invention nouvelle. Quelques Exemples de ſon Antiquité. C'eſt la Sainte Bible, qui fut le prémier Ouvrage* d'Im-

II. Part.   N

d'Imprimerie. Livres imprimez avec d'anciennes Dattes, mais faulses. Les cinq plus anciennes Impreffions qui paroiffent aujourd'hui avec Dattes certaines. S'il eft vrai qu'on n'a mis des Dattes aux Imprimez, que depuis l'Année 1466. Défi de montrer une Impreffion plus ancienne que 1459, trop précipité. Jean Fauft apporte à Paris fa Bible de 1462, qui eft prife pour un Manufcrit. On lui fait un Procès, & eft obligé de s'enfuir. Critique fur quelques anciens Livres qu'on produit pour prémieres Impreffions. Jaloufie de Nation fait qu'on charge injuftement de Crimes les Inventeurs de l'Imprimerie. Le Roy d'Angleterre envoye le Maitre de fa Garde-Robe, avec une grande Somme d'Argent, pour débaucher un Ouvrier de Jean Guttemberg, qui vient établir l'Imprimerie dans l'Univerfité d'Oxfort. Critique fur cette Hiftoire.

N'AYANT à traitter que d'un Fait particulier à la Ville de Paris, comment l'Imprimerie y a commencé, & par qui elle y a été apportée; il femble, que je dois être difpenfé d'entrer dans un autre Fait plus général, comment l'Imprimerie a été découverte, & qui font ceux à qui on en a l'Obligation. Mais, quand je confidere, que la prémiere Chofe où fe porte l'Efprit dans cette Matiere, c'eft d'être inftruit de ce Fait; je me fens obligé d'en parler d'abord, & d'en donner quelque Idée à ceux qui liront ce Livre. C'eft à quoi nous ferons occupez dans ce Chapitre, où nous rapporterons: Prémiérement les différens Sentimens fur la Découverte de l'Imprimerie, & nous en dirons notre Avis: Enfuite, nous parlerons du prémier Livre imprimé: En troifieme Lieu, nous rechercherons les plus anciens Ouvrages de l'Art, qui font aujourd'hui gardez dans les Bibliotheques, avec quelque Marque de l'Année de leur Impreffion. La Difcuffion de ces Queftions fuffira pour laiffer quelque Idée de l'Origine de l'Imprimerie.

I. POUR commencer par la prémiere. Il y a trois principales Opinions touchant la Découverte de l'Imprimerie dans l'Europe, & trois Villes difputent l'Honneur de l'avoir inventée. La plus ancienne & la plus commune, c'eft-à-dire, qui eft reçue du plus grand Nombre d'Auteurs & d'Ecrivains, eft, qu'elle fut inventée à Maïence, pendant tout ce Temps, depuis 1440 jufqu'à 1450, par JEAN GUTTEMBERG, par JEAN FUST, qu'on nomme communément FAUST, & par PIERRE OPILIO, en Langue Allemande de SCHOEFFER de *Gernsheim*. Cette Opinion eſt ſoutenue par Serarius au Livre prémier Chapitre XXXVIII de ſon *Hiſtoire Latine de la Ville de Maïence* (1), & par Bernard de Malincrot, Doyen de Munſter, dans une Diſſertation qu'il a faite exprès, intitulée *De Ortu Artis Typographicæ*, imprimée *in Quarto, à Cologne*, *l'Année* 1640.

ADRIAN JUNIUS avance un autre Sentiment. *François Raphelenge* imprima, en l'*Année* 1587, *à Leyden*, *in Quarto*, ſon *Hiſtoire de la Hollande*, intitulée *Batavia*, où il dit au Chapitre XVII, page 255, qu'elle fut découverte dans la Ville de Harlem, environ l'Année 1442, par LAURENS JEAN, que quelques-uns appellent LAURENS JANSSON, d'autres JEAN COSTER. Junius dit qu'il s'appelloit en ſon Surnom ÆDITUUS, CUSTOSve, à qui un Domeſtique (il ſoupçonne que c'eſt JEAN FAUST) emporta à Noël, pendant la Meſſe de Minuit, les Caractères qu'il avoit fabriqués, avec tous les Inſtrumens d'Imprimerie, & s'enfuit à Amſterdam, de-là à Cologne, de Cologne à Maïence, où il établit enfin ſa Demeure. Pluſieurs Ecrivains Hollandois ſont de cette Opinion, dont quelques-uns ont fait des Diſſertations pour la défendre, particuliérement Pierre Scriverius, & après lui Marc Boxhornius. Ce dernier a écrit contre Mr. de Malincrot. Son Livre eſt intitulé, *De Artis Typographicæ Inventione & Inventoribus*, & a été imprimé *in Quarto*, *à Leyden, en* 1640.

IL y a une troiſiéme Opinion de quelques Auteurs d'Alſace, qui eſt ſuivie du Pere Jacob, Carme, dans ſon *Traité des Bibliotheques*, page 531, & ſoûtenuë avec chaleur par Mr. Mentel, Médecin de la Faculté de Paris, dans ſon Livre qu'il a écrit contre Mr. de Malincrot, ſous ce Titre, *De verâ Typographiæ Origine*, imprimé *in Quarto, à Paris, en l'Année* 1650. Ils prétendent, que l'Imprimerie fut inventée à Strasbourg, par JEAN MENTEL, qui eut le Malheur d'être trahi par ſon Domeſtique, appellé JEAN GENSFLEISCH. Celui-ci, ſachant le Secret de ſon Maitre, alla le communiquer à JEAN GUTTEMBERG, Orfevre, avec qui il ſe retira à Maïence, où étant aidés de JEAN FAUST & de PIERRE SCHOEFFER, ils pratiquérent cet Art. On ajoûte, que GENSFLEISCH perdit la Vûe, & fut puni de ſon Infidélité; que JEAN MENTEL, au contraire, fut récompenſé de l'Empereur Frédéric III, qui

(1) *Voïez ci-deſſus la VI Piéce, page* 48 *de cette II Partie.*

qui lui donna des Armes, de Gueules, au Lion couronné d'Or, accolé d'un Ruban voltigeant d'Azur, comme dit la Colombiere, Chapitre X X V I I de sa *Science Héroïque*.

C'est la Ville de Maïence, qui a donné la Naiſſance à cet Art incomparable de l'Imprimerie; & c'eſt elle, qui doit remporter l'Honneur. Je ne prétens point faire une Diſſertation de cette Queſtion, mais en dire ſimplement mon Avis. J'étois déjà déterminé à ce Sentiment, lorſqu'on fit paroitre la ſeconde Partie du *Chronicon Hirſaugienſe* de Tritheme, que les Peres Bénédictins du Monaſtere de Saint Gal en Suiſſe ont fait imprimer ſur les Manuſcrits, l'Année 1690, en deux Volumes *in folio*. On n'avoit vû juſques-là, que la prémiere Partie de cette Chronique (2); & je fus encore plus affermi dans mon Opinion, quand j'eus lû dans ce ſecond Tome, en l'Année 1450, ce qu'a écrit cet Abbé ſur la Fin de ſa Vie, touchant la Découverte de l'Imprimerie, beaucoup plus au long, & plus en Détail, qu'il n'avoit fait auparavant, dans le *Chronicon Spanheimenſe*. Il avoit été inſtruit par PIERRE SCHOEFFER, dont on voit le Nom ſur les plus anciennes Impreſſions de Maïence, un des trois Inventeurs de l'Imprimerie, Domeſtique de JEAN FAUST, & enſuite ſon Gendre, après qu'il eut découvert la Maniere de faire les Matrices, & de fondre les Lettres; ce qui fut l'Accompliſſement de tout l'Art. Tritheme rapporte, que JEAN GUTTEMBERG, Bourgeois de Maïence, qui le prémier imagina le grand Deſſein de l'Imprimerie, après avoir preſque tout dépenſé ſon Bien, ſans pouvoir réüſſir, s'aſſocia avec JEAN FAUST, auſſi Bourgeois de la même Ville, Homme riche, & aidé de ſon Domeſtique SCHOEFFER, fort adroit & très ingénieux. D'abord, ils taillérent des Lettres ſur des Tables de Bois, & commencérent par imprimer un Vocabulaire Latin, intitulé *Catholicon* (*). Mais, comme cette Maniere n'étoit pas de grand Uſage, à cauſe que chaque Table de Bois ainſi taillée demeuroit inutile pour tout autre Ouvrage, ils inventérent les Lettres mobiles & ſéparées les unes des autres, qu'ils firent de Bois, les taillant & poliſſant de leurs Mains: & puis, PIERRE SCHOEFFER s'aviſa de tailler des Poinçons, & fraper des Matrices, pour avoir des Lettres de Métal fondu. Tous les Eſſais qu'ils firent

---

(2) *Voïez ci-deſſus la II Piéce, page 6, Num. 4, de cette II Partie.*

(*) Je croi que c'étoit le Livre intitulé *Summa quæ* Catholicon *appellatur Joannis Januenſis Ord. FF. Præd.*, dont on voit pluſieurs Impreſſions très anciennes dans les Bibliotheques.

firent leur coûtérent beaucoup d'Argent. Schoeffer dit à Tritheme, que, lorfqu'ils mirent la Sainte *Bible* fous la Preffe, il avoit déjà coûté plus de quatre mille Florins, c'eft-à-dire, plus de quatre mille Francs, avant que les trois prémiers Cahiers fuffent imprimez. Ces trois prémiers Imprimeurs demeuroient dans une Maifon de Maïence, qui fut appellée l'*Imprimerie*; & l'Abbé dit, que, de fon Tems, elle portoit encore ce Nom. Comme le Paffage de cette Chronique n'a point encore été cité, nous le rapporterons ici quoi-qu'il foit un peu long. *His Temporibus, in Civitate Moguntinâ, &c* (3). On remarquera, que, du Tems de l'Abbé Trithéme, qui acheva cette Chronique en l'Année 1514, deux Ans avant fa Mort (4), perfonne ne difputoit à la Ville de Maïence l'Honneur d'avoir inventé l'Imprimerie. Il eft vrai, que quelqu'un avoit écrit, que cette belle Invention venoit d'Italie (5); mais c'étoit bien légérement, & fans aucun Fondement. Auffi l'Abbé traitte cette Opinion de fauffe. Ce ne fut que vers la Fin du dernier Siécle, plus de 130 Ans après que l'Art fut connu, qu'on commença à publier des Ecrits en faveur de la Ville de Harlem; & depuis, dans le Siécle préfent, il en a paru d'autres en faveur de celle de Strasbourg. Nous n'en dirons point davantage fur la prémiere Queftion.

II. Pour la feconde. Ce que nous avons rapporté de Tritheme eft un Témoignage décifif fur cette Matiere, par la Raifon que ce qu'il a dit, il le fçavoit d'original, l'aïant appris de Pierre Schoeffer, un des Inventeurs de l'Art. Plufieurs Auteurs ont parlé de l'Origine de l'Imprimerie, & en ont écrit felon les Mémoires qu'on leur avoit fournis, vrais ou faux. Tritheme eft le feul qui a puifé dans la Source, c'eft-à-dire, qui a écrit les Chofes comme elles lui avoient été expliquées par ceux-mêmes qui les avoient faites: *Ex Ore* Petri Opilionis *audivi*. Or, Tritheme parle de deux Livres qui furent imprimez les prémiers: l'un intitulé *Catholicon*; c'étoit un Vocabulaire ou Dictionnaire Latin: l'autre étoit la Sainte *Bible* Latine. Mais, il fait voir une grande Différence entre ces deux Impreffions.

Le

---

(3) *Ce Paffage fe trouvant ci-deffus page 7 de cette II Partie, & plus complet que ne l'avoit rapporté Mr.* Chevillier, *il feroit inutile de le répéter ici.*

(4) *Voïez ci-deffus, touchant cette Datte, la page 6, Num.* 4.

(5) *Voïez ci-deffus, page* 7, *Note* (1).

Le *Vocabulaire* n'avoit été imprimé que par des Tables de Bois, dont les Lettres avoient été taillées à la Main, selon la Maniere dont on grave aujourd'hui les Planches pour tirer des Estampes. Quant à la Sainte *Bible*, elle avoit été imprimée par des Caracteres mobiles & séparez, fondus dans des Matrices, & qui pouvoient servir à plusieurs Impressions, selon la Maniere qu'on pratique à présent dans toutes les Imprimeries.

P O U R m'expliquer nettement, je ne donne aucun Rang à ce *Vocabulaire*, parce qu'il n'étoit point l'Ouvrage d'une véritable Imprimerie. C'étoit une Production de l'Art de Gravûre & de Sculpture, qui n'est pas, comme tout le Monde sçait, une Invention nouvelle, puisqu'on voit des Lettres, des Mots, des Discours, taillés & gravez de toute Antiquité, sur le Marbre, & sur des Corps beaucoup plus durs & plus difficiles à tailler que le Bois. On n'a qu'à consulter les Inscriptions anciennes recueillies par Fugger, par Gruter, par Reinesius, par Boissard, par M. Spon, & quelques autres, pour en être convaincu. Et même la Gravûre de l'Écriture sur le Cuivre n'est pas une Chose si récente que quelques-uns s'imaginent. Sans parler des Exemples qu'on en voit chez ces Antiquaires, Hygin, un des Auteurs *de Re Agrariâ*, qui écrivoit du Temps de Trajan, appelloit *Livres d'Airain* les Tables où étoient gravées les Limites des Terres que les Romains assignoient aux Soldats de leurs Colonies. *Libros Æris*, page 193 de l'Edition d'*Amsterdam*, 1674, *in Quarto*. Il y a de l'Apparence, qu'on les gardoit dans le Capitole, & que ce sont ces Tables de Cuivre, qui furent consumées jusqu'au Nombre de trois mille, quand le Feu y prit, du Regne de Vitellius. *Ænearum Tabularum tria millia*, dit Suétone Chapitre VIII de la *Vie de Vespasian*. On sçait par l'Ecriture Sainte, que Judas Machabée envoya à Rome des Ambassadeurs, qui apportérent un Traité d'Alliance entre les Juifs & les Romains, gravé sur une Table de Cuivre. Et on lit dans le Dialogue de Platon, intitulé *Minos*, que ce Roi de l'Ile de Candie, qui vivoit plus de douze cens Ans avant la Naissance de N. S. Jesus-Christ, envoya Talus dans les Provinces, pour pour y faire observer les Loix du Roïaume, que cet Intendant faisoit porter avec lui, gravées sur des Lames d'Airain, & qu'on lui donna par cette raison le Nom de χαλκῦς, c'est-à-dire, *Talus d'Airain*. Il est donc certain, que c'est une Pratique très ancienne, que la Sculpture & la Gravûre des Lettres & des Mots. Que si
on

on s'eſt aviſé dans la Suite des Tems de la faire d'une certaine
Maniere, qu'en appliquant l'Encre, & preſſant le Papier, ſur une
Table de Bois, ou de Cuivre, taillée & gravée, on multiplie les
Copies, on peut dire qu'alors on a perfectionné cet Art, duquel
on a tiré de grands Avantages, quoiqu'ils ne ſoient pas compara-
bles à ceux qu'on tire de l'Imprimerie : mais, on ne dira point par
cette Raiſon, que ce fut un Art nouvellement inventé ; comme on
ne le dit point de la Peinture, quand on commença, il y a plus de
deux cens Ans, à peindre avec l'Huile. Cela ne doit point être appellé
une nouvelle Découverte, pour laquelle il ait fallu un grand Effort
d'Eſprit, ou vaincre de grandes Difficultez : c'eſt ſeulement l'Em-
belliſſement & l'Enrichiſſement d'un ancien Art (6). Auſſi ne le
voit-on point dans le *Nova Reperta* de Guido Pancirolus. Je
dirai encore ceci. Le Roi de Sparte Ageſilas, voulant animer ſes
Soldats au Combat par une Fineſſe, imagina aiſément la Maniere
d'imprimer des Lettres, comme on fait par des Tables gravées.
Il écrivit dans ſa Main le Nom de la Victoire, νικη ; &, aïant preſſé
de cette Main le Foye d'un Animal, que le Devin avoit égorgé,
montra ce Nom imprimé deſſus, comme une Prédiction certaine
qu'il ſeroit le Vainqueur, ετυπωθησαν οι των γραμματων χαρακτηρες. Plutarque,
dans ſes Apophtegmes Laconiques.

PARTANT, c'eſt la Sainte *Bible*, qui eſt le prémier Ouvrage fa-
briqué par la divine Invention de l'Imprimerie. Tritheme fait aſſez
entendre, que c'eſt ce Saint Livre, qui fut le prémier imprimé,
quand il dit que la Découverte de cet Art, qui ne fut faite que
par Dégrés, étant achevée dans la Spéculation, lorſqu'il fallut venir à l'Effet, & réduire la Spéculation en Pratique, il s'y trouva de
grandes Difficultez : que la Dépenſe montoit déjà à plus de quatre
mille Francs, devant qu'on eût imprimé trois Cahiers de la Bible.
N'eſt-ce pas dire aſſez clairement, par une ſemblable Narration, que
c'eſt la *Bible*, qui fut choiſie, par la Piété des Inventeurs de l'Art,
pour être le prémier Fruit de l'Imprimerie ? Si l'on veut faire Attention à ces Mots, *A primo Inventionis ſuæ, Impreſſuri namque
Bibliam*, on verra, qu'ils ne tendent qu'à perſuader cette Vérité.
Et c'eſt PIERRE SCHOEFFER, qui fait ce Narré à Tritheme, c'eſt-
à-dire, un des trois Auteurs de l'Imprimerie. C'eſt donc lui, qui

nous

---

(6) *Voïez ci-deſſus, à cet Egard, la I Section, Note (z).*

nous dit, que la *Bible* fut le prémier Livre imprimé. Qui peut en douter, après ce Témoignage?

Mais, en quelle Année fut faite cette prémiere Impreſſion? Une ancienne *Chronique de la Ville de Cologne* manuſcrite (7) a déterminé le Temps à l'Année du Jubilé M. CCCC. L., & a marqué, qu'elle étoit imprimée en gros Caracteres, ſemblables à ceux dont on ſe ſert pour l'Impreſſion des *Meſſels*. Cette Chronique fut compoſée en Allemand l'An 1499 (8). Celui, qui en eſt l'Auteur, dit, qu'il a appris ces Particularitez d'un Libraire de Cologne, appellé Ulric Zel. Marc Boxhornius a rapporté les Paroles Allemandes dans ſon *Théatre de la Hollande*, imprimé en Latin *à Leyden*, 1632, page 139; & Mr. le Doyen de Munſter (9) les a traduites en Latin dans ſa Diſſertation *de Arte Typographicâ*, page 37. *Ars inventa primùm in Germaniæ Urbe Moguntia eſt ad Rhenum, circa Annum 1440; & ab eo Anno donec ſcriberetur 1450 Inventioni ejus eorumque quæ ad illam pertinent Opera impenſa fuit: eoque Anno, qui Jubilæus fuit, cœptum fuit Libros imprimere; primuſque, qui excuderetur Liber*, Biblia *fuêre* Latina, *impreſſaque ea ſunt Scripturâ grandiori, quali hodie* Miſſalia *ſolent imprimi* ...... *Initium & Progreſſum ſæpius memorati Artificii ex honorabilis Magiſtri Ulrici Zel Hannovienſis narrantis Ore cognovi, qui etiam nunc hoc Anno 1499 Coloniæ Typographum agit.* Ulric Zel n'aſſûra point, qu'il eût vû cette *Bible*, ni qu'il y eût lû pour Datte de l'Impreſſion l'Année du Jubilé 1450. C'eſt pourquoi ſon Témoignage ne nous rend point certains de cette Année-là. Tritheme n'a point marqué préciſément l'Année: il falloit qu'il ne l'eût point appriſe de Schoeffer. Il eſt vrai, qu'écrivant ce qui arriva en l'Année 1450, il uſe de ces Termes: *His Temporibus excogitata eſt Ars mirabilis imprimendi Libros*. Mais, ces Paroles ſi générales, *his Temporibus*, portent avec elles quelque Etendue, & donnent lieu de croire, qu'il n'a pas voulu fixer cette Découverte à l'Année 1450; car, il auroit écrit *eodem Anno*, ou bien *Anno prænotato*, comme il fait de tous les autres Evénemens dont il parle en cette même Année. Il eſt fort éxaçt dans ſa Chronique à dire

l'An-

---

(7) Il falloit dire imprimée. *Voiez ci-deſſus la Citation* (54).
(8) *Voiez la Suite de cette même Citation, & la ſuivante.*
(9) Bernard de Mallinkrot.

l'Année, quand il la fçait certainement ; & , quand il ne la fçait point, il dit *His Temporibus*. Il s'étoit encore fervi auparavant dans le *Chronicon Spanheimenfe* des mêmes Termes, *His quoque Temporibus Ars imprimendi Libros à novo reperta eft* : & on voit bien, qu'il eft de néceffité, qu'on donne quelque Etendue à ces Paroles. Autrement, il faudroit dire, que le *Vocabulaire*, & la *Bible*, furent achevez en la même Année. Ce qu'on ne peut foutenir ; l'Imprimerie n'étant point encore inventée quand ce *Diftionaire* parut, qui n'étoit qu'un pur Effet de Sculpture & de Gravure. Je laiffe au Lecteur à juger de cette Année-là : & je ne difputerai point de celle qu'il déterminera ; pourvû qu'on tombe d'accord, que l'Impreffion de la Sainte *Bible* fut le prémier Ouvrage de l'Art qui parut au Jour parfait & accompli, après quelques Maculatures & quelques Effais, & qu'on lui donne le Rang au-deffus du plus ancien qui paroitra avec une Datte certaine. M^r. Beughem, dans la Lifte qu'il a donnée des anciennes Impreffions faites avant l'Année 1500 (*), parle d'un *Donat* de Harlem, duquel il dit, qu'on le tient communément pour le prémier Livre imprimé : *Donatus, non Authoris, fed Libri cujufdam, Titulus. Eftque Inftitutio Grammatices, Harlemi Ligno foliatim incifa, ibidemque circa Annum 1440 edita, & fic conglutinata, tefte P. Scriverio. Vulgò Artis Typographicæ primum Specimen habetur.* Cela doit s'entendre, qu'on l'eftime ainfi en Hollande, & parmi les Hollandois. Mais, on voit, par le Récit, que vient de faire l'Abbé Tritheme, ce qu'on doit penfer de cette Opinion. Nous parlerons de ce *Donat* de Harlem fur la Fin de ce Chapitre.

III. Pour réfoudre la troifieme Queftion, on remarquera, que nous cherchons feulement les prémieres Impreffions qui fe trouvent aujourd'hui dans quelques Bibliotheques de l'Europe, avec des Marques certaines de l'Année qu'elles ont été faites. Quant à celles qui n'en ont aucunes, nous les laiffons, attendu qu'il eft très facile de fe tromper fur l'Année à laquelle on voudroit les fixer. Par exemple, le Roi a dans fa Bibliotheque un Livre *in Quarto*, appellé *Regula Paftoralis Gregorii Papæ*, fur lequel on a écrit, que c'eft

(*) Page 54 d'un *in* 12. intitulé *Incunabula Typographiæ, five Catalogus Librorum proximis ab Inventione Typographiæ Annis ufque ad Annum 1500 inclufivè editorum, accurante Cornelio à Beughem Embricenfi.* Amftelodami, apud Jo. Volters, 1688.

c'eft un Effai d'Imprimerie de JEAN FAUST, *Tentamentum* FAUSTI, fait en l'Année 1459. Comme on n'a point vû fur ce Livre aucune Marque de l'Année de fon Impreffion, on a deviné celle de 1459, & on s'eft trompé ; car, cette Année-là, JEAN FAUST ne faifoit plus d'Effais, mais des Ouvrages parfaits d'Imprimerie (10): & comment auroit-il retourné aux Effais, après avoir fait quelques Années auparavant des Editions fort accomplies, entr'autres celles de la *Bible?*

ON voit dans la Bibliotheque de Sorbonne deux Imprimez *in Folio*, d'une Datte extraordinaire, mais fauffe. L'une finit par ces Termes : *Flores de diverfis Sermonibus & Epiftolis B. Bernardi, per me Joann. Koelhof de Lubeck, Colonienfem Civem, impreffi An.* M. CCCC. *feliciter finiunt.* Il y a Erreur manifefte dans cette Datte: prémiérement, parce que le Deffein de l'Imprimerie n'a été formé qu'environ l'Année 1440, & n'a été réduit en Pratique que vers l'Année 1450: fecondement, parce que cet Imprimeur Jean Koelhof n'étoit point encore né en l'Année 1400. Il imprima à Cologne, l'Année 1483, le *Gerfon*, *in Folio*, en quatre Volumes, qui font de même Fabrique que ce *Flores.* Sans doute l'Erreur vient d'une Omiffion de cet autre Chiffre lxxxij, qui devoit être ajouté après M. CCCC. L'autre eft le *Præceptorium divinum* de *Gotfchal Hollen*, Religieux Auguftin, où on lit à la Fin, *Impreffum per me Joan. Guldenfchaef, Civem Colonienfem, ipfo Die S. Kuberti Epifcopi, Anni Domini octogefimi quarti.* Il y a ici une Omiffion de ces Mots, qui doivent précéder, *millefimi quadringentefimi.* J'ai vû, dans la Bibliotheque Mazarine, un *Manipulus Curatorum*, que Guy de Mont-Rocher compofa l'Année 1333. C'eft une Edition faite à Paris *in Quarto*, où on lit ces Termes écrits en cette Maniere: *Completus Parifius, Anno Domini millefimo* CCCC. *vicefimo tertio. Amen.* L'Erreur dans la Datte eft bien certaine, puifque l'Imprimerie n'a commencé à Paris qu'en l'Année 1470, comme nous ferons voir dans la fuite. Il faut que le cinquieme c, qui faifoit l'Année 1523, foit échappé des Formes. Par ces Exemples, & ceux que rapporte Mr. Naudé dans fon *Addition à l'Hiftoire de Louis XI*, page 244, de l'Impreffion de *Paris*, 1630, *in Octa-*
vo

<hr>

(10) *Voïez ci-deffus les Citations (ééé) & (fff).*

vo (11), & quelques autres encore qu'on lit en la page 210 de l'*Histoire de la Bibliotheque de Nuremberg*, dont nous parlerons plus bas, il doit être constant, que toute Impression, qui marquera quelque Année avant celle de 1440, contient certainement Erreur dans la Datte.

DE toutes les Impressions, qui se trouvent dans quelque Bibliotheque, la plus ancienne est celle des Sermons *De Sanctis* de *Leonard de Udine* : elle fut faite l'Année 1446. Jean-Godefroy Oléarius, Ministre Luthérien dans l'Eglise de Sainte Marie de Hal en Saxe, rend Témoignage, qu'on garde cette ancienne Impression dans la Bibliotheque de cette Eglise-là. Voici les Paroles qui se lisent à la page 291 de son Livre *De Scriptoribus Ecclesiasticis*, qu'il fit imprimer sous ce Titre, *Abacus Patrologicus*, l'Année 1673, à Jene, in Octavo. *Leonardus de Utino Ord. Præd. . . . . Ejus Sermonum de Sanctis Liber, sub ipsa Typographicæ Artis Incunabula, Anno 1446 impressus, absque tamen Loci Mentione, habetur in Bibliothecâ Templi Mariani nostri Hall. Confer. dn. Parent. Halygraph. Appendice Ttt. I. B. Sermones ejusdem Quadragesimales & Dominicales Anno 1479 prodierunt.* Cet Auteur a écrit son Livre dans la même Ville où on garde cette Edition. *Scribebam & vovebam Halæ Saxonum, Die 14 Augusti 1673* : ce sont ses Termes, dans l'Epitre Dédicatoire au Prince George, Duc de Saxe. On voit qu'il produit encore pour Témoin son Pere Godefroy Oléarius, qui fit l'Histoire de la Ville de Hal, intitulée *Halygraphia Topochronologica*, imprimée, dit Lipenius dans sa *Bibliotheque Philosophique* page 630, *à Lipsic*, l'Année 1667, *in Quarto*. Oléarius ne marque point en quelle Forme est le Livre, si c'est *in Folio*, ou *in Quarto*, ni quel est l'Imprimeur. Quelques Auteurs, sous son Témoignage, ont cité cette Edition, comme Hallevordius, dans son Livre, intitulé *Bibliotheca Curiosa*, imprimé *in Quarto*, *à Francfort*, 1676, page 239 ; George Konig, dans sa *Bibliotheca vetus & nova, Altdorfii, in fol.* 1678, page 467 ; Mr. Beughem, dans sa Liste qu'il appelle *Incunabula Typographiæ*, page 146.

UNE Edition, si remarquable par son Antiquité, mérite bien que quelque Curieux d'Allemagne la voïe, & nous en donne une nouvelle

(11) *On a vû cela ci-dessus pages* 66 *&* 67.

velle Affûrance, en la décrivant plus en particulier que n'a fait
Oléarius (12) : d'autant plus que, fi la Datte en eft indubitable,
elle détruit certainement l'Opinion des Auteurs qui ont écrit, que
l'Imprimerie ne fut inventée qu'en l'Année 1450, ou, du moins,
qu'elle n'a point été pratiquée avant cette Année-là ; comme Jean
Aventin, la *Chronique de Cologne* citée ci-deffus, Nicolas Serarius,
& quelques autres, qui ont fixé fon Origine à des Années poftérieures. Et, pour ne rien diffimuler, il me refte un Doute touchant
cette Impreffion. Leonard de Udine vivoit en Italie en l'Année
1445, au rapport d'Antoine Poffevin dans fon *Apparat.* Auroit-il
eu affez de Crédit en Allemagne, pour y faire imprimer fes Sermons, par un nouvel Art, qui étoit encore caché, & connu tout
au plus de cinq ou fix Perfonnes ? Il faudroit fçavoir fi ce n'eft
point un Manufcrit copié en l'Année 1446. Il eft aifé de s'y
tromper. Les Ecritures à la Main, & les prémieres Impreffions,
étoient beaucoup femblables. Ou fi Oléarius n'a point deviné l'Année
de cette Impreffion par des Conjectures feulement. Peut-être que
l'Année, qui eft marquée fur le Livre, eft celle en laquelle l'Auteur acheva la Compofition de fes Sermons, & non point celle de
l'Impreffion (13).

IL

(12) *Malgré cette Invitation publique*, Jean-Gotlieb Oléarius, *qui a augmenté l'Aba-*
cus Patrologicus de fon Pere, fous le nouveau Titre de Bibliotheca Ecclefiaftica, *& qui*
l'a fait rimprimer à Iene, chés Bielk, en 1711, in Quarto, n'a donné aucun Eclairciffe-
ment là-deffus, & a laiffé le Paffage en Queftion dans fon prémier Etat.

(13) LA *Conjecture de Mr.* Chevillier *eft très bien fondée, & voici de quoi la confir-*
mer. J'ai moi-même une Edition de ces Leonardi de Utino Sermones Aurei de Sanctis,
à la Fin de laquelle fe lit cette Soufcription :
Expliciũt Sermones aurei de Sanctis per totũ annum q̃s cõpilavit magifter Leonardus de Utino facre theologie doctor ordinis fratrum Predicatorum. Ad inftantiã ma-
gnifice coïtatis Utinenfis ac nobilium uirorum eiufdem. M. CCCC. xlvi. ĩ uigilia beatiffi-
mi p̃ris noftri Dominici cõfefforis. Ad laudem & gloriam Dei omnipotentis, & totius
curie triumphantis.

M. CCCC. LXXiij.

C'eft un gros in Folio de Caractères Gotiques, & la prémiere Edition connue de ces Sermons.
CETTE *même Soufcription fe trouve auffi à la Fin de l'Edition de* Venife, *par* Jean
de Cologne, *&* Jean Manthem de Gherretzen, *en 1475, in folio; & apparemment en-*
core à la Fin de celles qui les ont fuivies : & il y a tout Lieu de croire, que le Volume
qu'a vû Oléarius *dans la Bibliotheque de Sainte Marie de Hal, auffi bien que celui que*
Mr. Maittaire, Annalium Typographicorum *pag. 25, dit avoir été vû chés des Réligieux*
d'Aix-la-Chapelle par un Anglois nommé Dormer, *ne font autre chofe que quelques-unes de*
ces Editions fans Datte, comme il s'en faifoit beaucoup alors.

IL

Il y a dans les Bibliotheques cinq Impreſſions qui ont été faites certainement juſqu'en l'Année 1466, & qui ſont les plus anciennes de celles qui paroiſſent avec quelque Datte.

La prémiere, que je n'ai point encore vû citée par aucun de ceux qui ont donné des Liſtes d'anciens Imprimez, c'eſt le Livre, duquel diſoit S. Chriſoſtome, qu'il vaudroit mieux que le Soleil ceſſât de répandre ſes Lumieres ſur la Terre, que de ceſſer de le chanter chaque Jour dans l'Egliſe (*): c'eſt le *Pſeautier*, qui fut mis ſous la Preſſe, *in Quarto*, ſur Velin, dans la Ville de *Maïence*, *l'Année* 1457, *par* Jean Faust & Pierre Schoeffer. Il eſt dans la Bibliotheque de l'Empereur à Vienne, où il fut apporté, avec un grand Nombre d'autres Volumes imprimez, *ex Archiducali Arce Ambraſiana*. Pierre Lambec, qui en étoit le Bibliothécaire, rend Témoignage qu'il l'a vû dans cette Bibliotheque, & rapporte ce qu'il a lû à la Fin du Livre. „ *Reperi inter ea unum impreſſum in Membrana, in cujus Fine de Origine Artis Typographicæ hoc legitur notabile Teſtimonium:* „ Præſens Pſalmorum Codex, Venuſtate Capitalium decoratus, „ Rubricationibuſque ſufficienter diſtinctus, Adinventione artificioſâ „ imprimendi ac characteriſandi, abſque Calami Exaratione, ſic ef- „ figiatus, ad Euſebiam Dei induſtriè eſt conſummatus per Joan- „ nem Fust Civem Maguntinum, & Petrum Schoeffer *de* „ Gernsheim. Anno Domini milleſimo cccclvij. in Vigilia Aſſump- „ tionis (†). „

La ſeconde Impreſſion eſt le *Rationale Divinorum Officiorum* de *Guillaume Durand*, qui fut imprimé *in Folio*, ſur Velin, *à Maïence*, *l'Année* 1459, par Jean Faust & Pierre *de Gernsheim*. Mʳ. le Doyen de Munſter, Bernard de Malincrot, dans ſa Differ-

---

Il *eſt aſſez étonnant, que* Mr. Bayle *ait adopté cette prétendue Edition de* 1446. Ses Sermons ſur les Saints, *dit-il dans ſon Article* Utino, ſont un des prémiers Ouvrages qui ſoient ſortis de deſſous la Preſſe; car, il furent imprimez l'An 1446. *Il eſt vrai, qu'il ne l'a point fait ſans produire ſes Garants :* Olearius *in* Abaco, *apud* Konig. Biblioth. vet. & nov. pag. 467 & 859. *Mais, cela ne ſuffit point : car, non-ſeulement c'eſt ne point réfuter l'Erreur ; mais, c'eſt même contribuer à la confirmer. Selon ſa Méthode, & le But particulier de ſon Ouvrage, bien loin d'adopter une pareille Fauſſeté, il devoit la combattre & fortement la cenſurer.*

(*) Juſtin Decadyus, *dans ſa Préface au* Pſeautier, *imprimé in Quarto par* Alde Manuce, *pour l'Uſage de l'Egliſe Grecque :* περὶ ἧς φησὶν ὁ θεῖος Χρυσόστομος, μᾶλλον συμφέρειν τῷ χόσμῳ σϐεσθῆναι τὸν ἥλιον, ἤπερ τῇ ἐκκλησία ταύτῃ ὁσημέραι μὴ ψάλλεσθαι.

(†) Lambecius, *Libr. II. Biblioth. Vindobon. pag.* 989.

O 3

Differtation de l'Art d'Imprimerie, page 67, dit qu'il a ce Livre dans fa Bibliotheque ; qu'il appartenoit auparavant aux Religieux de St. François du Couvent de Gallilée proche Zutphen, détruit par les Guerres Civiles. Il en rapporte la Datte en ces Termes : *Præfens Rationalis Divinorum Codex Officiorum, Venuftate Capitalium decoratus, Rubricationibusque diftinctus, artificiofa Adinventione imprimendi & characterifandi, abfque Calami Exaratione, fic effigiatus, & ad Eufebiam Dei induftriè eft confummatus, per* JOANNEM FUST *Civem Mogunt.* & PETRUM GERNSHEIM, *Clericum Diœcefis ejufdem. An.* 1459. *Die* 6. *Octobr.* Jacques Hofman, dans fon *Lexicon Univerfale*, imprimé *à Bâle, in Folio*, en deux Volumes, l'*Année* 1677, dit, au Tome fecond, qu'on voit dans la Bibliotheque de l'Univerfité de cette Ville-là un Exemplaire de cette Edition de 1459, qu'il appelle *Officiale Durandi*. Ce font fes Paroles, page 508 : *Cujus Exemplar in Academiâ Bafileenfi affervatum hanc Infcriptionem habet, &c.*

De tous les différens Jugemens que l'on a portez touchant le prémier Livre imprimé avec quelque Datte certaine, celui-là paroiffoit le plus jufte, qui donnoit la Préférence à ce *Rationale* de Durand. Sans doute elle lui étoit dûe, après le Témoignage rendu par Mr. le Doyen de Munfter, qui affûroit le Public, que ce Livre de cette Datte étoit dans fa Bibliotheque. C'eft pour cette Raifon, que le célébre Jéfuite, qui a donné un Catalogue des anciens Imprimez qu'on garde dans la Bibliotheque du Roi (*), dit dans fa Préface, que cette Lifte contient des Impreffions faites depuis l'Année 1459, jufqu'en l'Année 1500 : & que le Supplément des Ecrivains Eccléfiaftiques omis par le Cardinal Bellarmin (†), fondé fur cette même Raifon, fait cette Remarque : *Anno* 1459, JOANNES FAUSTUS, *Arte Imprefforia inventâ, edidit primò Moguntiæ Libros Guill. Durandi de Officiis Ecclefiafticis, &c.* Mais, depuis l'Impreffion de toute la Chronique de Tritheme, & du fecond Tome de la Bibliotheque Impériale, on voit qu'il eft de néceffité de remonter plus haut, & qu'il faut changer d'Avis fur ce Point.

LA

_____

(*) *Phil. Labbe novæ Biblioth. MSS. Libr. editæ Parifiis, in Quarto, Anno* 1653, *Supplemento* IX, *pag.* 337.

(†) *Cafim. Oudin. in Supplem. de Scriptor. Ecclef. Parif.* 1686, *in Octavo, pag.* 506.

La troisieme Impreſſion eſt le *Vocabulaire* Latin, appellé *Catholicon*, qui fut imprimé, *in Folio, à Maïence, l'Année* 1460. Il eſt dans la Bibliotheque des RR. PP. Feuillans de Paris, Rue S. Honoré, où ſont ces Paroles : *Altiſſimi Præſidio, cujus Nutu Infantium Linguæ fiunt diſertæ, quique nimiò ſæpe Parvulis revelat, quod Sapientibus celat : hic Liber egregius* Catholicon, *Dominicæ Incarnationis Annis* M. CCCC. lx. *alma in Urbe Maguntina, Nationis inclytæ Germanicæ (quam Dei Clementia tam alto Ingenii Lumine, Donoque gratuito, cæteris Terrarum Nationibus præferre illuſtrareque dignatus eſt) non Calami, Styli, aut Pennæ Suffragio, ſed mirâ Patronarum Formarumque Concordiâ, Proportione, & Modulo, impreſſus at confeſtus eſt.*

Hinc tibi, Sanſte Pater, Nato, cum Flamine Sacro,
Laus & Honor Domino Trino tribuatur & Uno.
Eccleſiæ Laude Libro hoc, Catholice, laude,
Qui laudare piam ſemper non linque Mariam.

Deo Gratias.

Les Imprimeurs ne ſont point ici nommez. Mais, il eſt bien certain, que ce Dictionnaire eſt un Ouvrage de Jean Faust & de Pierre Schœffer. Il n'y avoit point encore d'autre Imprimerie à Maïence, que la premiere de toute l'Europe, qu'ils avoient établie dans cette Ville-là. Ce *Catholicon* eſt un Livre de Grammaire, compoſé par Jean de la Ville de Genes (*), de l'Ordre de S. Dominique, l'Année 1286 ; qui eſt diviſé en quatre Parties, dont la quatrieme contient un *Dictionnaire* de Mots Latins par l'Ordre de l'Alphabet. On en a fait encore pluſieurs autres Impreſſions *in Folio.* J'en ai vû une très ancienne ſans Datte, & une autre, faite *à Paris, par Joſſe Bade, l'Année* 1506. Il y en a une de *Lyon*, revûe & aug

---

(*) *Joannes Januenſis vel de Janna.* Caſimir Oudin, pag. 560, cité ci-deſſus, croit que *Jacobus Januenſis de Voragine*, qui a fait la *Légende Dorée*, & ce *Joannes Januenſis*, ne ſont qu'un même Auteur.

augmentée par Pierre Gilles, & imprimée *par Antoine du Ry, en* 1520. C'eſt vraiſemblablement ce même *Vocabulaire*, qui fut d'abord imprimé par des Tables de Bois taillées à la Main, comme a rapporté Tritheme, & qu'on voit enfin imprimé par la ſeule & unique Maniere qu'on doit appeller l'Art d'Imprimerie.

Le Pere Jacob, de l'Ordre des Carmes, dans ſon *Traité des Bibliotheques* (*), parle d'une Impreſſion qui fut faite *à Maïence, par* JEAN FAUST & PIERRE SCHOEFFER; & dit, page 532 : *Ils commencérent d'imprimer le* Durandus de Ritibus Eccleſiæ, *l'An* 1461. Mais, perſonne n'a fait Mention de cette Edition avant lui. C'eſt *Durantus*, qui a fait *De Ritibus Eccleſiæ*, & non point *Durandus*. Ce dernier s'appelloit Guillaume Durand , & fut Evêque de Mende. Le prémier ſe nommoit *Jean-Etienne Duranti*, & fut Prémier-Préſident à Toulouſe. C'eſt le *Rationale Divinorum Officiorum*, qu'ils imprimérent, comme on a vû ci-deſſus, & non pas *De Ritibus Eccleſiæ*; Ouvrage, qui n'étoit point encore fait en 1461: & ce fut en l'Année 1459 qu'il fut imprimé, & non point en l'Année 1461. Mr. l'Abbé de Furetiere, dans ce qu'il a rapporté de l'Origine de l'Imprimerie, s'en eſt trop fié à Mr. Mentel, & au Pere Jacob. Il s'eſt trompé, ſûrement, quand il a écrit dans ſon Dictionnaire: *Les prémiers Livres imprimez, qu'on ait vû en Europe, ſont un* Durandus de Ritibus Eccleſiæ, *de l'Année* 1461 ; *& une* Bible *de l'Année* 1462; *la* Cité de Dieu de S. Auguſtin; *& les* Offices de Ciceron: au Mot *Imprimerie*.

La quatrieme Impreſſion, c'eſt la Sainte *Bible*, qui fut imprimée une ſeconde fois en Latin, *in Folio*, par les mêmes Imprimeurs JEAN FAUST & PIERRE SCHOEFFER, en la *Ville de Maïence*, l'Année 1462, où on lit à la Fin: *Præſens hoc Opuſculum finitum, ac completum, & ad Euſebiam Dei induſtriè in Civitate Moguntina per* JOANNEM FUST *Civem, &* PETRUM SCHOEFFER de *Gernsheim, Clericum Diœceſis ejuſdem, eſt conſummatum. Anno Incarnationis Dominicæ* M. CCCC. LXIJ. *In Vigilia Aſſumptionis glorioſæ Virginis Mariæ.* Je l'ai vûe en deux Volumes dans la Bibliotheque de S. Victor, & dans celle du College de Navarre.

Il

(*) Imprimé *in Octavo, à Paris, l'Année* 1644.

Il y a une Hiſtoire ſur cette *Bible*, que nous ne devons pas omettre. Elle eſt rapportée par Walchius, dans ſon Livre, *Decàs Fabularum Generis Humani*, imprimé *à Strasbourg*, *en* 1609, *in Quarto*, page 181, où il dit, que Jean Faust en apporta pluſieurs Exemplaires à Paris, dont il vendit les prémiers *ſexaginta Coronatis*, c'eſt-à-dire, ſoixante Écus ; les autres, cinquante ; les derniers, quarante, & même à plus bas Prix. Que ceux, qui les avoient achettez, admirérent d'abord que toutes ces Copies étoient ſi fort ſemblables, qu'il n'y avoit pas un Point, ni une Virgule, dans l'une, qui ne fuſſent de même dans l'autre. Qu'aïant enfin reconnu, que ces *Bibles* n'étoient point écrites à la Main, mais fabriquées par une nouvelle Maniere, qui coûtoit moins de Peine moins de Tems, & moins de Dépenſe ; & croïant, que Faust les avoit venduës trop cher, ils lui firent un Procès, pour lequel il fût obligé de s'enfuïr. Voilà tout ce que dit Walchius, qui n'ajoute point cette Circonſtance, comme font quelques-uns, qu'on accuſa Faust de s'être ſervi de l'Art Magique pour écrire toutes ces *Bibles*. Si Mr. le Gallois eût eu Connoiſſance de quelques-unes des Impreſſions précédentes, il n'eut pas aſſûré ſi certainement, comme il fait dans ſon *Traité des plus belles Bibliotheques* (*), que rien n'a été imprimé avant la *Bible* de 1462, page 160. [„ Quoiqu'il en ſoit, il eſt certain, qu'on ne voit rien d'imprimé „ avant cette *Bible*, que Faust apporta lui-même à Paris:„] & à la page 161. [„ L'Inſcription de cette *Bible* fait voir, que „ c'eſt le Chef-d'Oeuvre de Faust, & que rien n'a été imprimé „ avant cette Bible.„] Et je m'étonne, que le Pere Feuillant, Dom Pierre de S. Romuald ait écrit dans le troiſieme Tome de ſon *Tréſôr Chronologique*, in Folio, page 324: *Nous n'avons point de Livre imprimé avant l'Année* 1462. Il avoit, dans le Monaſtere niême où il écrivoit, le Dictionnaire *Catholicon*, imprimé l'An 1460.

Je ne puis dire autre choſe pour ces Auteurs, ſi-non qu'ils ont crû devoir s'en rapportér à ce ſçavant Homme Mr. Naudé, qui avoit vû, comme il dit dans ſon Livre intitulé *Addition à l'Hiſtoire de Loüis XI*, page 234, *plus de quinze mille vieux Livres, en vingt ou trente des plus fameuſes Bibliotheques de Paris*; & qui

traite

(*) Imprimé *à Paris*, *in* 12., *l'Année* 1680.

traite expreffément cette Matiere dans ce Livre, Chapitre VII, page 258, où il écrit: [„ Mais encore, pourquoi n'avons-nous au-„ cun Livre imprimé auparavant 1462? „] Et à la page 289: [„ Il eft bien à croire, qu'ils firent (les prémiers Imprimeurs) „ une infinité d'Epreuves & Maculatures, auparavant que d'avoir „ tout juftifié, & affemblé leurs Inftrumens; après quoi, ils com-„ mencérent enfin d'en compofer, non les *Offices de Cicéron*, „ &c., mais la grande *Bible*, *in Folio*, qui fut achevée l'An „ 1462. „]

L A cinquieme Impreffion eft le Volume des *Offices de Cicéron*, de *Maïence* 1465. Le Chevalier Anglois Thomas Bodley l'avoit dans fa Bibliotheque, qu'il légua à l'Univerfité d'Oxford, où on le garde. Thomas James fit imprimer *in Quarto*, à *Oxford*, *l'Année* 1605, le Catalogue de tous les Livres de ce Chevalier, fous ce Titre, *Catalogus Bibliothecæ Bodleianæ*. On y voit, à la page 297, ces *Offices de Cicéron*, avec cette Datte: *Ejufdem Liber de Officiis*, *&c. Anno* 1465. Et plus de foixante Ans après, Thomas Hyde entreprit de donner le *Catalogue* général *de* tous les Livres qui compofent *la Bibliotheque d'Oxford*: il fut imprimé *en cette Ville-là*, *in Folio*, *l'Année* 1674. Il y rapporte la même Datte de ce Livre, page 162: *Officia (Ciceronis,) Moguntiæ*, 1465. Antoine Wood donna l'*Hiftoire de l'Univerfité d'Oxford* en la même Année 1674. Il confirme la Vérité de cette Datte à la page 228, *immò Anno Domini* 1465, *ut fert aliud Exemplar in Bodleianâ (Bibliothecâ.)* M^r. Beughem rapporte auffi, à la page 46 de fa Lifte, cette Edition des *Offices de Cicéron*, avec l'Année 1465: *Moguntiæ*, 1465, *in Quarto*, *quæ poftmodum funt recufa ibidem* 1467 *in Quarto* (14), *& Romæ* 1468, *&c.* Il y a dans la Bibliotheque du Roi un Exemplaire en Velin de ces *Offices de Cicéron*, datté de 1466. Le Pere Labbe en parle, page 353 *Novæ Bibliothecæ MSS. Librorum*, *Supplem. IX*. J'en ai vû un autre Exemplaire, de la Forme d'un petit *in Folio*, ou d'un grand *in Quarto*, dans la Bibliotheque du College Mazarin: on y lit ces Mots, en Lettres rouges: *Præfens M. Tullii clariffimum Opus* J O A N N E S F U S T *Moguntinus Civis*, *non Atramento*, *plumali Canna neque ærea*, *fed Arte quadam perpulchra*, *Manu*

---

(14) *On plûtot* 1466: *mais, ce n'eft qu'un Renouvellement de Datte. Voïez ci-deffus, Section XI, Num. XIV.*

Manu PETRI DE GERNSHEIM *Pueri mei, feliciter effeci. Finitum An.* M. CCCC. lxvj. *quarta Die Menſis Februarii. ...* Pierre de la Ramée, Profeſſeur Roïal des Mathématiques en l'Univerſité de Paris, avoit dans ſa Bibliotheque cette Edition. Il a écrit que c'étoit le prémier Ouvrage ſorti de la belle Invention de l'Imprimerie : *Cum primum Typographiæ Exemplum Moguntiæ editum ſit Anno 1466. ... ut conſtat è* Ciceronis Officiis, *quæ prima omnium Librorum Typis æneis impreſſa ſunt. Exemplar* Officiorum *iſtorum habeo in Membranâ impreſſorum* (*). Son Témoignage a fait tomber dans la même Erreur quelques Auteurs, comme Paſquier dans ſes *Recherches de la France*, Livre IV, Chap. XXIV, & Antoine Wood dans la page citée ci-deſſus. Il eſt bien probable, que le Volume datté 1465, & celui de 1466, ſont d'une même Impreſſion ; mais, pour en être certain, il faudroit les avoir comparez enſemble.

JEAN SAUBERT, Miniſtre de Nuremberg, fit en l'Année 1643 l'*Hiſtoire de la Bibliotheque publique de cette Ville-là*, où elle fut imprimée *in* 12°. Elle conſiſte en deux Diſcours, dont le ſecond contient les Raretez de cette Bibliotheque, avec une *Liſte des anciennes Impreſſions qui* s'y trouvent, & qui *ont été faites avant l'Année* 1500. Le Pere Labbe l'imita dix Ans après, & donna, comme nous avons déjà dit, un *Catalogue des Livres rares, & imprimez juſqu'en l'Année* 1500, qu'il avoit vûs dans la Bibliotheque de Sa Majeſté. Le Miniſtre rend Juſtice à la Ville de Maïence ſur l'Origine de l'Imprimerie. Mais, il avance deux Choſes, qui ſont également éloignées de la Vérité. Il dit, que toutes les Impreſſions, qui ont été faites à Maïence avant l'Année 1466, ne marquoient, ni le Nom de l'Imprimeur, ni l'Année, ni le Lieu, de l'Impreſſion : que la Coutume, qui s'eſt introduite, de les marquer, n'a commencé que depuis cette Année-là. *Nam ex Collatione vetuſtiſſimorum Codicum colligimus, ante Annum 66 in Typographiâ Moguntinâ nondum Moris fuiſſe, ſive Authoris, ſive Loci Temporiſve Notam ſub Finem apponere, poſtea demum Conſuetudinem eam invaluiſſe* (†). Les Impreſſions, que nous venons de citer, montrent évidemment, que ſa Remarque critique n'a aucune Solidité.

Il

(*) Schol Mathem. *Libr. II.*
(†) Hiſtor. Biblioth. Norimberg. *pag.* 114.

Il soutient encore fortement, qu'on n'a point imprimé avant l'Année 1459, & fait un Défi de montrer aucun Livre imprimé certainement avant cette Année-là. Après avoir donné sa Liste, il conclut ainsi, page 209 : *Atque sic habet Syllabus ex Bibliothecâ Reip. hujus confectus. Hunc legisse magnoperè juvabit, si quis nobiscum negat ante Annum Æræ Christianæ 1459 Voluminum aliquid Typis excusum : qui vetustiora jactant monstrent nobis, &c.* PIERRE SCHOEFFER lui auroit dit, ainsi qu'il dit à Tritheme, qu'il avoit imprimé une *Bible* vers l'Année 1450. De plus, le *Pseautier* Latin, imprimé en 1457, qui se garde aujourd'hui à Vienne dans la Bibliotheque de l'Empereur, est un Témoin qui prouve certainement, qu'on voit quelque Livre imprimé avant l'Année 1459, & que le Défi qu'il fait étoit trop précipité.

VOILA' les plus anciennes Impressions, que je sçache, qui se trouvent dans les Bibliotheques, & qui sont marquées de quelque Année. Le Tems en fera peut-être découvrir quelques autres (15), comme il a fait le *Pseautier*, qui n'est connu que depuis l'Edition du second Livre de la *Bibliotheque Impériale*, c'est-à-dire, depuis l'Année 1669 (16). Il est vrai, qu'on voit, dans quelques Catalogues, des Livres d'une Datte plus ancienne, ou des mêmes Années, particuliérement dans celui de M^r. Beughem, *Incunabula Typographiæ*, où il cite, page 54, *Donatus*, à Harlem 1440 ; & page 165, *Speculum Salutis*, à Harlem ; & page 150, *Sabellicus Historiæ Enneades septem*, à Maïence 1442 ; & page 156, *Confessionale & Donatus*, à Maïence 1450 ; & page 159, *Historia de B. Mariæ Virginis Assumptione*, à Deventer, 1457, *in Quarto*.

JE réponds : I. Qu'on dise où sont toutes ces Editions ; en quelle Bibliotheque on les garde ; qui sont les Possesseurs de ces rares Fruits d'Imprimerie ; si la Datte de l'Année y est expressément marquée ; & en quels Termes l'Imprimeur s'en explique.

II. Les Livres de Harlem ne touchent point notre Question. Ils ne portent aucune Datte ; &, de plus, nous parlons de la Divine Invention de l'Imprimerie, qui se fait par des Caractéres de Métail fondu,

(15) *Voïez-en d'autres en effet ci-dessus dans la Liste de la Section XI.*

(16) *Quelques Personnes, & entre autres* Jean-André Mullerus, *le connoissoient dès* 1653. *Voïez ci-dessus la Citation* (ww).

fondu, mobiles, & féparez, defquels on peut fe fervir pour imprimer plufieurs Ouvrages. Et ces Livres font feulement des Productions de l'Art de Sculpture & de Gravure : ce font des Empreintes tirées de Tables de Bois taillées à la Main. *Harlemi in
Ligno foliatim incifa*, dit M^r. Beughem de la *Grammaire de Donat*, & Boxhornius en tombe d'accord page 138 de fon *Théatre
de Hollande*, fur le Témoignage de Mariange Accurfe. Pour le
Speculum Salutis, on peut le voir dans la Bibliotheque des R R.
P P. Celeftins de Paris. C'eft un pur Ouvrage de l'Art de Gravure avec des Eftampes taillées fur Bois, où on ne voit aucune
Datte. Boxhornius ne le contefte point. Il dit, dans fa Differtation *De Typographiâ*, page 41: *Nam præter* Donatos *iftos Hollandiæ, quibus nihil opponi poteft, infuper* Speculum Salutis *often-
tamus, venerandæ Librum Antiquitatis, & averfis tantum in Paginis, & ex Tabulis incifis, quæ plurimæ funt, excufum.* Et
Pierre Bertius, qui l'avoit vû dans la Bibliotheque de Scriverius, en rend' le même Témoignage. *Cujus Paginæ Glutine com-
miffæ fuerunt, ut videri poffint opiftographæ : fed attentius confi-
deranti facilè apparuit, non collectas fuiffe Literas fingulas, di-
geftafque in Voces, Voces in Verfum, Verfus plures in Paginam;
fed fingulas Paginas fingulis Tabellis ligneis expreffas fuiffe* (*).
En un mot, ce que nous avons dit du Vocabulaire *Catholicon*,
dont a parlé Tritheme, qui fut l'Avant-Coureur du prémier Ouvrage de l'Imprimerie, nous l'appliquons à ces Livres de Harlem:
comme auffi ce que nous remarquons dans la III Partie de cette
Differtation, au Chapitre III, touchant l'Imprimerie de la Chine,
où l'on verra, que cette Maniere d'imprimer, par des Tables de Bois
gravées, a été prémiérement inventée par les Chinois, & eft en
Ufage chés ces Peuples depuis plufieurs Siécles, longtems avant le
Donatus, le *Speculum Salutis* de Harlem, & le *Catholicon* de
Maïence. Et fi c'eft dans cette Invention que confifte le véritable
Art de l'Imprimerie, ce n'eft, ni Harlem, ni Maïence, qui en doi-
vent remporter la Gloire. C'eft au Roïaume de la Chine, à qui elle
eft dûe.

III. M^r. Beughem doute du *Sabellicus : Qua de Re dubito.* Mais,
il n'en faut pas feulement douter : car, Sabellicus, en 1442, n'avoit
pas

(*) Bertius, *Libr. III.* Comm. Rer. German., *pag.* 613 *Edit. Amftelod.* 1632.

pas encore fept Ans; &, lorfqu'il fit imprimer ces LXIII Livres
de fon *Hiftoire*, il les dédia au Doge de Venife Auguftin Barba-
digo, qui ne fut élevé à cette Dignité que l'Année 1486.

IV. A L'E'GARD des Livres de Maïence de 1450, voici le Fait tiré
du Livre d'Ange Roccha, *De Bibliotheca Vaticana* (*), page 411,
qui eft la Source où ont puifé tous ceux qui citent ces Éditions.
Alde Manuce le Jeune montra à Roccha une *Grammaire de Donat*,
imprimée fur Velin, où étoit écrit au prémier Feuillet, de la Main,
à ce qu'il croïoit, de Mariange Accurfe, qui vivoit en l'An 1500,
que ce *Donat*, avec un autre Livre intitulé *Confeffionalia*, étoient
les prémiers Livres imprimez; & que JEAN FAUST, Bourgeois de
Maïence, Inventeur de l'Art, les avoit mis fous la Preffe l'Année
1450. Par ce Récit, il eft clair, que le *Donat* ne marquoit, ni le
Nom de l'Imprimeur, ni la Ville, ni l'Année, de l'Impreffion: autrement, il eût été inutile à Mariange Accurfe, qui devinoit à peu
près l'Année, de l'ajouter de fa Main, s'il eft vrai que c'eft lui qui
avoit écrit fur ce *Donat*. Ainfi, nous ne donnons à ces Éditions aucun
Rang, non plus qu'à toutes celles qui n'ont point de Dattes, quoiqu'on voïe bien, par la Fabrique, & les Caracteres, qu'elles font des
prémieres Productions de l'Art naiffant.

V. SI, dans la feconde Impreffion que Mr. Beughem femble pro-
mettre de fa Lifte, il veut bien marquer la Bibliotheque où eft l'Édition de *Deventer de 1457*, & rapporter les propres Termes de la
Soufcription de l'Imprimeur, fans doute cette Édition doit tenir fon
Rang d'Antiquité parmi celles que nous avons citées (17).

ENFIN, Adrian Junius, au Chapitre XVII de fon *Hiftoire
d'Hollande*, rapporte, que JEAN FAUST, après avoir enlevé à
Harlem les Caracteres d'Imprimerie de LAURENS JEAN, fon
Maitre, *ut fert Sufpicio*, dit-il page 255, vint à Maïence, où il imprima, l'Année 1442, la *Grammaire d'Alexandre de Ville-Dieu*,
qu'on enfeignoit dans les Ecoles avant que Jean Defpautere eût écrit;
& quelques *Traités de Pierre Efpagnol*: „ Ad Annum à nato
„ Chrifto 1442, iis ipfis Typis, quibus Harlemi LAURENTIUS ufus
„ fue-

(*) Imprimé à Rome, in Quarto, l'Année 1591.

(17) *Cette prétendue Edition de 1457 n'eft due qu'à un Renverfement de Chiffres. Selon*
Oudin, Comment. de Scriptor. Ecclef. *Tom. III*, Col. 2758, *elle n'eft que de 1475.*

„ fuerat, prodiiſſe in Lucem certum eſt *Alexandri Galli Doctri-*
„ *nale, &c.*, cum *Petri Hiſpani Tractatibus.* „ Mr. Naudé, dans
ſon *Addition à l'Hiſtoire de Louïs XI*, page 257, a montré, que
cet Auteur ſe contredit ſur le Tems; & je ne ſçais ſi ce n'eſt point
pour cette Raiſon, que Mr. Beughem, à la page 5 de ſa Liſte intitulée *Incunabula Typographiæ*, a changé 1442 en 1462: *Idem* Doctrinale (Alexandri,) *cum* Petri Hiſpani Tractatibus, *excuſum eſt*
Moguntiæ 1462. On répond, que tout le Narré de cét Auteur a été
inventé à Harlem, & n'a aucun Fondement dans les anciens Hiſtoriens qui ont écrit avant lui, c'eſt-à-dire, avant l'Année 1587, en
laquelle ſon Livre fut publié. Pour ne rien dire davantage, comment
JEAN FAUST auroit-il pû s'enfuir ſans être arrêté, portant avec lui,
où faiſant porter au moins, plus d'un mille peſant en Inſtrumens
d'Imprimerie & en Lettres de Métail? N'eût-il pas été facile de faire
mettre en Priſon ce Voleur à Amſterdam, où l'on dit qu'il ſe retira
d'abord, ou à Cologne, ou même à Maïence? On voit ici ce que
fait la Jalouſie des Peuples, & l'Amour trop grand pour ſa Nation.
Il n'y a perſonne, qui ne doive honorer la Mémoire de JEAN
GUTTENBERG, & de JEAN FAUST, pour avoir mis au Jour,
avec grande Peine, & grande Dépenſe, un des plus beaux de tous
les Arts. Au contraire, on la noircit, & on les charge de Crime,
de Larcin, & de Trahiſon. On accuſe l'un d'avoir volé ſon Maitre
à Harlem: on accuſe l'autre de s'être enfui de Strasbourg avec le Secret de JEAN MENTEL trahi par ſon Domeſtique (18).

JE croi qu'on eſt préſentement bien perſuadé, que le prémier
Livre imprimé n'eſt point, ni le *S. Auguſtin de la Cité de Dieu*,
ni le *Lactance*, ni les *Epitres de S. Jérôme*, ni le *Jules Céſar*, ni
le *Lucain*, ni le *Suétone*, ni le *Quintilien*, ni les *Epitres de Cicé-*
ron. Tous ces Livres ſe voïent dans les Bibliotheques de Paris. Les
Epitres de Cicéron ſont dans la Bibliotheque du Roi (*), imprimées
à

---

(18) *Si Mr.* Chevillier *avoit ſçu, que* Jean Guttemberg, *&* Jean Gensfleiſch, *ce pré-*
tendu Domeſtique de Mentel, *n'étoient qu'un ſeul & même Homme, il en auroit tiré un*
bien plus fort Argument contre cette derniere Accuſation. Voiez-en la Preuve ci-deſſus
Citation (h).

(*) Voïez la Liſte des anciennes Impreſſions qui ſont dans la Bibliotheque du Roi,
faite par le Pere Labbe, pages 338 & ſuivantes *Novæ Bibliothecæ MSS. Librorum*, *Sup-*
plem. IX.

à Rome en 1467. Le *Lactance*, le *S. Jérôme*, le *S. Augustin*, font dans la même Bibliotheque, imprimez *à Rome en* 1468. Le *Jules Céfar* eft dans la Bibliotheque Mazarine, imprimé *à Rome en* 1469. Le *Lucain*, le *Suetone*, le *Quintilien*, font dans la Bibliotheque du Roi : le prémier eft de *Rome* 1469, le fecond de 1471, le troifieme de *Venife* 1471. On trouve encore plufieurs autres Livres imprimez ces mêmes Années dans ces deux Bibliotheques.

Chacun voit bien auffi, qu'on ne doit point avoir grand égard à ce qu'a dit Jofeph Scaliger : [„ Le prémier Livre, qui fut impri-„ mé, fut un *Breviaire*, ou *Manuale*. On euft dit, qu'il étoit écrit „ à la Main, (Madame la Fille du Comte de Lodron, Grand' Mere „ de Mr. de l'Efcalle, l'avoit : une Levrette le rongea, de quoi Jules „ Céfar étoit bien fâché ;) parce que les Lettres étoient conjointes „ les unes aux autres, & avoient été imprimées fur un Ais de Bois „ où les Lettres étoient gravées, tellement que l'Ais ne pouvoit fer-„ vir qu'à ce Livre, & non à d'autres, comme depuis on a trouvé „ de mettre les Lettres à part (*). „] Ce *Breviaire* n'étoit qu'un *Pfeautier*, ainfi qu'on apprend au Mot de *Dordrec*, page 93, où on lit : [„ Ma Grand' Mere avoit un *Pfeautier* de cette Impreffion, & „ la Couverture étoit épaiffe de deux Doigts. Au dedans de cette „ Couverture étoit une petite Armoire, où il y avoit un petit Cru-„ cifix d'Argent, &, au derriere du Crucifix, *Berenica Lodronia de* „ *la Scala.* „] Ce *Pfeautier* n'aïant vû le Jour que par le Moïen de quelques Planches de Bois taillées & gravées, ce n'étoit point une Production du véritable Art d'Imprimerie, mais un Ouvrage dû à l'Art de Sculpture & de Gravure. D'ailleurs, comment auroit prouvé Scaliger, que le *Catholicon* de Maïence cité par Tritheme, le *Speculum Salutis*, & le *Donat*, allégués par les Hollandois, s'il eft vrai ce qu'ils en difent, qui font auffi de Productions de l'Art de Gravure, n'ont paru qu'après ce *Pfeautier* qu'avoit fa Grand-Mere ?

L'Idée, que nous laiffons ici fur la Découverte de l'Imprimerie, eft celle de Tritheme, que Guttenberg, Faust, & Schoeffer, en furent les Inventeurs, & que c'eft à *Maïence* où parut, envi-ron l'An 1450, le prémier Ouvrage d'Imprimerie, qui fut la Sainte

---

(*) *Scaligeriana*, Edition de la Haye, *in Octavo*, pag. 173.

Sainte *Bible.* L'Hiſtoire, que nous venons de citer d'Antoine Wood, en donne une autre. Cet Auteur, voulant faire connoitre comment l'Imprimerie a été établie en Angleterre, dit, à la page 226, que cet Art fut découvert en l'Année 1459 par le nommé TOUS-SAINTS, autrement JEAN GUTTEMBERG; & fait entendre, à la page 227, que c'étoit à *Harlem* où il travailloit: *Harlemiam, ubi ſcilicet prædictus Cuthenbergus Artem hanc novam exercebat.* Voici comme il fut apporté en Angleterre, ſelon le Récit qu'il fait. Le Chancelier de l'Univerſité d'Oxford, Thomas Bourchier, Archevêque de Cantorberi, aïant pris le Deſſein de procurer ce grand Bien au Roïaume, ſollicita Henri VI d'entrer dans la Dépenſe néceſſaire pour y réüſſir. Cet Archevêque donna trois cens Marcs d'Argent, & le Roi douze cens, à Robert Tournour le Maitre de ſa Garde-Robe, qui prit avec lui Guillaume Caxton, Marchand de Londres, & arrivérent à Amſterdam, & de-là à Leyden, ſous Prétexte de quelque Trafic, n'ôſant aller à Harlem, parce qu'on y mettoit en Priſon les Etrangers, qui étoient ſoupçonnez de n'y venir que pour apprendre l'Art d'Imprimerie. Ils conduiſirent ſi bien leur Intrigue, que par Argent ils débauchérent un des Ouvriers de Guttenberg, nommé *Frédéric Corſelle*, & l'emmenérent à Londres, où auſſi-tôt on lui donna des Gardes, de crainte qu'il ne voulût s'échaper. De Londres, il arriva à *Oxford*, & commença d'y pratiquer ſon Art. Le plus ancien Livre, qu'il produit de cet Imprimeur (19), eſt un *in Quarto*, datté de l'Année 1468, qui contient l'*Explication du Simbole des Apôtres par S. Jérôme.* Et il prétend, que l'Imprimerie fut en Angleterre dix Ans plûtôt que dans aucun autre Roïaume. *Decem prius Annis Artem Typographicam Oxonienſes exercuimus, quàm in quocunque alio Loco Europæ innoteſceret.*

JE ne ſçai point où cet Hiſtorien a pris tout ce qu'il avance: car, il ne cite aucune Chronique, ni manuſcrite, ni imprimée (20).

Si

---

(19) *Ou plûtôt de cette Ville.*

(20) *Ce Récit avoit été tiré de certains Mémoires manuſcrits de la Bibliotheque des Archevêques de Cantorbery à Lambeth, comme on l'a déjà vû ci-deſſus Section VIII & Remarque (S), & comme on le verra encore mieux en original dans la X & dernière Pièce de cette II Partie. Quoiqu'il ait été adopté par* Atkins, Wood, Collier, Maittaire, *& peut-être par pluſieurs autres,* Mr. Conyers Middleton, *Bibliothécaire de l'Univerſité*

de

II. *Part.* 2

Si c'eſt dans les Archives de l'Univerſité d'Oxford, je dirai, que celui, qui y a laiſſé ce Mémoire, s'eſt éloigné de la Vérité dans
pluſieurs Points. Il n'eſt point vrai, que l'Année 1459 ſoit celle où
ſe fit la Découverte de l'Imprimerie, puiſqu'on voit encore aujourd'hui des Ouvrages de cet Art achevez dès l'Année 1457. Ce
n'eſt point auſſi à *Harlem*, que GUTTENBERG travailla d'Imprimerie : ce fut à *Maïence*. On pourroit le prouver, s'il étoit néceſſaire, par un bon Nombre d'anciens Ecrivains : & Wood le reconnoit enſuite, quand il dit, à la page 228, *Moguntiæ, ubi primum Typographicum inſtitutum eſt Prælum.* Si le prémier Livre
imprimé à Oxford eſt celui qui porte la Datte de 1468, il ne ſera
point vrai, que l'Imprimerie fut connue en Angleterre plutôt que dans
tous les autres Etats ; puiſqu'il y a dans la Bibliotheque du Roi des
Impreſſions faites à Rome l'Année 1467 ; par éxemple, les *Epitres
Familieres de Cicéron*, ainſi que le témoigne le Pere Labbe dans
le Livre cité ci-deſſus, page 350. Et il ne ſera point vrai encore,
que la Ville d'*Oxford* ait pratiqué l'Imprimerie dix Ans avant toute
autre Ville que *Maïence* & *Harlem*, puiſqu'on a des Impreſſions de
Veniſe & de *Paris* faites les Années 1470 & 1471. Si toutes les Cir-
conſ-

de Cambridge, *vient de le rejetter abſolument, dans une Réfutation expreſſe, intitulée*
Diſſertation concerning the Origin of Printing in England &c., *& imprimée à* Cambridge,
chés Guill. Thurlbourn, *en* 1735, in Quarto ; *prétendant, que c'eſt ce* GUILLAUME
CAXTON, *indiqué ci-deſſus, qui a le prémier introduit & pratiqué l'Imprimerie en Angleterre vers l'An* 1471, *& que c'eſt ce que dépoſent unanimement preſque tous les Hiſtoriens Anglois. Mais, peut-être n'y a-t-il en tout cela qu'une ſimple Diſpute de Mots, ou
quelque peu de Jalouſie Académique. Car, que Caxton ſoit ſimplement le prémier Anglois
qui ait connu l'Imprimerie & l'ait introduit en Angleterre à l'Aide d'un Imprimeur
Etranger, ou qu'il l'y ait effectivement exercée lui-même, il eſt toujours le prémier à qui
ſa Nation eſt redevable de cette avantageuſe Acquiſition ; & le Témoignage de tous les
Hiſtoriens, qui lui accordent la Primauté en Fait d'Imprimerie, ne contredit nullement le
Manuſcrit de Lambeth. L'Eſpace de Tems de 1459 à 1471 ne le contredit pas plus ; car,
outre que ce Frédéric Corſelle n'étoit peut-être qu'un ſimple Compoſiteur de Guttemberg,
peu inſtruit de la Fabrique des Poinçons & des Matrices, le principal & véritable Secret de
l'Imprimerie, il ſe peut très bien faire que* Caxton, *occupé depuis longtems en Flandre
de diverſes Affaires publiques & particulieres, ait eu beſoin de tout ce Tems-là pour les
terminer, avant que de parachever ce nouvel Etabliſſement. Quoiqu'il en ſoit, ſa prémiere Impreſſion bien connue eſt* The Game and Playe of the Cheſſe, *tranſlated out of*
French by WILLIAM CAXTON, *imprimée à* Weſtminſter, *où il avoit fixé ſa Demeure, le dernier de Mars* 1474, in folio : *& la derniere eſt* St. Jerom's Vite Patrum,
of the Lifes of Fathers Hermits, tranſlated out of French by WILLIAM CAXTON,
enprentend at Weſtminſter, by Winkin de Woorde in Caxton's Hous, and finished the
laſt Day of his Life in the Yere 1495, in folio.

conftances de cette Hiftoire font certaines, j'admire qu'elles aïent été ignorées des Hollandois; & qu'Adrian Junius, qui a recueilli tous les faux Bruits de *Harlem* touchant la Découverte de l'Imprimerie, n'en ait rien appris. Tout ce qu'on peut faire, pour rectifier ce Mémoire d'Oxford, c'eft de dire, que ce fut à *Maïence*, où vinrent les Anglois, & d'où ils emmenérent l'Ouvrier de GUTTENBERG. Auffi Antoine Wood n'eft-il pas fi fûr de *Harlem*, qu'il ne dife fous un Doute, page 226, *Vtcunque eandem (Artem,)* Moguntiaci *vel* Harlemi, *invenit* TOSSANUS *quidam*, JOANNES CUTHENBERGUS *aliter appellatus, Anno* 1459, *&c.*

X. ET

X. et DERNIERE PIECE.

MICHAELIS MAITTAIRE

DISSERTATIO

D E

O R I G I N E

TYPOGRAPHIÆ,

Mife au Commencement de fes *Annales Typographici, ab Artis inventæ Origine, ad Annum MD.*, imprimées *à la Haie, chez Ifaac Vaillant, en* 1719, *in quarto*, pages 1—34.

J̆E ne pourrois mieux terminer cette II Partie, que par cè Morceau rare & curieux, l'un des meilleurs & des plus éxacts qui aïent été publiés fur ce Sujet; & je le ferois d'autant plus volontiers, qu'on n'en retrouve à regret qu'une fort légere Partie dans la feconde Edition de cet Ouvrage : mais, de peur de donner Lieu à quelque Diffenfion entre les Libraires, je me contenterai d'en tirer ce que Monfieur Maittaire a tiré lui-même de RICHARD ATKINS, & d'ANTOINE DE WOOD, touchant le Tranfport & l'Introduction de l'Imprimerie en Angleterre.

ANGLIA maturè admodum excepit Typographiam ; quæ, poft-quam *Moguntiæ & Harlemi*, forfánque *Argentinæ*, innotuiffet, in hanc Infulam, Rege & Archiepifcopo Cantuarienfi adnitentibus, fœliciter advecta eft, & OXONII ante Annum 1460 inftituta. In Gloriam certè *Oxonienfi* ceffit Academiæ, quòd omnium prima excoluerit

luerit hanc Artem ; quæ, tanquam Palladium cœlitus demiſſum, Litteras ab Interitu non tantùm revocaret, ſed etiam in poſterum vindicaret. Ne verò id credar temerè affirmaſſe, & Opinione falſâ aut dubiâ nixus tantum Honorem ad Academiam, cujus Beneficio, quantulum idcunque eſt, quod in Litteris profecerim, me debere ſemper gratus agnoſcam, immeritò detuliſſe ; expediam, quibus adducar Rationibus : præmiſſiſque quæ ANTONIUS A WOOD ſcripſit (*), falſa quædam, multa incerta nimis, & nullo teſtimonio confirmata, graviori Authoritate Rem communiam.

„ ARTEM Typographicam, vel *Moguntiaci*, vel *Harlemi* invenit
„ TOSSANUS quidam, JOHANNES CUTHENBERGUS aliter ap-
„ pellatus, Anno Domini 1459 : cujus immenſam expendens Utili-
„ tatem THOMAS BOURCHIER, Archiepiſcopus Cantuarienſis,
„ nihil antiquius habuit, quàm ut Anglis communicandam procu-
„ raret ; atque ejus proinde Suaſionibus impulſus Henricus VI
„ ROBERTUM TOURNOUR, (is Regi tunc temporis à Veſtimentis
„ ſive Robis erat,) Marcis mille, quarum trecentas contulerat
„ Archiepiſcopus, inſtructum, *Harlemiam*, ubi ſcilicet prædictus
„ CUTHENBERGUS Artem hanc novam exercebat, amandavit. Ille
„ autem GUILIELMUM CAXTONUM, Civem Londinenſem, & cum
„ Batavis Commercium habentem, ſibi in Socium Periculi ac Laboris
„ aſcivit. Tournourus, itaque diſſimulato quis eſſet, cum Caxtono
„ Nomen ſuum ac Mercaturam palàm profitente, primò Amſteloda-
„ mum, dein Lugdunum, contendit ; neque enim Harlemiam profi-
„ ciſci auſus eſt, quòd Oppidum illud, Quæſtui ſuo metuens, Advenas
„ perplures in Arte illâ explorandâ deprehenſos Carceri mancipâſſet.
„ Abſumptâ tandem maximâ dictæ Pecuniæ parte, Regi per Litteras
„ ſignificavit Tournourus, ſe demandatum Negotium penè confeciſſe ;
„ &, acceptis pòſt paulò Marcis quingentis, Artificem quendam in-
„ feriorem, FREDERICUM CORSELLIS nuncupatum, Nummis
„ verò ſollicitatum, induxit, ut Perſonam nocte intempeſtâ indutus
„ clàm aufugeret, &, conſcenſâ Nave eam in Rem paratâ, Londi-
„ num trajiceret. Cæterùm minùs commodum videbatur Artem
„ Excuſoriam Londini exerceri, ſed potiùs Oxoniam deduci pla-
„ cuit ; id hortante Archiepiſcopo, qui Cancellarius utique noſter
„ tunc

_____

(*) *In* Hiſtoriâ & Antiquitatibus Univerſitatis Oxonienſis, *edit. Anno* 1674. *pag.* 226.

Q 3

,, tunc temporis fuerat: unde Artifex iste transfuga Oxoniam tranf-
,, miſſus eſt, cuſtodiente illum Vigilum Manu ſatìs validà, ne, ante-
,, quam promiſſa præſtaret, furtim ſeſe ex Angliâ ſubtraheret. At-
,, que hunc in modum decem prius Annis Artem Typographicam
,, Oxonienſes exercuimus, quàm in quocunque alio Europæ Loco
,, innoteſceret, *Harlemum* ſi excipias, &, quæ cum Oppido illo
,, de ipſâ Artis Inventione contendit, *Moguntiam:* tametſi haud ita
,, multò pòſt, ut nobiliſſima hæc Ars magis propagaretur, *Weſtmo-*
,, *naſterii* etiam Prælum inſtruebatur, necnon ad S. *Albani*, quin
,, & *Wigorniæ*, aliiſque Monaſteriis, excudendis Argumenti Theo-
,, logici & Medicinalis Codicibus. Libros autem Juris vetitum erat
,, Typis mandare. ,,

Hæc quidem Antiquarius noſter Oxonienſis: in quibus eum à
Vero plus ſemel aberràſſe jam adnotavit Chevillerius. Ars
enim Typographica ante Annum 1459 inventa eſt: neque decem
Annis Oxonii prius quàm in alio (præter *Harlemum & Moguntiam*)
Loco tractata; quod conſtat ex *Lactantio* Anno 1465 *Sublaci*, &
Ciceronis Epiſtolis Anno 1467 *Romæ*, excuſis.

In reliquis, quæ ad Tournouri Caxtonique Profectionem atti-
nent, quoniam Antiquarius nullâ aliâ præterquam ſuâ Authoritate
ea fulcit, Fidem his faciam ex authentico Codice manuſcripto, cujus meminit Richardus Atkyns, Armiger, Decennio antequam
Antonius ſuas ederet *Antiquitates*. Illum Richardi Atkyns
Libellum mihi impertivit Pembrokianus Comes, de cujus ſingulari
Humanitate in Litterariâ Re promovendâ nunquam poſſum ſatìs
pro illius Meritis dicere. Ex eo autem Libello non pauca quædam
excerpta ac mutila, ſed integrum eodem, quo ſe habet, Sermône
Locum apponam: unde Lectori liberum ſit Antonii Interpretatio-
nem (quam hujus Loci eſſe puto) conferre, & totam Quæſtionem
decidere.

,, *The Original and Growth of Printing, collected out of Hiſtory*
,, *and the Records of this Kingdom; wherein is alſo demonſtrated,*
,, *that Printing appertaineth to the Prerogative Royal, and is a*
,, *Flower of the Crown of England: by* Richard Atkyns *Eſq.*
,, *By Order and Appointment of Mr. Secretary Morice.* London,
,, 1664, *in Quarto*. [Pag. 2.] Concerning the Time of Bringing this
,, excellent Art into England, and by whoſe Expence and Procu-
,, rement it was brought; modern Writers of good Reputation do
,, moſt erroneouſly agree together. Mr. Stowe in his *Survey of*
,, *Lon-*

„ *London* (pag. 404.) fpeaking of the 37 Year of King Henry the
„ VI his Reign, which was Anno Domini 1459, faith, that the
„ noble Science of Printing was about this Time found in Ger-
„ many, at *Magunce*, by one CUTHENBERGUS, a Knight ; and
„ that WILLIAM CAXTON, of London, Mercer, brought it into
„ England about the Year 1471. and firft practifed the fame in the
„ Abby of St. Peter at *Weftminfter*. With whom Sr. RICHARD
„ BAKER, in his *Chronicle* (pag. 284.) agrees throughout. And
„ Mr. HOWELL, in his *Hiftoricall Difcourfe of London and Weft-*
„ *minfter* (pag. 353.) agrees with both the former in the Time,
„ Perfon, and Place, in general: but more particularly declares the
„ Place in *Weftminfter* to be the Almory there; and that ISLIP,
„ Abbot of Weftminfter, fet up the firft Prefs of Book - Prin-
„ ting, that ever was in England. (Pag. 3.) I fhall now ma-
„ ke it appear they have Miftaken. — A Book came into
„ my Hands, printed at *Oxon. Anno Dom.* 1468 (1), which was
„ three Years before any of the recited Authors would allow it to
„ be in England. — And the fame moft worthy Perfon, who
„ trufted me with the aforefaid Book, did alfo prefent me with
„ the Copy of a Record and Manufcript in Lambeth-Houfe, here-
„ tofore in his Cuftody, belonging to the See, and not to any par-
„ ticular Archbifhop of Canterbury; the Subftance whereof was this,
„ (though I hope for publique Satisfaction, the Record it felf, in
„ it's due Time, will appear).
„ THOMAS BOURCHIER, Archbifhop of Canterbury, moved
„ the then King (HENRY the VI) to ufe all poffible Means for
„ procuring a Printing-Mold (for fo 'twas there call'd) to be brought
„ into this Kingdom. The King (a good Man, and much given
„ to Works of this Nature) readily hearkned to the Motion; and
„ taking private Advice, how to Effect his Defign, concluded it
„ could not be brought about without great Secrecy, and a con-
„ fiderable Sum of Money given to fuch Perfon or Perfons, as
„ would draw off fome of the Work-Men from *Harlem* in Hol-
„ land, where JOHN CUTHENBERG had newly invented it, and
„ was himfelf perfonally at Work. 'Twas refolved, that lefs than
„ one

(1) *Voïez ci-deffus, Sect. XII, Num. V, le Titre de ce Livre, & l'Incertitude de cette Date.*

„ one thousand Marks would not produce the desir'd Effect.; to-
„ wards which Sum the said Archbishop presented the King three
„ hundred Marks. The Money being now prepared, the Manage-
„ ment of the Design was committed to Mr. ROBERT TURNOUR,
„ who then was of the Roabs to the King, and a Person most in fa-
„ vour with him of any of his Condition. Mr. Turnour took to his
„ Assistance Mr. CAXTON, a Citizen of good Abilities, who tra-
„ ding much into Holland might be a creditable Pretence, as well
„ for his going, as stay in the Low-Countries. Mr. Turnour was
„ in Disguise (his beard and hair shaven quite off;) but Mr. Caxton
„ apper'd known and publique. They having received the said Sum of
„ one thousand Marks went first to Amsterdam, then to Leyden, not
„ daring to enter Harlem itself; for the Town was very jealous,
„ having imprisoned and apprehended divers Persons, who came
„ from other parts for the same Purpose. They staid, till they
„ had spent te whole one thousand Marks in Gifts and Expences: so as
„ the King was fain to send five hundred Marks more, Mr. Turnour
„ having written to the King, that he had almost done his Work;
„ a bargain (as he said) being struck betwixt him and two Hol-
„ landers, for bringing off one of the Work-Men, who should suf-
„ ficiently discover and teach this new Art. At last, with much
„ ado, they got off one of the Under-Work-Men, whose name was
„ FREDERICK CORSELLS (or rather CORSELLIS) who late
„ one night stole from his fellows in Disguise into a Vessel pre-
„ pared before for that Purpose; and so the wind, favouring the
„ Design, brought him safe to London. 'Twas not thought so
„ prudent to set him on Work at London: but by the Archbishop's
„ Meanes (who had been Vice-Chancellor and afterwards Chan-
„ cellor of the University of Oxon) Corsellis was carried with a
„ Guard to Oxon: which Guard constantly watch'd to prevent
„ Corsellis from any possible escape, till he had made good his
„ Promise in teaching how to Print.
„ So that at *Oxford* Printing was first set up in England, which
„ was before there was any Printing-Press or Printer in France,
„ Spain, Italy, or Germany (except the City of *Mentz*) which
„ claimes Seniority, as to Printing, even of Harlem itself, calling
„ her City, *Urbem Moguntiam Artis Typographicæ Inventricem*
„ *primam*, though 'tis known to be otherwise, that City gaining
„ that

„ that Art by the Brother of one of the Work-Men of Harlem,
„ who had learnt it at home of his Brother, and after set up for
„ himself at Mentz.

„ THIS Prefs at *Oxon* was at leaſt ten Years, before there was
„ any Printing in Europe, except at *Harlem* and *Mentz*, where
„ alſo it was but new born. This Prefs at Oxford was afterwards
„ found Inconvenient, to be the ſole Printing-Place of England,
„ as being too far from *London* and the Sea. Wherefore the King
„ ſet up a Prefs at *St. Alban's*, and another in the Abby of *Weſt-*
„ *minſter*; where they printed ſeverall Books of Divinity and
„ Phyſick; for the King (for Reaſons beſt known to himſelf and
„ Council) permitted then no Law-Books to be printed; nor did
„ any Printer exerciſe that Art, but onely ſuch as were the
„ King's ſworn Servants; the King himſelf having the Price and
„ Emolument for printing Books. — By this Meanes the Art
„ grew ſo famous, that *Anno primo* Rich. III *c.* 9. when an Act
„ of Parliament was made for reſtraint of Aliens from uſing any
„ handicrafts here (except as Servants to natives) a ſpecial *Pro-*
„ *viſo* was inſerted, that Strangers might bring in printed or
„ written Books to ſell at their Pleaſure, and Exerciſe the Art of
„ Printing here, notwithſtanding that Act: ſo that in the Space of
„ 40 or 50 Years by the Indulgence of Edw. the IV, Edw. the V,
„ Rich. the III, Henr. the VII, and Henr. the VIII, the
„ Engliſch proved ſo good Proficients in Printing, and grew ſo
„ numerous, as to furniſh the Kingdom with Books; and ſo ſkilfull,
„ as to print them as well as any beyond the Seas; as appeares by
„ the Act of the 25. Henr. VIII, *cap.* 15. which abrogates the ſaid
„ *Proviſo* for that Reaſon. And it was further enacted in the
„ ſaid Statute, that if any Perſon bought forreign Books bound,
„ he ſhould pay 6. ſ. 8. *d.* per Book. And it was further provi-
„ ded and enacted, that in caſe the ſaid Printers or Sellers of
„ Books were unreaſonable in their Prices, they ſhould be mode-
„ rated by the Lord Chancellor, Lord Treaſurer, the two Lords
„ Chief-Juſtices, or any two of them; who alſo had Power to
„ fine them 3. ſ. 4. *d.* for every Book, whoſe Price ſhall be
„ enhanced. — But when they where by Charter corporated with
„ Book-Binders, Book-Sellers, and Founders of Letters, 3. and
„ 4. Philip. and Mary, and called the *Company of Stationers* —
   II. Part.   R   „ they

„ they kickt againſt the Power, that gave them life &c. [Pag. 9.]
„ Queen Elizabeth , the firſt Year of her Reign, grants by Patent
„ the Priviledge of ſole printing all Books, that touch or concern
„ the Common Laws of England, to Tottel a Servant to her Ma-
„ jeſty, who kept it intire to his Death ; after him, to one Yeſt
„ Weirt, another Servant to her Majeſty ; after him, to Weight
„ and Norton ; and after them, King James grants the ſame Privi-
„ ledge to More , one of the Signet ; which Grant continues to
„ this Day &c. „

In hoc Scriptore duo ſunt , quorum alterum gratìs dictum , alterum omninò falſum eſt. Moguntiæ à quodam Harlemenſium
Typographorum Fratre Artem primùm acceptam , quòd ſolus contra omnium (quod adhuc novi) Fidem affirmet , ſatïs eſt, cur id
in Dubium veniat. Quòd Prælum Typographicum decem Annis ante
Oxonii, quàm in ullo alio Loco, præter Moguntiam & Harlemum,
inſtructum ſit , falſum jam probavi ; & ab hôc videtur Antonius eundem, in quo verſatur, Errorem derivâſſe.

Quæ ex *Lambethano Manuſcripto* deſcripſit, de eorum Veritate
cur dubitemus, non video. Ex iis itaque pauca mecum colliget Lector, alibi forſan non ediſcenda.

I. Johannes Cuthembergus, quem exortâ inter ipſum &
Fauſtum Contentione *Argentinam* migrâſſe ſcribit Henricus Salmuth, *Harlemum* indè aliquando profectus eſt, ibíque primus Artem
Typographicam à ſe inventam monſtravit , & ipſe Anno 1459 ,
exercuit. Quòd ſi admittatur , contra Laurentium Coste-
rum , cui Inventionis Palma à Belgis tribuitur , manifeſtè fa-
ciet.

II. Artis Typographicæ Notitiam ante Obitum Henrici VI, i. e.
Annum 1460, *Oxonienſibus* primus dedit Fredericus Corſellis ; quam-
vìs nulla adhuc vulgò comparuerint ibi excuſa ante Annum 1468
Exemplaria.

Antonius a Wood (Loco ſuprà citato) Frederici Corſellis
nominat Succeſſorem Theodoricum Rood de Coloniâ Anno
1481, deinde Johannem Scolar Anno 1518.

Id præterea neutiquam eſt prætereundem (quod Richardus Atkyns
pleniùs jam explicuit) quàm inſigni Patrocinio Reges Angliæ hanc
Artem recèns natam foverint, ut ejus Magiſtros in Regium coop-
tàrint Famulitium ; quibus Privilegiis eosdem munierint ; quantà-
que

que caverint Curâ, ne ullum ex perverfo tam utilis Artificii Ufu oriretur, per nimiam effrænémque Præli Libertatem, Incommodum.

Sufficiat mihi de Typographiæ apud Anglos Originibus nonnulla fummatim attigiffe; quas ut ritè ulteriùs profequar, & porrò deducam, quoniam me non fatis inftructum fentio, alii cuidam Indigenæ, Britannicarum Antiquitatum Librorúmque peritiori, hoc Negotium relinquo. Et utinam mihi Vires æquæ fuppeterent! Nulli profectò, ne quidem Indigenæ, cederem in Meritis Gentis illius erga Rem Litterariam prædicandis; quæ fuis Beneficiis Exulem adeò cumulavit, ut me Alienigenam fuiffe penè obliviſcar (2).

(2) Michaelis Maittaire Annales Typographici, *pagg.* 26—31 *Editionis Hag.* 1719.

ADDI-

ADDITIONS

ET

CORRECTIONS.

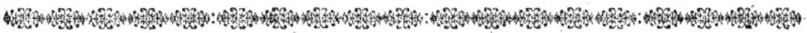

PREMIERE PARTIE.

PAGE 5, Colonne 2, Ligne 13 &c., *lifez :* Sa Conjecture fe trouve imprimée, en Latin, dans le Volume de fes *Oeuvres Pofthumes*, & à la Tête du II Volume des *Annales Typographici* de Mr. Maittaire.

Page 7, *Citation* (r), *Ligne* 3, lifez: *Je ne fai pourquoi*, Carion, Chronici *page* 538 *d'Edition de Paris en* 1551; Crefpin, Etat de l'Eglife, *page* 469; *& Serarius*, Rerum Mogunt. *page* 161; *le furnomment* Gutman.

Page 9, *à la Fin de la Citation* (39), ajoutez: *On avoit déjà eu recours à cet Expédient pour* Théodoric, *Roi des Gots en Italie, qui fe fervoit d'une Lame d'Or, au travers de laquelle les quatre prémieres Lettres de fon Nom,* T E O D, *étoient percées à jour.* Valefii vet. Hiftoric. Excerpta, *à Calce* Ammiani Marcellini, *pag.* 669.

Page 9, au Commencement de la Citation (41), *ajoutez :* Borel, Tréfor des Antiquitez Gauloifes & Françoifes, *Préface, Sign.* e *verf.*

Page 11, Colonne 1, Ligne 26, après (55), *effacez* Boxhornius a accufé Naudé d'en avoir nié l'Exiftence, *& mettez en place :* On le croiroit néantmoins affez bien muni de ce Côté-là, fi l'on vouloit s'en fier à ce qu'il ôfe avancer au 4e. Feuillet de fa *Préface ;* car, il y protefte *n'avoir rien admis dans fa* Chronique, *que fur l'Autorité des Hiftoriens les plus célébres & les plus dignes de Foi, tels que* Julius, *prémier Empereur de Rome, dans un Livre appellé* Commentaires de Céfar, Corneille Tacite, Orofe, Eufebe de Céfarée, *une* Chronique des Archevêques de Cologne, *diverfes autres* Chroniques, *comme de* France, *de* Saxe, *de* Treves, *de* Strasbourg, *de* Maïence, *de* Brabant, *de* Hollande, *de* Flandres, *de* Gueldres, *de* Cleves, *de* Juliers, *& de* Berg, *le* Chronicon Sigeberti (Gemblacenfis), *le* Cofmidromium (il veut dire le *Cofmodromium Gobelini Perfonæ*), *le* Speculum Hiftoriale Vincentii (Bellovacenfis), *le* Fafciculus Temporum Werneri (Rolewinck) *Chartreux de Cologne, le* Supplementum Chronicarum Fr. Bartholomæi *de l'Ordre de St. Auguftin,* (il veut dire *Fratris Jacobi Philippi Bergomatis*, effectivement Religieux de cet Ordre,) *le* Florarius Temporum *d'un Chanoine Régulier, & divers autres.* Mais, c'eft-là le Langage de tous les Chroniqueurs de ce Tems-là. Ne connoiffant les Auteurs que de Nom, & quelquefois même affez mal comme je viens de le faire voir, ils s'appuïent néanmoins de leur Autorité avec autant

de

de Hardieſſe que s'ils les avoient bien lûs, & ne ſe font aucun Scrupule d'en impoſer frauduleuſement ainſi à la Bonne-Foi des Lecteurs. Il y auroit donc de l'Imprudence & de la Simplicité à croire celui-ci ſur ſa Parole, préférablement à Gelenius & Werdenhagen, qui l'ont bien éxaminé : & cette longue Enumération de bons & de mauvais Auteurs, dont il ſe pare, ne peut guére ſervir qu'à nous faire connoître à peu près le Tems auquel il a compoſé ſa *Chronique*. En effet, y citant, comme Garants de Partie de ce qu'il avance, le *Faſciculus Temporum* de Werner Rolewink, publié prémiérement en 1474, & le *Supplementum Chronicarum* de Jaques-Philippe de Bergame, publié prémiérement en 1483, c'eſt une Preuve certaine qu'elle leur eſt également poſtérieure. L'Hiſtoire ou le Conte de la Papeſſe Jeanne ſe trouve aſſez au long au Feuillet cxjx ; & cela, avec ces deux Particularitez aſſez remarquables. Contre le Sentiment preſque univerſel, on y qualifie cette Avanturiere vraie ou fauſſe de *Jean VII*, au lieu de *Jean VIII* : &, au lieu des Noms d'*Agnès* ou de *Gerberte*, on lui donne le Nom de *Jutte*, Diminutif Allemand de celui de *Judith*. Boxhornius a accuſé Naudé d'avoir nié l'Exiſtence de cette *Chronique* ; &c.

Page 14, à la Fin de la Remarque (G), *liſez* & *ajoutez* : Tout le Monde en convenoit dans les XV & XVI Siécles. En effet, ce n'a été que fort avant dans ce dernier, qu'on s'eſt aviſé de la leur conteſter avec force ; & Adrien Junius, qui l'entreprit le prémier formellement, reconnoiſſoit ſi bien lui-même l'Ancienneté & l'Univerſalité de cette Opinion, qu'il ſembloit deſeſpérer de la pouvoir détruire. *Inveterata illa*, dit-il dans ſa *Batavia* page 253, & *Encauſti modo inſcripta Animis Opinio, tam altis innixa Radicibus, quam nulli Lingones, nulli Cunei, nulla Rutra, revellere aut eruere valeant, quâ pertinaciter credunt, & perſuaſiſſimum habent, apud Moguntiacum .... primo repertas Litterarum Formulas quibus excuderentur Libri.*

Page 21, Colonne 2, Ligne 34, *liſez* : L'Auteur de la *Chronique* manuſcrite *de Maïence* emploïée par Serarius, Serarius lui-même, & Melchior Adam, le font Gendre de Guttemberg (118) ; & *en marge*

(118) Serarius, Rer. Mogunt. *pag.* 162, 163. Melch. Adam. Vit. Philoſ. Germ. *pag.* 1. Mallinkrot, *pag.* 57.

Page 23, à la Fin de la Citation (127), ajoutez : *Peut-être y en a-t-il auſſi un Exemplaire dans la Bibliotheque du Roi de France ; car, celui, dont Mr. l'Abbé Salier vient d'annoncer la Deſcription, pourroit bien être de cette prémiere de toutes les Impreſſions. Mr. Jean Boudot, emploïé depuis quelque tems dans cette magnifique Bibliotheque, & qui lui a procuré depuis peu cet Exemplaire qu'il a fait venir d'Anneci en Savoie, le regarde au moins comme imprimé à Maïence : &, après l'avoir éxactement conféré avec un autre Exemplaire de la Bibliotheque Mazarine, deſtitué de même de toute Indication d'Impreſſion, il conclut, que ce ſont deux différentes Editions de cette Ville, toutes deux antérieures à celle de la Bible de 1462. En ce Cas, on lui ſeroit redevable de la Découverte d'une ſeconde Edition de la Bible Latine, faite par les trois prémiers Imprimeurs du Monde avant la Manifeſtation de leur Secret. Mais, peut-être auſſi ne s'agit-il-là, que de deux de ces Editions poſtérieures & ſans Date, dont il eſt certain que Schoiffer ſeul a publié un aſſez grand Nombre.*

Page 27, Colonne 2, Ligne 36, après (162), *ajoutez* : Si de ſon Tems l'on eut regardé Fuſt comme Magicien, il eſt à préſumer, qu'aïant ſi belle Occaſion de le remarquer, il ne l'eut point oublié, ni là, ni dans ſon *Apologie pour tous les grands Perſonnages fauſſement ſoupçonnez de Magie*. Mais, comme on ne voit pas plus dans ce dernier Ouvrage, ni le Pere Thomas Murner Cordelier, ni le fameux Pierre-Victor-Palma Cayet, auſſi fortement accuſez d'injuſtement accuſez dès-lors de ce Crime ; l'un, à cauſe des Progrès ſubits & merveilleux, que ſon *Charti-Ludium Logices* faiſoit faire à ſes Etudians en Logique ; & l'autre, à cauſe de quelques prétendus Pactes faits avec le Démon Terrier ; cette Conjecture ſe réduit à peu

près

près à rien. Quoiqu'il en foit, voilà du moins deux nouveaux Perfonnages, dont Naudé auroit dû faire Mention dans fon *Apologie* ; & l'on en trouveroit encore apparemment divers autres.

Page 30, Colonne 2, Ligne 10, *lifez :* Monsieur Jeán-David Kölerus, ci-devant Profeffeur & Bibliothécaire de l'Académie d'Altorff, & aujourd'hui Profeffeur en celle de Gottingen,

Page 37, Colonne 2, Ligne 1, après eft toujours bien, *ajoutez :* Dans l'Article *Alius*, la Lettre & eft ainfi renverfée ჶ.

Page 38, Colonne 1, Ligne 7, après communes, *ajoutez :*

Depuis peu, j'en ai néanmoins rencontré une ; & je me fuis abfolument ainfi confirmé dans mon Opinion, qu'il s'agit-là de deux Editions fort différentes l'une de l'autre. I. Dans celle de 1460, les Colonnes ne font hautes que de dix Pouces, Mefure de France, & larges que de trois : & , dans celle fans Date, ces Colonnes font hautes de 12 Pouces 2 Lignes, & larges de trois Pouces & demi ; & , par conféquent, le Papier en eft beaucoup plus haut, & plus large. Il diffère de même en Force & en Couleur, celui de l'Edition de 1460 étant plus mince & affez blanc, & celui de l'Edition non datée étant plus bis, mais fort épais, & comme une Efpece de Carton. II. Le Caractere de cette Edition non datée eft affez gros : mais, celui de l'Edition de 1460 eft d'un Tiers plus petit. III. Dans cette Edition, chaque Colonne eft de foixante-fix Lignes affez ferrées : & , dans l'Edition non datée, elles ne font que de foixante-cinq, mais beaucoup plus efpacées. IV. L'Efpece de Titre *Incipit fumma que uocai catholicon. edita a fratre iohanne de ianua. ordinis fratrf predicatorf.* eft imprimée en rouge dans l'Edition de 1460 : mais, il ne l'eft qu'en noir dans l'Edition fans Date, & fans aucun des Points qu'on vient de voir. V. Toutes les Fautes de l'Edition non datée, notées ci-deffus No. II, font éxactement corrigées dans celle de 1460 ; & , particuliérement celle du Mot *Addictus* où il y avoit mal *Nullius addictus* intrat *in Verba Magiftri* , au lieu de *Nullius addictus* jurare *in Verba Magiftri.* Elle n'eft pourtant point éxemte de Fautes, même très groffieres, comme il paroit par une Tranfpofition énorme dans l'Article *Confcientia*, où on lit *particu*, Commencement du Mot *particularem*, dont il faut aller reprendre la Fin, & la Suite du Difcours, quatre Lignes au deffus. VI. La Ponctuation eft bien la même, par le feul & unique Point, dans les deux Editions : mais, cependant, on voit beaucoup moins de ces *i* accentuez, au lieu d'*i* pointez, dans celle de 1460. VII. Dans l'Edition non datée, les cinq Parties de l'Ouvrage fe fuivent fans aucune autre Interruption ou Diftinction, que celle de leurs Titres : mais, dans celle de 1460, la V Partie, ou le *Dictionaire*, recommence à une nouvelle Page. VIII. Dans l'Edition non datée, la prémiere Partie du *Dictionaire* finit avec la Lettre *I*, & la feconde recommence par un nouveau Feuillet avec la Lettre *K* : mais, dans l'Edition de 1460, cette prémiere Partie finit avec la Lettre *H*, à la Fin de laquelle on lit *SEQUITUR J* ; Avertiffement, qui ne fe voit point dans l'autre Edition. IX. Dans l'Edition non datée, il n'y a abfolument aucune Indication, ni de Fabrique, ni de Fabricateurs, ni de Lieu d'Impreffion, en un mot aucune Soufcription : au lieu que, dans l'Edition de 1460, il s'en trouve une affez étendue. De plus, contre la Coutume de ces Imprimeurs, qui imprimoient ordinairement ces Soufcriptions en Lettres rouges, & qui y mettoient leurs Noms & leurs Armes, on ne voit en celle-ci, ni les uns, ni les autres, mais fimplement le Nom de Maïence, comme on l'a vû au Commencement de cet Article, & elle eft imprimée tout en noir ; Variétez, dont on ne connoit aucunement le Motif. X. Enfin, cette Edition finit par une *Table des Rubriques*, qui n'eft point dans l'Edition fans Date. Cette Table eft intitulée *Sequitur tabula rubricarf hujus voluminis. Et primo de ortographia j*, & ainfi des autres *Rubriques* jufques à la derniere *Quinta p hujus opis*

opis tractat de ethimologia rectum litterarf ordinem tenens cxxxiiij; &, pour toute cette V Partie, qui contient tout le *Dictionaire*, & qui fait feule les trois Quarts-&-demi de l'Ouvrage, il n'y a que cette feule & unique *Rubrique.*

Page 38, *Colonne* 2, *Lignes* 5—8, *effacez depuis*, On l'a quelquefois confondu, *jufqu'à* Catholicon, *& mettez au lieu de cela*: Non-feulement on le nomme mal *Jacques*, tant dans les *Incunabula Typographiæ* de Beughem page 77, & dans le *Catalogue des anciennes Impreffions de la Bibliotheque de Jean Moor Evêque de Norwich* No. 1, que dans l'*Hiftoire des Juifs* de Prideaux, Tome III, page 131; mais même quelques-uns, & entre autres Oudin & Beughem, l'ont confondu avec *Jacobus Januenfis*, autre Dominicain du même Tems & de la même Ville: & jamais perfonne n'a avoué plus plaifamment, & de meilleure-foi, la Raifon d'une pareille Bévue, que le bon Père Orlandi. *Nota*, dit-il dans fon *Origine della Stampa* page 286, *quòd Jacobus de Voragine fuit Januenfis, dictus* Jacobus Januenfis,.... *In aliquibus MSS. antiquis, & præcipuè in hoc* Catholicon, *infcribitur Author* J. Januenfis; *& hoc poteft ad Johannem Januenfem, & ad Jacobum Januenfem, accommodari.* Ni lui, ni les autres, ne feroient point tombez dans cette Erreur, s'ils avoient confulté ce *Catholicon*;

Page 43, *Ligne* 20, *après* s'y tromper, *ajoutez:* fi l'on ne faifoit pas Attention, que fes Lettres n'avoient pas entre elles ces Traits de Liaifon qui fe remarquent dans les Manufcrits.

Ligne derniere, *après* fervi, *ajoutez :* Naudé s'eft donc fort trompé, lorfqu'il a cru que le *Curfif* avoit précédé le *Gothique*, pour lequel on l'avoit bientôt abandonné.

Page 44, Ligne 24, *lifez:* la 8e. dans la *Bible* de 1462: la 9e. dans le *Catholicon Johannis Januenfis* de 1460 où il n'y en a point d'autre, dans la *Bible* de 1462,

Page 48, *Remarque* (Z), *Ligne* 5, *au lieu de* 1503 *lifez* 1495. *Ligne* 8, *au lieu de* fix, *lifez* huit, *& ajoutez:*
ALBRECHT VON EYB, ob ein Mann ein eelich Weib nehmen dörffe, oder nicht? *Meyntz, bey* HANNSS SCHOYFFER, 1495, *in Octavo.*

Voïez ci-deffous, Sect. XII, Num. LI.

Page 49, Colonne 1, après la Ligne 29, *ajoutez:*
CAROLI V Peinliche Hals-Gerichts Ordnung. *Mayntz, durch* JOHANNEM SCHÆFFER, *fans Date, in folio.*

Après la Ligne 38, *ajoutez:*
Cette Edition Latine a cela de fingulier, & de remarquable, que c'eft la prémiere où l'on ait inféré prefque tout le XXXIII Livre, & la derniere Partie du XL, de la Découverte defquels on eft particuliérement redevable à J. Schœffer; qui, les aïant le prémier rencontrez dans un ancien Manufcrit de la Bibliotheque de l'Eglife Métropolitaine de Maïence, les fit conférer avec les Imprimez par Wolfgang Anguftus & Nicolas Crabach, Directeurs de cette Edition, mal nommez par Mr. Fabricius, *Bibliothecæ Latinæ* Tom. I, pag. 182, *Auguftus*
&

& *Carbachius*: & c'eft ce que nous apprend ce dernier dans l'*Avis au Lecteur* qu'il a joint à cette nouvelle Impreffion de Schoeffer.

Page 51, *Ligne* 3, *au deffous de l'Ecuffon*, *après* comme lui, *ajoutez:* imprima les trois Ouvrages fuivans de SIMON VEREPÆUS:

Prima Chriftianæ Religionis Elementa, Latinè & Belgicè; ⎤ *Sylvæ-Ducis*, *Typis*
Latinæ Linguæ Progymnafmata; ⎬ *Schœfferi*, 1571,
Primæ Studiorum Exercitationes; ⎦ *&c.*, *in Octavo*:

les deux prémiers indiqués par Valere André, *Bibliothecæ Belgicæ* pag. 814, & tous les trois par François Sweert, *Athenarum Belgicarum* pag. 677.

Page 52, *Colonne* 2, *Ligne* 3, *à coté de l'Ecuffon*, *au lieu de* van Baelen, *lifez:* François Sweert, Valere André, & Matys van Baelen.

Page 63, *Num. XXXV, changez ainfi tout cet Article:*

XXXV. JOHANNIS BOCCATII Liber de claris Mulieribus: *Ulme impreffus per Johannem Zainer de Reutlingen, Anno* M. CCCC. LXXIII.   ULM, J. ZAINER, M. CCCC. LXXIII. *in folio.*

Item, JOHANNIS BOCCATII Liber de illuftribus Feminis, Germanicè verfus ab HENRICO STEINHOVEL von Wylander Wirm, Doctor Ertzny: *impreffus Ulme, per Johannem Zainer ex Reutlingâ.* . . ULM, J. ZAINER, M. CCCC. LXXIII. *in quarto.*

ON avoit déjà une Edition de cette Verfion; faite *à Augsbourg,* (appar. *chés J. Bämler,*) *en* 1471, *in* . . .; & accompagnée de Figures fort groffieres, parmi lefquelles on voit la Papeffe accouchant en pleine Proceffion, au beau milieu des Cardinaux & de tout fon Clergé.

> Spic. vet. Edit. *ex* Hallevord. Biblioth. Cur. *pag.* 164;
> Hiftor. de la Papeffe, *Tom. I, pag.* 167, 168; Eliæ
> Frickii Catal. Scriptor. Germanicor. *pag.* 44; &
> Catal. Biblioth Kraftianæ, *Num.* 255 Hiftoricorum.

Page 64, *Ligne* 19, *ajoutez:* C'eft-à-peu-près ainfi, mais cependant avec beaucoup moins de Subtilité, que, pour annéantir le Scandale de la Crucifixion de Jéfus-Chrift, l'*Alcoran* affirme, Chapitre *des Femmes* vers la Fin, qu'il ne fut nullement crucifié, mais un d'entre les Juifs, que fes Commentateurs prétendent être Jofeph d'Arimathée, qui fe préfenta généréufement pour lui, ou Pilate miraculeufement revetu de fa Figure. J'aurois pu faire précéder les Bafilidiens, qu'on a très long-tems accufé d'avoir ainfi fubftitué à Jefus-Chrift Simon le Cyrénéen à qui l'on avoit fait porter fa Croix. Mais, Mr. de Beaufobre, *Hiftoire de Manichée*, Tome II, pages 25-27, vient de folidement prouver, que ce n'eft-là qu'une de ces Imputations indifcretes & malfonantes, dont les Peres de l'Eglife furchargeoient quelquefois un peu trop libéralement les prétendus Hérétiques.

Page

Page 65, *Ligne 5, après* XV Siecle, *ajoutez :* La Traduction Françoise, fur laquelle a été faite l'Angloife, eft, ou de Jean Féron, ou de Jean du Vignay, autres Dominicains, qui ont tous deux traduit cet Ouvrage, vers l'An 1347; & elle eft intitulée *L'Efchéquié, ou le Jeu des Echecs moralifé, tendant à Information de bonnes Mœurs, &c.* Elle a été imprimée à *Paris, chés Antoine Vérard, en* 1504, *in quarto*; & l'avoit probablement déjà été dès le XV Siécle. La Verfion Allemande, compofée dès l'An 1337 par un Moine de Stetin, nommé Conrad de Ammenhufen, eft en Vers, & tellement paraphrafée & augmentée, que c'eft comme un nouvel Ouvrage. C'eft le Jugement qu'en a porté le célébre Thomas Hyde, principal Directeur de la Bibliotheque Bodleïene dans le petit *Elenchus quorumdam eorum qui de Shahiludio fcripferunt Libros*, joint à fes *De Ludis Orientalibus Libri II*, imprimez à *Oxford, dans le Théatre de Sheldon, en* 1694, *in octavo*. Ce qu'il ajoute touchant Ceffolis, qu'il fait vivre dès avant l'Année 1200, & par conféquent dans le XII Siécle, ne s'accorde point avec ce qu'en ont dit les Peres Quetif & Echard, Bibliothécaires des Dominicains, qui ne placent cet Auteur, qu'à la Fin dn XIII Siécle, & au Commencement du XIV. D'ailleurs, ce favant Bibliothécaire paroit ne s'être pas apperçu dans l'Article fuivant, que le *Liber de Ludo Schachorum, Anglicè impreffus Londini per Guill. Caxton, circa Annum* 1480, *in folio*, n'étoit que la Traduction Angloife du Livre Latin dont il venoit de parler. Il y a auffi, dit-on, une Verfion Italienne de cet Ouvrage; mais, je n'en connois, ni l'Auteur, ni l'Edition.

Page 67, à la Fin de l'Article L, *ajoutez:* Selon la *Bibliotheque Italique*, Tome II, pag. 19, Giacinto Gimma prétend, que, dès avant 1478, les Juifs d'Italie avoient fait imprimer la *Bible* entiere, & divers autres Livres, en Hébreu. Il fe trompe certainement quant à la *Bible*. On a de très bonnes Preuves, que fa prémiere Impreffion Hébraïque n'eft que de 1488.

A la Fin de l'Article LI, *ajoutez:*

   CELA avoit déjà été imprimé fous ce Titre: *Ob einen Mann fey zu nehmen ein ehlich Weib, oder nicht ?* fans aucune autre Indication que *l'Année* 1472, *in folio*; & le fut depuis encore, à *Maience, chés Jean Schoyffer, en* 1495, *in octavo*. Voïez le *Catalogus Bibliothecæ Kraftianæ*, No. 96 Mifcell. in folio, & No. 6 Mifcell. in octavo.

Page 78, *Ligne 12, après* Planches de Bois gravées, *ajoutez:* La plûpart de ceux, qui ont parlé de ces fameufes Impreffions de Harlem, ont pris pour elles quelques-unes de ces Editions de Fonte non datées; & cela, parce qu'ils y ont vû les mêmes Titres, & les mêmes Figures: mais, ce n'en étoient que des Copies bien différentes, tant pour la Petiteffe de la Forme, que pour la Netteté de la Fabrique. Chevillier lui-même, quelque bon Connoiffeur qu'il fût en cette Matiere, s'y étoit d'abord trompé page 20: mais, aïant depuis reconnu fon Erreur, il l'avoua de bonne-foi page 282; fans ceffer néanmoins de croire, qu'il poffédoit effectivement une des prétendues Impreffions de Cofter & de Harlem.

Page 85, après le No. CXLIX, *ajoutez:*

CXLIX *. ROBERTI CARACCIOLI,
Ord. Minorum, & Epifcopi Licienfis,
Sermones Quadragefimales de Peccatis: *Licii*, 1490, *in* . .   LECCE, ..., M. CCCC. XC. *in* . .

Spic. yet. Edit. *ex* Wharton
Append ad Cave, *pag.* 128; *&*
Olearii Biblioth. Ecclef. *Part.*
II, pag. 136.

P'E UT - E T R E ces Auteurs-là prennent-ils le Siége Epifcopal de ce Prédicateur
pour le Lieu de l'Impreffion de fes *Sermons.* Ce qu'il y a de bien certain, c'eft
que, ni Willot, ni Wadding, Bibliothécaires de l'Ordre des Francifcains, &
qui détaillent affez curieufement les Editions des Ouvrages de celui-ci, ne font
aucune Mention de celle-là.

Page 88, après le N°. CLXII, *ajoutez:*

CLXII *. JASONIS Oratio nitidiffima
in fanctiffimum Matrimonium, fœliciffi-
mafque Nuptias, Maximiliani Regis, &
Blancæ Mariæ Reginæ, Romanorum.
Earumdemque faustarum Nuptiarum Epi-
thalamion SEBASTIANI BRANDT:
*act. Infpruck, Die xvj Martii, Anno à
Natali Chrifti* M. CCCC. XCIIII.

INSPRUCK, ... M. CCCC.
XCIV, *in quarto.*

Spic. vet. Edit.

C E T T E courte & fimple Soufcription fe trouve à la Fin de ces Piéces: &
cela paroit avoir été imprimé, au même Tems, & dans le même Lieu, pour la
Solennité de ce Mariage.

Page 89, *Ligne* 13, *après page* 45, *ajoutez:* Simlerus, *Epit. Biblioth. Gefneri,* pag. 252;
Beughem, *Incunab. Typograph.* pag. 3; Orlandi, *Origine della Stampa,* pag.
269; Maittaire, *Annal. Typographicor.* pag. 584;

Ligne 14, *après* in quarto, *ajoutez:* & qui, felon Gefner, n'eft qu'une fimple
Brochure de fix Feuilles & demie.

TABLE

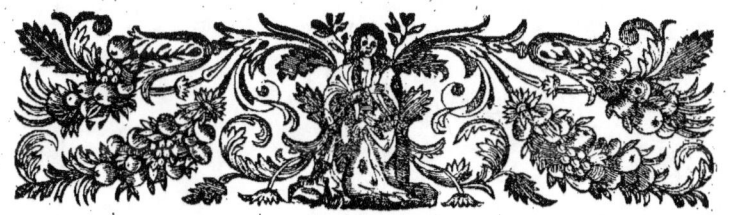

TABLE

ALPHABETIQUE

ET

CHRONOLOGIQUE

DES VILLES

DANS LESQUELLES S'EST ETABLIE

L'IMPRIMERIE

PENDANT LES CINQUANTE DERNIERES ANNÉES DU

QUINZIEME SIECLE.

A.

S 2

AN-

CON-

S 3   GE-

Lo-

Or-

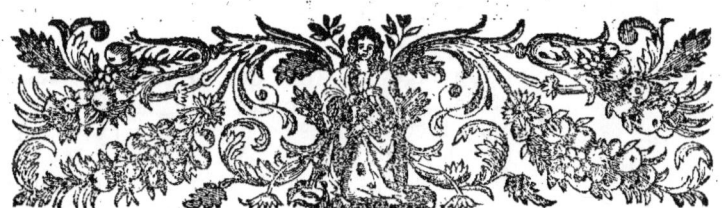

TABLE
DES
SECTIONS
DE CETTE
DISSERTATION
HISTORIQUE et CRITIQUE.

T 2   SEC-

S e c-

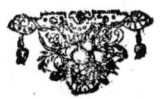

SECONDE PARTIE,
CONTENANT
DIVERSES PIECES IMPORTANTES
POUR LA
CONFIRMATION DE LA PREMIERE.

Fin de l'Hiſtoire de l'Imprimerie.